EDUARD LANG

VORLESUNGEN
ÜBER
PATHOLOGIE UND THERAPIE DER SYPHILIS

ABTHEILUNG 1

Elibron Classics
www.elibron.com

Elibron Classics series.

ISBN 0-543-99925-4 (paperback)
ISBN 0-543-99924-6 (hardcover)

This Elibron Classics Replica Edition is an unabridged facsimile of the edition published in 1895 by J. F. Bergmann, Wiesbaden.

VORLESUNGEN

ÜBER

PATHOLOGIE UND THERAPIE DER SYPHILIS.

VON

PROF. DR. **EDUARD LANG**

K. K. PRIMARARZT IM ALLGEMEINEN KRANKENHAUSE IN WIEN, MITGLIED DER KAISERL. LEOPOLDINISCH-CAROLINISCHEN AKADEMIE, AUSWÄRTIGES MITGLIED DER SOC. FRANC. DE DERMAT. ET DE SYPHILIGR. ETC.

ERSTE ABTHEILUNG.

ZWEITE UMGEARBEITETE UND ERWEITERTE AUFLAGE.

MIT 84 ABBILDUNGEN IM TEXT.

WIESBADEN.

VERLAG VON J. F. BERGMANN.

1895.

VORLESUNGEN

ÜBER

PATHOLOGIE UND THERAPIE DER SYPHILIS.

VON

PROF. DR. EDUARD LANG

K. K. PRIMARARZT IM ALLGEMEINEN KRANKENHAUSE IN WIEN, MITGLIED DER KAISERL. LEOPOLDINISCH-CAROLINISCHEN AKADEMIE, AUSWÄRTIGES MITGLIED DER SOC. FRANC. DE DERMAT. ET DE SYPHILIGR. ETC.

ERSTE ABTHEILUNG.

ZWEITE UMGEARBEITETE UND ERWEITERTE AUFLAGE.

MIT 84 ABBILDUNGEN IM TEXT.

WIESBADEN.

VERLAG VON J. F. BERGMANN.

1895.

Druck der Kgl. Universitätsdruckerei von H. Stürtz in Würzburg.

INHALTS-VERZEICHNISS.

I. Allgemeiner Theil.

A. Entwickelung der Kenntnisse der venerischen Krankheiten.

1. Periode: Die venerischen Krankheiten im Alterthum und Mittelalter.

Erste Vorlesung.

Inhalt: Verschiedene Auffassungen über das Alter der Syphilis. — Prähistorische Funde; Beurtheilung derselben. — Altbabylonische Heldensage. Syphilis in alten medicinischen Schriften der Chinesen; der Japanesen. — Venerische Erkrankungen bei Sûçruta. — Genitalaffectionen im Papyrus Ebers.

Die Propagation der venerischen Krankheiten im Allgemeinen ist so vornehmlich an die Ausschreitungen eines der mächtigsten Triebe der Menschen geknüpft, die syphilitischen Krankheitsprocesse im Besonderen suchen das Individuum und die Familie oft in so tückischer Weise heim, dass es ganz natürlich erscheint, wenn wir deren Spuren überall, wo die Anfänge der Geschichte der Menschen und Völker verzeichnet sind, zu begegnen glauben. Thatsächlich kommen in der Litteratur des Alterthums und Mittelalters überaus zahlreiche Stellen vor, in denen von krankhaften, verschieden benannten Ausflüssen aus den Genitalien, von ebenso mannigfach bezeichneten Ulcerationen, Geschwülsten und schmerzhaften Empfindungen dieser Theile und ihrer Umgebung, namentlich auch des Afters und der Leistengegenden, gesprochen wird. Die Geschichtsschreiber über die venerischen Krankheiten haben denn auch von jeher und einstimmig angenommen, dass sowohl der venerische Katarrh als auch das venerische Geschwür und die

Consecutivformen beider Erkrankungen seit den ältesten historischen Zeiten bestanden haben müssen. Der Streit, aus welchem im Laufe von fast vier Jahrhunderten eine sehr umfangreiche Bücherei hervorgegangen ist, und der zeitweise von den gelehrtesten Aerzten mit einem aussergewöhnlichen Eifer und seltener Ausdauer geführt wurde, drehte sich zumeist um das Alter und den Ursprung der Syphilis. Die eine der streitenden Parteien nahm an, dass die Syphilis neben den hinreichend erwiesenen örtlichen Genitalaffectionen schon im Alterthum und Mittelalter vorgekommen sein mag; während die andere Partei die Entstehung dieser Krankheit mit irgend einem Ereigniss aus dem Ende des fünfzehnten Jahrhunderts, meistens mit der Entdeckung Amerika's und dem italienischen Feldzug Karl's VIII. von Frankreich, in Zusammenhang brachte.

Die Einschleppung der Krankheit aus Amerika haben zuerst und mit aller Ueberzeugung drei Spanier, Zeitgenossen jener Periode, ausgesprochen, und zwar: der Arzt zu Barcelona (1493), Rodrigo Ruiz Diaz de Isla; der Oberaufseher der spanischen Gold- und Silberbergwerke in Haïti (Hispaniola), Oviedo (Gonzalvo Hernandez aus Oviedo); und der spanische Missionär, Las Casas. Später wurde diese Ansicht noch vielfach vertheidigt. [1])

In letzterer Zeit haben jedoch die auf allen Gebieten mit grossem Fleiss betriebenen Alterthumsforschungen auch über diese Frage beachtenswerthe Ergebnisse zu Tage gefördert, so dass nunmehr die Anhänger des neuen Ursprunges der Syphilis nur sehr vereinzelt sind. Ja man spricht sogar schon eine Weile von einer prähistorischen Existenz dieser Krankheit. Freilich bezieht sich die Prähistorie hier nicht im weitesten Sinne auf das Menschengeschlecht überhaupt, sondern nur auf die einzelnen bis in die Gegenwart reichenden Völker, deren Vorgeschichte bekanntlich in sehr verschiedene Zeiträume fällt.

Im Jahre 1877 hielt Marie-Jules Parrot[2]) im Hôpital des Enfants-Assistés in Paris seine erste Vorlesung über prähistorische Syphilis, welche er an vier peruvianischen Kinderschädeln des anthro-

---

1) Neuerdings ist C. Binz (Die Einschleppung der Syphilis in Europa, Deutsche med. Woch. 1893, Nr. 44) für den amerikanischen Ursprung eingetreten.

2) Les déformations craniennes causées par la syphilis héréditaire. — In: Associat. franç. pour l'avancem. des sciences. Congrès du Havre, 1877. — Cit. in Buret (Note 1, S. 3).

pologischen Instituts zu erweisen suchte. Ausser diesen amerikanischen Funden stiessen Parrot und Andere später auch noch auf eine Anzahl von langen Röhrenknochen, Kinderschädeln und Knochenfragmenten aus den Gräbern der vorgeschichtlichen Zeit Frankreichs, und vermeinten auch an diesen, besonders aber an den Kinderschädeln, dieselben „traces incontestables de syphilis héréditaire" wie an den amerikanischen constatiren zu können. Diese „traces" bestehen in dicken Osteophyten im Niveau der Augenbögen und in den charakteristischen Veränderungen an den Zähnen; also in Merkmalen, welche nach Parrot u. A. von keiner anderen Erkrankung herrühren können, und welche sich in den vorgefundenen Knochen in unzweideutiger Weise erhalten haben sollen. Das meiste Gewicht legt man auf einen Fund in der prähistorischen Station von Solutré im Departement Saône-et-Loire. Daselbst entdeckte der Abbé Ducrost bei seinen Nachgrabungen im Jahre 1872 ein weibliches Skelet, welches von verwitterten Steinplatten umgeben war, und nach der Anschauung der bedeutendsten Anthropologen (Broca, Parrot u. A.) bis auf die Steinzeit, die Epoche des Rennthieres, zurückgeführt werden kann. Die beiden Schienbeine dieses Skelets sollen deutliche syphilitische Exostosen zeigen, besonders das rechte. F. Buret[1]) berichtet darüber weiter: „Examinées par Broca, Ollier, Parrot et Virchow, ces exostoses ont été, d'un commun accord, jugées syphilitiques. M. Rollet, qui a pratiqué à plusieurs reprises l'examen de ces précieux débris, demeure convaincu qu'on doit considérer les exostoses du squelette de Solutré comme des „„indices de syphilis plus certains que les déformations craniennes"" décrites par Parrot . . ."

Indessen wollen wir nicht verschweigen, dass diese Befunde keineswegs von allen Forschern mit gleichem Enthusiasmus als Zeugen prähistorischer Syphilis anerkannt werden. Ausdrücklich bezweifeln müssen wir, ob R. Virchow wirklich, wie Buret es angibt, für die luetische Natur der Exostosen an den prähistorischen Knochen von Solutré eingetreten ist; zum mindesten theilt er gegenwärtig diese Auffassung nicht. Bei Gelegenheit einer Discussion in der Berliner medicinischen Gesellschaft, als das Alter der Syphilis flüchtig berührt wurde, äusserte sich nämlich Virchow[2]) wie folgt: „Es ist mir kein einziger beglaubigter Fall bekannt, wo an

---

1) La syphilis d'aujourd'hui et chez les anciens. Paris 1890.
2) Berl. klin. Woch. 1892, pag. 623.

1*

einem prähistorischen Knochen in Wirklichkeit Spuren von Syphilis nachgewiesen wären. Das beginnt erst in der so oft discutirten Zeit, sagen wir einmal, von der Entdeckung Amerikas ungefähr. Alles ältere Material bietet nichts derart dar. Es ist in neuerer Zeit zu wiederholten Malen in Amerika versucht worden, an einzelnen Gräberknochen der alten Zeit Syphilis nachzuweisen, sowohl in Peru wie auch neuerlich in Nordamerika, namentlich in einzelnen Gräbern der sogenannten Moundbuilders, indess eine genauere Prüfung dieser Stücke hat nie etwas anderes ergeben, als irgend eine Form von Hyperostose. Indess Hyperostosen — das muss ich leider sagen — sind, wenn auch nicht bei Menschen, so doch bei gewissen Thieren, noch älter als das Menschengeschlecht, denn wir finden in den alten Höhlen Höhlenbären und Höhlenlöwen mit exquisiten Hyperostosen; sie haben Höhlengicht gehabt, die Arthritis cavernarum. Die ist schon damals sehr verbreitet gewesen und die alten Troglodyten zeigten vielerlei solche Erscheinungen, aber sie gehen nicht über dasjenige hinaus, was wir heute mit dem Namen Arthritis deformans belegen. Ich will nun nicht bestreiten, dass es auch Gelehrte gegeben hat, die sehr geneigt waren, die Arthritis deformans in einige Beziehung zur Syphilis zu bringen. Ich muss aber meinerseits erklären, dass ich bis jetzt ausser Stande gewesen bin, einen greifbaren Zusammenhang zu finden, dass ich im Gegentheil meine, die Arthritis deformans sei eine für sich existirende und von der Syphilis zu unterscheidende Krankheit". — „Es ist nun sehr merkwürdig, zu sehen", — fährt Virchow fort — „dass von dem Augenblick an, wo die europäischen Nationen auf Seefahrten ausgingen, die über das Mittelmeerbecken und die nächsten Küsten des Atlantischen Meeres sich hinaus erstreckten, also namentlich seitdem die Portugiesen und Spanier ihre grossen Entdeckungen in der Südsee und im indischen Meere machten, in den Gräbern jener Zeit die syphilitischen Knochen beginnen. Da finden wir sie, da können Sie sie sehen, z. B. in den Philippinen, in Neu-Caledonien, in sehr ausgezeichneten Formen, über deren syphilitische Natur gar kein Zweifel sein kann. Da sind sie mit einem Male vorhanden. Aber ich habe auch nicht ein einziges Object dieser Art entdecken können, welches vor die Zeit der grossen Seefahrten zurückreicht. Dass an irgend einer Stelle, sei es bei unsern Vorfahren, sei es bei den alten Egyptern, sei es bei den wilden Nationen, so alte Fälle von Syphilis existirten, die schon wer weiss wie weit, wir wollen kurz sagen, erheblich vor das 15. Jahrhundert zurück zu verlegen wären, das muss ich vor der Hand bestreiten."

In Bezug auf die Knochenfunde mag das immerhin richtig sein.

Stellt sich uns in den Ausgrabungen das materielle Substrat der Prähistorie dar, so bekommen wir durch die Mythologie Einblick in das Gemüths- und Phantasieleben der Menschen aus weit zurückreichenden prähistorischen Perioden. — Aus der Mythologie erfahren wir nun, wie bei den verschiedenen Völkern des Alterthums wegen unerlaubten geschlechtlichen Verkehrs, oder wegen persönlicher Beleidigung der Gottheiten über die sinnliche Liebe, oder auch aus Rache zauberkundiger Kentauren und anderer Unholde, sowohl einzelne Menschen, als auch Familien, ein andermal die Bewohner ganzer Städte und Länder, durch schwere Krankheiten bestraft wurden. Wenngleich in einigen dieser Mythen ausdrücklich gesagt wird, dass die Geschlechtstheile es waren, welche zunächst von der Plage oder Krankheit ergriffen wurden, so dürfte es trotzdem vorläufig noch schwer halten, daraus mit Bestimmtheit auf Syphilis zu schliessen. — Möglich handelte es sich um eine venerische Genitalaffection in einer erst kürzlich bekannt gewordenen altbabylonischen Heldensage [1]), welche unter der Regierung Asurbanipals, also im siebenten Jahrhunderte vor unserer Zeitrechnung, auf Thontafeln in Keilschrift niedergeschrieben wurde. Izdubar-Nimrod, der Held dieses Epos, hatte die Liebe der Istar, der Göttin der sinnlichen Liebe und der Fruchtbarkeit, verschmäht, ein Vergehen, das auch heute noch kein Weib verzeiht. Zur Strafe dafür wurde er krank. Theils um sich heilen zu lassen, theils um das Geheimniss seiner Apotheose zu erfahren, beschliesst Izdubar eine Wanderung zu seinem bereits unter den Göttern weilenden Ahnherrn. Nach allerlei Beschwernissen und mühevollen Fahrten in der Unterwelt kommt es zur Behandlung und Heilung der Krankheit des Helden. Nach einer Art Vorbereitungskur, welche in dem Verabreichen einer Zauberspeise bestand, und keine merkliche Besserung in dem Befinden des Kranken bewirkte, befahl der Ahnherr Izdubar's, dass dieser durch den Fährmann der Unterwelt zum Lebensquell geführt und dort geheilt werde.

1) Izdubar-Nimrod. Eine altbabylonische Heldensage. Nach den Keilschriftfragmenten dargestellt von Alfred Jeremias. Leipzig, 1891.

Dieser Befehl nun enthält die folgende historisch überaus interessante Stelle[1]: „Sît-napištim (der Ahnherr Izdubar's) sprach zu Arad-Ea, dem Schiffer . . . ‚Der Mann, den du geführt hast, ist an seinem Leibe mit Beulen (?) bedeckt, Aussatzhäute haben vernichtet die Anmut seines Leibes. Nimm ihn, Arad-Ea, zum Reinigungsort bring ihn, seine Eiterbeulen möge er im Wasser rein waschen wie Schnee, er thue ab seine Häute, das Meer führe sie fort — gesund werde erschaut sein Leib. Es soll erneuert werden die Binde seines Kopfes, die Hülle, die ihn umkleidet als Schamgewand; bis er kommt in sein Land, bis er gelangt auf seinen Pfad, soll die Hülle nicht Falten werfen (?), ganz neu soll sie sein.‘ Selbstverständlich respectirte der Fährmann den Befehl, denn es heisst weiter: „Da nahm ihn Arad-Ea, führte ihn zum Reinigungsorte, seine Beulen wusch er im Wasser wie Schnee, er that ab seine Häute, das Meer trug sie fort — gesund wurde erschaut sein Leib. Er erneuerte seine Kopfbinde, die Hülle, die ihn als Schamgewand umkleidete; bis er käme in sein Land, bis er gelangte auf seinen Pfad, (sollte die Hülle nicht Falten werfen) neu sollte sie sein.“ Dieser letztere Passus kann wohl so verstanden werden: Die Hülle über oder an seinen Genitalien soll nicht mehr wie bisher durch pathologische Secrete verunreinigt und runzelich oder faltig gemacht werden, neu, d. h. rein soll sie bleiben. Dass Izdubar ausserdem an irgend einer schweren Form eines chronischen Exanthems litt, ist hinreichend deutlich ausgedrückt (J. K. Proksch).

Aus der medicinischen Litteratur des Alterthums und des Mittelalters können hier ebenfalls nur etliche der hervorragenderen Punkte, welche von dem Vorhandensein der Syphilis verlässlichere Andeutungen geben, gleichsam wie im Fluge gestreift werden.

Ueber die Verhältnisse in China erbat sich bereits Johann Astruc[2]) im Jahre 1737 von einem Missionär namens Peter Foureau in Pecking Nachrichten, welche er auch 1739 erhielt. Der Missionär hatte sich mit einem der gelehrtesten Aerzte der Stadt in Verbindung gesetzt, und durch das gemeinschaftliche Studium der chinesischen Schriften, denen von den Einheimischen seit jeher ein fabelhaftes Alter zugeschrieben wird, in Erfahrung

---

1) l. c. pag. 39.

2) De morbis venereis libri novem. Edit. altera. Lutetiae Parisiorum, 1740, II.

gebracht, dass die Syphilis seit den ältesten Zeiten im ganzen Reiche, wenn auch im Allgemeinen unter milderen Formen, herrsche. Astruc[1]), welcher die Nachrichten des Missionärs sehr weitläufig erörtert, findet besonders den folgenden Passus bedenklich: „De lue venerea non disseritur in Libris medicis in eadem classe, in qua de caeteris morbis, sed incertum qua de causa", und glaubt daher, dass die betreffenden Abhandlungen über Syphilis bei diesen möglicher Weise uralten chinesischen Schriften eben nur Zusätze aus späterer Zeit wären. — Im Jahre 1863 veröffentlichte der französische Capitain P. Dabry[2]), Consul in Hang-Keou, völlig unbekannt mit allen gelehrten Streitigkeiten über diesen Gegenstand, aber vollkommen mächtig der chinesischen Sprache, eine Uebersetzung von medicinischen Schriften aus China, deren Ursprung bis auf das Jahr 2637 vor unserer Zeitrechnung zurückgeführt wird. In derselben wird die Syphilis ebenfalls in unverkennbaren Zügen geschildert; namentlich ist die Initialsklerose mit einer Ausführlichkeit und verhältnissmässigen Deutlichkeit beschrieben, welche sogar noch bei den Syphilographen bis über die Mitte des vergangenen Jahrhunderts nur äusserst selten anzutreffen ist; wenigstens sind die Hauptcharaktere des Initialaffectes gebührend hervorgehoben. Es heisst da nach E. Lancereaux[3]) unter anderm: „Il débute par une petite tache rouge, gonflée au centre et causant ou de la douleur ou un prurit très-vif; peu de temps après, au milieu de la plaie se montre un point blanc qui forme cavité et augmente insensiblement en largeur et en profondeur. Dans le fond, on aperçoit et l'on sent une sorte de peau ferme, épaisse, de couleur blanchâtre; les bords deviennent également durs, droits avec des dentelures inégales." Das Geschwür entstehe durch ein Virus specifischer Natur und sei durch unmittelbare Berührung übertragbar. Wenn sich auch gegen das hohe Alter und die Chronologie der einzelnen Abtheilungen in Dabrys Sammelwerk mancherlei Bedenken geltend machen lassen, so dürfte es jedoch kaum abzuweisen sein, dass die Entstehung dieser Schriften noch in das Alterthum fallen mag.

Die Annahme, dass die Syphilis bei den Völkern des Morgenlandes seit jeher bestanden habe, erfährt durch ein unlängst

---

1) l. c. T. I, Dissert. I, pag DXLV.

2) La médecine chez les Chinois. Paris, 1863. — Cit. in Lancereaux (Note 3).

3) Traité historique et pratique de la syphilis. 12. édit. Paris, 1873, pag. 6.

bekannt gewordenes medicinisches Werk aus Japan (B. Scheube[1]) eine nicht unwesentliche Stütze. Ehe die Japaner mit den Chinesen verkehrten, von ihnen Religion und Schriftsprache annahmen, was immerhin bis ins Alterthum zurückreichen mag, besassen sie jedenfalls eine ureigene Wissenschaft und auch eine Arzneikunde. Dafür spricht, dass der japanische Kaiser aus der Periode Dai-do (806—810 nach Christi) seine beiden Leibärzte beauftragte „die noch vorhandenen Reste der heimischen", also noch nicht von den Chinesen beeinflussten, „Arzneikunst zu sammeln und aufzuzeichnen." Dieses Werk ist noch in der alten Sprache des japanischen Volkes in 100 Capiteln abgefasst, von denen die Capitel 94 und 95 sich auf Krankheiten beziehen, die nur venerischen Ulcerationen, Bubonen und Syphiliden entsprechen. Die bezeichnenden Stellen lauten nach der Uebersetzung eines Schülers Scheube's, Kayama in Kioto, wie folgt:

„Kata-shine-kasa, d. h. einseitiger Oberschenkelausschlag."

„An der queren Falte zwischen Wurzel des Oberschenkels und Bauch tritt Röthung und Schwellung mit heftigen Schmerzen und Hitze ein. Nach einigen Tagen kommt es zur Eiterbildung und Eröffnung, und es wird viel Eiter entleert."

„Mara-kasa-yami, d. h. Ausschlagskrankheit des Penis."

„Anfangs eine hirsekorngrosse Geschwulst und Schmerzen. Nach einigen Tagen ein Geschwür und Eiterbildung."

„Shiri-mara-kasa, d. h. After-Penisausschlag."

„Anfangs verhält sich der Ausschlag wie oben (mara-kasa-yami). Dann Ulceration mit Schmerzen. Nach einigen Tagen nimmt die Verschwärung zu und die Eichel fällt ab. Darauf breitet sich die Ulceration nach und nach nach hinten aus, der ganze Penis fällt ab und dieselbe geht auch auf die Hoden über."

„Hashiri-kasa, d. h. laufender Ausschlag."

„Das Gift des Penisausschlages oder des einseitigen Oberschenkelausschlages steigt empor und es entsteht der laufende Ausschlag. Hitze und Frost stellen sich ein und die Knochen der Extremitäten schmerzen. Nach einigen Monaten tritt am Rücken und Gesicht ein kleiner Ausschlag ohne Schmerzen und Jucken ein. Aus demselben entleert sich etwas gelbe Flüssigkeit. Einige Monate später verfault das Gesicht und stinkt, und es fliesst Eiter ab."

„Hone-no-hari-kasa, d. h. Knochenanschwellungsausschlag."

---

[1]) Zur Geschichte der Syphilis. — In: Virchow's Archiv. Berlin, 1883, XCI.

„Nach der Heilung des Penisausschlages schmerzen die Gelenke der Glieder, so dass sie nicht gestreckt und gebeugt werden können. Es besteht allgemeine Hitze. Dieses nennt man hone-no-hari-kasa. Dann steigt das Gift nach oben und es treten verschiedene schlimme Erscheinungen ein. Dagegen sind folgende Recepte anzuwenden: . . . . . . Die Knochen schmerzen. Der Kranke hat Hitze . . . . .“

„Nondo-fuki-kasa, d. h. Schlundausschlag.“

„Das übrige Gift des Penisausschlages steigt in die Höhe, die Haut des Schlundes schwillt stark an und der Kranke hat Schmerzen. Nach einigen Tagen tritt Verschwärung ein, es wird viel Eiter entleert und es kommt allmälig zur Verfaulung, die einige Jahre lang nicht heilt.“

„Ana-kasa, d. h. Lochausschlag und hi-kasa(?).“

„Das übrige Gift des Penisausschlages steigt empor und zerstört das Gesicht oder den Kopf. Mehrere Decennien hindurch keine Heilung. Das noch übrige Gift bleibt im Kopfe, und Haut, Fleisch und Knochen werden zerstört. Dann werden entweder die Ohren zerstört, oder es entsteht ein Nasenausschlag und die Nase fällt ab, oder es tritt Eiterbildung ein, oder die ganzen unteren Extremitäten schwellen an und schmerzen einige Jahre lang. Dann verfaulen sie. Das Gift zerstört den ganzen Körper, oder die Hoden bedecken sich mit Ausschlag, schwellen an und faulen, und es kommt zur Bildung zahlreicher Löcher. Darauf wird die ganze Körperoberfläche zerstört.“

Ob die alten Japanesen die Krankheit, „für contagiös, namentlich für durch den geschlechtlichen Umgang übertragbar ansehen, ist nicht ersichtlich“. — Jetzt heisst die Syphilis in Japan bai-doku (bai = Pilz, doku = Gift) und so-doku (so = Ausschlag); beim Volke heisst sie: kasa oder hiye.

Bei Sûçruta, unter dessen Namen das System der alten indischen Medicin in Sanskrit erhalten ist — das Alter der Schriften wird von Einigen in das sechste vorchristliche Jahrhundert und noch weiter zurück datirt, von Anderen werden die Werke in die christliche Periode, aber in keine spätere als das achte Jahrhundert, verlegt — sind manche Hinweise, die sich auf venerische Krankheiten beziehen lassen; als Ursache wird aber nur unter Anderem auch ein Unterlassen des Waschens nach dem Concubitus hingestellt. Die Unkenntniss des Krankheitswesens bedingt es auch, dass unter Aussatz, Hämorrhoiden u. a. Krankheiten, ausser den Stellen, die auf Tripper, Phimosis, Paraphimosis, Bubonen zu beziehen sind, auch solche sich vorfinden, die nur venerische Local- und Allgemeinerkrankungen repräsentiren. Besonders verdanken wir Hermann Friedberg[1]) über die dortselbst vorkommenden Erkrankungen der Geschlechtstheile, speziell auch der Syphilis, verlässliche Angaben. Friedberg begnügte sich nicht mit den seither bekannt gewesenen Referaten, Commentaren und der getadelten lateinischen Uebersetzung von Franz Hessler[2]), sondern wendete sich an den berühmten Sanskritforscher Prof. A. Weber, welcher eine Uebersetzung des betreffenden Abschnittes besorgte. System, Ordnung und richtige Beobachtung kann man bei Sûçruta, wo als Mittelpunkt der Nerven und Gefässe der Nabel gilt, allerdings nicht suchen, doch findet sich ausser anderem in dem Abschnitt über Hämorrhoidalkrankheiten manche Stelle, welche sich wohl nur auf Syphilis beziehen lässt[3]): „Die in Wallung gerathenen Humores dringen in den Penis ein, corrumpiren Fleisch und Blut (daselbst) und erzeugen Jucken. Aus der juckenden Stelle entsteht eine Wunde, in der sich darinnen oder darüber, aus verdorbenem Fleische gewachsene, wulstige Erhebungen bilden, welche schleimiges Blut (d. h. Eiter) absondern. Dieselben vernichten das Glied und zerstören die Mannheit. Beim Weibe treten die in Wallung gerathenen Humores in die Geschlechtstheile, erzeugen sehr zarte, übelriechende, schleimiges Blut absondernde, pilzförmige Schösslinge“. Ferner: „Die in Wallung gerathenen Humores steigen dann nach oben und bringen im Ohr, im Auge, in der Nase, im Munde Hämorrhoiden hervor. Wenn dergleichen im Ohre sitzen, tritt Taubheit ein, stechender Schmerz und übler Geruch aus dem Ohre. Wenn sie sich auf die Augen werfen, werden die Augenlider in ihrer Bewegung gehindert, Schmerz, Ausfluss und Verlust der Sehkraft tritt ein. Wenn sie in der Nase ihren Sitz haben, zeigt sich Schnupfen, übermässiges Niesen, schwieriges Athmen, übler Geruch aus der Nase, näselnde Stimme und Kopfschmerz. Wenn sie im Munde entstehen, im Halse, an der Lippe, oder am Gaumen, wird die Sprache stammelnd (?), der Geschmack geht

---

1) Die Lehre von den venerischen Krankheiten in dem Alterthume und Mittelalter. Berlin, 1865.

2) Suçrutas A'yurvédas, id est Medicinae Systema ... Lat. v. Franc. Hessler. Erlangae, 1844–1850, III.

3) H. Friedberg, l. c. pag. 32, 33.

verloren, und es tritt Kopfweh ein. Wenn die Luft in Wallung gerathend, den Schleim mit umfassend, nach aussen hin (auf der Haut) feste, pflockartige Hämorrhoiden hervorbringt, so nennt man sie ‚warzenartige Hämorrhoiden'." „Wenn auf der Handfläche, der Fusssohle, dem Gelenke, dem Halse resp. auf dem, was oberhalb des Schlüsselbeines liegt, Knoten, ähnlich einem Ameisenhaufen, langsam sich ansammeln, so heisst diese mit stechenden, nässenden, brennenden, juckenden Wunden umhüllte Krankheit, die aus Schleim, Galle und Luft entsteht, Valmîka" (lat. formica). Für die richtige klinische Beobachtung der alten Inder spricht gewiss auch der Umstand, dass sie die Geschwüre u. a. auch mit Kupfervitriol und rothem Arsenik behandelten.

Was der Papyrus Ebers[1]) über das Vorhandensein der Syphilis bei den alten Aegyptern gebracht hat, ist vorläufig noch nicht aufgeklärt. Sicher ist nur, dass sich in dem interessanten Schriftwerke an vielen Stellen eine beträchtliche Anzahl Recepte finden, gegen mancherlei Harnbeschwerden, Fluor bei Jungfrauen, gegen Geschwülste, Entzündung, Fressen und Stiche in der Vulva oder dem Uterus, gegen nicht näher bezeichnete Krankheiten in der Schamlippe, sowie auch Blasen und runde Pusteln in der Scheide. Die Harnbeschwerden werden mit allerlei innerlichen Mitteln, die Erkrankungen an den weiblichen Genitalien durchgehends topisch, zumeist mit Einspritzungen in die Vulva behandelt. Der Papyrus Ebers, welcher nach seinem Entdecker in der Mitte des sechszehnten Jahrhunderts vor Christi niedergeschrieben und in einzelnen Theilen noch früher abgefasst sein soll, ist eben nur eine Receptensammlung mit einigen wenigen, wie zufällig eingestreuten, dazu noch sehr undeutlichen anatomischen, pathologischen und chirurgischen Bemerkungen, die zwar einer regen Fantasie den weitesten Spielraum, einer wissenschaftlichen Diagnostik jedoch nicht die geringsten Anhaltspunkte bieten. Dazu kommt überdies, dass eine Reihe von Krankheitsnamen von den Aegyptologen noch gar nicht übersetzt, also unbekannt sind. Ob nun der eine oder andere dieser noch unentzifferten Krankheitsnamen wirklich Syphilis ist, dürfte aus dem Papyrus Ebers allein niemals zu ermitteln sein. Es ist demnach abzuwarten, bis die übrigen medicinischen Papyri übersetzt, besser bekannt, oder neue aufgefunden werden.

[1]) Papyros Ebers, Das älteste Buch über Heilkunde. Aus dem Aegyptischen von H. Joachim. Berlin, 1890.

Zweite Vorlesung.

INHALT: Ausfluss, „Zaraath“, Plage in der Bibel; Hiob's Krankheit. — Νοῦσος θήλεια der Scythen.

Syphilis in der Hippokratischen Sammlung. — Genitalaffectionen bei Celsus und den griechischen Aerzten der ersten Jahrhunderte; bei den Arabern des IX. bis XI. Saeculums; in Schriften von Nicht-Aerzten. — Quecksilberinunctionen nach Theodorich von Cervia (XIII. Saeculum).

Die Genitalaffectionen werden als ansteckend und den Gesammtorganismus bedrohend erkannt noch vor dem seuchenartigen Auftreten der Syphilis.

Im alten Testament finden sich manche Stellen, die sich auf venerische Erkrangen beziehen mögen. So glaubt man vielfach, dass Moses unsern Tripper meint, „wenn ein Mann an seinem Fleische einen Ausfluss hat“[1]; weniger sicher ist es, die ansteckende Krankheit, von welcher in der Bibel unter „Zaraath“ abgehandelt wird, in allen ihren Einzelnheiten mit Syphilis zu identificiren; weit zuverlässiger schon kann man venerische Uebertragungen in jener „Plage“[2]) suchen, welche die Kinder Israels von den Töchtern Moabs sich holten, die sich dem Phallusdienst (Baal Peor) hingegeben hatten. Die Folgen dieser Ansteckung müssen sehr gefürchtete gewesen sein, da Moses sich zu der strengen Maassregel veranlasst sah, nicht allein die erkrankten Juden tödten zu lassen, sondern auch jene von den weiblichen Gefangenen, die bereits einen Mann erkannt hatten; wie aber aus der bei Josua[3]) zu lesenden Klage des Pinehas ersichtlich, war

---

1) Leviticus cap. 15. Insoferne als die Uebersetzung von בשר mit Penis gestattet ist. Die Wahrscheinlichkeit würde noch grösser, wenn Sigmund Finaly (Arch. f. Derm. u. Syph. 1870) Recht behielte, dass an einzelnen Stellen aus dem Worte שער (Haar) durch die Schreiber ein Jota verloren gegangen und eigentlich שעיר (was hier als Tropfen, Flüssigkeit oder Secret übersetzt werden müsste) zu lesen wäre.

2) Numeri cap. 25.

3) C. 22.

trotzdem von der Missethat Peors das Volk nicht gereinigt, das hierdurch auch viele Verluste an Leben erlitten. — Ebenso können wir vermuthen, dass Hiob an Syphilis gelitten, wenn er über sein faules Fleisch (Glied) und das Gebein, das ihm des Nachts durchbohrt wird[1]), wehklagt.

Sehr verlockend ist es, venerische Erkrankungen auch in der *νοῦσος θήλεια* zu suchen, mit welcher nach Herodot[2]) die Scythen dafür, dass sie den Tempel der Aphrodite Urania (Astarte, Astaroth der syrisch-phönizischen Völker) zu Askalon plünderten, von der Göttin bestraft wurden; wenn man aber bedenkt, dass Herodot[3]) die Frevler und ihre Nachkommen von den Scythen *Ἐνάρεες* heissen lässt, was an einem anderen Orte mit *οἱ ἀνδρόγυνοι* erläutert wird, so scheint für eine solche Annahme Vorsicht geboten[4]).

Nach den Leistungen der Griechen in anderen Zweigen der Wissenschaft, liesse sich auch über dieses Thema eine grössere Klarheit erwarten, als thatsächlich zu finden ist. Zusammenhängende, wenn auch noch so primitiv gezeichnete Krankheitsbilder vermissen wir übrigens nicht nur in der medicinischen Litteratur der Griechen, sondern auch in jener der Römer und des ganzen Mittelalters. Es finden sich aber gelegentlich bei der Beschreibung anderer Krankheiten wiederholt Symptomengruppen vorgeführt, wie sie bei der Syphilis vorkommen, und aus welchen gefolgert werden kann, dass diese Krankheit eben nur mit verschiedenen anderen confundirt wurde. In den Schriften der Hippokratischen Sammlung folgt auf die Beschreibung einiger bösartigen Formen von Erysipel und Fieber, ohne einen näheren Bezug auf die eben genannten Krankheiten, unmittelbar: „Viele bekamen Schwämme und Geschwüre im Munde, häufige Flüsse auf die Schamtheile, Geschwüre und Blattern auswendig und inwendig um die Weichen her, ferner feuchte, langwierige, anhaltende, schmerzhafte Augen-

1) C. 7 und 30.

2) I, 105.

3) IV, 67.

4) Bürgschaft für die venerische Natur der νοῦσος θήλεια bietet auch Hippokrates' Erwähnung (De aëre, aquis et locis) der Krankheit nicht, indem die κέδματα von Gruner (Aphrodis. T. III, pag. 5, Note °) und andern Schriftstellern wohl als Flüsse der Geschlechtstheile und Bubonen genommen, von Rosenbaum (Lustseuche im Alterth., 1839, pag. 208) jedoch als Varicen erklärt werden.

entzündungen, an den Augenlidern auswendig und inwendig Auswüchse, die man Feigwarzen nennt, und gar manchem am Sehen hinderten. Eben solche entstanden auch eine Menge in anderen Geschwüren und an den Schamtheilen. Den Sommer über bemerkte man sehr viele Brandblasen und andere sogenannte faule Geschwüre, desgleichen grosse entzündliche Beulen. Viele bekamen grosse Flechten[1])." Ausser dieser grösseren, abgeschlossenen Symptomengruppe kommen in demselben Abschnitt noch kleinere vor, welche sich auf Complicationen der Syphilis mit Erysipel und Fieber zu beziehen scheinen: „Viele hatten Halsweh, die Stimme war verdorben. Es gab hitzige mit Hirnwuth vergesellschaftete Fieber, Schwämme im Munde, Blattern an den Schamtheilen, Augenentzündungen . . . Bei denen sich ein solcher Zufall am Kopfe ereignete, die verloren die Haare vom Haupte und aus dem Barte miteinander, und die Knochen entblösten sich . . . Das gefährlichste von allen waren die Zufälle, welche die Schamgegend und die Geburtsglieder betrafen[2])." An einer anderen Stelle derselben Sammlung heisst es: „Ferner einer (wurde wassersüchtig), der sechs Jahre Feigwarzen, Leistenbeulen, Krampfadern und aufgebrochene Hüftgeschwüre gehabt hatte[3])." Von einer nicht geringen Erfahrung über Defecte des harten Gaumens zeigt der folgende Passus[4]): „Die Nase fällt bei denen, die den Gaumenknochen verlieren, in der Mitte ein; und da, wo der Theil, in welchem die Vorderzähne stehen, abgehet, die Nasenkuppe" (J. K. Proksch).

Auch bei anderen medicinischen Autoren des Alterthums finden sich mehr oder weniger ausführlich Excoriationen, θύμοι, φύματα am Munde, den Genitalien und am After beschrieben (Oribasius, Aëtius u. A.). Bei Cornelius Celsus[5]) (geboren zu Rom oder Verona um 25—30 v. Chr., gestorben um 45—50 n. Chr.) lesen wir von ulcera, die „vel in cutis interiore parte, vel in glande, ultrave eam in cole reperiuntur"; ja Celsus empfiehlt für Geschwüre der Nase und des Rachens die gleichen Mittel, wie für solche des Gliedes. Nachdem er die Mittel gegen diese Geschwüre am Penis angegeben,

---

1) Hippokrates Werke. Aus d. Griech. v. J. F. K. Grimm. Altenburg, 1781—1792, Bd. I, pag. 92—93.

2) l. c. pag. 87—89.

3) l. c. Bd. II, pag. 289.

4) l. c. Bd. II, pag. 147.

5) De med., lib. VI, cap. 18, de colis morbis.

sagt er: „Eadem autem compositio tonsillis, uvae madenti, oris nariumque ulceribus accommodata est.“ Wohl ist es bezeichnend, dass man diese Krankheiten mitunter auch „praecipue post concubitum“ entstehen lässt, wie Philumenus[1]) (um 50 n. Chr.) bei Beschreibung des Thymos hervorhebt, doch erscheint die Ansteckungsfähigkeit derselben nicht genügend anerkannt gewesen zu sein, obwohl den Genitalerkrankungen allgemein Aufmerksamkeit zugewendet wurde.

Bei Pedanius Dioskorides[2]) (I. Jahrhundert), dem hervorragendsten pharmacologischen Schriftsteller des Alterthums, kommt unter dem Artikel „De Sandaracha“ eine Stelle vor, die gleichfalls für das Vorhandensein der Syphilis zu jener Zeit zu sprechen scheint: „Sed et calvities explet, resina excepta, et scabros ungues cum pice abscedere jubet. Contra pedicularem morbum cum oleo efficax est; tubercula cum adipe discutit. Prodest etiam ad narium orisque ulcera ceterasque papularum eruptiones cum rosaceo: item ad condylomata.“ Etwas Aehnliches findet sich auch bei Galen[3]), Alexander von Tralles[4]) u. A. (J. K. Proksch).

Rufus von Ephesus, einer der berühmtesten Aerzte des Alterthums (Mitte des I. Säculums), weiss bereits, dass die Bubonen bald mit bald ohne Fieber erscheinen und die pestilentialischen oft tödtlich verlaufen; er leitet solche aber auch von Genitalaffectionen her. „Parfois cette espèce de boubon pourrait bien survenir à l'occasion d'une affection des parties génitales . .“[5]). Ja Philumenus[6]) erwähnt schon des Scheidenspiegels, der im Alterthume gewiss nicht selten gebraucht wurde. Soranus von Ephesus, einer der bedeutendsten Methodiker des II. Jahrhunderts, der wahrscheinlich in Alexandrien studirte und in Rom unter Trajan und Hadrian eines grossen Rufes sich erfreute, befiehlt bei Distokien den Scheidenspiegel (*διόπτρα*) anzuwenden, um Wucherungen oder Auswüchse als Geburtshinderniss zu erkennen[7]).

---

1) Aëtius, Tetrab. IV, sermo IV, cap. 105.

2) De materia medica libri sex. Ed. Mattioli, Lugduni, 1554, pag. 480.

3) Opera omnia. Edit. C. G. Kühn. Lipsiae 1821—1833. vol. I—XX.

4) Alexander von Tralles. Original-Text und Uebersetzung von Theodor Puschmann. Wien, 1878—1879.

5) Oribasius, Editio Bussemaker et Daremberg, Paris, 1858, T. III. pag. 608.

6) l. c.

7) Haeser, Gesch. d. Medicin, 1875, Bd. I, pag. 317.

Aëtius[1]) aus Amida in Mesopotamien, ein christlicher Arzt des VI. Jahrhunderts, „welcher mit dem Titel „Comes obsequii" (Chef des kaiserlichen Gefolges) wahrscheinlich unter Justinian am Hofe zu Byzanz lebte", und Paulus von Aegina[2]) (VII. Jahrhundert) geben ausführliche Anleitungen im Gebrauche des Spiegels[3]).

Doch finden sich ebensowenig bei ihnen, wie bei den arabischen Aerzten des IX. bis XI. Jahrhunderts sichere Angaben über Infectiosität, obwohl unter Saphati oder Sahafati (Serapion), Formica (Mesue), Bothor (Avicenna) und den Geschwüren, Warzen an den Geschlechtstheilen (Rhazes), sowie unter den Pusteln und Geschwüren am Muttermunde, die mitunter ex multitudine coitus[4]) entstehen, wohl kaum was anderes als venerische Processe zu begreifen sein werden. Bei Avicenna[5]), dem berühmtesten unter allen arabischen Aerzten, findet sich gleich eingangs des Capitels „De ulceribus testiculorum et virgae in locis ani" eine Stelle, welche an die schon von den Griechen und besonders deutlich von dem Römer Celsus ausgesprochene Verwandtschaft ulceröser Processe an den Genitalien mit ähnlichen Affectionen der Mund- und Rachenhöhle erinnert: „Cum ulcera accidunt in istis locis, sunt mala ambulativa quoniam . . . assimilantur quodammodo ulceribus viscerum et oris" (J. K. Proksch).

Uebrigens ist die Ausbeute bei den Arabern deshalb sehr gering, weil sie ihre Heilkunde grösstentheils den Griechen entlehnten, das Eigenartige jedoch in dem Originaltexte wegen unzureichender Kenntniss der arabischen Sprache von den medicinischen Geschichtsforschern auch gegenwärtig noch zu wenig studirt ist, und die sehr reichlich vorhandenen lateinischen Uebersetzungen nach dem heute noch als giltig anerkannten Urtheile Caseri's „weit eher als perversiones denn als versiones erscheinen". Soviel geht jedoch aus den bekannten Theilen der medicinischen Litteratur der Araber mit grosser Wahrscheinlichkeit hervor, dass auch sie die Syphilis mit Lepra, Bothor, Sahafati, Formica und anderen chronischen Exanthemen vermengt haben.

---

1) Tetrab. IV, sermo IV, cap. 86.

2) De re medica lib. VI, cap. 73.

3) In Pompeji aufgefundene Bronce-Specula sind mittelst einer Schraube zu erweitern.

4) Serapion tract. V, cap. 28.

5) Avicennae medicor. arab. principis, liber Canonis, de medicinis cordialibus, et cantica. Basileae, 1556, lib. III. fen XX. tract. II. cap. 20, pag. 702.

Um so mehr fällt es in prosaischen und poetischen Schriften von Nicht-Aerzten auf, dass im Alterthume unter den Laien die Uebertragbarkeit gewisser Genitalaffectionen durch Liebesabenteuer sehr wohl bekannt war. — So erzählt Cedrenus, ein Chronist des XI. Jahrhunderts, von einer schönen Jungfrau, die während der Christenverfolgungen unter Diocletian (285—308) ihre Keuschheit dadurch bewahrte, dass sie an einem ἕλκος zu leiden vorschützte[1]). — Bezeichnend ist eine Mittheilung, die wir Haeser[2]) verdanken: „Eine sehr beachtenswerthe (bisher übersehene) Nachricht findet sich in einem Briefe des Bischofs Basilius an den Amphilochius im zehnten Jahrhundert. Es wird daselbst eines Diakonus gedacht, welcher wegen einer Krankheit an den Lippen von seinem Amte entlassen wird. Von den gegen derartig erkrankte Priester zu ergreifenden Massregeln wird aber wie von ganz allgemeinem gesprochen. Zum Ueberfluss fügt Aristenus, der Commentator jener Stelle, hinzu, die Sache eigne sich ihrer Abscheulichkeit wegen nicht zur näheren Besprechung."

---

1) Es sei übrigens darauf hingewiesen, dass gerade das sehr häufig citirte 50. Gedicht aus der „Priapeia" genannten Sammlung lasciver Epigramme, welche an gewissen Orten, besonders an den Mauern der Priapus-Tempel vorgefunden wurden, seine Beweiskraft eingebüsst hat; die „puella" dieses Carmens ist nämlich keine „ficosissima" — d. i. mit Feigwarzen über und über behaftete — sondern, wie Haupt (Hermes VIII, 241) verbessert, eine „tricosissima" — d. i. ein Wettermädchen.

Von den römischen Laienschriftstellern und Dichtern des Alterthums circuliren, wie bekannt, eine beträchtliche Anzahl unseren Gegenstand betreffende Citate; hier sei nur Quintus Horatius Flaccus erwähnt. Derselbe spricht in der fünften Satire des ersten Buches von einem „Morbus campanus", welcher schon seit Langem Veranlassung zu gelehrten Untersuchungen gegeben hat: Zwei Possenreisser suchen eine lustige Gesellschaft damit zu unterhalten, dass sie sich gegenseitig lächerlich machen; der Eine (Sarmentus) bespöttelt nun an dem Andern (Messius) eine hässliche oder schändliche Narbe (foeda cicatrix) an der linken Seite der Stirn; diese Narbe war durch das Ausschneiden eines Hornes (cornu), also jedenfalls irgend einer Geschwulst oder Neubildung, an demselben Orte entstanden, und der „Morbus campanus", so heisst es ausdrücklich, habe diese Entstellungen bewirkt. Weder Horaz selbst, noch sonst ein Laie und auch kein medicinischer Schriftsteller sagt genauer, welcher Art die so benannte Krankheit eigentlich war; und dennoch muss sie damals bei den Römern allgemein bekannt gewesen sein, denn sonst wäre der Dichter, was er nicht beabsichtigen konnte, sogar seiner Zeit und seinem Volke unverständlich geblieben. Man weiss nur, dass die Campaner wegen ihrer widernatürlichen Ausschweifungen in Venere für berüchtigt galten.

2) Lehrbuch der Geschichte der Medicin, 1882, III, pag. 219.

Bei Nikolaos Myrepsos[1]), einem Arzt des dreizehnten Jahrhunderts, dessen dickleibiges Receptbuch von den medicinischen Geschichtsforschern fast nur dazu benützt wird, um den tiefen Verfall der griechischen Heilkunde zu illustriren, finden sich einige für das Alter der Syphilis bedeutsame Stellen; die wichtigste davon ist die über die Inunctionen der Quecksilbersalbe nach der Anweisung des edlen Bischof Theodorich von Cervia (Teodorico Borgognoni 1205—1298 gegen Geschwüre der Tonsillen und der Genitalien: „(Illitio 23) Illitio Theodori ad tonsillarum ulcera, et gingivarum atque pudendorum putredines, nomas et carbunculos". Theodorich hatte bereits eine systematische Inunctionscur für ein „experimentum infallibile" gegen Lepra erklärt, und hatte da jedenfalls die mit Syphilis verwechselten Fälle vor sich.

Nur sehr allmälig brach sich bei den Aerzten des Mittelalters die Ansicht Bahn, dass gewisse Genitalaffectionen durch den Beischlaf mit einem kranken Weibe acquirirt werden (Michael Scotus[2]), oder dass gewisse Geschwüre an den Geschlechtstheilen, „et in alia parte corporis" (Brunus Longoburgensis[3]) in Padua) vorkommen. Der berühmte Chirurg und Professor in Verona, Guilielmus de Saliceto, der gleich den Vorerwähnten dem XIII. Säculum angehört, lässt bereits Schrunden, Geschwüre etc. am Gliede mit aller Bestimmtheit „propter coitum cum foetida muliere, aut cum. meretrice aut ab alia causa" entstehen, die bei Vernachlässigung sogar tödtlich verlaufen können „et accidit cum hac corruptione febris et fluxus sanguinis et quandoque mors"[4]). Wenn auch die

---

1) Medicament. opus. Editio Leonhart Fuchs. Lugduni, 1549. — Auszug in Gruner's Aphrodisiacus, III, pag. 12.

2) Michael Scotus, welcher sein Werk auf den Wunsch des deutschen Kaisers, Friedrich's II. († 1250) verfasste, erwähnt bereits deutlich örtliche Affectionen an den Genitalien und Consecutivaffecte allgemeiner Natur in Folge von Coitus mit kranken Weibern, und auch die Uebertragung von konstitutionellen Erkrankungen auf die Leibesfrucht: „Si vero mulier fluxum patiatur, et vir eam cognoscat, facile sibi virga vitiatur, ut patet in adolescentulis, qui hoc ignorantes vitiantur quandoque virga, quandoque lepra . . . Sciendum est, quod si erat fluxus, quando erat facta conceptio, et de menstruo nimis in cellula, creatura concipitur vitiata in plus aut minus: Et tunc vir se debet abstinere a coitu, et mulier debet ei resistere cum sagacitate." (Gruner's Aphrodisiacus III, pag. 19 u. 20.)

3) Magna Chir lib. II, cap. 14.

4) Chir. lib. I, cap. 41.

von ihm gelehrten Unterschiede zwischen fici und condylomata in ano et vulva nicht sweifellos auf „venerische Papillome“ und „nässende Papeln“ zu beziehen sind[1]), so ist sein Rath zur „ablutio cum aqua frigida et abstersio cum petia munda, et iterum ablutio“[2]) nach einem verdächtigen Coitus doch sehr bemerkenswerth. Bei Lanfranchi[3]) (XIII. Jahrhundert), einem Schüler des Salicet, finden wir bereits die Möglichkeit einer mittelbaren Infection erörtert; „ex commixtione cum muliere foeda, quae cum aegro talem habente morbum de novo coierat“. Daselbst sind auch Waschungen mit Essig und Wasser nach einem verdächtigen Coitus angeordnet, die Gaddesden (Joh. Anglicus, XIV. Jahrhundert) wörtlich wiedergibt[4]). — Guido de Cauliaco[5]) (XIV. Jahrhundert) beschreibt schon virulente, faulige, fressende und cancröse Geschwüre an männlichen und weiblichen Genitalien nach einem unreinen Beischlafe; „ulcera recentia virulenta, — ulcera antiqua, putrida et cancrosa, — ulcera maligna, ita ut denigretur locus“. — Der Portugiese Valescus von Taranta, der seit 1382 in Montpellier lehrte, lässt Geschwüre am Penis, insbesondere junger Leute, hervorgehen nach einem Coitus „cum femina habente ulcus in matrice“; ob man das „ulcere cancroso cum duritie“ behaftete Glied bei einem „semimortuus“ als initialsyphilitisch ansehen darf[6]?).

Man findet aber, obwohl die Aerzte des Mittelalters noch sehr an der Galen'schen Vorstellung von dem selbstständigen Wesen der Erkrankungen einzelner Theile hingen, überdies auch noch Aufzeichnungen, die nur auf der Annahme basiren konnten, dass eine venerische Ansteckung auch den Gesammtorganismus bedrohe. So behauptet Gérard de Berry, ein Pariser Arzt des XIII. Jahrhunderts, „Virga patitur a coitu cum mulieribus immundis, de spermate corrupto, vel ex humore venenoso in collo matricis recepto. Nam virga inficitur et aliquando alterat totum corpus“ (Littré[7]). Ein Todesfall durch „Morbus cancri“[8]) an den Geni-

---

1) Geigel, Gesch., Path. u. Ther. d. Syph. pag. 241.

2) Chir. I, 48.

3) Parva Chir. tract. 3, doctr. 3, cap. 11.

4) Friedberg, l. c. pag. 74.

5) Cyr., tract. 4, doctr. 2, cap. 7.

6) Philonium pharmaceut. et chir. lib. VI, cap. 6.

7) Haeser III, pag. 233.

8) Silesiacarum rer. script. Lipsiae 1730. — Haeser, l. c. u. Friedberg, l. c. pag. 19.

talien und Geschwüren der Zunge und des Schlundes im Jahre 1382 ist vor nicht langer Zeit zur Kenntniss gekommen.

Von grossem Interesse ist da eine im Jahre 1460 verfasste Schrift des Heinrich v. Pfolspeundt[1] (irrthümlich Pfolsprundt), Bruders des deutschen Ordens. Seine Bündt-Erztney, „das älteste bis jetzt bekannte, auch in sprachgeschichtlicher Hinsicht nicht unwichtige Werk eines oberdeutschen Wundarztes", welches nebenbei bemerkt, zuerst der durch Feuerwaffen bewirkten Verletzungen gedenkt, enthält folgende Stelle: „Meher ein etzpuluer. Ein gewis puluer, das heilt die zeyr, das ist die fawl, die einem mundt: augenn: nassen ab frist . vnnd etz mith dem denn Krebs, die swem, vnnd alle andere fawl vnnd alle wilde wertzen..." Nicht, dass hier abermals Erkrankungen des Mundes und der Nase mit Feigwarzen (swem d. i. Schwämme) und anderen Affecten, welche gewöhnlich an den Genitalien und deren Umgebung auftreten, nebeneinander aufgezählt werden, sondern der Ausdruck „wilde wertzen" gibt der eben angeführten Stelle eine besondere Bedeutung: denn es ist bekannt, dass mit demselben zu Ende des 15. und im Anfange des 16. Jahrhunderts die Syphilis von einigen Laien bezeichnet wurde. Joseph Grünbeck[2]) hebt schon im Titel seiner Schrift hervor: „Bösen Franzos, das man nennt die Wylden Wärtzen", und Sebastian Brant[3]) bittet den „heilig Herr sanct Fiacrius", er möge jeden „mensch wöl behüten, vor der schweren kranckheit der blatern und wartzen", womit wohl ebenfalls die Syphilis gemeint ist (J. K. Proksch).

Sehr bemerkenswerth ist ein von Daremberg (C. Quist[4]) veröffentlichtes gerichtliches Document aus den Archiven von Dijon, wonach eine Dirne im Jahre 1463 einen ungestüm Werbenden durch die Angabe: sie leide an dem „gros mal", von weiterem Drängen abzuhalten suchte; wobei zu bedenken ist, dass die Benennungen „grosse Vérole, grande Vérole" in Frankreich lange Zeit und allgemein für Syphilis gebräuchlich waren. Es verdient übrigens erwähnt zu werden, dass man dem Ausdrucke „Mala Franzos" schon im

---

1) Buch der Bündth-Ertznei. Herausgegeben v. H. Haeser und A. Middeldorpf. Berlin, 1868, pag. 43.

2) Ein hübscher tractat von dem ursprung des Bösen Franzos . . . Augspurg, 1496.

3) Der heiligen Leben etc. Strassburg, 1510.

4) Die neueren urkundl. Nachrichten üb. d. erste Auftreten d. Syph. im 15. Jahrh. Virchow's Archiv. Berlin 1875, LXIV, p. 323—325.

Jahre 1472 begegnet[1]), und dass nach Friedberg[2]) Petrus Olaus im Jahre 1483 eine in Dänemark grassirende Krankheit als „Morbus gallicus" notirt. Auch ein vom 5. April 1488 aus Jaen (Andalusien) datirter Brief des Petrus Martyr Anglerius an seinen Freund Arius Lusitanus, Professor der griechischen Sprache an der Universität in Salamanca spricht bereits von einem Morbus Gallicus[3]). Uebrigens setzt auch Francesco Delicado[4]) (Delgado), welcher 1501 oder 1502 selbst von der Syphilis befallen wurde, den Beginn der Krankheit in das Jahr 1488.

Noch sei erwähnt, dass Alexander Seitz[5]) bezüglich der Syphilis anführt: „Dan, alſs solich kranckheit anfinge in Aluernia des iars vierzehn hundert nüntzig vnd ein iar." Caspar Torella[6]) verlegte zwar vor Seitz den Anfang der Krankheit in die Auvergne, dafür aber erst in das Jahr 1493: „Incepit haec maligna aegritudo Anno MCCCCXCIII in Alvernia, et sic per contagionem pervenit in Hispaniam ad insulas, inde in Italiam, et demum serpendo totam Europam peragravit, et si fas dicere est, totum orbem" (J. K. Proksch).

Johannes Baptista Fulgosus[7]), von 1478—1483 Doge in Genua, erzählt zuerst genau und ausführlich wie Karl VIII. von Frankreich im Jahre 1494 nach Italien kam, und fährt fort: „Biennio quoque, antequam Carolus (1492) veniret, nova aegritudo inter mortales detecta, cui nec nomen, nec remedia medici ex veterum auctorum disciplina inueniebant, varie, ut regiones erant, appellata." Dasselbe sagte Bartholomaeus Senarega[8]), genuesischer Gesandter, in seinen Commentarien aus.

1) C. H. Fuchs, Nachträge zur Sammlung d. ältesten Schriftsteller über d. Lustseuche in Deutschland, Göttingen 1850.

2) l. c. pag. 95.

3) Friedberg, l. c. pag. 96.

4) Il modo di adoperare il legno di India occidentale... Venezia, 1529. — Vergl. C. H. Fuchs, Janus, Gotha, 1853, N. F. II, pag. 193—204.

5) Ein nutzlich regiment wider die bosen frantzosen. Pforzheim, 1509.

6) Tractatus de pudendagra. Luisinus, T. I. pag. 493.

7) De dictis factisque memorabilibus collect. a Camillo Gilino lat. fact. Mediolan. 1509, lib. I, cap. 4. — Abdruck in Gruner's Aphrod. III, pag. 115.

8) De rebus Genuensibus commentaria ab anno 1488 usque ad annum 1514. — Abdruck in Friedberg l. c. pag. 115.

2. Periode: Contagienlehre der venerischen Krankheiten von der Neuzeit (Ende des XV. Saeculums) bis Philippe Ricord.

Dritte Vorlesung.

Inhalt: Seuchenartiges Auftreten der Krankheit in Italien; Schilderung derselben von Aerzten, von Laien; Benennungen der Krankheit; rasche Verbreitung derselben; Syphilis (Fracastoro). — Erkenntniss der Contagiosität bei den früheren Schriftstellern; Vorstellung über die Krankheit bei Parecelsus, Fernel. — Identitätslehre; Gonorrhoea gallica. — Lues auf kleinste Lebewesen zurückgeführt.

Beobachtungen über Incubation und Contagiosität; Infectionen durch Instrumente; Spätformen als nicht-contagiös erkannt, auch nicht immer für die Nachkommenschaft.

Differenzirung zwischen Tripper- und Siphiliscontagium. — John Hunter; dessen Experimente und Beobachtungen; Eintheilung der venerischen Krankheiten; Deutung ihres Charakters; Lymphstrangsklerose; Initialsklerose; constitutionelle Erkrankung oberflächlicher und tiefer liegender Theile; Leugnung syphilitischer Visceralerkrankungen und der Heredität.

Hunter's Experimente bildeten in London Tagesgespräch. — Weitere Versuchsergebnisse nach Harrison, Bru.

Wenngleich also erwiesen erscheint, dass venerische und syphilitische Affectionen schon früher bekannt gewesen sein müssen, so finden wir doch bei der zu Ende des XV. Jahrhunderts seuchenartig aufgetretenen Krankheit die Zeitgenossen fast übereinstimmend die Ansicht aussprechen, dass sie vordem einen ähnlichen Morbus gar nie kennen gelernt haben[1]). Schon 1504 oder 1505 schrieb Cataneus: „. . . . . anno V. p. millisimo quadringentesimo nonagesimo quarto, invadente Carolo Octavo, Francorum rege, regnum

---

1) Unter Papst Deusdedit soll nach Zacharias Rivandrus anno 615 eine mit Syphilis identische Krankheit seuchenartig ausgebrochen sein (Hölder, Ven. Krankh., pag. 24). — Die gleiche Erzählung findet sich übrigens schon bei Nicolaus Leonicenus (Liber de epidemia, quam itali morbum gallicum vocant, 1497; Aphrodisiacus, I, pag. 37), „ut scribit Platina in libro de vitis pontificum“.

Parthenopaeum, Alexandro vero Sexto ea tempestate summum pontificatum gerente, exortus est in Italia monstrosus morbus, nullis ante saeculis visus, totoque in orbe terrarum incognitus ..." [1]). — Doch findet Georg Vella[2]) (Brescia), dessen Schrift wahrscheinlich aus dem Jahre 1508 stammt und der möglicher Weise die Krankheit vor und nach 1495 beobachtet haben konnte, in ihr keine „novitas in effectu". — Auch Nicola Leoniceno (1428 bis 1524), Professor zu Ferrara, einer der frühesten Autoren über Syphilis, behauptet, dass die Krankheit schon im Alterthum bestanden und zu Ende des XV. Jahrhunderts nur eine Steigerung ihres Charakters erfahren hat. — Der berühmte Nicola Massa (gestorben 1569), Arzt zu Venedig, der sich über Syphilis auch durch Obductionen zu belehren suchte, sieht wohl den Morbus gallicus als eine neue Krankheit an, doch mit der Modification, dass dieselbe nach vorherigem Erlöschen wieder aufgetaucht sei; „non est nova simpliciter, sed nobis tantum" [3]).

Auf die meisten Zeitgenossen machte aber die Syphilis, welche im Jahre 1495 im Heere des französischen Königs Karl VIII. ausbrach, der Ende 1494 Italien überzogen hatte, um Neapel seiner Krone zu unterwerfen, den Eindruck einer furchtbaren Pest, wie sie weder bis dahin noch nachher beobachtet worden ist. Die ausschweifenden Truppen theilten den Eingebornen die Krankheit mit, welche durch Genitalaffectionen und ekelhafte Hautausschläge, durch scheussliche Verwüstungen im Gesichte, der Mund-, Nasen- und Rachenhöhle und schmerzhafte Knochenzerstörungen sich auszeichnete — eine Krankheit, die die Menschen schnell herunterbrachte und nicht selten nach den grässlichsten Qualen tödtete.

In der Richtung sind auch die „Nuovi documenti etc." von Alfonso Corradi[4]) erwähnenswerth. Es handelt sich da um eine ganze Anzahl (50) theils nicht beachteter, theils bisher gänzlich unbekannter (18) Schriftstücke, von denen etliche bis auf 1494 zurückreichen und von Laien herrühren. Es wird über eine neue, einmüthig als Franzosenübel bezeichnete Krankheit (bolle franciose, rogna franciosa) berichtet, die mit wenigen Abweichungen so ziem-

---

1) De morbo Gall. tract. cap. 1. — Al. Luisinus, Aphrod. T. I, pag. 139.

2) De morb. Gall. opusc. cap. 3. — Al. Luisinus, Aphrod. T. I, pag. 209.

3) Lib. d. morb. Gall. tract. III, cap. 2. — Al. Luisinus, Aphrod. T. I, pag. 60.

4) Milano, 1884.

lich die gleiche Schilderung erfährt wie bei den Aerzten jener Zeit. (Siehe den Auszug von Th. Puschmann[1]).

Von Interesse ist die Krankengeschichte des Tommaso di Silvestro, der am 27. April 1498 die ersten Schmerzen am Penis fühlte und am 8. Juni desselben Jahres einen krustenartigen Ausschlag am Kopfe bemerkte.

Für die Urheberschaft dieser „neuen Krankheit" beschuldigten die Neapolitaner (und Italiener überhaupt) die Franzosen, letztere wieder die Einwohner des Landes, in dem sie hausten; daher die Bezeichnungen mal francese, morbus gallicus, Franzosenkrankheit oder Mal d'Italie, Mal de Naples, Souvenir de Naples etc. Die Krankheit wurde durch die französischen Krieger und fremden Söldlinge Karl's VIII., welche sich nach beendetem Kampfe über Frankreich, die Schweiz, Deutschland u. s. w. zerstreuten, sehr schnell nach allen Theilen Europas verschleppt, so dass noch in den Jahren 1495 und 1496 die Seuche sich in der Schweiz und Deutschland festsetzte, die Niederlande, Dänemark und England im Jahre 1496 heimsuchte, im Jahre 1497 in Schottland und im Jahre 1499 in Russland angetroffen wurde. Aber auch später noch suchte jede Nation die Krankheit als eine ausser ihren eigenen Grenzen entstandene zu stempeln, so dass ihr die Russen einen polnischen, die Polen einen deutschen Ursprung zuwiesen, die Engländer sie aus Bordeaux eingeschleppt wähnten (daher „Morbus Burdigalensis"), während Holländer sie die spanische und die Perser die türkische Krankheit nannten u. s. w.[2])

Der Name Syphilis, dessen Ethymologie verschieden angegeben wird, indem die Einen ihn aus σύν φιλία hervorgehen lassen während Andere ihn aus σῦς φίλος herleiten, findet sich zuerst bei dem Veroneser Girolamo Fracastoro (1483—1553), der schon in seinem 19. Jahre Logik-Professor in Padua und durch einige Zeit an der Universität Pordenone in Friaul thätig war. In seinem Lehrgedichte „Syphilis sive morbus gallicus" schildert er in lebendigen Farben die Leiden der Krankheit, gibt bis in's kleinste Detail Anleitung zur Behandlung der schrecklichen Seuche, wobei dem Quecksilber die Hauptleistung zugedacht wird.

---

1) Virchow u. Hirsch' Jahresber. 1884, I, pag. 312.

2) Verschiedene „Benennungen, womit man die Syphilis bezeichnet hat", bringen: H. A. Hacker (Schmidt's Jahrbücher, Bd. 65, pag. 372) und Thierfelder (ibid. Bd. 67, pag. 111).

„Argento melius persolvunt omnia vivo
Pars maior, miranda etenim vis insita in illo est“[1]).

Die wohlthätigen Wirkungen des Guajak werden mit poetischer Begeisterung gepriesen und geradezu mit Glut besungen[2]). Die Krankheit selbst lässt der als Physiker, Astronom und Arzt gleich berühmte „Virgilius seines Zeitalters“ als Strafe Apollo's über des Königs Alcithoos Hirten, Syphilus, dafür hereinbrechen, dass letzterer die Menge dazu verleitete, fortan Altäre dem Alcithoos zu bauen und nicht mehr dem mächtigen Gotte, der vor dem sengenden Strahle des Hundsterns keinen Schutz geboten.

„. . . . . Primus regi qui sanguine fuso
Instituit divina sacrasque in montibus aras
Syphilus ostendit turpes per corpus achores,
Insomnes primus noctes convulsaque membra
Sensit et a primo traxit cognomina morbus,
Syphilidemque ab eo labem dixere coloni“[3]).

Diese Bezeichnung (Syphilis) wollte sich aber in der ersten Zeit nicht recht einbürgern und wurde durch den von Fernelius für die an den Genitalien auftauchenden Erkrankungen eingeführten Namen Lues venerea für lange Zeit verdrängt.

Während nämlich bis dahin die Ursache der neuen Krankheit theils im göttlichen Zorn, theils in siderischen und tellurischen Einflüssen, theils in Affectionen der Leber (fabrica sanguinis oder membrum generativum massae humoralis der Alten) gesucht wurde, und man die Verbreitung selbst durch den Hauch von Kranken geschehen liess, finden wir schon zu Beginn des XVI. Jahrhunderts Aerzte die Ansicht aussprechen, dass der Morbus gallicus immer durch den Coitus hervorgerufen werde; so: Giovanni Vigo (beiläufig um 1460—1520), dessen Mercurialpflaster sich bis auf unsere Zeit erhalten hat, Paracelsus und Béthencourt, der die Krankheit Morbus venereus nannte. Juan Almenar[4]), einer der ersten Syphilis schriftsteller, lässt bei den Frommen allenfalls die Krankheit durch Verderbniss der Luft entstehen, doch ist das selten; gewöhnlicher ist die Erkrankung durch „oscula, lactis assumptio und coitus“. Widmann[5]) (Professor der Medicin in Tübingen) sah schon 1497 in dem

1) Lib. II, V. 270.
2) Lib. III, V. 335 u. ff.
3) Lib. III, V. 327.
4) De morbo Gall. libell. cap. 2; — Al. Luisinus, Aphrod. T. I, pag. 361.
5) Tract. de pust. quae vulg. nom. dicuntur mal Franzos, pag. 103.

Umgange mit syphilitischen Weibern die höchste Ansteckungsgefahr: „summopere tamen cavendum, ne coitus fiat cum muliere pustulata". „Per contactum .... sicut scabies ...." lässt im Jahre 1500 Gaspare Torella[1]) (Bischof von Santa Justina in Sardinien und Leibarzt der Päpste Alexander VI. und Julius II.) die Krankheit verbreiten und in einer (nach Astruc) 1497 geschriebenen Krankengeschichte erwähnt er eines „Ulcus in virga, cum quadam duritie longa, tendente versus inguina"[2]), das freilich schon einen Tag nach dem Coitus erschienen ist. Ja Cataneus (1508) unterscheidet bereits insofern verschiedene Wirkungen des Ansteckungsstoffes als je nachdem ein frigidum oder calidum „Virus" aufgenommen wird, bald „tardius infectio .... apparebit, et tardius curabitur", bald „cito infectio apparet et cito curatur".

Paracelsus[3]) (Theophrastus Bombastus von Hohenheim 1493 bis 24. September 1541), der älteste Reformator der Syphilislehre, bekundet zwar in seinen ersten Schriften noch eine sehr geringe Kenntniss dieses Gegenstandes; nach ihm „geht aus den Mala frantzösischen ein Liquor, ein Sudor, ein Dunst, ein Chaos, ein Athem, was solches begreifft in seiner Operation, dasselbig ist vergifft"; auch er hält „diese Tinctur für ein so unbarmhertzig Gifft, dass kein vnbefleckter ein Malà frantzösischen solt anrüren, noch mit wohnen, noch seiner dingen einerley brauchen". In seinen späteren Schriften jedoch ist seine Anschauung schon geklärt: „Nemo timeat, quod Bubonem vel Cambuccam (Geschwür am Penis) accipiat, er fahr dann mit Frawen zu Acker". Ebenda erklärt er sich auch für die Identität des Geschwürs- und Bubonen-eiters: „Illa materia quae facit bubonem, facit cambuccam". Bezüglich der Heredität der Syphilis unterscheidet Paracelsus bereits deutlich zwischen der Uebertragung während und nach der Conception; auch der verschiedenzeitige Ausbruch der Krankheit bei Kindern ist ihm bekannt: „dass auch der Samen mit der Eltern Krankheiten concipiert wirdt . . ., nach demselbigen eröffnen sich die Kranckheiten inn Kinder, früh oder spat . . . So ein Kind empfangen were, und es geschehe nachfolgends ein Actus, vnnd der were vergifftig, als dann zu gleicherweiss . . . das empfangene Kindt".

1) De pudendagra etc.; — Al. Luisinus, Aphrod. T. I, pag. 493.
2) Consilia adv. pudend, cons. I. — Al. Luisinus, Aphrod. T. I, pag. 545.
3) Chirurgische Bücher vnd Schrifften. Durch Joh. Huser. Strassburg, 1618.

Noch deutlicher lehrte der berühmte Pariser Arzt Jean Fernel (1485—1558), dass die Krankheit nicht durch den Hauch entsteht, „sed liquore de se in alterius corporis partem epidermide nudatam ejecto contaminat“ [1]). Ueber Vererbung der Syphilis, den ersten Sitz der Infection an den Genitalien, den Brüsten, dem Munde, dem Rachen und den Händen, je nachdem die Ansteckung durch den Coitus, das Säugegeschäft oder während geburtshilflicher Dienstleistungen erfolgt ist, hat Fernel die klarste Vorstellung; dabei erinnert er immer wieder: hujus tamen veneni, quia vis est hebetior, nonnisi in apertam nudamque partem invadit [2]); ja selbst relative Immunität „a simili vero aut a minus impuro“ [3]) nimmt er an. Wenn Fernel das im Initialaffect etablirte Contagium sich in einen „vapor“ oder „spiritus“ umwandeln lässt, um den Uebergang in die nächstgelegenen Lymphdrüsen, und von da weiter in die Blutmasse und den Gesammtorganismus erklären zu können, so ist dies eben nicht zu verwundern; denn der ganze Vorgang konnte vor den grossartigen Entdeckungen des Kreislaufes durch William Harvey (1578—1657), der Chylus-Gefässe durch Gaspare Aselli (1581—1626) und des Lymphsystems durch Olaus Rudbeck (1630—1702) und Thomas Bartholinus (1616—1680) überhaupt von Niemandem verstanden werden — und dies Alles geschah erst beinahe ein Jahrhundert nach Fernel's Tod.

Obwohl aber Fernel die Einheit der venerischen Contagien mit Entschiedenheit verficht, erblickt er in den Erstlingssymptomen („pustulae, ulcera maligna virulentaque, gonorrhoea, inguinum bubones“) noch nicht die Seuche. „Sed haec, nisi altius intro subeant, nondum lues sunt venerea, rudimentum et veluti character ejus impendentis“ [4]). Johannes Fernelius leugnete somit bei dem Morbus gallicus epidemische und miasmatische Einflüsse ebenso, wie er die Annahme des ersten Krankheitssitzes in der Leber verwarf, und nannte die Krankheit, entsprechend seiner Vorstellung über Entstehung und Weiterverbreitung: Lues venerea [3]).

Noch Joh. de Vigo, der, wie oben (p. 25) gesagt, die Syphilis bereits durch den Coitus acquiriren und die Krankheit an den

---

1) De partium morbis et symptomatibus lib. VI, cap. 20. — Univ. med. Hanoviae, 1610, pag. 334.

2) De abditis rerum causis, Venet. apud Andr. Arr. lib. II, cap. 14, pag. 255.

3) De part. etc. l. c.

4) l. c. pag. 335.

Genitalien mit „Pusteln" „cum callositate eas circumdante"[1]) beginnen liess, trennte von ihr den Tripper vollständig. Ebenso hatten Marcellus Cumanus[2]), Philippus Beroaldus[3]), Alexander Benedictus[4]) (auch Benedetti) den Tripper nur nebenher erwähnt, Jacobus Cataneus[5]) zwar von einer Syphilisinfection „a spermate formellae, quod dicitur gutta" gesprochen, und Jacques de Béthencourt einen Fall von Tripper kurz aber deutlich beschrieben; jedoch brachte keiner der genannten Autoren diesen mit der Lues in direkte Verbindung, keiner zählte den ihnen von jeher bekannten Tripper unter die Erscheinungen der für sie völlig neuen Seuche. Dies that zuerst Paracelsus in der ihm eigenen, derben Manier: „Nuhn besehend Gamorrhoeam an vnd so solche pustulosisch würd ... auch was Frantzosen oder Blattern daraus entspringen ... Da liegt der alten und newen Doctoren einfalt begraben ... ich lass euchs (die Gonorrhoe) nicht mit einem Besen (aus der Pathologie der Syphilis) hinweg keren, wie jhrs im Sinn haben". Ebenso verlangt er dafur die Quecksilberanwendung: „So etwas auss der Gamorrhoea in den Frantzösischen Corpus gieng, so muss dasselbig auch inwendig mit Wurtzen vnd allem eradiciert werden. Das beschicht durch den Mercurium Veneris". — Auch durch Fernel wurde der breiteste Grundstein für die Identitätslehre, nämlich für jene Lehre, welcher zufolge Tripper, Schanker und Syphilis in einem und demselben Contagium begründet sein sollen, dadurch gelegt, dass er constitutionelle Syphilis ohne Tripper oder Schanker nicht entstehen liess — wenngleich die letzteren strenge genommen noch nicht der Allgemeinkrankheit angehören. Nichts desto weniger drängte sich immer wieder die Wahrnehmung auf, dass nicht alle Genitalerkrankungen identisch sind, und Ant. Musa Brassavolus aus Ferrara (1500—1555), der nicht weniger als 234 Species (eigentlich Symptomgruppen) der Syphilis unterschied, liess nur eine (freilich beträchtliche) Anzahl derselben mit „gonorrhoea" einhergehen[6]). — Der auf allen medicinischen Gebieten berühmte Gabbrielle Falloppio aus Modena (1523—1562) hat drei Species der „caries Gallica" unterschieden, von denen die erste

1) Practica lib. V, cap. 1.
2) Gruner's Aphrodisiacus, III, pag. 52.
3) Gruner's De morbo Gallico scriptores, pag. 248.
4) Hensler, Geschichte der Lustseuche, Excerpta, pag. 82—93.
5) Luisinus, Aphrod., pag. 167—182.
6) De morbo Gall. liber. — Al. Luisinus, Aphrod. T. I, pag. 664.

„benigna" ist und „moderate tractamus et non timemus", die dritte Art „quod habet malignam (Gallicam)" wird beschrieben als „valde malignum ulcus, non rotundum, sed varia figura figuratum, ac variis depictum coloribus, livido, purpureo etc. callosa habet labra . . . . ." [1]) und weiter erinnert er, „quoties videtis sanatam cariem, et quod remanent calli circa cicatricem, tenete esse confirmatum Gallicum . . . . quoniam calli illi sunt manifestissima et demonstrantia signa morbi confirmati" [2]). Ebenso differencirte er zwischen „Gonorrhoea gallica" und „Gonorrhoea non gallica"; „non sunt quindecim anni, quibus observata est gonorrhoea gallica" [3]).

So wie man vordem viele der zeitlich von einander getrennten, durch Syphilis bedingten Krankheitserscheinungen als zu einander gehörig nicht erkannt hatte, so wurde jetzt wieder alles neben der Syphilis Einhergehende mit allzu grosser Aengstlichkeit als zur Syphilis gehörig angenommen, und das um so mehr, als auch die von der Krankheit befallenen Laien sehr furchtsam wurden und mit Schuld beladenem Gewissen jede zufällige Erkrankung als Ausfluss früherer Sünden betrachteten. Zudem mag auch noch unredliches Gebaren und Gewinnsucht von Seite gewisser Aerzte dazu beigetragen haben, manches nicht zur Syphilis Gehörige hierher zu zählen; wir finden wenigstens, dass ein und der andere Schriftsteller (Paracelsus, P. Haschard) ihren Zeitgenossen diesen Vorwurf machen, und ihr Vorgehen aus gemeinen Motiven entspringen lassen; „ut plus pecuniae emungant" sagt Haschard[4]).

Kein Wunder also, dass der Tripper sich nun lange Zeit hindurch als integrirender Bestandtheil der Syphilis behauptete.

Je näher dem Ende des 16. Jahrhunderts desto geringer wurde die Zahl derjenigen Autoren, welche den Tripper nicht unter die Initialerscheinungen der Syphilis aufzählten; und vom Beginn des 17. bis hinaus über die Mitte des 18. Saeculums nahm er allgemein und unbestritten seinen Platz in der Symptomatologie der Lues ein. Die Hypothese von der Identität der Contagien der venerischen Krankheiten vertrat auch der eifrige Vertheidiger des amerikanischen Ursprungs der Syphilis, Jean Astruc, Professor in Montpellier und Paris (1684—1766). Doch hat auch dieser be-

1) De morbo Gall. tractatus cap. 82: — Al. Luisinus, Aphrod. T. I, pag. 813 u. 814.

2) l. c. cap. 23. — Al. Luisinus, Aphrod. T. II, pag. 781.

3) l. c.; — Luisinus, II, 780.

4) De morbo Gall. tractatus, cap. 3; — Al. Luisinus, Aphrod. T. II, pag. 930.

rühmte Arzt und fleissige Syphilis-Schriftsteller — derselbe, der nach dem abwechselnden Vorkommen der Gottesnamen, Elohim und Jahve, zwei Quellen in der Genesis unterschied und dadurch zur kritischen Betrachtung der fünf Bücher Mosis den ersten wichtigen Anstoss gab — es nicht unterlassen, darauf aufmerksam zu machen, dass es ausser dem Tripper, der einen syphilitischen Charakter besitzt, auch solche gebe, die nicht durch Syphilis, sondern durch andere Schädlichkeiten, als übermässigen Biergenuss, zu häufigen Coitus etc. hervorgerufen werden.

Einzelne Autoren des siebzehnten Jahrhunderts machten den freilich unfruchtbaren Versuch, die Lues auf kleinste Lebewesen zurückzuführen, so der Jesuitenpater Athanasius Kircherus und Andere, welche nach David Abercromby[1]) von „unsichtbaren Würmgen" ausgingen. Auch Antonius Deidier[2]) spricht in seiner Dissertation de morbis venereis von in Propagation begriffenen animalcula numerosa; ebenso manch andere Schriftsteller, die Astruc[3]) anführt. Diese Bestrebungen konnten jedoch ebensowenig wie die chemischen Untersuchungen des Contagiums an der Identitätslehre etwas ändern.

Nebenbei wurden jedoch auch durch eine ziemlich umfangreiche Casuistik manche werthvolle Beiträge zur Kenntniss des syphilitischen Contagiums erbracht. Ueber den Zeitraum der ersten Incubation, d. i. von der Ansteckung bis zum Ausbruch des Initialaffectes finden sich wohl nur sehr wenige verlässliche Angaben, darunter eine bei Torella[4]); näheren Aufschluss erhalten wir schon über die zweite Incubationsperiode, d. i. vom Beginn der Initiallaesion bis zur Eruption des Exanthems. Merkwürdig genug, dass die ältesten Angaben hierüber fast durchgehends von Laien stammen. Ebenso wie Tommasso di Silvestro[5]) (pag. 24)

---

1) Der Spanische oder Frantzösische Pocken-Meister. Dresden, 1702. — Zuerst Latein. London, 1684.

2) Dissertation médecinale sur les maladies vénériennes. 6. édit. Paris, 1735. — Zuerst Latein. Monspellii, 1723.

3) l. c. II, pag. 1066.

4) Tractatus cum Consiliis contra Pudendagram, Romae, 1497.

5) Cronaca o Diario. Handschrift im Archivio storico comunale d'Orvieto; Abdruck in: A. Corradi Nuovi documenti per la storia delle malattie veneree in Italia. Milano, 1884.

erzählt Joseph Grünbeck[1]), Secretär des Kaisers Maximilian's I., genau und ausführlich, dass sich bei ihm das Exanthem, welches er als „verrucae" bezeichnet, vier Monate nach dem Entstehen des Geschwürs und Oedems am Penis, über den ganzen Körper ausgebreitet habe. Etwas Aehnliches erzählt der berühmte Goldschmidt und Bildhauer Benvenuto Cellini (3. November 1500 bis 13. Februar 1571) in seiner Autobiographie, die Goethe übersetzt hat: „Eigentlich aber mochte an meinem Augenübel das schöne Mädchen Schuld sein, das ich bei mir hatte. Mehr als vier Monate blieb die Krankheit verborgen, alsdann zeigte sie sich mit Gewalt auf einmal . . . ich war mit rothen Bläschen, so gross wie Pfennige, überdeckt . . . ich sah fast nichts und musste die Arbeit stehen lassen". Es war dies im Jahre 1532 oder 1533. Weitere hierher gehörige Fälle bringt Torella[2]) bei.

Am zahlreichsten ist die Casuistik über Ansteckungen durch Instrumente, welche schon sehr zeitlich beobachtet wurden. Die Infectionen erfolgten am häufigsten durch Aderlassinstrumente und Schröpfschnepper; besonders wurden durch die letzteren in den Bädern mehrmals Masseninfectionen bewirkt, von denen die im Jahre 1577 in Brünn, der Hauptstadt Mährens, vorgefallene die grösste Ausdehnung erreicht hat, und als „Brunno-Gallicus"[3]) noch heute am besten bekannt ist; obwohl schon Alex. Seitz 1509 die Ansteckung „durch ventusen (Schröpfschnepper) in bädern" erwähnt, und ein Nürnberger Medizinalgesetz[4]) vom Jahre 1496 „Allen padern bey einer poen zehn gulden" verbiethet „die eissen vnd messer", welche bei Kranken mit „malen Frantzosen" in Verwendung waren, bei anderen Kranken zu gebrauchen.

Ueber das Erlöschen der Contagiosität bei den Spätformen der Syphilis hatte sich bereits Johannes de Vigo deutlich ausgesprochen; durch einige Fälle belegt wurde diese Annahme von Peter Sartorius[5]); in einem derselben heisst es: „. . . Burger, welcher an Armen, Schenkeln, Angesicht und sonderlich an der Nasen von frantzösischen Ulceren übel zugerichtet, also dass ihme ein Theil der Krospeln, wie auch etliche Stücklein von dem osse cribroso

---

1) Libellus de mentulagra, alias morbo Gallico. s. l. et a. (1503).

2) Aphrodisiacus, pag. 545—554.

3) Jordanus, Th., Brunno-Gallicus, seu luis novae in Moravia exortae descriptio. Editio II. Francofurti, 1583. — Zuerst ebenda 1577.

4) Fuchs, C. H., Die ältesten Schriftsteller über die Lustseuche. I, pag. 306.

5) Frantzosen-Arzt. Erffurth, 1658.

weggegangen . . . Ob nun wohl dieser Mann über die 7. Jahr, die gantze Zeit seines Ehestands, und wer kan wissen wie lang zuvor, sich mit dieser Kranckheit geschleppet, auch zwey Kinder in wahrender Zeit gezeuget, hat man doch die geringste Anzeigung dieses Giffts, weder bei dem Weib noch den Kindern jemals verspüren können". Ausnahmen hievon und auch die Latenz der Syphilis waren Sartorius ebenfalls bekannt; die letztere aus Amatus Lusitanus[1]), welcher von einem Manne erzählt, der zehn Jahre nach seiner Heilung heirathete, in den ersten fünf Jahren der Ehe zwei gesunde Kinder, im siebenten Jahre aber ein syphilitisches Kind zeugte, durch welches nicht nur die Mutter, sondern noch acht andere Personen (darunter zwei Kinder) direct und indirect inficirt wurden (J. K. Proksch).

Obzwar im weitern Gange der Zeit die eigentlichen Folgekrankheiten des Trippers immer besser erkannt und auch mit diesem gesondert in eigenen Abschnitten beschrieben wurden, so war es doch noch nicht aufgefallen, oder wenigstens nicht besonders hervorgehoben worden, dass die Merkmale dieser Krankheiten sich wesentlich verschieden von denen gestalten, welche der constitutionellen Syphilis angehören. Darauf machten erst im Beginne des 18. Jahrhunderts William Cockburn[2]) und etwas später Pierre Fabre[3]) in eingehender Weise aufmerksam (siehe meine Vorles. üb. d. ven. Katarrh, 1893, pag. 6); doch vermochte es keiner von beiden sich von der Identitätslehre loszusagen, ja der Letztere erzählt sogar noch zu ihrer Erhärtung eine Reihe von Krankengeschichten über „Vérole, suite d'une Gonorrhée". Ganz schüchtern that dann Francis Balfour[4]) in seiner Inaugural-Dissertation zur Erlangung der Doctor-Würde, gestützt auf einige Stellen aus den Werken von Boerhaave und Astruc, die Frage: Nonne potius suspicandum est, longe diversam esse materiam, quae luem parit, ab ea, ex qua gonorrhoea efficitur?" Mit Bestimmtheit sprach sich zuerst ein englischer, nicht näher bekannter Wundarzt Namens Charles Hales (1770) in einem Briefe an Caesar

1) Curationum medicinalium centuriae septem. Burdigalae, 1620. — Zuerst Florentiae, 1551, 8°; Abdruck im Luisinus, pag. 551—658.

2) The symptoms, nature, cause and cure of a gonorrhoea. 2. edit. London, 1715.

3) Essai sur les maladies vénériennes. Paris, 1758. — Zuerst ebenda 1748.

4) Diss. inaug. de gonorrhoea virulenta. Edinburgi, 1767.

Hawkins für die Verschiedenheit des Tripper- und Syphiliscontagiums aus, und diesem Autor schloss sich alsbald ein „Apothecary“ in London (meine Vorlesungen über den venerischen Katarrh, 1893, pag. 7, 8 u. 9), namens William Ellis[1]), an; derselbe erklärt ebenfalls ganz unzweideutig: „that the Virus of the Pox, and that of Gonorrhoea are of a very different nature“. Diesen Ausspruch begründet Ellis nicht blos durch die verschiedene Pathologie und Therapie beider Krankheiten, sondern auch durch Beobachtungen (Inoculationsversuche?), deren Richtigkeit erst die Folgezeit festgestellt hat: „The Virus of the Gonorrhoea if exposed to any part denudated of its skin, will not form a Chancre, but will heal with a little stiptic wash, and any soft dressing, as I have observed in several cases, and shal remark in some hereafter; whilst common practice had as clearly convinced us, that the minutest excoriation, touched with the pocky Virus, will immediately form a Chancre.“ Die hier versprochenen weiteren Ausführungen seiner Beobachtungen (und Experimente?) sind nicht bekannt worden.

Allgemeine Aufmerksamkeit wendete man diesem Gegenstande jedoch erst zu, nachdem Johann Clemens Tode[2]), Professor und Hofmedicus in Kopenhagen, in einer Reihe ziemlich umfänglicher Schriften dafür aufgetreten war, und die Verschiedenheit beider Contagien aus der Geschichte, Pathologie und Therapie der betreffenden Krankheiten in sachlicher und scharfsinniger Weise dargestellt hatte. Der Erfolg entsprach aber durchaus nicht den Erwartungen; denn von seinen Zeitgenossen erkannten nur Andrew Duncan[3]), John Howard[4]), Johann Peter Frank[5]), Benjamin Bell[6]) und Carl Friedrich Clossius[7]) die volle Richtigkeit und die Tragweite der neuen Lehre an, und in dem nun ausgebrochenen, mit äusserster Heftigkeit und unglaublicher Erbitterung geführten Contagienstreit gefielen sich sogar einige Autoren in anwidernden

1) An essay on the cure of the venereal gonorrhoea. London, 1771.

2) Vom Tripper. Kopenhagen, 1774. — Hauptsächlich in: „Erleichterte Kenntniss und Heilung des Trippers“. 3. Ausgabe. Kopenhagen u. Leipzig, 1790 und der von ihm herausgegebenen „Medicinisch-chirurg. Bibliothek“ Bd. 2, 4—7.

3) Medical Cases. Edinburgh, 1778.

4) Practical observations on the natural history and cure of the veneral disease. London, 1787—1794, III.

5) De curandis hominum morbis epitome . . . Mannhemii, 1794.

6) A treatise on gonorrhoea virulenta and lues venerea. Edinburgh, 1793, II.

7) Ueber die Lustseuche. Tübingen, 1797.

Rohheiten und persönlichen Invectiven gegen den ehemaligen Barbierlehrling Tode. Das Experiment, von welchem er sich nur dann eine Beweiskraft versprach, wenn es in grossen Reihen von Fällen zur Ausführung gelangen würde, verschmähte der auch als Philanthrop und Dichter geschätzte Arzt aus humanitären Gründen. — Sehr beachtenswerth ist die Erzählung Duncan's von einem Studierenden, welcher sich „vor 12 Jahren mehr als einmal durch Berührung der Harnröhre mit einer von Trippergift benetzten Sonde den Tripper zuzog"; Duncan bemerkt dann: „Auch hat man kein Beispiel, dass ein durch Einimpfung oder durch Anbringung des Giftes mittelst einer Sonde erregter Tripper den geringsten venerischen (d. i. syphilitischen) Zufall nach sich gezogen hätte".

Gegen diese wenigen Differentisten wurden nun die Aussprüche aller todten und lebenden Koryphäen, alle Sophistereien der damaligen Pathologie und eine massenhafte neugeschaffene Casuistik in's Feld geführt; den Hauptausschlag gaben jedoch einige unrichtig ausgelegte Experimente, durch welche der angebahnte Fortschritt auf mehr als ein halbes Jahrhundert zurückgedrängt wurde.

Die grösste Bedeutung wurde allgemein den Versuchen von John Hunter (1728—1793) zugeschrieben, da dieser durch seine Verdienste, welche er sich um andere Zweige der Wissenschaft (Anatomie, Physiologie, Chirurgie) erworben hatte, hohes und wohlberechtigtes Ansehen genoss.

John Hunter hatte im Mai 1767 Trippersecret auf die Eichel und die Vorhaut (ob sich selbst oder einem Andern ist nicht angegeben[1]) eingeimpft und an der Vorhaut nach 5, an der Glans nach 14 Tagen speckige Flecke bekommen; dann eine Drüsengeschwulst in der rechten Leiste, und 2 Monate später allgemeine Syphilis, die mehrfach recidivirt war. Wenn man bedenkt, dass das Geschwürchen an der Vorhaut am 4. bis 5. Tag der Impfung erschien, während die Inoculation an der Glans erst am 12. Tage Resultat zeigte, so muss man wohl mit der Wahrscheinlichkeit rechnen, dass John Hunter das Secret einer Harnröhre entnahm,

[1]) A treatise on the venereal dis. by John Hunter, with notes by George G. Babington. In: The Works of John Hunter, edited by James F. Palmer, Vol. II, London, 1835. — Aus dem Texte, wo es pag. 417 heisst: „Two punctures were made", ist keineswegs zu entnehmen, dass John Hunter an sich selbst das Experiment vorgenommen hat; doch bemerkt dies Babington in einer Note pag. 146: „The author inoculated himself with the matter of gonorrhoea . . ."; worauf gestützt?

in welcher nebst einer venerischen Ulceration auch eine syphilitische Initialmanifestation vorlag.

Nicht ohne Interesse ist die Mittheilung John Hunter's über Krankheiten, die (zwar nicht von ihm) für Syphilis gehalten und die durch Zahnüberpflanzung von einem Individuum auf das andere hervorgerufen wurden. „In all of them — sagt er[1]) — the time of local affection, after the insertion of the tooth, has been almost regularly a month. . . .“ Hunter, der auf Grund seiner Experimente kürzere Incubation annimmt, erscheint zwar diese Zeit viel zu lang für den Ausbruch der Syphilis, doch ist nach den weiteren Erscheinungen gar nicht daran zu zweifeln, dass in einigen Fällen thatsächlich auf diese Art Lues übertragen worden war.

Von anderen Experimenten Hunter's seien folgende erwähnt[2]): Einem Manne, der längere Zeit an der venerischen Krankheit (venerisch war zu jener Zeit mit syphilitisch gleichbedeutend) litt, wurden durch vier Impfstiche Eiter seiner Geschwüre auf den Rücken inoculirt, doch ohne Erfolg. Wiederholungen dieser Versuche lehrten Hunter, dass eine venerische (i. e. syphilitische) Person mit Eiter aus einem durch venerische (i. e. syphilitische) Krankheit entstandenen Geschwüre nicht örtlich angesteckt werden könne. Um sich zu überzeugen, in wie fern wirklich venerischer Eiter im Stande sei, bei einem venerischen (i. e. syphilitischen) Kranken Schanker hervorzurufen, machte Hunter folgenden Versuch: Einem Manne, welcher an verschiedenen Stellen der Haut venerische (i. e. syphilitische) Pusteln hatte, wurde an gesunden Stellen sowohl Schankermaterie als auch Eiter aus eigenen Geschwüren inoculirt. Die mit Schankerstoff erfüllten Wunden wurden schankerös, die andern aber verheilten wie gewöhnliche Wunden. Dieser Versuch wurde von Hunter oftmals wiederholt und stets mit dem gleichen Resultate. Hunter liess einen Kranken im St. Georgeshospitale mit dem Eiter, den man aus einem offenen venerischen (i. e. syphilitischen) Geschwüre in der Mandel nahm, zugleich aber auch mit Trippersecret inoculiren. Der Erfolg war der gleiche wie in dem vorigen Experimente; der Eiter des Trippers erzeugte ein schankeröses Geschwür, nicht aber das Secret der Mandel.

Da sich Hunter von der syphilitischen Natur des Trippers

1) l. c. pag. 483.
2) l. c. pag. 386.

überzeugt hielt, ist nicht anzunehmen, dass er bei seinen Experimenten in der Auswahl des Trippersecretes besonders scrupulös vorging. Die anderen Versuche belehren nur, was später noch vielfach (pag. 54, 55, 58) dargethan wurde, dass an Syphilitikern Impfungen von Syphilisproducten resultatlos verliefen, während Inoculationen mit Secret von venerischen Localgeschwüren haften blieben.

Ob Hunter auch mit dem Blute, der Milch und anderen physiologischen Secreten Syphilitischer irgendwelche Inoculationsversuche vorgenommen hat, ist nicht mit Bestimmtheit zu entscheiden; er sagt zwar[1]), dass man „sogar durch die Inoculation des Blutes nicht im Stande ist, einer anderen Person die Krankheit mitzutheilen", aber er berichtet nirgends über die Einzelheiten des Experimentes, was er sonst immer und ausführlich gethan hat. Weiters führt er als Argument gegen die Virulenz des Blutes den Fehlschluss an: „Jeder Nadelstich an einem Syphilitischen müsste in ein Schankergeschwür ausarten."

Auf Grund seiner Experimente unterschied Hunter[2]) demgemäss örtliche oder unmittelbare venerische Krankheiten, die durch Berührung mit venerischem Eiter in loco sich bilden, und solche allgemeiner oder constitutioneller (auch innerer) Natur, die nach Absorption des venerischen Eiters durch den Säfteumlauf in gewissen Theilen entstehen; doch wäre es möglich, dass die constitutionelle Art der Krankheit auch ohne vorausgegangene Lokalerkrankung erscheint.

Die örtlichen venerischen Krankheiten bringt Hunter[3]) in zwei Unterabtheilungen, je nachdem die festen Theile nicht zerstört werden — Tripper, oder aber der Zerstörung anheimfallen — Schanker; diese Verschiedenheit liegt aber nicht in der besonderen Natur des Giftes, sondern in der Verschiedenheit der angesteckten Theile, indem eine „secreting surface" von Tripper, eine „non-secreting surface" von Schanker befallen wird; eine dünne Haut, die auch zu secerniren pflegt, wie an der Glans penis und der Innenfläche der Vorhaut, kann auf beide Arten erkranken, wird aber öfter schankerös. Auf den Magen wirkt das venerische Gift überhaupt nicht; als Beleg werden zwei Fälle mitgetheilt, wo Milch, die das eine Mal zum Waschen eines Schankers, das andere

1) l. c. pag. 385.
2) l. c. pag. 153.
3) l. c. pag. 146.

Mal eines tripperkranken Gliedes verwendet worden war, aus Versehen von fremden Personen ohne Schaden getrunken wurde[1]).

Hunter glaubt aus der Erfahrung schliessen zu dürfen[2]), dass auf eine Person, die das venerische Uebel ohne vorausgegangene Lokalkrankheit erworben, 100 fallen, die durch die zweite Ursache, den Tripper, angesteckt werden; dass ferner auf ein Individuum, das die Lustseuche durch den Tripper bekommt, 100 kommen, die das gleiche Uebel durch die dritte Ursache, den Schanker, acquiriren. Ferner wird unter 500, welche mit venerischen Weibspersonen Umgang gepflogen haben, vielleicht nicht Einer auf die erste Art, und nicht einer von 100 auf die zweite Art angesteckt werden; während nicht einer von 100 Kranken, der durch die dritte Art entstehenden Ansteckung entrinnen würde, wenn nicht die Vorbauungsmittel in der gewöhnlichen Heilmethode des Schankers zur Anwendung gelangten.

Man ersieht hieraus, dass, trotzdem Hunter die Identität der venerischen Krankheiten anerkennt, er nichtsdestoweniger den Tripper nur höchst selten zur constitutionellen venerischen d. i. syphilitischen Krankheit führen lässt; Hunter gibt dieser Auffassung in folgenden Worten Ausdruck[3]): Obzwar sich dieses nicht oft ereignet, so geschieht es doch zuweilen, wenigstens hat man alle Ursache zu vermuthen, dass dieses der Fall ist. Ich habe Kranke gesehen, die einen Tripper bekamen, und bei etwelchen nach einigen Tagen, bei anderen erst in einigen Wochen, ein Schanker entstand; anderseits sind mir wieder Fälle vorgekommen, wo zuerst ein Schanker und im Verlaufe der Behandlung ein Tripper und Schmerz bei dem Urinlassen entstand. Ueberdies unterscheidet er noch ausdrücklich einfache Tripper, die mit der venerischen Krankheit nichts gemein haben[4]).

Die Epididymitis ist nicht venerisch, sondern in der Mehrzahl nur sympathischer Natur[5]); Bubonen hingegen sind venerisch, wenn sie nach Aufsaugung der kranken Materie entstehen, sympathisch, wenn nur Reize sie bedingt haben; letzteres ist häufiger der Fall[6]).

---

1) l. c. pag. 384.
2) l. c. pag. 382.
3) l. c. pag. 146.
4) l. c. pag. 161.
5) l. c. pag. 179.
6) l. c. pag. 182.

Die Lymphstrangsklerose hat Hunter deutlich beschrieben, wenngleich er sie beim Tripper erwähnt. Ein anderes, bei der Gonorrhoe bisweilen vorkommendes Symptom ist ein harter Strang, der von der Vorhaut längs des Rückens des männlichen Gliedes fortgeht, zu einer von den Weichen öfters seine Richtung nimmt und die Drüsen daselbst erfasst. Meistens bemerkt man eine Geschwulst in der Vorhaut an derjenigen Stelle, wo der erwähnte Strang seinen Ursprung nimmt. Dies ereignet sich zuweilen dann, wenn Vorhaut oder Eichel excoriirt sind und secerniren, was man einen venerischen (i. e. syphilitischen) Tripper dieser Theile nennen kann[1]).

Die Geschwüre am männlichen Gliede hat Hunter aufmerksam studirt, er bemerkt[2]), dass der Penis, der gewöhnliche Sitz des Schankers, ebenso häufig, ja öfter als andere Theile des Körpers geschwürigen Processen unterworfen ist; denn bei mangelnder Reinlichkeit entstehen hier leicht Excoriationen und flache Geschwüre, auch ist ein Genitale, das einmal an venerischen Affectionen gelitten hat, zu neuen Vereiterungen disponirt. Daher darf man über die an diesem Theile vorkommenden Geschwüre, die man gewöhnlich für venerische verdächtigt, nur mit grosser Vorsicht urtheilen.

Schanker treten 24 Stunden nach Anbringung des Giftes auf, manchmal jedoch erst nach 7 Wochen[3]). An der Eichel pflegt sich ein mit Eiter erfülltes Bläschen, auf dem Bändchen eine stärkere Entzündung auszubilden. „A thickening of the part comes on, wich at first, and while of the true venereal kind, is very circumscribed, not diffusing itself gradually and imperceptibly into the surrounding parts, but terminating rather abruptly. Its base is hard, and the edges a little prominent.“

Hunter bringt die constitutionellen Krankheiten in zwei Ordnungen[4]); „first in order“ erkranken oberflächliche Theile, als: Haut, Mandeln, Nase, Kehle, Mundhöhle und manchmal die Zunge; „second in order“ tiefer liegende Theile, als: Periost, Fascien, Knochen; bisweilen kann jedoch die Ordnung auch umgekehrt werden[5]).

---

1) l. c. pag. 184.
2) l. c. pag. 316.
3) l. c. pag. 319.
4) l. c. pag. 397.
5) l. c. pag. 401.

Hingegen leugnet Hunter syphilitische Visceralerkrankungen vollständig; er sagt: we have not seen the brain affected, the heart, stomach, liver, kidneys, nor other viscera, although such cases are described in authors[1]). Venerische (constitutionelle) Geschwüre sind von Bubonen nicht gefolgt[2]) (wie Tripper und Schanker), ihr Eiter ist nicht impfbar. Vererbung wird geleugnet[3]). Bei vorhandener Neigung des Organismus zu anderweitigen Erkrankungen (als Scropheln, Krebs) geht die venerische Krankheit leicht in dieselben über; ebenso wie bei vorhandener Disposition zu Krankheiten der Lunge u. s. w. Schwindsucht nach geheilter Venerie folgen kann[4]).

Hunter's Lehre über die Syphilis liess den nachhaltigsten Eindruck zurück, und war insoferne von dem bösesten Einflusse, als er nicht allein die Ansteckungsfähigkeit der Krankheitsproducte der constitutionellen Syphilis leugnete, sondern auch Erkankungen visceraler Gebilde an Syphilis ebenso wie die Heredität der Lues in Abrede stellte. So wurden denn wohlbegründete zweihundertjährige Erfahrungen durch Hunter's Autorität weggefegt, und es dauerte (trotz Morgagni u. A.) lange, bis man sich von den Fesseln dieses Irrthums lossagte.

Hunter's Experimente wurden vielfach besprochen. — John Andree[5]), ein Zeitgenosse Hunter's und wie dieser in London ansässig, erzählt: „Ein scharfsinniger Wundarzt hat gezeigt, dass die Trippermaterie einen wahren venerischen Schanker verursachen könne, indem er sich mit einer Lanzette inoculirte, die mit dieser Materie befeuchtet war. Gleichergestalt inoculirte er sich mit der Materie, die von einem Schanker genommen war, und fand, dass der Schanker, der von Trippermaterie verursacht war, ebenso gewiss venerisch und giftig sei, als derjenige, der durch Einimpfung mit der Materie von dem Schanker entsteht.“ Höchst wahrscheinlich ist dies der Fall Hunter's, welcher lange vor der Veröffentlichung in den ärztlichen Kreisen Londons bekannt, und — durch die jahrelange Wanderung von Mund zu Mund entstellt — von Andree, wie leicht begreiflich, (Hunter inoculirte 1767, Andree

---

1) l. c. pag. 396.
2) l. c. pag. 386.
3) l. c. pag. 385.
4) l. c. pag. 156, u. a. a. St.
5) Essay on the theory and cure of the venereal gonorrhoea London, 1777.

beschrieb 1777 den erst 1786 von Hunter publicirten Fall) unrichtig wiedergegeben wurde.[1])

Ein anderer Fall, welcher die Identität beider Contagien erweisen sollte, circulirte von William Harrison[2]): „Es ward die Schankerfeuchtigkeit in die Harnröhre gebracht, und ein Tripper war der Erfolg."

Wesentlich verschieden sind die Impfresultate von Bru[3]), Senior-Wundarzt der französischen Armee, Director der Gesundheits-Anstalten in allen königlichen Häfen und Werften etc.: „Ich kann versichern — sagt er —, dass ich meine Versuche auf verschiedene Art anstellte, jederzeit mit frischem Eiter und wenigstens sechzigmal in fünf Jahren. Bald machte ich verschiedene Ritze mit einer Lanzette, deren Spitze in Eiter getaucht war, bald machte ich eine Wunde durch ein Blasenpflaster zwischen Vorhaut und Eichel, worauf ich die mit Materie getränkte Charpie legte, ein andermal nahm ich Schankerblut, das ich auf eben die Art inoculirte; endlich brachte ich Charpie, die in Tripper- oder Schanker-Eiter eingetaucht war, in die kahnförmige Grube der Scham . . . und ich habe nie die geringste Folge der Inoculation bemerken können." Bru läugnet jedoch nicht das Contagium der venerischen Krankheiten; sondern er glaubt, dass die Wirkung desselben erst durch eine elektrische Strömung, welche sich nur durch die Frictionen beim Coitus erzeugt, entfaltet werden könne.

1) Vergl. Note 1, pag. 34.

2) Dissertatio de lue venerea. Edinburgi, 1781. — Cit. in J. Howard.

3) Neue ... Methode, die venerischen Patienten ... zu kuriren. Leipzig, 1792, II.

Vierte Vorlesung.

INHALT: Identitätslehre durch Schwediauer vertreten; Terminologie, Auffassung über Wirkung und Wesen des Contagiums. — B. Bell; Schlüsse aus der praktischen Beobachtung; Experimente. Experimente von Tongue, Lafont-Gouzi, J. F. Hernandez. — Astley Cooper; Thurston.

Broussais, der Begründer der „physiologischen Medicin" in Frankreich; Leugnung eines syphilitischen Virus. — Cullerier. „Naturphilosophische Schule" und „naturhistorische Schule" in Deutschland; Lues gonorrhoica. — Pseudosyphilitische oder syphiloidale Formen Abernethy's; Syphilis-Varietäten nach Carmichael.

William Wallace; exanthematische und Pustelsyphilis; seine klinischen und experimentellen Erfahrungen.

In Schwediauer (auch Swediaur — Frankreich — und Swediár — England —), einem österreichischen Artzte, dessen Buch von der Lustseuche (1784) in England, Frankreich und Deutschland grosser Verbreitung sich erfreute, fand die Identitätslehre gleichfalls eine bedeutende Stütze. Er war zwar nüchtern genug zu behaupten[1]), „dass jedes Gift oder jede Schärfe, die auf die Harnröhre eines Menschen angebracht wird, daselbst nach unveränderlichen und allgemeinen Gesetzen der thierischen Oekonomie, eine Reizung, eine Entzündung und folglich eine stärkere Schleimabsonderung oder einen Tripper hervorbringen kann und muss" und reservirte darum die Bezeichung Syphilis (von Schwediauer wieder allgemein gebraucht) nur „für das animalische Gift, das den Körper anfüllt und seine eigenthümlichen Wirkungen auf denselben äussert; diese sind z. B. Geschwüre im Munde, Ausschläge auf der Haut, Schmerzen, Geschwülste und Anfressung der Knochen etc. So lange aber die Wirkungen sich blos auf die Geschlechtstheile einschränken, nennt man diese Krankheit noch nicht Syphilis, lues

1) F. Schwediauer, von der Lustseuche, nach d. letzt. franz. Ausg. übers. von G. Kleffel, mit Vorrede u. Anmerkungen von Kurt Sprengel. Berlin 1799, I, pag. 40.

venerea, oder Lustseuche, sondern man bezeichnet jeden Effect mit einem eigenthümlichen Namen, mit Bezug auf die verschiedenen Erscheinungen derselben: Blennorrhagie und Gonorrhoe, Geschwür und Schanker, Bubo und Drüsengeschwulst"[1]). In weiterer Consequenz hiervon verwirft er den schwankenden Namen „venerisch" und „unterscheidet genau die syphilitischen Tripper, Geschwüre, Bubonen etc. von allen, welche durch den Beischlaf oder auf irgend eine andere Art mitgetheilt, ihren Ursprung in anderen Ursachen haben". Der Auffassung seiner Zeit gemäss theilt er auch die Blennorrhagien „in syphilitische, aussätzige, gichtische etc." ein.

Bezüglich der Vorstellung von dem Syphiliscontagium bekundet aber Schwediauer, Hunter gegenüber, einen bedeutenden Fortschritt. „Es ist mir wahrscheinlich, sagt er[2]), dass das syphilitische Gift, auf einen gesunden Körper angebracht, sich durch eine Art von Gährung und Assimilation vermehrt und dass, nachdem es so an den Genitalien oder an der Oberfläche des Körpers Geschwüre verursacht hat, aus denselben ein Theil von den einsaugenden oder lymphatischen Gefässen eingesogen, und in die nächsten lymphatischen Drüsen, oder selbst unmittelbar in's Körper-System geführt wird, um endlich im Halse, auf der Haut oder in den Knochen abgesetzt zu werden. Ich bin sehr davon entfernt, diese Theorie für untrüglich auszugeben, aber sie ist mir bis jetzt die wahrscheinlichste. J. Hunter und mehrere neuere Schriftsteller nach ihm glauben hingegen, dass das Gift in der thierischen Oekonomie durch Erregung einer krankhaften Thätigkeit in dem Theile, auf welchen es ursprünglich angebracht worden ist, seine Wirkungen äussere, dass es nicht, wie man gewöhnlich glaubt, eingesogen werde, sondern dass eine krankhafte, derjenigen, welche das Gift auf die Geschlechtstheile erregt hat, ähnliche Wirkung, in einem anderen Theile des Körpers blos durch Mitleidenschaft, ohne dass das Gift daselbst unmittelbar wirke, hervorgebracht werde."

Für die Krankheit sind wohl alle gleich disponirt[3]), doch gibt es Freudenmädchen, die für die Ansteckung nicht empfänglich zu sein scheinen — eine Beobachtung, die schon die ersten Syphilis-Schriftsteller gemacht haben, ebenso wie die von Infectionen, bei

---

1) l. c. I, pag. 17 u. 18.
2) l. c. II, pag. 16 u. 17.
3) l. c. II, pag. 25.

denen das Medium frei ausgeht[1]). „Nicht selten bemerkt man, dass öffentliche Mädchen mehrere Wochen hindurch verschiedene Personen anstecken, während sie selbst nicht das Mindeste, weder örtliche noch allgemeine Krankheitssymptome spüren. Das Gift ruht in dieser ganzen Zeit in der Mutterscheide, ohne sich in diesem Kanale oder im ganzen Körper irgend wirksam zu zeigen."

Die ferneren Wirkungen des syphilitischen Giftes „scheinen hauptsächlich von der Constitution des Kranken, von seinem vorherigen Gesundheitszustande, von dem höheren oder geringeren Grade der Reizbarkeit des Körpers, entweder im Allgemeinen, oder des beleidigten Theils insbesondere, abzuhängen". „Wenn sich die syphilitische Krankheit zum ersten Male unter irgend einem Himmelsstriche zeigt, so äussert sie sehr heftige Wirkungen, aber diese sind weit stärker, wenn sie aus einem warmen Lande in ein kaltes Klima eingeführt wird[2])." „Nach einem gewissen Zeitraume scheint das Uebel gelinder zu werden." — Die hohe Ansteckungsfähigkeit der Krankheit zu Ende des XV. Jahrhunderts — durch die mindeste Berührung, ja (wie man gemeint hatte) durch die Luft — hat sich nach Schwediauer's Ansicht bis auf unsere Tage zwar sehr gemindert, kann sich aber, wenn ein neues Volk von der Seuche befallen wird, zur selben Heftigkeit wieder erheben; einen Beweis hierfür bietet die zu Schwediauer's Zeit auf Kanada in St. Paul beobachtete und von Dr. Bowman beschriebene Krankheit[3]).

Schwediauer ergeht sich auch in Betrachtungen über die Herkunft und das Wesen des Contagiums und fragt unter anderem[4]): „Muss man diese thierischen Giftsamen und diese ansteckenden Theilchen als lebende Wesen ansehen, die bei ihrer Entstehung oder in ihrer Jugend mit einer erstaunlichen Energie wirken, sich nach und nach erschöpfen, oder aus ihrem Vaterlande in ein kaltes Klima verpflanzt, allmählich ausarten und endlich sterben?"

Im Jahre 1793 finden wir von Edinburgh wieder das Streben ausgehen, durch erneute Forschungen Klarheit in die Frage über die Identität der venerischen Krankheiten zu bringen. Dies-

1) l. c. I, pag. 21 u. 22.
2) l. c. II, pag. 32.
3) l. c. II, pag. 15 u. 244.
4) l. c. II, pag. 37.

mal war es der Wundarzt des königlichen Hospitals, Benjamin Bell, der sich zur Aufgabe gestellt hatte, auf Grund der klinischen Erfahrung den Beweis herzustellen, dass die von Hunter, Schwediauer, Jesse Foot u. A. vertretene Anschauung bezüglich des Trippers nicht die richtige sein kann. Es erscheint B. Bell durchaus nicht erwiesen, dass der Tripper in die venerische Krankheit — wie damals immer die Syphilis genannt wurde — endige, vielmehr ist der Tripper als eine von der venerischen verschiedene Affection aufzufassen; man müsste ja sonst durch Schanker sehr häufig Tripperansteckungen und nach Tripper Schanker entstehen sehen. „Ich habe — sagt B. Bell[1]) — sehr viel Aufmerksamkeit und Sorgfalt auf die Untersuchung und Berichtigung dieses Umstandes verwendet, und ich kann versichern, dass fast in allen und jeden Fällen, nur einige wenige Beispiele in der That ausgenommen, und nach den genauesten Untersuchungen, doch allemal eine mit dem Tripper behaftete Person diese Krankheit von einer anderen, augenscheinlich mit dieser nämlichen Krankheit befallenen Person, erhalten hat, und dass hingegen die Schanker blos durch solche Personen mitgetheilt worden waren, die blos Schanker hatten."

„Ich bin überzeugt — sagt er weiter — dass man meistentheils die Sache wirklich so beschaffen finden wird; so dass einige wenige Fälle, in denen das Gegentheil stattzufinden scheint, leichter zu Folge der Meinung erklärt werden können, dass diese zwei Krankheiten von verschiedenen Arten von Ansteckungen hervorgebracht werden. Und eben dieses kann man von den wenigen einzelnen vielleicht vorkommenden Fällen sagen, worinnen sich, wie man glaubt, ein Schanker in den Tripper und ein Tripper wieder in einen Schanker oder andere Zufälle der venerischen Krankheit endigt. Wir können uns leichter vorstellen, dass die nämliche Person in einigen Fällen beide Ansteckungen zugleich erhalten, und daher auch beide Arten von Ansteckung wieder anderen Personen mittheilen kann, als dass der Zufall und Umstand, von welchem wir hier reden, so selten vorkommen sollte, wofern die Meinung, dass beide Krankheiten ursprünglich von der nämlichen Natur sind, gegründet wäre." Wären beide Krankheiten identisch, so wäre es schwer zu begreifen, dass Tripper viel ge-

---

[1]) Abhandl. üb. d. bösart. Tripper etc. Aus d. Engl. Leipzig, 1794, I, pag. 10 u. 11.

wöhnlicher beobachtet wird, wie der Schanker, und dass der Uebergang einer Krankheitsform in die andere keine ganz regelmässige Erscheinung ist. „Es müsste, wenn diese Meinung gegründet wäre, fasst in allen und jeden Fällen der Tripper sich in die venerische Krankheit und wieder der Schanker in den Tripper endigen. Denn es fliest ja, wie bekannt, bei dem Tripper die Materie allezeit aus der Harnröhre über die Eichel und Vorhaut herab, so wie sie im Gegentheil bei einem Schanker von der Eichel in den Eingang der Harnröhre dringt[1].“

Man kann aber auch keine Erscheinung dafür anführen, dass durch Tripper eine allgemeine Verderbniss der Säfte zu Stande komme; selbst in denjenigen Fällen, wo Trippermaterie zu Augenentzündungen und eitrigem Ausfluss aus der Nase führen, hat man venerische Krankheiten sich nicht entwickeln sehen.

Bell legt auf die Erfahrungen, die aus der Praxis geholt werden, den grössten Werth; die vorliegenden Versuche, welche die Identität zwischen Tripper und Schanker lehren sollen, scheinen ihm viel zu wenig wiederholt und variirt, um sie als beweiskräftig gelten lassen zu können. „Ich muss unterdessen — bemerkt er[2]) — zur Widerlegung dieser Versuche und der aus solchen hergenommenen Beweisgründe erinnern, dass neuerlich zwei hiesige junge Aerzte, in Absicht, diesen streitigen Punkt zu entscheiden, an sich selbst einige Versuche angestellt haben. Allein es war hier der Erfolg ganz anders beschaffen, als bei den Versuchen, auf welche ich ziele. Es wurde durch die in die Harnröhre gebrachte Materie des Schankers und der venerischen Leistenbeulen zwar ein gewisser Schmerz und Reiz erregt, allein es entstand kein Tripper daraus. Man verletzte hierauf die Haut der Vorhaut und Eichel leicht mit einer Lanzette und rieb die Materie eines Trippers hinein. Ohngeachtet nun zwar kleine Geschwüre hierdurch hervorgebracht wurden, so nahmen solche doch nie das Ansehen von einem Schanker an.“

Bell erzählt auch zwei Uebertragungen von Schankereiter mit positiven Resultaten, ebenfalls bei Studirenden der Medicin; über eine derselben heisst es nach Eisenmann[3]): „Er brachte mit dem

1) l. c. pag. 22.

2) l. c. I, pag. 32.

3) Der Tripper in allen seinen Formen und in allen seinen Folgen. Erlangen, 1830, I, pag. 138.

Ende einer Sonde Schankermaterie vier Linien tief in die Harnröhre. Es zeigte sich hierauf kein Symptom eines Trippers; allein zwischen dem fünften und sechsten Tag bemerkte er an dem Orte, wo er die Materie angebracht hatte, einen Schanker, der mit viel Entzündung und starken Schmerzen begleitet war. Hierauf folgte ein Bubo, welcher in Eiterung überging. Das hieraus entstandene Geschwür ward sehr beträchtlich und heilte nur sehr langsam. Endlich bekam er Halsgeschwüre etc.“

Das Häuflein der Differentisten schmolz zwar zu Anfang des gegenwärtigen Jahrhunderts durch den Tod ihrer Führer immer mehr zusammen, aber dennoch gab man den Kampf gegen die an Zahl und Autorität erdrückende Uebermacht der Identisten nicht auf. Dadurch wurde vorläufig wenigstens soviel bewirkt, dass diese so wichtigen Erfahrungen nicht gänzlich der Vergessenheit anheimfielen. Auch in dieser Zeit waren es wieder einige junge Aerzte, welche in rühmlicher Begeisterung für die Wissenschaft ihre Gesundheit, und, wenn es galt, auch ihr Leben, zum Opfer brachten. James Tongue[1]) und vier andere amerikanische Aerzte inoculirten sich gegenseitig das Secret eines erwiesen virulenten Trippers am rechten Arm, ohne dadurch die mindeste Erkrankung, auch nicht, wie dies besonders hervorgehoben wird, die kleinste Entzündung zu erzielen. Dann impfte Tongue einen seiner Mitschüler mit Schankereiter, und in vier Tagen hatte sich an der Impfstelle ein deutlicher Schanker entwickelt. Denselben Erfolg soll auch Schankereiter gehabt haben, der vorher mit gleichen Theilen je einer Auflösung von arabischem Gummi, Magensaft, Kupfer- und Eisenvitriol vermischt worden war (Proksch).

Sehr primitiv ist das Experiment von Lafont-Gouzi[2]): Er legte einem Kranken mit acutem Tripper eine „Zugsalbe“ auf das Bändchen; die excoriirte Stelle heilte dennoch bald, trotzdem sie stets mit Trippersekret in Berührung war. Siegesgewiss und etwas zu ruhmredig trat in einer von der medicinischen Gesellschaft in Besançon preisgekrönten Schrift J. F. Hernandez[3])

---

1) An inaugural dissertation . . . Philadelphia, 1801.

2) Sur la gonorrhée. — In: Journ. de méd. 1810, May. — Eisenmann, I, pag. 142.

3) Essai analytique sur la non-identité des virus gonorrhoïque et syphilitique. Toulon, 1812.

mit seinen Untersuchungen auf: „Ces expériences ont été faites sur 17 personnes. Elles sont les plus nombreuses, et peut-être les plus attentives qu'on ait faites. Elles présentent des résultats importans!" Seine Inoculationen, welche er mit dem Trippersecret von drei Verbrechern, die mehrere Monate unter seiner Aufsicht standen, an 17 anderen Verbrechern vornahm, waren eher geeignet den Identisten neue Waffen zu liefern und im eigenen Lager Verwirrung zu erzeugen; so erzählt er selbst von einer Gruppe: „Quatre jeunes gens avaient eu des scrophules bien prononcées, et il leur en restait encore une forte teinte scrophuleuse. Les ulcères furent très-opiniâtres dans trois; dans deux, ils avaient presque tous les caractères syphilitiques, et des éruptions herpétiques se montrèrent quelque temps après. Dans ces deux là, qui avaient des obstructions dans le bas ventre, on ne put obtenir la guerison que par l'usage interne du mercure doux." Wenn nun auch Hernandez noch so kräftig versicherte, dass dies Alles der Scrophulose angehörte, so musste man es doch nicht glauben. „Ulcères légers" hatte er sogar bei den drei gesunden Personen beobachtet; bei allen Uebrigen, welche durchaus an irgend einer Kachexie litten, erzielte er stets mehr weniger hartnäckige Geschwüre.

Einen Vertheidiger mit grossem Namen und Einfluss erhielten die Differentisten erst wieder in Astley Cooper[1]). Dieser berühmte Chirurg nahm jedoch den Sachverhalt allzu einfach, und erzielte deshalb keine merkliche Wirkung; denn die Partei blieb fortan, bis zum Auftreten Ricord's in verschwindender Minorität. Cooper argumentirte[2]): Sind Gonorrhoe und Syphilis ein und dieselbe Krankheit? — Ueber diesen Punkt kann man sich ohne Schwierigkeit Aufschluss verschaffen, und man wird sich sehr bald überzeugen, dass nicht zwei Krankheiten existiren, die bestimmter, als diese, von einander verschieden sind. Um dies zu beweisen, lasse man einem Manne, welcher eine recht schlimme Gonorrhoe hat, 4—6 Blutegel an die Eichel setzen und dann die Vorhaut darüberziehen, so dass die durch die Blutegelstiche entstandenen Wunden von dem Ausfluss der Gonorrhoe benetzt werden. Werden

1) Sir Astley Cooper's Vorlesungen über Chirurgie. Herausgegeben von Alexander Lee. Uebersetzt von J. Schütte. 2. Aufl. Cassel, 1852, III, pag. 111 u. a. a. St.

2) l. c. pag. 153.

hieraus nun Schanker entstehen, oder secundäre Formen in Folge dieses Experimentes eintreten? Nein: keins von beiden wird sich zeigen, und es lässt sich doch nicht wohl eine überzeugendere Thatsache denken. Thurston machte, fügte Cooper[1]) hinzu, 1801 an einem jungen Manne mit heftiger Gonorrhoe folgendes Experiment: Er brachte etwas von dem Ausfluss an zwei Stellen in die Vorhaut und erzeugte zwei Wunden. Beide wurden jedoch leicht geheilt, ohne die geringsten Erscheinungen von Schanker oder die unbedeutendsten allgemeinen Symptome zu veranlassen. „Nach Versuchen wie dieser würde es Tollheit sein, zu behaupten, die beiden Krankheiten seien ihrem Wesen nach eine und dieselbe, und wer es glaubt, hat entweder schlechte Kerntniss von der Sache, oder wird unglücklicher Weise von einem Vorurtheile beherrscht und ist dadurch für die Wahrheit unempfänglich." In einer früheren Auflage[2]) steht für den letzten Passus kürzer aber drastischer: „It would be madness to say the two diseases are alike!"

Unterdessen war in den ersten Decennien des gegenwärtigen Jahrhunderts in Frankreich eine Schule erstanden, welche das Vorhandensein von Contagien überhaupt leugnete, und die Entstehung aller Krankheiten auf abnorme Reize oder auch auf den Mangel von Reizen „Irritation" und „Abirritation" zurückführte. Bereits im Jahre 1811 war eine anonyme Schrift[3]) erschienen, in welcher behauptet wurde, dass die venerischen Primäraffecte lediglich einer Irritation, welche durch allerlei geschlechtliche Excesse bedingt werde, nicht aber irgend einem Virus, ihren Ursprung verdanken, und dass auch die secundären Erscheinungen durch „une susceptibilité particulière à l'irritation" erklärt werden könnten. Grosse Verbreitung fand diese Lehre in Frankreich jedoch erst durch F. J. V. Broussais (1772—1838), dem fruchtbaren Schriftsteller und Begründer der sogenannten „physiologischen Medicin", die, wie eben erwähnt, alle Contagien verschwinden liess. Die Primäraffecte waren also auch nach Broussais einfache Entzündungen mitsammt ihren verschiedenen Ausgängen, entstanden

---

1) l. c. pag. 154.

2) Lectures on the principles and practice of surgery, with additional notes etc. by Tyrrel. London 1824, I. Eisenmann, l. c. pag. 144.

3) Sur la non-existence de la maladie vénérienne. Paris, 1811.

aus durch geschlechtliche Excesse veranlassten Irritationen; und die secundären Erscheinungen der Syphilis erklärte er theils aus einer durch den Missbrauch des Quecksilbers bewirkten Gastro-Enteritis, einer Phlegmasie des Verdauungsapparates, theils aus den consensuellen Verhältnissen, welche zwischen den Genitalien und den von den Secundäraffecten ergriffenen Organen bestehen. Diese Irritationslehre fand mit einigen unwesentlichen Modificationen in J. B. F. Caron[1]), A. J. L. Jourdan[2]), M. N. Devergie[3]), L. F. R. A. Richond des Brus[4]) u. A. überaus eifrige Verfechter in den breitesten Ausführungen; ja sogar H. M. J. Desruelles[5]) sagte von ihr noch 1837: „Die Annahme eines Virus macht jede rationelle Begründung einer Theorie der venerischen Krankheiten unmöglich. Diejenigen, welche das Dasein eines eigenthümlichen Virus als einen Grundpfeiler ihrer Theorie aufstellen, entsagen allem Lichte, welches die Physiologie über die Krankheitslehren zu verbreiten vermag, und erklären nur durch ein blosses Wort Dasjenige, was Die, welche ein Virus verwerfen, durch Thatsachen erklären. Diese Lehre von dem Dasein eines Virus begünstigt eine krasse und unüberlegte Empirie. Mit einem Worte also: es hat das Dasein eines eigenthümlichen syphilitischen Giftes sich nur erweisen lassen können durch einen Haufen irriger Annahmen und unerklärlicher Widersprüche" (J. K. Proksch).

Um aber ein vollständiges Bild von den Ansichten, die sich im weiteren Verlaufe gebildet hatten, zu bieten, sei noch erwähnt, dass Cullerier hinsichtlich des Trippers folgende Arten aufzählt[6]): „Es gibt Tripper, welche ohne Ansteckung entstehen; andere sind nur für einzelne Personen ansteckend; dann kommt der eigenthümlich ansteckende Tripper und ferner der venerische Tripper."

Inzwischen ging man in Deutschland eigene Wege. Hier stellte man, die Unterabtheilungen eingerechnet, an die 20 Tripperarten

1) Nouvelle doctrine des maladies vénériennes. Paris, 1811.

2) Traité complet des maladies vénériennes. Paris, 1826.

3) Clinique de la maladie syphilitique. Paris, 1826—1831, II.

4) De la non-existence du virus vénérien. Paris, 1826, II.

5) Traité pratique des maladies vénériennes. Paris, 1836. — Deutsch in: Behrend's Syphilidologie II (1840), III (1841), V (1844) und VI (1845).

6) Cullerier's Abhandlungen über Tripper etc. Herausg. von Renard. Mainz 1815, pag. 55.

auf; bezüglich des syphilitischen Trippers erklärte man es jedoch nur für „wahrscheinlich“, dass derselbe durch die constitutionell gewordene Krankheit „secundär“ hervorgerufen werden mag. — Einige Anhänger der „naturphilosophischen Schule“, unter ihnen J. H. F. von Autenrieth[1]) und G. H. Ritter[2]), waren nämlich zu der Anschauung gelangt, dass das Contagium der Syphilis zwar verschieden von dem des Trippers sein müsse, dass letzteres aber dennoch auch eine eigenartige constitutionelle Erkrankung, also ebenfalls eine Seuche zur Folge habe, deren mannigfaltige, mitunter sehr schwere und unheilbare Formen auch auf die Nachkommenschaft übertragen werden können. Dieser Ansicht schlossen sich ferner etliche Vertreter der „naturhistorischen Schule“, darunter J. L. Schönlein[3]) und Gottfried Eisenmann an, und vermehrten nun die Litteratur mit neuen Kapiteln über eine „Lues gonorrhoica“, über „Tripperskropheln“, „Trippertuberkeln“, Tripperflechten“ u. dgl. Dabei waren die eben genannten Deutschen von ihrer Erfindung nicht weniger eingenommen, als die vorerwähnten Franzosen von der ihrigen: Der Kieler Professor G. H. Ritter erklärt die über unseren Gegenstand vorhandene Litteratur rundweg für einige „Millionen Bogen Papier mit gelehrtem Unsinne gefüllet“, und verspricht uns dafür „die ‚Tripperseuche‘, diese nirgends beschriebene Krankheit, nach der Natur von ihrem ersten Ursprunge bis zu ihrem tödtlichen Ausgange treu zu zeichnen“; dagegen gibt doch noch Schönlein unbefangen und aufrichtig zu, dass „die Thatsachen, welche bis jetzt zu Gebote stehen, keineswegs schon so zahlreich sind, um die Naturgeschichte der secundären Tripperseuche in einem so klaren Lichte darzustellen, als wir es bei der frequenteren Schankerseuche können“. Doch hält auch er dafür, dass die secundäre Tripperseuche, von den früheren Aerzten übersehen, dennoch besteht, und dass von ihr „das Hautgewebe, das Knochengewebe, die Schleimhäute, das Zellgewebe unter der Haut — also so ziemlich alle jene Gewebe, die auch von secundärer Schankerseuche befallen werden —“ er-

1) Voehringer, Praeside Autenrieth, Diss. de morbis quibusdam qui gonorrhoeam male tractatam sequuntur. Tubingae, 1807. — Eisenmann, l. c. I, pag. 149 ff., II, pag. 127 ff.

2) Aehnlichkeit und Verschiedenheit zwischen Schanker- und Tripperseuche. Leipzig, 1819.

3) Allgemeine und specielle Pathologie und Therapie. 4. Aufl. St. Gallen, 1839, IV.

griffen sind, und beide nur „in Hinsicht der Frequenz und der Form“ fassbare Differenzen zeigen. „Die Hauptform“ der neuentdeckten Seuche „ist jene, welche man unter der Benennung Tripperskropheln, Trippertuberkeln begreift“. So verstand man unter „lues gonorrhoica“ ein constitutionell wirkendes Trippergift und einzelne Autoren wussten auch von Meningitis gonorrhoica, Amaurosis gonorrhoica, Tripperflechten etc. und selbst von Knochenbrand und ererbter Tripperseuche (Autenrieth[1]) zu erzählen. Ja Rokitansky[2]) beschrieb noch 1842 einen „Tripper-Katarrh des Larynx“. „Er befällt — heisst es — als sogenannte Trippermetastase die Schleimhaut des Kehldeckels, ... und hat ..... eine Tripperstenose des Larynx zur Folge.“ Auch Oppolzer[3]) berichtete im Jahre 1844 über einen mit Jodkalium geheilten Fall von „Tripperstenose des Larynx“.

Dass die „Tripperseuche“ der „naturphilosophischen Schule“ neuerdings — freilich in ganz anderer Gestalt — wieder auflebt, ist bereits in meinen „Vorlesungen über den venerischen Katarrh“ (1893, pag. 28) erwähnt worden.

Ganz andere Meinungen wurden wieder in England, zwar mit geziemender Bescheidenheit, verbreitet: John Abernethy[4]) hatte ausser den primären und secundären syphilitischen auch noch primäre und secundäre pseudosyphilitische oder syphiloidale Krankheitsformen aufgestellt, denen eigene Contagien entsprächen, und von denen nur die ersteren das Quecksilber zu ihrer Heilung nothwendig haben, während die andern durch dasselbe verschlimmert werden. Einen eigenthümlichen Weg hatte ein im Uebrigen verdienstvoller Syphilograph, Richard Carmichael[5]), ein Irländer, eingeschlagen. Er versuchte die Eintheilung und Unterscheidung nicht wie seine Vorgänger auch nach den Primäraffecten, sondern vorzugsweise nach den secundären Erscheinungen, besonders nach den Exanthemen, und nahm eine „papular —“, eine „pustular —“ eine „phagadenic —“ und eine „scaly venereal disease“ an, welche eben so vielen, oder doch einigen Contagien entsprächen, deren Existenz,

[1]) Eisenmann, l. c. II, pag. 187 ff. u. 390.
[2]) Path. Anat. 1842, Bd. II, pag. 20.
[3]) Prager Vierteljahresschrift. I, pag. 3.
[4]) Surgical observations. Philadelphia, 1811, II.
[5]) Symptoms and specific distinctions of venereal diseases. London, 1818. — S. auch F. J. Behrend's Syphilidologie, 1844, V.

wie Carmichael selbst verlangt, durch genaue Beobachtungen und entsprechende Experimente freilich erst festgestellt werden müsste. Wie weit er jedoch das Ziel verfehlte, zeigt schon seine „papular venereal disease“; zu den primären Symptomen derselben gehören: „1. The simple primary ulcer; 2. Patchy excoriation, attended with a discharge; 3. Gonorrhoea virulenta, internal or external; 4. Buboes“; zu den secundären: „1. Papular eruption, preceded by fever and ending in desquamation; 2. Excoriation of the fauces; 3. Swelling of the tonsils and glands of the neck; 4. Pains in the larger joints resembling rheumatism; 5. Iritis“ (Proksch).

Hält man sich nur für einen Moment alle die Lehren, welche in Europa innerhalb des kurzen Zeitraums von etwa 30—40 Jahren theils sich kurz aufeinander folgten, theils auch gleichzeitig nebeneinander behauptet wurden, vor Augen, so wird man sofort eine Ahnung von der heillosen Verwirrung bekommen, welche damals herrschte. Man hat da in Betracht zu ziehen: die reine Identitätslehre, die Trennung des Trippers von der Syphilis, die Annahme von pseudosyphilitischen neben syphilitischen Geschwüren und von mehreren in ihrer Wesenheit verschiedenen Formen der Allgemeinerkrankung, die Leugner der Identitätslehre, die Leugner des Syphiliscontagiums überhaupt — diesen gegenüber wieder die Begründer der eigenthümlichen Tripperseuche neben der Syphilisseuche und endlich Cullerier's Annahme von vier in ihrer Wesenheit verschiedenen Tripperarten, die der ganzen Verwirrung die Krone aufsetzte.

Es muss darum als besonders verdienstlich hervorgehoben werden, dass William Wallace, der seine Ausbildung bei Bateman, John Pearson, A. Cooper und Abernethy erfahren hatte und seit dem Jahre 1817 der Klinik für Hautkrankheiten in Dublin vorstand, innerhalb dieser Verwirrung durch eifriges, objectives Studium zu Anschauungen gelangte, die in vielen Theilen einen sehr verlässlichen Beobachter verrathen.

„Es gibt zwei und nur zwei natürliche Gruppen von venerischen Eruptionen“ [1]), die aber auf „ein einziges syphilitisches Gift,

---

1) Wallace, Vorles. über d. Natur der Syphilis etc., Behrend's Syphilidologie, 1839, Bd. I, pag. 177.

das Gift der pustulösen Syphilis oder das gewöhnliche Schankergift"[1]) zurückzuführen sind. Dieses Gift wird aber vermöge des Durchganges durch die Säfte des menschlichen Körpers „modificirt" und Wallace unterschied demgemäss ein „ursprüngliches und ein modificirtes venerisches Gift", welche beide Arten durch die Verschiedenheit der ihnen folgenden Symptome eine „pustulöse" und eine „exanthematische" Gruppe der venerischen Krankheiten bedingen; obwohl man manchmal „eine Annäherung, ja eine Uebergangsstufe zwischen Exanthem und Pustel" sieht[2]).

Jede Gruppe brachte Wallace in zwei Abtheilungen, die durch „primäre" und „constitutionelle" Symptome bedingt werden[3]). Die pustulöse Syphilis entwickelt sich aus einer primären Pustel, die in Hanfkorngrösse, wenige Tage nach der Infection, auftaucht, sowie die exanthematische Form der Syphilis aus einem primären Exanthem hervorgeht; das letztere schildert Wallace in folgender Weise[4]): „Die exanthematische primäre Syphilis zeigt sich zuerst in Form einer rothen Stelle. Diese Stelle, welche im Anfange weit grösser ist als diejenige, die der primären Pustel vorhergeht, lässt sehr bald, wenn sie sich auf einer Schleimheit oder einer mucöscutanen Fläche befindet, aus sehr kleinen Poren eine klare Flüssigkeit ausschwitzen, und wird zu gleicher Zeit verdickt und geschwollen. Diese geröthete und nässende Stelle ist meistens zugerundet, jedoch nicht ganz regelmässig; auch ist sie nicht überall scharf begrenzt, sondern geht gewöhnlich allmählich in die umgebende Fläche über. Dieser Zustand von Röthe, Nässe und Auftreibung kann mehrere Tage bestehen, ohne sich zu verändern, oder die kranke Stelle kann, ohne sonst ein anderes Aussehen zu bekommen, an Umfang und an Verhärtung der Basis zunehmen. Früher oder später treten nun andere Veränderungen ein, und diese kommen mehr oder weniger schnell hervor, je nachdem der Kranke ein mehr oder minder regelmässiges Leben führt." — Es folgen dann ausführliche Beschreibungen der weiteren Veränderungen der syphilitischen Initialmanifestation, die Wallace als „primäres Exanthem" vorführt. Die exanthematische Form, als die mildere im Sinne Wallace's, erzeugt nur oberflächliche Läsionen

1) l. c. pag. 198.
2) l. c. pag. 474, 479, 483.
3) l. c. pag. 486 u. ff.
4) l. c. pag. 523.

und führt darum auch den Namen „oberflächliche Gruppe“ der venerischen Eruptionen [1]).

Wie richtig unter anderem Wallace beobachtet hat, ersehen wir daraus, dass er constitutionelle Formen nach primärer exanthematischer Syphilis „weit schneller und häufiger“ entstehen lässt „als dies bei der Pustel der Fall ist“. Er weiss auch, dass die Inoculation von einem „pustulösen“ Syphilid selten misslingt, „aber mit dem Stoffe von exanthematischen Geschwüren gelingt dies Experiment viel seltener“ [2]), auch wird die krankhafte Thätigkeit nach Inoculation von der exanthematischen Form viel länger hinausgeschoben als nach Einimpfung des Pustelgiftes; ja er differenzirt bereits so weit, dass er bei Beimischung irgend eines reizenden Stoffes zu dem exanthematischen Gifte sich wohl eine Pustel bilden lässt, die bald heilt, weil sie keine wirkliche syphilitische Pustel ist, und dann erst erscheint das primäre „Exanthem“ [3]). Gleichzeitig lehrt aber Wallace, dass „die pustulöse Form der primären Syphilis bei einem Subjecte entstehen kann, das bereits die exanthematische hat“ [4]), in welchem Falle beide Gifte oder nur eines zur Uebertragung gelangen können, und gibt zu, dass „die Basis des exanthematischen Geschwüres, ceteris paribus, vielleicht immer härter ist als die des pustulösen Geschwüres“ [5]).

Wallace hat seine Studien über den Verlauf der venerischen Processe durch eine ganze Reihe von Experimenten unterstützt und bei dieser Gelegenheit gefunden [6]), „dass manchmal der Inoculation eine specifische Localkrankheit folgt, ohne dass irgend welche constitutionelle Symptome erscheinen. Dieses stimmt mit der täglichen Beobachtung überein; denn es kommen oft primäre syphilitische Geschwüre vor, ohne von constitutioneller Affection gefolgt zu sein“.

Bei dieser Gelegenheit dürfen wir nicht verschweigen, dass Wallace auf experimentellem Wege constitutionelle Syphilis entstehen sah, die nach Einimpfung einmal (1834) von Materie aus einem primären pustulösen Geschwüre, das andere Mal (1835) von Buboneneiter sich entwickelt hatte [7]).

1) l. c. pag. 474.
2) l. c. pag. 493.
3) l. c. pag. 494.
4) l. c. pag. 498.
5) l. c. pag. 525.
6) l. c. 1841, III, pag. 49.
7) l. c. pag. 53 u. 55.

Wallace[1]) ging noch weiter; er impfte zweimal auch „Eiter der constitutionellen Pustel“ auf gesunde Individuen und sah hienach Syphilis entstehen.

Die Schlüsse, welche Wallace bezüglich der Uebertragbarkeit constitutionell-syphilitischer Secrete auf Gesunde aus seinen mit grosser, vor ihm unbekannter Genauigkeit und Sorgfalt ausgeführten und beschriebenen Experimenten zog, fasste er in folgende Sätze zusammen[2]): „2. Die localen specifischen Wirkungen, welche aus der Inoculation mit dem Eiter der secundären Pustel, wie mit dem der verschiedenen Varietäten der exanthematischen Syphilis hervorgehen, erschienen nicht vor einigen Wochen nach der Inoculation. In keinem der angeführten Versuche wurde der locale specifische Effect in einer kürzeren Zeit als drei Wochen hervorgebracht. Dies stimmt mit dem schon über mehr als einen Fall aufgestellten Satze überein, dass, wenn ein Individuum auf gewöhnlichem Wege syphilitischer Infection ausgesetzt ist, das exanthematische primäre Leiden nicht so bald nach der Ansteckung erscheint als das pustulöse. 4. Das Geschwür, welches der Inoculation mit dem Eiter der secundären Pustel und der exanthematischen Formen der Syphilis folgt, bleibt im Allgemeinen, bis allgemeine Symptome erscheinen. So war es in allen angeführten Versuchen. Daher kommt es, dass wir in der Praxis, besonders in den niedern Klassen, oft die primären und secundären Symptome zugleich finden. 6. Inoculation mit dem Eiter der constitutionellen Pustel und der exanthematischen Formen der Syphilis bringt oft keine specifische Wirkung hervor. 8. Das primäre Exanthem, entweder durch den Eiter der constitutionellen Pustel oder durch den irgend einer der exanthematischen Formen der Syphilis hervorgebracht, zieht in einer grossen Majorität von Fällen allgemeine Symptome nach sich. So folgten in allen fünf Fällen, welche ich anführte, constitutionelle Symptome.“

Nach alledem können wir Wallace die Anerkennung nicht versagen, dass er auf dem besten Wege sich befand, die verschiedenen Nuancen der venerischen Erkrankungen herauszufinden, und es wird dieses Verdienst nur zum Theile dadurch geschmälert, dass er den Tripper als eine katarrhalische primäre Syphilis[3]) auf-

---

1) l. c. pag. 60 u. 62.
2) l. c. pag. 64—66.
3) l. c. 1839, I, pag. 497.

fasst, welche der exanthematischen Gruppe angehört, und dass die katarrhalische Syphilis nach seiner Erfahrung auf Gesunde ganz wohl in constitutioneller Form übertragen werden kann. Gleichsam als Correctur kann man jedoch beifügen, dass er die Pustelsyphilis neben Tripper ebenso wie neben dem „Exanthem" angetroffen hat.

Wallace's Lehren sind jedoch vollkommen überhört worden und es ist erst Ricord und seinen Nachfolgern vorbehalten geblieben (wie wir sehen werden, erst nach Ueberwindung mancher Irrthümer), Licht über dunkle Gebiete zu verbreiten.

3. Periode: Contagienlehre der venerischen Krankheiten von Philippe Ricord bis auf unsere Tage.

Fünfte Vorlesung.

Inhalt: Philippe Ricord. — Experimente; Tripper wird von Syphilis ausgeschlossen; „primäre“ „secundäre“ und „tertiäre“ Syphilis, Unität des Syphiliscontagiums. — Chancre simple und Chancre infectant. — Unicität der Syphilis. — Chancres larvés.

Impfungen mit Blut und Producten von Syphilis durch Waller, v. Rinecker, den Pfälzer Anonymus etc.

Dualitätslehre der Franzosen. — Bassereau's Confrontationen. — Clerc's „Chancroid“. — Ricord anerkennt die Dualitätslehre. — Rollet's „Chancre mixte“.

Dualitätslehre der Deutschen. — v. Baerensprung, Lindwurm, Sigmund, Zeissl.

Prophylactische und curative Syphilisation. — Syphilisproducte werden nach Irritationen autoinoculabel und auf Syphiliskranke übertragbar. — Inoculabilitat von vulgären Eiterpusteln.

Annahme belebter Krankheitserreger für Infectionskrankheiten. — Gährung und Fäulniss als Lebensprocesse kleinster Organismen erkannt. — Entdeckung charakteristischer Mikroorganismen für eine Reihe von Krankheiten. — Mikroorganismen bei Eiterprocessen; Staphylococcen; Streptococcen. — Gonococcus. — Mikroorganismen des venerischen Geschwürs. — Mikroorganismen der Syphilis.

Philippe Ricord (von französischen Eltern am 10. December 1800 in den Vereinigten Staaten, in Baltimore geboren, am 22. October 1889 in Paris gestorben) hatte am Hôpital du Midi (woselbst seine segensreiche Thätigkeit in die Jahre 1828—1860 fiel) von 1831 bis 1837 bereits über dritthalbtausend Impfungen ausgeführt und aus seiner imposanten Versuchsreihe, die später durch ihn, bez. seine Schüler noch eine weitere Vermehrung erfuhr, nachstehende Folgerungen ziehen zu können geglaubt. Da Inoculationen mit Trippersecret aus der Harnröhre, dem Präputialsacke, der Vulva, der Scheide, dem Uterus, dem Mastdarm und der Bindehaut auf andere Stellen der Erkrankten nie zu Schanker oder constitutioneller Syphilis geführt haben, so legte Ricord[1]) der Ansteckungsfähigkeit des Trippers keine andere Bedeutung bei, als der eines Katarrhs irgend einer Schleimhaut; die Uebertragung des Trippers werde natürlich um so leichter erfolgen, je höher seine Intensität ist, dass aber dem Tripper irgend etwas Specifisches — etwas was ihn vor Katarrhen anderer Schleimhäute auszeichnen würde — anhafte, könne nicht zugegeben werden. Uebrigens kann Urethritis auch ohne Ansteckung erfolgen, ja Weiber, die selbst gar nicht tripperkrank sind, können ihre Liebhaber ganz gut mit Tripper beschenken. Hiermit war für ihn der Tripper abgethan, und Ricord wendete sich nunmehr ausschliesslich den Genitalgeschwüren zu. Diese anlangend schloss er aus seinen zahlreichen Experimenten Folgendes[2]):

Die Syphilis beginnt mit Schanker; die Schankermaterie ist am Kranken selbst in mehreren Generationen weiterimpfbar und erzeugt stets einen charakteristischen Schanker, der eine Periode der Ulceration und eine Periode der Reparation aufweist; ein Schanker im Stadium der Reparation (Reinigung des Geschwüres; siehe meine „Vorlesungen über das venerische Geschwür", pag. 9) ist nicht überimpfbar. Schankersecret unter die Epidermis gebracht, erzeugt eine Pustel, während es auf einem Substanzverlust ein Geschwür, subcutan oder innerhalb eines Lymphgefässes oder innerhalb einer Lymphdrüse einen Abscess hervorruft; der Schanker führt auch zu suppurativen Bubonen, Drüsenvereiterungen; der Eiter eines Bubo kann auch Schanker hervorrufen. — Ricord's Primäre Syphilis.

Bildet sich am Schanker eine Induration aus, so gelangt das Contagium durch den venösen Kreislauf in den Organismus, was 2—8 Wochen nach der primären Affection stattfindet; das Leiden wird constitutionell und es entwickelt sich eine Reihe von Erkrankungen an der Haut, der Schleimhaut, den Augen, den Hoden; die Induration des Schankers selbst ist auch ein Zeichen der constitutionellen Lues. In diesem Stadium ist die Syphilis nicht mehr ansteckend, aber auf die Nachkommenschaft vererblich. — Ricord's Secundäre Syphilis.

Endlich, längere Zeit nach der Infection, führt die Krankheit zu schweren Störungen an Fascien, Knochen, inneren Organen;

---

1) Traité prat. des mal. vén. Paris 1838.

2) l. c. und dessen Briefe über Syphilis, Deutsch von Liman, Berlin 1851; sowie die von Türck, Lippert u. a. herausgegebenen Ricord'schen Vorlesungen.

sie ist weder ansteckend noch vererblich. — Ricord's Tertiäre Syphilis[1]).

Obwohl nun Ricord noch lange an der Unität des Syphilis-contagiums (für sog. harte und weiche Schanker) festhielt, sah er sich bei fortgesetztem Studium der Genitalgeschwüre denn doch veranlasst, zweierlei Schanker zu unterscheiden: einen Chancre mou, Ch. simple, gegenüber einem Chancre dur, Ch. inféctant. Der inficirende Schanker beginnt wie der weiche, nur entwickelt sich nach 1—3 Wochen am Grunde eine knorpelige Härte, das Secret nimmt ab, ist nicht überimpfbar; rasche Ueberhäutung des Geschwüres, Bubonen und Allgemeinsymptome sind regelmässig beobachtet. Neben dem wies Ricord auf das Gesetz der Unicität der Syphilis hin, dem zufolge jedes Individuum nur einmal im Leben an dieser Seuche erkranken könne.

Ricord wendete sich auch gegen die Identitätslehre und deckte die Fehlerquellen auf, denen ihre Vertreter unterworfen waren. Er wies nach, dass sehr viele Frauen, die nur mit einer Blennorrhoe behaftet zu sein schienen, bei genauerer Untersuchung Ulcera in der Scheide darboten; freilich wäre man früher nicht gut in der Lage gewesen, Vaginalgeschwüre zu diagnosticiren und verfiel daher in Trugschlüsse; seit Ricord, der den Scheidenspiegel Recamier's bei Syphilitischen zuerst regelmässig zu benützen empfahl, sei aber eine solche Täuschung nicht mehr möglich. In Anbetracht der Urethralblennorrhagien, die von Syphilis gefolgt sind, machte er auf Schanker innerhalb der Urethra aufmerksam, welche eine ein-

---

1) Wie pag. 31 u. 32 erwähnt, bildeten sich schon die ersten Syphilisschriftsteller über die ungleiche Ansteckungsfähigkeit verschiedener Syphilisproducte ihre Meinung. Johannes de Vigo spricht dies in folgenden Worten aus: „Et nota, quod praefatus morbus gallicus, ut in Copiosa nostra diximus, est contagiosus, et utplurimum accipitur in coitu, tamen ista contagio non extenditur, nisi in principio morbi, videlicet dum morbus existit in forma scabiei. Quando vero est antiquatus, videlicet cum doloribus et tuberositatibus chiroticis et ulceribus formicosis et corrosivis, tunc morbus non est amplius contagiosus, ut experientia nobis saepenumero demonstravit (Gruner, Aphrodisiacus, III, pag. 128). — Etwas anders drückt sich hierüber Joh. Benedictus (Germanicus) aus, indem er die Zeichen der Krankheit in der Unterabtheilung „de prognosticis“ herzählt: „Tertium, haec passio est contagiosa, transiens de homine in hominem .... Et hinc erravit ille bonus magister (vermuthlich wird hiermit auf Joh de Vigo angespielt) dicens, hunc morbum solummodo esse contagiosum in principio, sed cum antiquatur tunc non esse amplius contagiosum.“ (De morbo Gallico libellus cap. 3. — Al. Luis. Aphrod. T. I, pag. 172.)

fache Blennorrhoe vortäuschen konnten, und wies darauf hin, dass Harnröhrengeschwüre schon früheren Autoren bekannt waren, sowie dass auch er in der Lage war, der Academie Präparate von Urethralschankern zu demonstriren. Dass aber solche Geschwüre nicht gar so selten vorkommen, erhellt daraus, dass Ricord unter 1000 Trippern einen Harnröhrenschanker (A. Fournier [R.'s Schüler] 20 Urethralschanker unter 824 Schankern überhaupt) antraf. Solche nicht leicht aufzufindende Schanker nannte Ricord Chancres larvés und gab an, dieselben 6mal bei Frauen, 21mal bei Männern beobachtet zu haben; die larvirten Schanker können durch die Impfung geradezu mit Bestimmtheit entlarvt werden.

Auf solche Weise hatte Ricord das grosse Lager der Identisten auf ein kleines Häuflein zusammenschrumpfen gemacht, und nur hier und da fand sich einer, der, wie Vidal, auch einen syphilitischen Tripper annahm und die Existenz von larvirten Urethralschankern leugnete. Die Anticontagionisten entwaffnete er damit, dass er sich bereit erklärte, jeden Einzelnen unter ihnen durch von seiner Hand ausgeführte Impfungen von der Existenz eines Syphiliscontagiums zu überzeugen; und die Beobachtungen, denen zufolge Gesunde von Weibern inficirt wurden, die bei der genauesten Untersuchung kein auf Syphilis hinweisendes Symptom entdecken liessen, erklärte er durch experimentelle und klinische Erfahrungen, deren wir bei der mittelbaren Uebertragung noch zu gedenken haben werden, zur Genüge.

Während Ricord's mit glänzender Dialektik vorgetragene Anschauungen über Schanker, namentlich aber seine Theorie der „primären", „secundären" und „tertiären" Syphilis über ganz Europa sich ausbreiteten, verdanken wir Johann v. Waller[1]) in Prag einen weiteren Schritt in unserer Lehre. Im Jahre 1851 impfte er Eiter von nässenden Papeln auf einen mit Favus behafteten Patienten, und Blut von einer constitutionell Syphilitischen auf einen Lupösen; nach 25 und 34 Tagen traten an der Impfstelle Knoten auf, die von allgemeiner Syphilis gefolgt waren. Ricord's Lehre erhielt somit einen gewaltigen Stoss: man erfuhr, dass die „secundäre" Syphilis ansteckungsfähig ist, und dass nicht jede Syphilis mit einem „Schanker" beginne. — Wie wir gesehen haben (pag. 55),

[1]) Prager Viertelj. f. prakt. Heilk. 1851, B. XXIX, pag. 124 u. 126.

hatte Wallace fast das Gleiche schon vor Ricord und Waller festgestellt.

Ebenso sah F. v. Rinecker[1]) (1851, 1852) nach Impfungen syphilitischer Producte auf drei Individuen nach 3—4 Wochen Infiltrate entstehen, die zerfielen und bei zwei Individuen allgemeine Syphilis zur Folge hatten.

Ein Pfälzer Arzt[2]), der ungenannt bleiben wollte, impfte (1854) 14 Individuen mit Secreten constitutioneller Syphilis; dreimal entzündeten sich am nächsten Tage die Impfstellen und bildeten Pusteln, ohne Allgemeinerscheinungen zu bedingen; zweimal kam es nach 36 und 42 Tagen zu Tuberkeln, ohne Allgemeinerscheinungen; neunmal entwickelten sich nach 15—36 Tagen initiale Manifestationen und dann constitutionelle syphilitische Erscheinungen. Mit dem Blute Constitutionell-Syphilitischer inficirte er neun Individuen; drei an handgrossen Fussgeschwüren, worauf Allgemeinsymptome nach 93, 111 und 134 Tagen erschienen, ohne dass Veränderungen an den Fussgeschwüren oder ihren Narben zu Tage traten; drei an guldenstückgrossen Fussgeschwüren und drei in Schröpfkopfwunden, sämmtliche ohne Erfolg.

Auch Guyenot[3]) erhielt durch Uebertragung von einer breiten Papel constitutionelle Syphilis. (Es möge die Erwähnung hier Platz finden, dass aus diesem Anlasse Guyenot zu 100 und sein Abtheilungsvorstand Gailleton zu 50 Francs vom Lyoner Tribunal correctionell verurtheilt wurden.)

Obwohl nun, wie wir sehen, Waller's Angaben durch andere Nachahmer wiederholte Bestätigung gefunden, waren sie doch nicht im Stande Ricord's Ansichten gleich zu verdrängen. Erst den emsigen Forschungen von Ricord's Schülern gelang es, das herrschende System bedeutenden Umgestaltungen zu unterwerfen, denen sich dann auch Ricord selbst anschloss. Zunächst war es Léon Bassereau[4]), der im Jahre 1852 durch Confrontationen sicher stellte, dass unter 34 Fällen von hartem Schanker 31mal die Infection von Syphiliskranken ausgegangen ist; ein indurirter Schanker,

---

1) Würzburg. Verhandl. d. pyhs.-med. Ges. 1852, Bd. III, pag. 387.

2) Canst. Jahresb. pro 1856, IV, pag. 336.

3) Gaz. hebdom. 1859; — Auspitz, die Lehren vom syph. Cont, Wien 1866, pag. 191.

4) Traité des aff. de la peau, sympt. de la Syph. Paris 1852.

auf den Syphilis folgt, stamme also nur von einem indurirten Schanker, ein weicher Schanker aber verdanke seine Entstehung wieder nur einem weichen, der keine Allgemeinsyphilis nach sich ziehe und höchstens nur zu Vereiterungen der Inguinaldrüsen (chancre à bubon suppuré) führe. Bassereau hat also gezeigt, dass die Syphilis durch Uebertragung des Secretes von einem harten Schanker entstehe und dass der weiche Schanker, obwohl übertragbar, doch keine Syphilis nach sich ziehe. Diese Lehre, welche die beiden Schanker so strenge von einander schied, wird als die Dualitätslehre bezeichnet.

Nun machte aber F. Clerc die Beobachtung, dass bei einem Individuum, welches mit einem typischen indurirten Schanker behaftet war, durch spontane Impfung auf der Haut des Penis ein Geschwür entstand, das 3 Wochen zur Vernarbung bedurfte und nie die pathognomonische Induration erkennen liess. Das führte ihn auf die Idee, der einfache, nicht inficirende Schanker möchte aus einem inficirenden hervorgehen. Er impfte hierauf absichtlich in einem zweiten Falle von einem indurirten Schanker auf die Haut des Penis und erhielt nach 4 Tagen Pustelbildung und Geschwüre; der Impfschanker heilte erst nach 1½ Monaten.

Clerc stellte somit auf Grund dieser Wahrnehmungen die Behauptung auf, dass es zwei genau getrennte Varietäten von syphilitischem Schanker gebe, den indurirten und den einfachen, die sich als gesonderte Species fortpflanzen; nur lässt er den einfachen Schanker aus dem inficirenden (indurirten) hervorgehen, wenn letzterer auf ein mit allgemeiner Syphilis behaftetes Individuum übertragen worden, der einfache Schanker heisst bei ihm darum „Chancroïde“ [1]).

Im Jahre 1857 lehrte Ricord [2]) bereits sehr detaillirte und wohl charakterisirte Unterschiede zwischen dem einfachen und dem inficirenden (indurirten) Schanker, nahm jedoch noch immer an, dass auch der indurirte Schanker mit einer Ulceration beginne (entgegen von Waller), und dass der weiche Schanker an gewissen Regionen, wie am Kopfe nicht vorkomme (eine Annahme, die später durch directe Impfung von Alfred Buzenet und E. L. Nadau des

1) Du chancroïde syph. Paris 1854.

2) Ricord'sche Vorlesungen zuerst 1858 von Fournier herausgegeben.

Islets[1]) Widerlegung fand). Die Unicität der Syphilis hat Ricord insoferne aufgegeben, als er die Möglichkeit einer zweiten Ansteckung eines Syphiliskranken durch einen inficirenden Schanker, wie etwa bei Blattern, gelten lässt, wenn er auch selbst eine solche Beobachtung nicht gemacht hat; im Allgemeinen haftet jedoch der Eiter eines inficirenden Schankers auf Syphiliskranken selten, gelingt aber die Inoculation, so entwickelt sich „dem Anscheine nach" ein dem inficirenden analoges Geschwür. Die Uebertragbarkeit constitutioneller Syphilis wird noch immer geleugnet. — Im Jahre 1859 wurde jedoch von einer auf Auzias-Turenne's Anregung aus Velpeau, Gibert, Devergie, Depaul und Ricord zusammengesetzten Commission der Académie de médicine zu Paris[2]) die Contagiosität der constitutionellen Affectionen, insbesondere der breiten Papeln, auf Grund von vier gelungenen Impfungen mit dem Secrete derselben durch den Berichterstatter Gibert proclamirt, und Ricord hat nun im Jahre 1860 selbst auch diese Ansicht zu der seinigen gemacht und überdies die Dualität der Schankercontagien mit aller Entschiedenheit ausgesprochen.

Es ist jedoch nicht zu verkennen, dass Beobachtungen, wie die von Clerc, einen wunden Punkt für die Dualitätslehre abgeben mussten, ja die kaum geschaffene Doctrin zu erschüttern drohten. Im Jahre 1858—1860 erfuhr dieselbe aber durch den Lyoner Arzt J. Rollet[3]) eine ungeahnte Stütze. Rollet war unablässig bemüht, solche und ähnliche Erscheinungen zu erklären und wir müssen gestehen, dass er dies mit Geschick gethan hat. Er unterschied drei verschiedene Contagien, das Tripper-, das Schanker- und das Syphiliscontagium und erklärt alle Fälle, die bisher Schwierigkeiten zu bereiten geeignet waren, mit Leichtigkeit durch combinirte Wirkungen der einzelnen Contagien. So können ja die Contagien in der verschiedensten Weise mit einander combinirt sein: Tripper mit Syphilis, weicher Schanker mit Syphilis, Tripper mit weichem Schanker und endlich Tripper mit weichem Schanker und Syphilis; behält man diese Combinationen im Auge, so wird es auch leicht, die scheinbar abnormen Erscheinungen zu erklären, namentlich aber kann die Entstehungsweise des „Chan-

1) Inocul. du chancre mon à la rép. céphal. etc. Thèse. Paris. 1858.
2) Bull. de l'Acad. T. XXIV.
3) De la pluralité des mal. ven. 1858 u. Recherches clin. et exper. sur la Syph. etc. 1861 u. a. a. St.

croïde" nach Clerc viel natürlicher durch die Annahme von Rollet's „Chancre mixte" oder Chancre mulet erklärt werden. Nach dieser Auffassung ist also das Chancroïde nicht als ein Derivat der Syphilis, sondern als ein für sich bestehender weicher Schanker aufzufassen, dessen Secret mit dem eines indurirten Schankers oder mit irgend einem übertragbaren Syphilisproducte gemischt sein kann, in welchem Falle eine Impfung auf den Träger oder ein anderes syphilitisches Individuum nur zu einem weichen Geschwüre führen wird, da Syphilis nur an einem Nichtsyphilitischen haften bleibt.

Bezüglich der Entstehung des indurirten Schankers blieb aber bei den französichen Syphilidologen immer noch die Hunter'sche Meinung vorherrschend, dass die Geschwürsbildung der Induration des inficirenden Schankers vorausgehe; einzelne Autoren (Rollet, Auzias-Turenne) liessen zwar auch eine Papel, die in wenigen Tagen ulcerire, zu einem Schanker werden; nur von Babington (London) wurde gelehrt, dass als erste Wirkung der Syphilis die Induration, der erst später Geschwürsbildung folgt, zu gelten habe.

Die Dualitätslehre, welche nun in dieser Form festen Fuss gefasst zu haben schien, führte bei den Deutschen zu einer noch strengeren Scheidung der beiden Contagien, indem sie das Gegeneinanderstellen von hartem Schanker und weichem Schanker gar nicht zuliessen. — Friedr. Wilh. Felix v. Baerensprung[1]) behauptete, gestützt auf seine Experimente und klinischen Erfahrungen (1859): „Der indurirte Schanker ist nicht die Ursache, sondern schon die Folge der constitutionellen Affection." Demnach wird, da dasselbe Individuum nicht 2mal syphilitisch werden kann, eine Impfung vom Secrete des harten Schankers weder beim Träger noch bei einem anderen Syphilitischen harten Schanker hervorrufen. „Die Induration, d. h. die Bildung eines specifischen Productes, geht der Bildung des Geschwürs voran"; der weiche Schanker wandle sich nie in einen harten um, ausser es handelt sich um eine combinirte Wirkung von Schanker- und Syphiliscontagium im Sinne Rollet's. — Aehnliche Schlüsse zog Lindwurm[2]) aus seinen Experimenten (1860, 1861), der überdies die Bezeichnung „Schanker" nur für die

---

[1]) Charité-Annalen 1860, Bd. IX, pag. 136.

[2]) Ueb. d. Verschiedenheit d. syph. Krankheiten. Würzb. med. Zeitschrift 1862, pag. 143.

Localkrankheit empfahl. In den sechziger Jahren verliessen Carl Sigmund und Hermann Zeissl ihre ursprüngliche Ansicht und entschieden sich, gleich Albert Reder, für die deutsche Dualitätslehre, zu deren Gunsten auch die Impfversuche von Ferd. Hebra und Rosner (1861 und 1862) ausfielen[1]). Im Jahre 1862 sah auch Pietro Pellizzari in Florenz nach Uebertragung von Blut einer syphilitischen Frau bei einem jungen Doctor Syphilis entstehen; derselbe bekam[2]) nach 3 Wochen eine Papel an der Infectionsstelle und nach 2 Monaten Roseola.

Zur Begründung der Dualitätslehre trugen nicht wenig auch die Erfahrungen bei, die während der Zeit, als die curative Syphilisation in Uebung stand, gesammelt wurden.

Schon im Jahre 1849 verfiel J. Diday auf den Gedanken, mit Schanker behaftete Personen dadurch vor constitutioneller Syphilis zu schützen, dass er auf die Geschwüre Blut von syphilitischen Infiltraten, gleichsam als Präservativmittel, applicirte. Bald darauf erfuhr man, dass Schankergeschwüre sich auf Thiere und — wie Diday zeigte, welcher Schanker einer Katze auf sein eigenes Präputium mit Erfolg inoculirt hatte — wieder zurück auf den Menschen impfen lassen. Da aber constitutionelle Syphilis bei Thieren ausblieb, so suchte Auzias-Turenne[3]) das Auftreten der Krankheit dadurch zu erzwingen, dass er nicht aufhörte, demselben Thiere immer wieder neue Schanker aufzupfropfen; die erwartete Allgemeinerscheinung trat nicht ein, und es zeigte sich überdies, dass auch weitere Schankerimpfungen nicht mehr haften wollten. Auzias-Turenne legte sich diese Erscheinung so zurecht: Die bis zur Immunität wiederholten Impfungen — Syphilisationen[4]) — durchseuchen den Organismus sehr rasch, die

[1]) Eine im Jahre 1859 auf Hebra's Klinik gemachte Beobachtung, (Auspitz, l. c. pag. 231), der zufolge bei einem Lupösen nach einer 540 Tage währenden „Syphilisation" vor erlangter Immunität ein pustulöses Syphilid über der ganzen Haut zum Vorscheine kam, ist darum nicht zu verwerthen, weil ein Durchgang der Geschwüre durch einen syphilitischen Organismus — es wurden 369 Impfstiche beigebracht — nicht ausgeschlossen ist.

[2]) Gaz. hebdomad. 1862.

[3]) Sämmtliche hierauf bezüglichen Arbeiten wurden von den Freunden des Auzias-Turenne gesammelt und als selbstständiges Werk herausgegeben: La syphilisation etc. Paris 1878.

[4]) Es ist nicht ohne Interesse anzuführen, dass viel früher schon Baron Pierre-François Percy (28. Okt. 1754 bis 18. Febr. 1825), ein hoher französischer Militärarzt, eingetrocknetes Secret von venerischen Geschwüren Syphi-

Syphilis werde auf diese Weise auf eine kurze Zeit zusammengedrängt und sichere den Körper vor ihren weiteren Folgen. Hierauf gründete sich nun die prophylaktische Syphilisation, die bei Schankerkranken Anwendung fand und im weiteren Verlaufe die curative Syphilisation, der auch Constitutionell-Syphilitische unterworfen wurden.

In dieser Beziehung hat der an sich experimentirende deutsche Arzt, Dr. Lindmann, eine gewisse Berühmtheit erlangt; derselbe hatte sich in Paris Ende 1850 und Anfang 1851 mit dem Eiter von weichen Schankern ungefähr jeden 5. Tag syphilisirt; constitutionelle Erscheinungen waren ausgeblieben; 4 Monate später impfte er sich Secret eines constitutionellen Tonsillargeschwüres in den linken Vorderarm und erhielt nach 10 Tagen eine Papel, die 3 Monate später von allgemeiner Syphilis gefolgt war[1]).

In den Jahren 1856 und 1857 syphilisirte D. C. Danielssen[2]) in Bergen Spedalskhed-Kranke zu curativen Zwecken. Bei 23 Individuen wurde die „Syphilisation" durch mehrere Monate mit weichem Schanker durchgeführt, ohne dass constitutionelle Erscheinungen hinzugetreten wären; Einer, ein 30jähriger Mann, der früher nie syphilitisch war, hatte vom 25. April bis Mitte Oktober 1857, nach 393 Inoculationen, 287 Schanker bekommen und wurde immun; hierauf wurde dieser Mann am 28. September mit Eiter eines harten Schankers geimpft, es bildete sich nach 3 Tagen eine Pustel, aus der durch Weiterimpfen nur einige wenige Pusteln, die bis Ende October heilten, erzielt werden konnten; Danielssen ahnte kein weiteres Unglück, als am 13. November eine Narbe aufbrach, indolente Drüsenanschwellungen sich zeigten und später Erscheinungen einer constitutionellen Syphilis zum Vorschein kamen.

Durch die Syhilisationen ist es somit sehr bald zur allgemeinen Erkenntniss gelangt, dass Syphilisproducte, auf den Träger oder ein anderes syphilitisches Individuum geimpft, nur sehr selten ein Resultat ergeben, während Inoculationen von weichen Geschwüren nahezu regelmässig Haftungen erzielen lassen.

---

litischen zu Heilzwecken eingeimpft hat. Die Methode soll sehr zufriedenstellende Erfolge ergeben und bei Engländern und Italienern seiner Zeit vielfach Nachahmung gefunden haben (M. L. Fournier's Handb. d. Syph. übersetzt von G. Wendt, Leipzig 1820, pag. 66. — W. Boeck, Lancet, 1865, II. pag. 425).

1) Bull. de l'Acad. de méd. T. XVIII.

2) Deutsche Klinik, 1858, pag. 321 (mitgetheilt von Dr. Gjör).

Im weiteren Verlaufe stellte es sich aber heraus, dass unter besonderen Umständen auch das Secret von syphilitischen Papeln oder „harten Schankern" auf den Träger oder auf andere Syphilitische inoculabel wird, wenn die Quelle, welche den impfbaren Eiter liefern sollte, vorher Reizungen ausgesetzt oder die Impfstelle selbst irritirt wurde. — So hat Lee im Jahre 1856 beobachtet, dass Plaques, die früher auf dem Träger kein Impfergebniss ergeben hatten, mit Unguentum Sabinae zur künstlichen Eiterung gebracht, inoculabeln Eiter boten. Im Jahre 1857 berichtete F. C. Faye[1]) in Christiania, auf acht syphilitische Individuen 60 Inoculationen von indurirtem Schanker vergeblich vorgenommen zu haben; dann machte er einen Einschnitt in den Arm eines Patienten, legte täglich Charpie ein, die mit Secret eines indurirten Schankers imprägnirt war, worauf weiter impfbare Geschwüre entstanden. Faye glaubte zwar anfänglich hieraus schliessen zu dürfen, dass es nur ein syphilitisches Virus gebe, das je nach der Disposition des Individuums verschiedene Wirkungen entfalte; er bekannte sich jedoch später ganz entschieden zur Dualitätslehre und erklärte die Syphilisationsschanker für einfache Derivationsherde, die man durch Reizmittel, wie Crotonöl, Tartarus emeticus etc. ebenfalls hervorrufen könne (Hjort, Cullerier, Sigmund).

In den sechziger Jahren erfuhr man jedoch, dass nach Autoinoculationen und Impfungen von Syphilisproducten, die J. L. Bidenkap[2]) auf andere Syphilitische vorgenommen, theils in Generationen fortimpfbare Geschwüre, theils — in Ausnahmsfällen — indurirte Schanker und Papeln entstanden, dass aber einige Male die Impfung erst dann haften blieb, nachdem die Geschwüre mit Pulvis Sabinae tractirt worden waren.

Indessen haben fortgesetzte experimentelle Untersuchungen es immer mehr und mehr sichergestellt, dass Syphilisproducte unter gewissen Umständen auf dem Träger oder andern Syphiliskranken Impfgeschwüre erzeugen. Heinrich Köbner (1864) fasste seine diesbezüglichen Ergebnisse in folgende Worte zusammen[3]): „Die Impfung mit dem dünnen ...... Secret .... eines inficirenden Schankers

1) Untersuch. in Betreff d. Inoculat. von Vaccine- u. Schankermaterie etc. Mitgetheilt von G. von dem Busch in Friedr. J. Behrend's Syphilidol. 1860, N. R. II, pag. 346.

2) Wien. med. Wochenschr. 1865.

3) Klin. u. exp. Mitth. etc. Erlangen 1864, pag. 74.

schlägt fast stets fehl .... Lässt man hingegen ... das Secret unter trockener Charpie 12—14 Stunden verweilen, oder versetzt sie (die Oberfläche) durch Reizung irgend welcher Art, mechanisch oder chemisch in stärkere Suppuration und impft damit, so erhält man ..... eine Pustel ....., welche sich ... bis zwanzig Generationen ..... fortpflanzen lässt.“ Auf gleiche Weise wird Autoinoculabilität der nässenden Papeln erzielt, wenn sie „in stärkere Eiterung“ versetzt werden. Dies und die verspätete Wirkung, die Köbner mit verdünntem Schankereiter erhielt, drängte den Autor zu der Frage [1]: „Liegt es nach allen diesem nicht nahe, als Grund der Verschiedenheit der syphilitischen Krankheitsformen die so ausserordentlich wechselnde Intensität und Zusammensetzung ein und desselben Virus anzunehmen, dessen stärkste Modification das Bild der acutesten Gewebsnekrose, den einfachen, bei weitem am häufigsten local endenden Schanker, eine mildere, die von vornherein mehr chronische Primärform erzeugt, deren allmälige Aufsaugung wir meist Schritt für Schritt in der Induration der Geschwürsbasis, in den Lymphgefässen und Drüsen durch unser Auge, Tastsinn und Impfung verfolgen können, und welche zur Infection aller Gewebe des Körpers führt?“ Aehnliche Resultate wie Bidenkap und Köbner erzielte Schwabach [2]) unter G. Lewin's Leitung. — Auch Wilh. Boeck theilte einen Fall mit (1869), bei welchem von einem durch Phimose verborgenen, indurirten Schanker durch 20 Tage vergebens syphilisirt worden war; später bildete sich spontan starke Entzündung am Präputium aus, gefolgt von Harnbeschwerden, „und jetzt wurde die Materie inoculabel“.

Ein gewisses Interesse hatten zu jener Zeit die Versuche von F. J. Pick [3]), der nicht nur durch syphilitische Geschwüre, sondern auch durch Tuberkel und trockene breite Papeln Haarseile gezogen und dadurch einen Eiter erzeugt hatte, der auf Syphilitische mit Erfolg geimpft werden konnte; derselbe Experimentator impfte aber auch Eiter von Pemphigus, Acne, Scabies und (im Verein mit Auspitz) von Lupus auf die Träger und auf Nicht-Syphilitische ohne Resultat, während Controlimpfungen mit Eiter aus Scabiespusteln auf Syphi-

---

1) l. c. pag. 91.

2) Ueb. d. Impfb. d. syph. Cont. auf Syphilitische. Inaug.-Diss. 1870.

3) Auspitz, l. c. pag. 335.

litische vorgenommen zu Geschwüren führten, die in Generationen fortimpfbar waren. — Reder und Kraus erzielten mit Eiter aus Scabiespusteln bei Syphiliskranken dasselbe Resultat.

Im weiteren Verlaufe erfuhr man, dass Eiter von vulgären Efflorescenzen auch auf Gesunden haften blieb. Émile Vidal berichtete [1]), dass er Ekthyma mehr als 100mal mit Erfolg übertragen und auch mit Pemphigusinhalt bei seinem Assistenten es zu Pusteln brachte, die in drei Generationen fortimpfbar waren. — Wigglesworth erfuhr [2]), dass Eiter von einer Acnepustel seiner eigenen Haut auf seinen Vorderarm in drei Generationen (die zweite Serie nicht so entwickelt, wie die erste und dritte) übertragen wurde, wobei deutlich wahrnehmbare Ulcerationen entstanden. — Es erscheint überflüssig, andere Versuche ähnlicher Art, die in reicher Anzahl vorliegen, hier noch weiter zu erörtern.

---

[1]) Le Progrès méd. 1876, Nr. 27 u. 28; Viertelj. f. Derm. u. S. 1877, pag. 257.

[2]) Autoinoculation of veget. parasites etc. Arch. of Dermat. 1878, Vol. IV, pag. 28 und Bumstead, The virus of ven. sores etc. ibid, pag. 375; — Trans. Inter. med. Congr. Phil. 1877.

B. Gegenwärtige Vorstellung von den Contagien der venerischen Krankheiten.

Sechste Vorlesung.

INHALT: Annahme belebter Krankheitserreger für Infectionskrankheiten. — Gährung und Fäulniss als Lebensprocesse kleinster Organismen erkannt. — Entdeckung charakteristischer Mikroorganismen für eine Reihe von Krankheiten. — Mikroorganismen bei Eiterprocessen; Staphylococcen; Streptococcen. — Gonococcus. — Mikroorganismen des venerischen Geschwürs. — Mikroorganismen der Syphilis.

Ergebnisse der klinischen und experimentellen Erfahrung. — Das sogen. weiche Geschwür führt erwiesenermaassen nicht zu Syphilis, auch ist dasselbe kein syphilitisches Derivat. — Trennung des Geschwürscontagiums von dem Syphiliscontagium.

Begriffsbestimmung der venerischen Krankheiten, Abgrenzung derselben gegeneinander. — Syphilis ein constitutionelles Leiden; Helkose; Blennorrhoe.

Syphilisinfection; Gang der Erkrankung. — Syphilis acquisita, hereditaria.

Bereits pag. 30 erwähnten wir, dass von einzelnen Männern (Kircher, Abercromby, Deidier) lebende Wesen als Ursache mancher Erkrankungen speciell auch der venerischen Affectionen angenommen wurden; diese Idee des Contagium animatum wurde später noch wiederholt aufgegriffen und letzteres von Einigen auch nachzuweisen versucht.

In einer gedankenreichen Schrift hat der berühmte, vor Kurzem verstorbene Anatom J. Henle[1]) der Anschauung Ausdruck gegeben, dass sich die Infectionskrankheiten nicht anders, als durch die Annahme belebter und vermehrungsfähiger Krankheitserreger erklären lassen. Bezüglich der Syphilis habe ich der gleichen Auffassung im Jahre 1871 Ausdruck verliehen (pag. 92).

---

1) Pathol. Unters. 1840.

Nur allmälig konnte der alte Bann gebrochen werden. In erster Reihe ist hier der grundlegenden, streng wissenschaftlichen Untersuchungen Pasteur's zu gedenken. Dieser für alle Zeiten verdiente Forscher hat in unwiderleglicher Weise dargethan (noch sicherer als es früher schon durch Schwann u. A. für die Gährung geschehen war), dass die Gährung ebenso wie die Fäulniss auf Lebensprocessen kleinster Organismen beruhen, nicht aber auf Vorgängen, die aus Selbstvermehrung lebloser Fermente hervorgehen.

Allmälig gelang auch der positive Nachweis, dass eine Reihe von Erkrankungen thatsächlich durch Pilzansiedelungen zu Stande kommt (Dermatomykosen, Soor). Mit der weiteren Ausbildung unseres Wissens und der Vervollkommnung unserer Untersuchungsmittel fand man ferner, dass im Blute milzbrandkranker Thiere regelmässig Stäbchen vorkommen (Rayer[1]), Pollender[2]), Brauell[3]), die in der Folge mit unumstösslicher Sicherheit als für die Krankheit charakteristische Bacillen allgemein anerkannt wurden. Hierauf folgte die Entdeckung der Recurrensspririllen durch Otto Obermeier[4]), der Leprabacillen durch Armauer Hansen[5]), der Typhusbacillen durch E. Klebs[6]), des Tuberkelbacillus durch Robert Koch[7]) etc. etc.

Sehr grosses Interesse erweckt die Entwickelung der Kenntniss von den Eiterung erregenden Mikrococcen. E. Klebs gebührt das unbestreitbare Verdienst zuerst dieses Thema bearbeitet zu haben; nächst ihm sind v. Recklinghausen und Hüter am eifrigsten dafür eingetreten, dass Mikroorganismen bei Eiterprocessen die Hauptrolle spielen. Die hierauf folgenden zahlreichen Untersuchungen häuften immer mehr Beweise für die parasitäre Natur der Entzündungen und Eiterungen, so dass man dahin gelangte, keine Entzündung ohne Dazwischenkunft von Mikroorganismen gelten zu lassen.

Wenngleich es jetzt zweifellos ist, dass sich Eiterungen auch durch chemische Schädlichkeiten (Argentum nitricum, Quecksilber,

1) Memoires de la Soc. de Biol. T. II, année 1850.
2) Casper's Viertelj. f. ger. Med. Bd. VIII, 1855.
3) Virch. Arch. XI, 1857, pag. 132.
4) Centralbl. f. d. med. Wiss. 1873, pag. 145.
5) Norsk Magazin 1874 u. Virch. Arch. Bd. LXXIX, 1880.
6) Arch. f. exper. Path. XII, 1880.
7) Die Aetiol. d. Tuberculose, Berl. klin. Woch. 1882, pag. 221.

Ammoniak, Cantharidin etc.) erzeugen lassen, so stellte es sich doch mit der Zeit immer mehr heraus, dass die von Mikroorganismen freien Abscesse mit den verbesserten Untersuchungsmethoden immer seltener wurden. Es ist hier nicht der Ort die verschiedenen Mikroorganismen, welche Entzündung und Eiterung hervorrufen, durchzugehen, doch dürfen wir nicht unterlassen, die für uns wichtigsten zu berühren.

Unter den Eitercoccen haben wir zunächst der Staphylococcen (σταφυλή, Weintraube) zu gedenken, welche Alexander Ogston[1]) und nach ihm Rosenbach[2]) eingehend studirt haben. Am wichtigsten ist der Staphylococcus pyogenes aureus, weil derselbe ungemein verbreitet ist (in Panaritien, Phlegmonen, bei Osteomyelitis, suppurativen Lymphdrüsenentzündungen etc. etc.) und fast ausschliesslich in Pusteln, Furunkeln und Abscessen vorkommt; neben diesem ist der Streptococcus pyogenes (στρεπτός, Gliederkette) zu erwähnen, der nach J. Rosenbach zu flächenhaft ausgebreiteten Eiterungen führt und der mehr geeignet ist, metastatische Eiterungen zu bedingen, als der goldgelbe Traubencoccus, obwohl auch von letzterem Metastasenbildung bekannt geworden ist.

Insoferne die venerischen Krankheiten geradezu Typen von Infectionskrankheiten darstellen, lag es nahe auch bei ihnen nach charakteristischen Mikroorganismen zu suchen, welche das Wesen der speciellen Erkrankung ausmachen.

Für den venerischen Katarrh hat A. Neisser einen solchen Parasiten in seinem Gonococcus gefunden. Die pathogene Eigenschaft und charakteristische Wesenheit dieses Diplococcus für die Blennorrhoe ist auf Grund zahlreicher und beweisender Untersuchungen ausser jeden Zweifel gesetzt. (S. meine „Vorl. über d. vener. Katarrh", Wiesbaden 1893.)

Auch im Secrete des venerischen Geschwüres glauben einige Forscher eigenartige Bacillen (Primo Ferrari[3]), Laurent Mannio[4]) oder Mikrococcen (de Lucca[5])) gefunden zu haben.

---

1) Ueber Abscesse, Arch. f. klin. Chir. Bd. XXV, pag. 588.

2) Mikroorganismen bei den Wund-Infectionskr. d. Menschen, 1884.

3) La patolog. dell' aden. ulc. Estratto della Gaz. degli ospit. 1885; u. I bacilli dell' ulc. molle, Communic. prev. all' Acad. Gioenoia, sed. 26 Luglio 1885.

4) Nouv. rech. sur la pathog. du bub. etc. Annal. de derm. et de syphiligr. 1885, pag. 493.

5) Monatsh. f. pr. Dermat. 1886, pag. 430.

Die meiste Wahrscheinlichkeit für Specificität kommt einem von A. Ducrey[1]) demonstrirten kleinen Bacillus (1.48 μ lang, 0.5 μ breit) mit abgerundeten Enden zu, der oft seitlich gekerbt ist; eine Reincultur des Bacillus stellte Ducrey, da Züchtungen auf den gewöhnlichen Nährböden fehlschlugen, durch Impfungen auf die menschliche Haut her. Wenige Jahre später konnte Rudolf Krefting[2]) diese Untersuchungsresultate nicht nur bekräftigen, sondern überdiess die gleiche Mikrobe auch in Buboneneiter und in histologischen Schnitten nachweisen, die Geschwürs- und Adenitisgeweben entstammten. Ein ähnlicher, in manchen Stücken jedoch mitunter abweichender Bacillus wurde auch von Anderen gefunden, theils im Grunde des venerischen Geschwüres (P. G. Unna[3]), Walther Petersen[4]), Ch. E. Quinquaud und M. Nicolle[5]), Spietschka[6]), theils in Schnitten von einem solchen (E. Finger[7]).

Endlich wollen wir auch der Bemühungen gedenken, welche der Erforschung des Syphiliscontagiums geweiht wurden.

Neben den Untersuchungen von Edwin Klebs[8]), Aufrecht[9]), F. N. Birch-Hirschfeld[10]), Martineau und Hamonic haben die Fachmänner die bezüglichen Mittheilungen Sigm. Lustgarten's[11]) am meisten in Athem gehalten. Derselbe hat in Syphilisproducten den Tuberkelbacillen ähnliche Bacillen be-

---

1) Recherches experimentale sur la nature intime du principe contagieux du chancre mou. Congr. internat. de Derm. et Syph. Paris 1889, Comptes rendus 1890, pag. 229 und: Experimentelle Untersuchungen über d. Ansteckungsstoff des weichen Schankers etc. Monatshefte f. prakt. Derm. Bd. IX.

2) Ueber die für Ulcus molle specifische Mikrobe. Arch. f. Derm. u. Syph. 1892, II Ergänzungsheft, pag. 41; und Sur le microbe du chancre mou. Annales de dermat. et de syphiligr. 1893, pag. 167 u. 836.

3) Der Streptobacillus des weichen Schankers Monatshefte f. prakt. Derm. Bd. XIV, pag. 485.

4) Ueber Bacillenbefunde beim Ulcus molle. Aus Doutrelepont's Klinik. Centralbl. für Bakteriol. u. Parasitenkunde 1893, Bd. XIII, pag. 743.

5) Sur le microbe du chancre mou. Annales de dermat. et de syphiligr. 1892, pag. 818.

6) Beiträge zur Aetiologie des Schankerbubo, nebst Untersuchungen über das Ulcus molle. Arch. f. Derm. u. Syph. 1894, XXVIII. Band, pag. 25.

7) Verhandl. d. Wiener dermat. Gesellschaft. Arch. f. Derm. u. Syph. 1894, Bd. XXVIII, pag. 149.

8) Arch. f. exper. Path. X, 1878.

9) Centralbl. f. d. med. Wiss. 1881, pag. 228.

10) e. l. 1882, pag. 582 u. pag. 785.

11) Die Syphilisbacillen. Wien. med. Jahrb. 1885, pag. 89.

schrieben, welche alsbald — und unabhängig von Lustgarten — auch von J. Doutrelepont[1]) mittelst eines eigenen Tinctionsverfahrens gefunden wurden. Kurze Zeit darauf haben Alvarez und Tavel[2]) für Bacillen genau des gleichen Aussehens das Smegma des Genitales als gewöhnlichen Fundort angegeben, was Georg Klemperer[3]), Matterstock[4]) u. A. bestätigen konnten. Trotzdem hiedurch der diagnostische Werth der Syphilisbacillen bedeutend gesunken ist, brauchte ja das ihre ätiologische Bedeutung noch immer nicht zu tangiren. Bis jetzt ist aber der Gegenstand keineswegs so weit gediehen, um als sichere wissenschaftliche Stütze dienen zu können.

Noch geringerer Anerkennung erfreuten sich die Syphilisbacillen von F. S. Eve und A. Lingard[5]) und die Doppelpunktbacillen von J. Disse und K. Taguchi[6]).

* * *

Da die bei Syphilis gefundenen Mikroorganismen eine wissenschaftliche Verwerthung noch nicht gestatten, müssen wir uns noch immer hauptsächlich auf die klinischen und experimentellen Erfahrungen stützen. Aus diesen ersieht man, dass die Syphilis in den allermeisten Fällen bei absichtlichen oder zufälligen Uebertragungen nach Ablauf einer gewissen Incubationsdauer mit einem Infiltrate an der Infectionsstelle beginnt, das grosse Neigung zum Zerfalle aufweist und, mit nur wenigen Ausnahmen, zu allgemeinen Erscheinungen führt; einzelne Male ist es jedoch auch zu wohlcharakterisirten Zeichen einer constitutionellen Erkrankung gekommen, ohne dass am Orte der Uebertragung irgend eine sinnfällige Veränderung bemerkbar worden wäre. Wir haben aber auch erfahren, dass zweifellos syphilitische Producte, die keinen Reizungszustand aufwiesen, auf einem syphilitischen Individuum höchst selten zur Haftung führten, dass also ein mit Syphilis Inficirter sich gegen Syphilisübertragung gewissermassen immun erwies. Wohl beobachtet man, dass auch bei Syphilitischen

---

1) Doutrelepont u. J. Schütz, Ueber Bacillen bei Syphilis. Deutsche med. Woch. 1885, pag. 320 u. a. a. O.

2) Rech. sur le bac. de Lustgarten. Arch de physiol. norm. et path. VI, 1885, pag. 303.

3) Ueber Syphilis- u. Smegmabacillen. Deutsche med. Woch. 1885, pag. 809.

4) Ueber Bac. bei Syph Wiesbaden 1886.

5) On a bac. etc. in Syphilis. The Lancet 1886. Vol. I.

6) Ueber d. Contag. d. Syph., Deutsche med. Woch. 1885, pag. 823 und 1886, pag. 235.

nach Ueberimpfen syphilitischer Materie mitunter ähnliche Producte (Papeln) entstehen, wie bei Gesunden; diese Infiltrate haben wir aber nach der klinischen Erfahrung in Parallele zu stellen mit solchen, wie sie bei Syphiliskranken an irritirten Stellen überhaupt leicht zu Stande kommen, in einzelnen Fällen selbst nach einer geringfügigen Verletzung, wie ich dies wiederholt an mit Haut- und Schleimhautpapeln Behafteten wahrgenommen habe, die sich zufällig am Finger oder sonstwo ritzten und nach einiger Zeit hier ein Infiltrat bekamen, das alle Charaktere einer Impfpapel aufwies.

Hingegen haben wir uns die Ueberzeugung nicht verschaffen können, dass Uebertragungen mit dem Secrete eines sogenannten weichen Schankers von einem Individuum entnommen, das constitutionelle Erscheinungen nachweislich nicht dargeboten, zu syphilitischen Allgemeinerkrankungen geführt hätten. Zwar haben wir oben erwähnt, dass Wallace, nach zwei Impfungen mit Eiter, von einem primären pustulösen Geschwüre und von einem Bubo entnommen, die Entwickelung constitutioneller Erscheinungen beobachtet hatte; da diese Experimente aber aus den Jahren 1834 und 1835 stammen, aus einer Zeit, wo die controverse Frage bezüglich des sogenannten weichen und harten Schankers noch lange nicht auf der Tagesordnung stand, und wir somit auch nicht erwarten können, dass Wallace trotz der Gediegenheit seiner Untersuchungen, schon damals in der Richtung genau distinguirte; da ferner auch über die weitere Krankengeschichte der Individuen, denen die Materie entnommen worden, nähere Angaben mangeln: so wäre es wohl kaum gerechtfertigt, aus seinen Experimenten die syphilitische Natur des sogen. weichen Geschwürs deduciren zu wollen. Ebensowenig kann in der Beziehung Hebra's (pag. 65, Note 1) bereits mitgetheilter Syphilisationsfall herangezogen werden; auch da haben wir keine Garantie dafür, dass die venerischen Geschwüre nie ein syphilitisches Individuum passirten, überdies ist aus der (nach Auspitz wiedergegebenen) Krankengeschichte nicht zu entnehmen, welchem der vielen Impfstiche die Syphilis zuzuschreiben ist, sowie auch jede Angabe über den Krankheitsverlauf bei den Individuen, denen die Materie entnommen wurde, fehlt.

Für die syphilitische Natur des sogen. weichen Schankers fehlt somit jeder positive Beweis und es verliert diese Annahme vollends jeden Halt, wenn man sich die oben vorgeführten Impfversuche von Lindmann und Syphilisationen von Bidenkap u. s. w. in neuerliche Erinnerung bringt.

Das sogenannte weiche Geschwür ist aber auch kein syphilitisches Derivat. Denn die Beobachtungen und Versuche von Clerc, Bidenkap, Köbner, Pick, Boeck u. s. w., denen zufolge Syphilisproducte nach gewissen Reizungszuständen ein Secret produciren, dass zur Hervorrufung von „Schankern" bei Syphilitischen oder den Trägern geeignet ist, können diese Auffassung kaum mehr stützen, seit Pick, Kraus und Reder auch dargethan haben, dass Syphiliskranke sich dem Eiter von Scabiespusteln gegenüber nicht viel anders verhalten. Ueberdies sind diese Erfahrungen weiter gar nicht verwerthbar; denn wir können jezt mit voller Beruhigung behaupten, dass es meist gewöhnliche Eitercoccen waren (pag. 72), welche bei diesen Experimenten überimpft wurden.

Vielleicht wohnt aber dem syphilitischen Organismus die Eigenschaft inne, jeden ihm aufgepfropften Eiter derart umzuwandeln, dass er zu einem Stoff für in Generationen fortimpfbare Geschwüre wird, und der sogen. weiche Schanker somit doch in eine Beziehung zur Syphilis gebracht werden müsste? Auch dieser Annahme ist jede Stütze entzogen durch die Experimente von Wigglesworth und Vidal, welche den Eiter von Acne, Ecthyma und Pemphigus auch bei Gesunden in Generationen fortimpfbar fanden.

Wollte man aber das eben Mitgetheilte nicht als genügenden Beweis dafür gelten lassen, dass der sogen. weiche Schanker nicht unbedingt syphilitischer Natur ist, so müsste man zu dieser Auffassung durch zahlreiche experimentelle und klinische Beobachtungen gelangen, in denen die Erkrankung Syphilitischer an eben solchen „Schankern" ausser jeden Zweifel gestellt ist. Wie wäre es sonst zu erklären, dass bei der zweifellos bestehenden Immunität der allermeisten Syphiliskranken gegen Infectionen mit reinen, id est unveränderten Syphilisproducten, und zwar mit solchen Producten, die nach der Anschauung der Vertreter aller Parteischattirungen bei Nicht-Syphilitischen nahezu ausnahmslos in der charakteristischen Weise haften bleiben, diese Immunität aufhört zur Geltung zu gelangen, wenn es sich um Uebertragungen mit dem Eiter venerischer Geschwüre handelt? Sollte man, wenn das venerische Geschwür wirklich syphilitischer Natur wäre, nicht vielmehr erwarten müssen, dass ein Individuum, welches constitutionelle Syphilis überstanden, nur selten, und ein mit Syphilis noch immer behafteter Patient fast nie den Ansteckungen mit venerischen Geschwüren zugänglich würde?

Die bekannte Thatsache, dass bei zufälligen Syphilisansteckungen an extragenitalen Stellen, wie an den Lippen, Fingern u. s. w., das erste Zeichen der Erkrankung immer als Sklerose oder Papel erscheint; ferner die Wahrnehmung, dass in Städten mit grosser Populationsziffer venerische Geschwüre sehr häufig vorkommen, während in weniger gut bevölkerten Orten diese Geschwüre, trotz des Vorhandenseins der Syphilis, nur ausnahmsweise anzutreffen sind: müssen ebenfalls zu der Annahme hindrängen, dass beide Krankheiten sich nicht gut auf ein und dasselbe Contagium zurückführen lassen.

Die experimentellen Studien und fortgesetzten Beobachtungen an Kranken haben daher die erfahrensten Syphilidologen, wenn sie auch, wie Ricord, Sigmund, Zeissl u. A. ursprünglich die Unität der Contagien lehrten, schliesslich zu der Ueberzeugung gebracht, dass das venerische Geschwür mit Syphilis nicht zu identificiren sei.

Freilich zählt die übrig gebliebene Minorität, die der Unitätslehre treu geblieben ist, auch beachtenswerthe Namen in ihren Reihen; doch gibt Kaposi [1]) — einer ihrer wärmsten Vertreter — zu, dass diese Doctrin „gar viele Thatsachen nicht, oder nur schlecht zu erklären vermag;" auch Conrad Rieger [2]) konnte auf Grund seiner Experimente nicht die Ueberzeugung gewinnen, dass der Dualismus definitiv umzustossen sei.

Praktisch haben auch diejenigen Autoren, die dem venerischen Geschwüre Syphiliseigenschaften zuschreiben, ausdrücklich zugestanden, dass dasselbe „in der Regel" eine locale Krankheit darstelle „ohne allgemeine Folgen", und dass die „Induration" des Geschwürs constitutionelle Syphilis erwarten lässt [3]).

Bezüglich der Seltenheit der constitutionellen Lues nach venerischem Geschwür halten es die Anhänger der Unitätslehre mit dem letzteren ebenso, wie es seiner Zeit der berühmte Hunter und nach ihm Schwediauer und Wallace bezüglich des Trippers hielten (pag. 37, 42, 55).

* * *

Wir fassen sämmtliche, in der eben entwickelten geschichtlichen Darstellung abgehandelten Erkrankungsformen unter dem Ausdrucke: Venerische Krankheiten zusammen und verstehen

1) Path. u. Ther. d. Syph., Stuttgart 1881, pag. 28.
2) Viertelj. f. Derm. u. Syph. 1881, pag. 252.
3) Kaposi, l. c. pag. 29.

unter denselben solche Krankheitsprocesse, welche für gewöhnlich und am allerhäufigsten durch den geschlechtlichen Umgang von einem Menschen auf den andern übertragen und ebenso weiter übertragbar werden und darum zumeist an den Genitalien oder ihrer nächsten Umgebung auftauchen, im Falle eines extragenitalen Sitzes aber nahezu immer bei Rückverfolgung der Uebertragungsquellen — bez. der die Infection verschuldenden Individuen — schliesslich auf eine ansteckende Genitalerkrankung zurückleiten. Wenn also dieser Auffassung gemäss nicht ausgeschlossen erscheint, dass dieselben Krankheiten, wenn sie einmal auf andere Weise, z. B. durch Küsse, Ess- und Trinkgeschirre, absichtliche Impfung etc. hervorgerufen werden, noch immer zu den venerischen zu zählen sind; so wird man andererseits manche Uebertragungen (Scabies, Pediculosis etc.), weil sie vielleicht gelegentlich eines Geschlechtsactes erfolgt sind, den venerischen Erkrankungen gewiss nicht zuzureihen haben.

Eine andere Zusammengehörigkeit, als diese eben berührte, rein äusserliche, ist nicht erwiesen; es sind somit auch alle Doctrinen, welche die Identität der venerischen Krankheiten proclamirten, oder die Ansicht vertraten, dass ein genetischer Zusammenhang zwischen denselben bestehe, auf Irrthümer zurückzuführen, die durch gleiche oder doch nachbarliche Localisation der Krankheitsanfänge und durch die Möglichkeit, mehrere Formen der venerischen Krankheiten bei einem und demselben Anlasse zu acquiriren, nur zu leicht begangen werden können.

Die Berücksichtigung der thatsächlichen Verhältnisse führt uns also dazu, anzunehmen, dass durch einen Coitus „impurus" drei von einander verschiedene Erkrankungsformen hervorgerufen werden können, wobei fixe Contagien die Hauptrolle spielen, und dass jede dieser drei Erkrankungsformen auf ein eigenes Contagium zurückzuführen ist, wenngleich zwei dieser Contagien, oder auch alle drei in Combination nebeneinander zur Wirkung gelangen mögen.

Eines dieser Contagien führt meist in allen Fällen zu einem ganz eigenartigen constitutionellen Leiden, für welches ausschliesslich die Bezeichnung: Syphilis oder Lues üblich geworden ist.

Die Cardinaleigenschaft der constitutionellen Erkrankung bringt es mit sich, dass Syphilitische auf neuerliche Einimpfungen des Contagiums in der für Lues charakteristischen Weise nicht mehr oder nur unter gewissen Voraussetzungen reagiren, ja dass selbst nach erfolgter Ausheilung in den allermeisten Fällen eine Immunität gegen solche Einimpfungen besteht; während das Contagium der venerischen Erkrankungen im engeren Sinne, auf andere Partien des Trägers, in geeigneter Weise gebracht, ziemlich oft Wiederholungen von gleich charakterisirten Erkrankungen beobachten lassen.

Das zweite Contagium veranlasst am Orte der Uebertragung Ulceration, die wir venerische Helkose, venerisches Ulcus nennen. Die Untersuchungen über das Contagium werden zwar mit Eifer und, wie es scheint, auch mit Aussicht auf Erfolg betrieben (pag. 73), doch ist dasselbe bakteriologisch noch nicht derart studiert, als es erwünscht wäre; demgemäss sind wir bislang auch bezüglich dieser venerischen Affection auf Forschungen angewiesen, die aus der klinischen Beobachtung und dem Experimente fliessen (siehe meine „Vorles. üb. d. ven. Geschwür"). Diese belehren uns, dass zwar nächstgelegene Lymphwege und Lymphdrüsen durch das Contagium in Mitleidenschaft gezogen werden können, dass aber Vervielfältigung desselben im übrigen Organismus nicht zu Stande kommt, somit eine constitutionelle Erkrankung durch das venerische Geschwürs-Contagium nicht gesetzt wird.

Bei der dritten venerischen Affection handelt es sich um ein Contagium, das an Schleimhäuten, insbesondere des Urogenitaltractes, sehr leicht haftet und daselbst einen ganz charakteristischen Katarrh erzeugt, den wir mit dem Namen des venerischen Katarrhs belegen.

Es ist ausser Zweifel gesetzt, dass dieser Katarrh durch einen Diplococcus hervorgerufen wird, den A. Neisser gefunden und als Gonococcus beschrieben hat. Die biologischen und pathogenetischen Eigenschaften dieses Parasiten haben durch die Forschungen der letzten Jahre, sowie durch sorgfältige klinische Beobachtungen sehr viel an Klarheit gewonnen, so dass wir jetzt ziemlich geläuterte Vorstellungen über den venerischen Katarrh und seine Complicationen haben. Wir wissen aber auch, dass eine Reihe von Begleiterscheinungen nicht durch den Gonococcus erzeugt werden, sondern auf Mikroorganismen, Eitercoccen (pag. 72), zurückzuführen sind, die nachträglich auf die erkrankte Schleimhaut geriethen und von da in den Organismus gelangten. Indem ich bezüglich dieser Verhältnisse auf meine „Vorles. üb. d. vener.

Katarrh" verweise, will ich hier nur anführen, dass wir im Verlaufe des venerischen Katarrhs gar nicht so selten Mitaffectionen theils durch Autoinoculation, theils durch Metastasen von Gonococcen oder von anderen pathogenen Mikroorganismen nachzuweisen in der Lage sind.

Wenngleich somit jetzt nicht mehr bestritten werden kann, dass Gonococcen durch die Lymph- und Blutbahn mitunter in ganz entlegene Gebiete verschleppt werden und daselbst zu Entzündungserscheinungen führen, so berechtigt dieser Umstand allein noch lange nicht den venerischen Katarrh als constitutionelle Infectionskrankheit aufzufassen. Abgesehen davon, dass metastatische Herde im Verlaufe des venerischen Katarrhs auch durch andere Krankheitserreger verschuldet werden, zählen Gonococcenmetastasen im Verhältnisse zur Gesammtzahl der Blennorrhoiker doch nur zu den selteneren Ereignissen; überdies aber beziehen sich die Miterkrankungen entweder blos in einseitiger Weise auf gewisse gleichartige Gewebstheile (Gelenke, Nerven), oder es handelt sich überhaupt nur um singuläre Gonococcenablagerungen; letztere wieder gelangen in Folge einer hinzugetretenen Suppuration entweder nach aussen, oder sie bleiben längere Zeit, selbst durch Jahre, in geweblich abgeschlossenen Räumen liegen, ohne dass von hier aus Descendenten dieser Parasiten gegen entfernte Gebiete des menschlichen Körpers gelangen würden.

Hieraus ist der unbezweifelbare Schluss gestattet, dass die Begleitaffectionen des venerischen Katarrhs, obzwar sie ab und zu durch metastatische Ablagerungen des Gonococcus veranlasst werden, keineswegs als Ausdruck einer Allgemeinerkrankung anzusehen sind.

In Uebereinstimmung damit steht auch die Thatsache, dass ein überstandener venerischer Katarrh vor einer neuerlichen Infection nicht nur nicht schützt, sondern hierzu vielleicht noch eher disponirt; sowie dass selbst eine nach Jahren zählende Blennorrhoe ihren Träger auch nach der Richtung nicht immunisirt, um Ansteckung anderer Schleimhäute mit dem gleichen Contagium zu verhüten.

* * *

Wohl haben wir allen Grund in dem Syphiliscontagium ein organisirtes Wesen zu suchen (pag. 92), da wir aber bis nun eine genauere Kenntniss desselben entrathen, so sind wir auch nicht in der Lage, eine bündige Definition für die Syphilis zu geben und müssen uns vorläufig noch immer damit begnügen, die Krankheit dadurch näher zu charakterisiren, dass wir die durch das Contagium bedingten Wirkungen aufzählen[1]; eine Aufgabe, welche den Inhalt der folgenden Vorlesungen zum grössten Theile ausmachen soll.

Innerhalb einer begrenzten Periode haftet an den pathologischen Producten, sowie an einer Anzahl physiologischer Elemente von an Syphilis Erkrankten, ein fixes Contagium, das, zufällig oder absichtlich, gesunden Menschen eingeimpft, in diesen die gleiche Krankheit zu erzeugen im Stande ist. Es scheint, dass das Contagium durch eine intacte Epithellage der Haut oder der Schleimhaut nicht eindringt, und dass eine Uebertragung nur an Stellen, die des Epithels verlustig sind, oder nach Einbringung unter das Epithelstratum erfolgt. — Indessen wäre es sehr wohl denkbar, dass Syphiliscontagium in eine Haartasche, eine Follikelmündung etc. hineingerathen, sich hierselbst gleichfalls stabilisirt.

An der Eingangspforte des Contagiums — an dem Orte der Ansteckung, der Inoculation — entwickelt sich eine typische Localveränderung, worauf meist allgemeine Störungen von ganz bestimmtem Charakter folgen. Das Contagium wird nun innerhalb des neu erkrankten Organismus oft durch viele Jahre hindurch propagirt und behält überdies bis zu einer mehr oder weniger genau bestimmbaren Periode seine Wirksamkeit auch insofern unverändert bei, als es, auf andere Gesunde übertragen, dieselbe Krankheitsreihe hervorzurufen geeignet ist. Die allgemeinen Störungen — constitutionellen syphilitischen Erkrankungen — sind mitunter aus einer durch Decennien, ja durch das ganze Leben sich hinziehenden Kette von Einzelerkrankungen zusammengesetzt, die durch mehr oder weniger grosse Zeitabschnitte relativen Wohlbefindens, in denen auch objectiv nichts Abnormes zu constatiren ist — die Latenzperioden —, von einander getrennt sind; in vielen, ja vielleicht den meisten Fällen erlischt jedoch die Syphilis schon nach kurzem Bestande.

Die durch das Syphiliscontagium gesetzten typischen initialen Localveränderungen bleiben nur selten aus; sie fehlen immer,

[1]) So sagt Josephus Struthius (De morbi gallici pulsibus, Luisinus, Aphrodis. T. II, pag. 955) klar und deutlich: „Quum enim hic morbus non sit unus simplex, sed ex pluribus simplicibus, unum illi genus subalternum dari non potest, nec definitio una, sed descriptio potius". — Die Vielgestaltigkeit der Krankheit im Allgemeinen hat schon Parecelsus mehrfach ausgesprochen.

wenn dasselbe der Generationszelle oder der in Entwickelung begriffenen Frucht zugeführt wurde[1]); hier fällt die Ausbreitung des Contagiums mit dem Wachsthum der Frucht zusammen; es kommt nur zu Allgemeinstörungen. — Diese innerhalb des Uterus zur Entwickelung gelangte Syphilis ist die ererbte, hereditäre, congenitale, die ausserdem von der im Extrauterinleben beigebrachten — der erworbenen, acquirirten — auch noch durch andere Abweichungen sich auszeichnet. — Ob jedoch das Syphiliscontagium auch noch auf die zweite Generation vererbbar ist, scheint mir nach den bisherigen Beobachtungen nicht erwiesen.

---

1) Wie pag. 26 erwähnt, unterschied bereits Paracelsus zwischen einer durch die Zeugung bewerkstelligten Uebertragung und einer während der Schwangerschaft erfolgten Ansteckung. Bei Augerius Ferrerius lesen wir: „aut, si mater a die conceptionis in morbum inciderit“. (De pudendagra lib. I, cap. 2; — Al. Luisinus, Aphrod. T. II, pag. 906.)

C. Ueber die durch das Syphiliscontagium gesetzten pathologischen Veränderungen und über Syphilis-Infection.

Siebente Vorlesung.

INHALT: Gang der Syphiliserkrankung von der Initialmanifestation bis zur Verallgemeinerung; intermediäre Syphilisproducte; tabellarische Zusammenstellung der Zeitintervalle für die sogen. I. und II. Incubation; klinische Beobachtung über die II. Incubation.

Pathologische Veränderungen. — Irritative Processe. — Gumma (Granulom, Leukocytom, Syphilom); Resorption, Zerfall, Verkäsung desselben. — Syphilitische Schwiele.

Abhängigkeit der pathologischen Vorgänge von der Wesenheit des Syphiliscontagiums. — Wandlungen des Contagiums im Körper. — Graphische Darstellung des Syphilisprocesses. — Gleichzeitigkeit von irritativen und gummösen Producten.

Die Generationsorgane bleiben oft lange infectionsfähig. — Wirkungen des Contagiums durch formative Reize, durch seine Stoffwechselproducte.

Dringt das Syphiliscontagium durch eine Abschilferung, eine Rhagade, eine zufällige oder absichtliche Verletzung, eine Follikelmündung (?) in die allgemeine Decke oder in die Schleimhaut ein, so bildet sich — für den Fall andere Krankheitserreger nicht gleichzeitig mit zur Uebertragung gelangten — nach einer reactionslosen Pause von mehreren Tagen bis zu wenigen Wochen — die Incubationsdauer genannt — an der Stelle, die dem Contagium als Eingangspforte gedient hat, ein Infiltrat aus: die syphilitische Initialmanifestation. „Die Incubation erstreckt sich — nach Sigmund[1]) — meistens auf 3—4 Wochen; es kommen indessen auch längere und kürzere Incubationsfristen vor, und zwar längere bis auf 6 Wochen hinausreichende, und kürzere bis auf 9 Tage herabgehende, diese letzteren jedoch überaus selten. Die Incubation dauert gleich lange, ob die Formen auf der äusseren oder der

[1]) Pitha-Billroth's Handb. d. Chir. Bd. II, Abthlg. 2, Heft 1, pag. 213.

Schleimhaut sich entwickeln." Manchmal kann die Incubation sehr lange — selbst 8 Wochen — dauern (J. Hutchinson[1]).

Schon nach einigen Tagen führt die Initialmanifestation zu einer meist schmerzlosen Anschwellung der nächst- oder zweitnächstgelegenen Lymphdrüsen, den indolenten Bubonen — Drüsensklerose, Scleradenitis; wobei ab und zu auch die zwischen der Initialmanifestation und den Bubonen gelegenen Lymphgefässe zu verschieden dicken, knotigen Strängen umgewandelt werden — Lymphstrangsklerose, sklerosirende Lymphangoitis.

Nach einem weiteren Verlauf von einigen Wochen — der sogen. II. Incubation — kommt es zu Zeichen einer Allgemeinerkrankung, welche jedes Organ, jedes Gewebssystem, einzeln oder in Gemeinschaft mit anderen Organen oder Gewebssystemen, ergreifen und mit bald kürzeren, bald längeren, selbst Jahre langen Unterbrechungen durch einen kleineren oder grösseren Theil des Lebens sich hinziehen kann. — Allgemeine, constitutionelle Syphilis mit ihren Latenzperioden und Recidiven (pag. 94).

Zuweilen sieht man während der sogen. II. Incubation, also während der Zeit, welche zwischen dem Erscheinen der Initialmanifestation und dem Auftreten von Allgemeinsymptomen liegt, und welche ich als intermediäre bezeichne, entweder in der Nähe des Initialaffectes, oder weit davon entfernt ganz charakteristische, intermediäre Syphilisproducte sich entwickeln. Dieselben sind entweder als versprengte Vorläufer der allgemeinen Eruption aufzufassen, oder ihre Entstehung ist theils auf regionäre (active oder passive) Wanderung des Contagiums, theils auf zufällige oder absichtliche Infection — postinitiale Infection — zurückzuführen[2]).

In denjenigen genau geschilderten Fällen, wo die Syphilis auf experimentellem Wege zur Uebertragung gelangte, sind die Zeitintervalle von der Infection bis zum Erscheinen der Initialmanifestation (I. Incubation) und von dieser bis zu den ersten Zeichen der Allgemeinerkrankung (II. Incubation) sehr übersichtlich aus einer Zusammenstellung bei Auspitz[3]) zu entnehmen.

---

1) l. c. pag. 136.

2) Siehe meinen im Wien. med. Doct.-Colleg. am 3. Dec. 1888 gehaltenen Vortrag: Wege und Wandlungen des Syphiliscontagiums. In: Mittheil. d. Wien. med. Doct.-Collegiums.

3) l. c. pag. 344 u. 345.

Impfquellen.	I. Incubation.	II. Incubation.	Fälle von
Indurirter Schanker	28 Tage . . .	72 Tage . .	Wallace.
	28 „ . . .	68 „ . .	
	28 „ . . .	? „ . .	
Pustelsyphilis . .	28—30 Tage. .	6—8 Wochen	
	28 Tage . . .	6—8 „	
Einfache Schanker	—	11 Wochen .	
und Bubonen. .	—	9 „ .	
Pustelsyphilis . .	—	130 Tage .	Vidal.
Breiter Knoten . .	(9 Tage) 25 Tage[1])	52 „ .	Waller.
Blut	34 Tage . . .	65 „ .	
Ulcus secundarium	10 „ . . .	3 Monate.	Lindmann.
Pustelsyphilis . .	(21 Tage) 29 Tage	159 Tage .	Rinecker.
Syphilisknoten . .	21—23 Tage. .	70—80 Tage	
	27 Tage . . .	—	
Indurirter Schanker	—	4 Monate.	Danielssen.
Breite Knoten . .	28 Tage . . .	83 Tage .	Guyenot.
Breite Knoten und Rhagaden . . .	18 „ . . .	27 „ .	dem Pfälzer Unbekannten.
	23 „ . . .	107 „ .	
	15 „ . . .	68 „ .	
	17 „ . . .	64 „ .	
	17 „ . . .	26 „ .	
	25 „ . . .	39 „ .	
	36 „ . . .	—	
	31 „ . . .	33 Tage .	
Syphilitische Impfgeschwüre . . .	23 „ . . .	35 „ .	
	42 „ . . .	—	
	16 „ . . .	48 Tage .	
Blut Syphilitischer	—	93 „ .	
	—	111 „ .	
	—	134 „ .	
Breite Knoten . .	14—18 Tage . .	54 „ .	Gibert.
	25 Tage . . .	37 „ .	
	? „ . . .	? „ .	
	35 „ . . .	35—50 Tage	

1) Die erste Angabe bezieht sich auf die Röthung der Impfstellen, die zweite auf das Auftreten der initialen Knoten.

Impfquellen.	I. Incubation.	II. Incubation.	Fälle von
Indurirter Schanker	28—30 Tage. .	3 Monate .	v. Baeren-
Breite Knoten . .	28—30 „ . .	—	sprung.
Ulcus secundarium	3—4 Wochen .	einige Woch.	
Indurirter Schanker	15 Tage . . .	2—3 „	Lind-
	(19) 24 Tage. .	6—7 „	wurm.
Knoten in Substanz	3 Wochen. . .	? „	
Blut.	über 3 Wochen.	8—14 Tage.	
Breite Knoten . .	16 Tage . . .	72 Tage . .	Hebra-
Gem. Schanker (II.b)	—	70 „ . .	Rosner.
Indurirter Schanker	22 Tage . . .	73 „ . .	
Blut eines Syphilitischen	20 „ . . .	2 Monate .	Pellizzari.

Wir finden also als I. Incubation:

Im Minimum. . . . . 10 Tage (1 mal).
Im Maximum. . . . . 42 „ (1 mal).
am häufigsten 3—4 Wochen.

Als II. Incubation:

Im Minimum . . . . . 8—14 Tage (1 mal).
Im Maximum . . . . . 159 „ (1 mal).
am häufigsten 6—12 Wochen.

Wie wir später noch zu erörtern haben werden, ist der Beginn der Verallgemeinerung nicht immer mit Sicherheit festzustellen; zweifellos spielt hiebei auch die Art der Verallgemeinerung eine Rolle. Es befremdet darum nicht, dass auch die klinische Erfahrung in der Richtung grosse Variabilität aufweist. R. Bergh[1]) verfügt dies betreffend über genaue Daten bei 254 männlichen Individuen; die sogen. II. Incubation schwankte zwischen 24 und 204 Tagen. Und zwar trat die Allgemeineruption auf:

in der 4. Woche 2mal,
„ „ 5. „ 11mal,
„ „ 6. „ 20mal,
„ „ 7. „ 28mal,

[1]) Ueber d. Incubationsdauer bei Syph., Monatsh. f. pr. Dermatol. XVII, pag. 601.

in der	8.	Woche	32mal,
„ „	9.	„	21mal,
„ „	10.	„	30mal,
„ „	11.	„	23mal,
„ „	12.	„	16mal,
„ „	13.	„	13mal,
„ „	14.	„	24mal,
„ „	15.	„	27mal,
„ „	20.—24.	Woche	3mal,
„ „	24.—29.	„	4mal.

* * *

Durch die Ansiedelung und Verallgemeinerung des Syphiliscontagiums werden in den Geweben mannigfache pathologische Veränderungen gesetzt. Sehr häufig sind Hyperämien, die gewöhnlich nur einige Zeit bestehen; wenn sie nicht bald verschwinden, reihen sich denselben geringe Infiltrationszustände an, welche als Uebergang und Einleitung zu leichten entzündlichen Vorgängen aufzufassen sind.

Ebenso wie die Hyperämien pflegen sich auch die Entzündungen geringeren Grades zurückzubilden, indem die Infiltrate zur Resorption gelangen und die ursprüngliche Norm wieder hergestellt wird. Einzelne Male jedoch organisirt sich das Infiltrat zu einer lange dauernden oder gar nie schwindenden Verdickung, die je nach ihrem Standorte der Hauptsache nach entweder aus Bindegewebe oder aus Knochen besteht. Unter gewissen Verhältnissen wieder kommt es zu Zerfall und Abscedirung der infiltrirten Partien, die bei oberflächlicher Lage bald in Geschwüre umgewandelt werden; oder der Zerfall beginnt sofort an der Oberfläche und das Infiltrat wird zum Geschwüre ohne Dazwischenkunft von Abscessbildung; in beiden Fällen ist aber Ausheilung ohne wesentlichen Substanzverlust die Regel. — Diese Processe sind mit solchen, die auf einfacher Fluxion, Entzündung oder Hyperplasie beruhen, identisch und wurden darum von Rudolf Virchow[1]) als irritative hingestellt. Sie unterscheiden sich nach den vorliegenden histologischen Untersuchungen von entzündlichen Vorgängen anderer Art nur wenig; ziemlich allgemein ist der Befund, nach welchem Gefässelemente an dem Proliferationsvorgange oft in

1) Ueb. d. Nat. d. constit.-syph. Affect. Arch. f. path. Anat. u. Phys. Bd. XV.

hervorragender Weise betheiligt sind, so dass hieraus nicht nur Verdickungen der Gefässwandungen, sondern geradezu Verengerungen und Obliterationen des Lumens resultiren.

Von den irritativen Processen wesentlich verschieden ist eine andere Reihe von durch Syphilis bedingten Vorgängen, deren beträchtliche Anzahl innerhalb der Umrahmung des Gumma und der syphilitischen Schwiele gelegen ist. — Bei dem Gumma handelt es sich zumeist um Infiltrate, die zur Vernichtung des physiologischen Zwischengewebes führen und entweder (mit unausbleiblicher Verödung des letzteren) resorbirt werden, oder als käsige Eindickung liegen bleiben, oder endlich durch Aufbruch nach aussen sich entleeren.

Das Gumma kommt als eine scharf begrenzte oder mit strahligen Fortsätzen versehene Neubildung in der Grösse eines Kornes bis zu dem Umfange von grossen Geschwülsten oder auch als eine diffuse Infiltration vor und stellt eine markweisse bis grau-röthliche weiche Masse dar, die aus einer zarten gallertigen, hier und da faserigen Intercellularsubstanz mit gewucherten Zellen besteht, welche letztere aus Bindegewebe oder den Wandelementen der kleinsten Blut- und Lymphgefässe, oder aus ausgewanderten weissen Blutzellen hervorgehen und das Aussehen von Granulationszellen oder farblosen Blutkörperchen darbieten, weshalb auch die Gummata den Granulationsgeschwülsten, Granulomen (Virchow[1]), oder den Leukocytomen (Klebs) zugereiht wurden. Ausser diesen, den farblosen Blutkörperchen ähnlichen Zellen finden sich in dem Gumma grössere (epitheloide) Gebilde vor und solche, die das Aussehen von Riesenzellen darbieten. Der histologischen Zusammensetzung nach ist eine Analogie zwischen Gummaknoten einerseits, und solchen durch Rotz, Perlsucht, Tuberculose (Scrophulose, Lupus), Lepra bedingten anderseits nicht zu verkennen, und da die Infectiosität bei diesen Krankheiten erwiesen ist, kann man für dieselben sehr wohl auch die in ihrer Aetiologie begründete Bezeichnung der Infectionsgeschwülste (Klebs[2]) gelten lassen. Wagner[3]) wieder fand in dem Gumma „eine specifische syphilitische Neubildung", die er Syphilom nennt.

---

1) Geschwülste II, pag. 387.
2) Prager Viertelj. Bd. CXXVI.
3) Arch. d. Heilk. 1863.

Obzwar dem Gumma durch die Chronicität seines Verlaufes gewöhnlich ein längerer Bestand zukommt, so ist demselben durch seine schliessliche Hinfälligkeit doch eine Grenze gesetzt; es verschwindet allmälig, und zwar auf eine dreifache Weise. — Die das Gumma constituirenden Zellen gehen entweder eine fettige Degeneration ein, zerfallen zu einer Körnchenmasse, die dann resorbirt wird, oder die Zellen quellen früher auf, werden grösser, fliessen dann ineinander, wodurch es zur Bildung von vielkernigen Klumpen (sogen. Riesenzellen) kommt, die endlich auch zerfallen und zur Resorption gelangen. Da aber die Gummazellen — namentlich nach längerem Bestande — auch die zwischen ihnen liegenden ursprünglichen Gewebsbestandtheile, wie Gefässe, Muskelfasern, Drüsenzellen u. s. w. zu Nekrose und Zerfall bringen, so wird nach Resorption eines etwas älteren Gummas auch ein Theil des Parenchyms, in dem das Gumma gesessen hatte, resorbirt werden — das Organ entsprechende Verödung aufweisen, wodurch die mannigfachsten Difformitäten zu Stande kommen.

Die fettig zerfallene Masse des Gumma kann sich aber auch sofort verflüssigen und eiterähnlich umgestalten, nach erfolgtem Aufbruche sich nach aussen entleeren und so zu einem Geschwüre Veranlassung geben, das sich erst dann reinigt und vernarbt, wenn die nekrosirten Partien zur Abstossung gelangt sind und neue Gummainfiltrate sich nicht mehr bilden.

Anders ist das Verhalten des Gumma, wenn — was oft genug der Fall ist — in seiner Umgebung eine Bindegewebsneubildung angeregt wird, die durch nachträgliche Schrumpfung eine schwielige Umwandlung erfährt; das Gumma kommt dann mitten in eine Schwiele zu liegen, wodurch seiner Resorption ein bedeutendes Hinderniss gesetzt wird; die zerfallenen Gummabestandtheile dicken sich zu einem fetthaltigen körnigen Haufen mit verödeten Zellen und Kernen ein, nehmen also einen käsigen Charakter an und bleiben dann entweder als unorganisirte Masse liegen, oder der Käse weckt als fremder Körper eine Entzündung und Eiterung in seiner Umgebung, wodurch derselbe unter Bildung eines Geschwüres mit callösen Rändern schliesslich aus dem Organismus ausgestossen wird[1]).

---

1) „Non universus tamen simul tumor suppurationem hanc recipit, sed per partes, portionem saepe aliquam omnino ad maturationem contumacem, gypso similem, derelinquens“ (Manardus, De morb. Gall. epist. sec. ad Michaelem Sanctannam; Al. Luisinus, Aphrod. T. I, pag. 603).

Das Gumma ist somit eine Zellenneubildung, deren Elemente zu einer bestimmten Zeit zwar die Gruppirung zu einer Geschwulst annehmen; da aber der geschwulstartige Charakter nur einer Phase des Gumma entspricht, das sich in der Regel nicht organisirt, sondern im weiteren Verlaufe entweder durch Resorption oder Ulceration zur Heilung gelangt, oder sich zu einer trockenen käsigen Masse eindickt: so glaube ich, dass der Kliniker zweckmässiger vorgeht, auch beim Gumma einen chronisch-entzündlichen Process zu Grunde zu legen.

Der geschwulstartige Charakter des Gumma geht vollends verloren, wenn es sich in äusserst langsamer Entwickelung als ein Infiltrat ausbildet, dessen Elemente nicht in grossen Herden angehäuft sind, sondern in Form von Zügen und Flächenausbreitungen eine um so grössere Ausdehnung erfahren. Durch solche gummöse Infiltrate wird überdies noch häufiger als sonst Neubildung von Bindegewebe in der Umgebung angeregt, das sich allmälig verdichtet und in den Weichtheilen die Form von fibrösen, narbigen, vielfach schrumpfenden Strängen annimmt. — Dieses Product, bei dem das Gumma so sehr in den Hintergrund gedrängt wird, stellt die syphilitische Schwiele κατ᾽ ἐξοχήν dar; sie erweist sich mikroskopisch als eine dichte Bindegewebsmasse, zwischen deren Fasern je nach dem Entwickelungsstadium, in welchem sie zur Untersuchung gelangen, mehr oder weniger zahlreiche junge Zellen, oder solche, die bereits (wie beim Gumma) in Verfettung übergegangen sind, angetroffen werden. Im Knochen führt der analoge Vorgang zur Sklerosirung.

Die syphilitische Schwiele und die Gummösität combiniren sich übrigens in der mannigfaltigsten Weise, indem bald die erstere, bald die letztere prävalirt.

Die syphilitischen Irritationsvorgänge erscheinen als die frühesten Symptome der constitutionell gewordenen Erkrankung, werden an den meisten der Untersuchung zugänglichen Orten ganz gewöhnlich angetroffen, sind aber mit grosser Wahrscheinlichkeit auch in tiefer liegenden und visceralen Gebilden anzunehmen. Ich habe auf solche Vorgänge in den Meningen[1]) aufmerksam

[1]) Ed. Lang, Ueb. d. Häufigkeit u. Frühzeitigk d. syph. Erkrank. des centr. Nervensyst. u. üb. Meningealirrit. bei beg. Syphilis. Wiener med. Wochenschr. 1880 — und Ueb. Meningealirrit. etc. Viertelj. f. Dermat. u. Syph. 1881, pag. 469.

gemacht; Prof. Isidor Schnabel[1]) hat meine Vermuthungen von Irritationszuständen im Augenhintergrunde bei beginnender Syphilis ziemlich oft bestätigt gefunden; A. Jarisch[2]) und E. Finger[3]) beschrieben nervöse Störungen bei florider frischer Syphilis. — Subjective Erscheinungen der syphilitischen Irritationen fehlen sehr oft, oder sie sind nur von höchst untergeordneter Bedeutung; daher kommt es, dass Irritationen tiefer liegender Gebilde erst in jüngster Zeit zur Kenntniss gelangt sind; Irritationsvorgänge an der Haut und den Schleimhäuten sind selbstverständlich die zuerst bekannt gewordenen Zeichen, welche überhaupt auf das Wesen der syphilitischen Erkrankung hingeleitet haben.

Die Gummaproductionen entwickeln sich erst im späteren Verlaufe der Syphilis, sie sind, wie vorhin erwähnt, stets von Verödungen, bezw. Substanzverlusten gefolgt. Die Kenntniss und Benennung des Gumma reicht weit zurück, wie schon aus Juan Almenar (1502) zu entnehmen ist: „qui nodes habent, qui gummi vulgariter appellantur, difficilius caeteris curantur"[4]). Bei Falloppio[5]) lesen wir: „Isti tumores cum contineant materiam crassam: quae est veluti gummi eliquatum, ideo gummata Gallica vocantur a medicis".

Die syphilitische Schwiele ist erst vor mehreren Decennien als Syphilisproduct angesprochen worden. Franz Dittrich[6]) und nach ihm R. Virchow[7]) haben zu ihrer Erkenntniss den wichtigsten Anstoss gegeben; bis dahin hatten die sie repräsentirenden narbigen Züge und Schwarten für ausgeheilte Carcinome gegolten.

* * *

Wir sind bisher nicht in der Lage, volle Einsicht in den Zusammenhang der hier besprochenen pathologischen Vorgänge, die im Verlaufe der Syphilis zu Tage treten, zu gewinnen; hauptsächlich wohl darum, weil uns noch der vollständige Einblick in das Wesen des Syphiliscontagiums fehlt (pag. 74). Auch die Re-

---

1) Viertelj f. Dermat. u. Syph. 1880, pag. 473.
2) Wiener med. Blätter 1881.
3) Viertelj. f. Dermatol. u. Syph. 1881, pag. 255.
4) De morbo gall. liber. Al. Luisinus, Aphrod. I, pag. 362.
5) De morbo Gall. tract. cap. CXV. — Al. Luisinus, Aphrod. II, pag. 826.
6) Prager Viertelj. Bd. XXI, 1849, pag. 1; und Bd. XXVI, 1850, pag. 33.
7) Geschwülste II, pag. 423 u. ff.

sultate des Thierexperimentes sind noch keineswegs geeignet zum Studium der Syphilis herangezogen zu werden [1]).

Nach dem Stande unserer heutigen wissenschaftlichen Vorstellungen müssen wir in dem Syphiliscontagium ein organisches Wesen vermuthen, welches die Fähigkeit besitzt, in anderen (gesunden) Individuen sich zu vervielfältigen. Ich habe diese Ansicht schon im Jahre 1871 (bei Gelegenheit meines Habilitationsvortrages) vertreten, und versucht, aus dem klinischen Verlaufe der Syphilis auf manche naturhistorischen Eigenschaften des die Krankheit veranlassenden Contagiums in folgender Weise zurückzuschliessen.

Das von der Infectionsstelle (zumeist wohl auf dem Wege des Lymphapparates) in den Blutkreislauf gelangende Contagium wird durch den Blutstrom, oft in mehreren Partien, in sämmtliche Gewebe verführt, wodurch in denselben meist nur ganz geringfügige und wenig belästigende Veränderungen gesetzt werden — irritative Zustände. Allmälig nimmt die Actionsfähigkeit des in den Geweben deponirten Contagiums ab, besitzt jedoch noch immer die Eigenschaft, auf gewisse, uns nicht immer bekannte Einwirkungen hin, neuerdings ähnliche Störungen zu bedingen — zu recidiviren. Im weiteren Verlaufe geht das in den Geweben deponirte Contagium entweder ganz — Ausheilung der Syphilis — oder nur seiner grössten Menge nach — Besserung — zu Grunde, wobei in letzterem Falle das organisirte Contagium überdies auch noch eine wesentliche Aenderung seines Charakters in dem Sinne erfährt, dass es nach einer, bis nun nicht näher zu bestimmenden Zeit in anderen (gesunden) Individuen fortzukommen und sich daselbst zu vermehren nicht mehr geeignet ist (die Syphilis also die Ansteckungsfähigkeit einbüsst), und nur in loco ein ruhendes Dasein fristet, bis es auf irgend eine (oft äussere) Veranlassung hin, zu

---

1) Die zahllosen Uebertragungsversuche auf Thiere mit allen möglichen Syphilisproducten, Initialmanifestationen nicht ausgeschlossen, bis in die jüngsten Tage verliefen entweder vollkommen resultatlos, oder sie riefen Veränderungen hervor, die nicht allseitig als Syphilissymptome anerkannt werden. Das Secret des venerischen Geschwüres hingegen hat man in charakteristischer Weise, manchmal auch von Lymphangoitis und Adenitis gefolgt, bei Thieren mehrfach erzeugt und auch auf den Menschen rückimpfbar gefunden (s. Köbner's Aufsatz „Zur Frage d. Uebertragbark. d. Syph. auf Thiere", Wiener med. Wochenschr. 1883 und die die einschlägige Literatur über „die ven. Erkrank. u. deren Uebertragbarkeit bei einigen warmblütigen Thieren" berücksichtigende Arbeit Proksch' in der Viertelj. f. Dermat. u. Syph. 1883, pag. 309). Seit jener Zeit sind wieder einige Syphilisimpfungen an Thieren vorgenommen worden.

einer neuerlichen Propagation angeregt, an Ort und Stelle eine genau charakterisirte, die Spätformen der Syphilis repräsentirende Reaction bedingt; das bogen- und kreisförmige (serpiginöse) Umsichgreifen der syphilitischen Spätproductionen lassen einen Schluss auf die noch erhaltene Propagationsfähigkeit des Mikroorganismus im Wirthe ganz gut zu (Diday, Doyon). Diese Betrachtung lässt auch die meist symmetrische Vertheilung der Frühsymptome und das gewöhnlich asymmetrische Auftreten der Spätproducte der Syphilis sehr gut erklären[1]).

Ueberdies erscheint die Annahme zulässig, dass das in den Lymphdrüsen zurückgehaltene Contagium, ebenso wie in andern Geweben, durch längere Zeit inactiv liegen bleibt und allmälig zu Grunde geht; gelangt es aber durch die Vasa efferentia in die Blutmasse — was noch nach Jahren möglich ist —, so machen sich in entfernten Geweben Recidiven bemerkbar, welche, je nach der Menge des in die Circulation gerathenen Contagiums, reichlich und symmetrisch vertheilt ist, oder nur in singulären Herden auftauchen. Das Contagium kann zwar auch innerhalb der Lymphdrüsen selbst zu neuerlichem Leben angefacht werden und hier Spätformen der Lues veranlassen, doch wird dies seltener beobachtet.

---

1) Hutchinson lässt das Syphiliscontagium vermittelst des Blutes in sämmtliche Gewebe gelangen. „Während des tertiären Stadiums existirt hingegen mit grösster Wahrscheinlichkeit das Virus im Blute nicht mehr; ja selbst in den Geweben wird es kaum noch in einer activen Form vorhanden sein. So entstehen in dieser Periode die Krankheitserscheinungen durch Eigenthümlichkeiten der Gewebe, welche schon während der anfänglichen Latenzperiode zur Ausbildung gekommen waren. Bei der Entstehung dieser Entzündungserscheinungen spielen locale Einflüsse eine grosse Rolle; wenn sie aber einmal entstanden sind, so pflanzen sie die Infection selbst weiter fort und zeigen immer nicht nur das Bestreben zur längeren Dauer, sondern sie neigen auch dazu, auf benachbarte Gewebe überzugreifen." (Syphilis von J. Hutchinson, deutsch von Arthur Kollmann, Leipzig, 1888, pag. 25).

Virchow denkt sich, dass das syphilitische Virus in die circulirenden Säfte gelangt und von diesen „in die Gewebe, z. B in die Substanz der Lymphdrüsen (Bubonen) aufgenommen und hier zurückgehalten wird. Hier entstehen nun locale Reizungen, welche die Entfernung des Giftes zur Folge haben können, welche aber in der grossen Mehrzahl vielmehr eine Vermehrung der virulenten Substanz und damit die endliche, frühere oder spätere Weiterverbreitung des Uebels bedingen". (Ueb. d. Nat. d. const.-syph. Affect., Abdruck aus Virchow's Arch. Bd. XV, Berlin 1859, pag. 117.)

Siehe hierüber auch: E. Lesser, Aetiol. d. tertiär. Syph., Corresp.-Bl. f. Schweizer Aerzte 1893, pag. 49.

Die Beziehung zwischen dem so aufgefassten Contagium und den pathologischen Vorgängen bei Syphilitischen stellt sich nun folgendermassen dar.

In der ersten Zeit wird durch die Verallgemeinerung des Contagiums der Anstoss zu den erörterten irritativen Zuständen gegeben, welche in Form von Hyperämien, geringen entzündlichen Infiltraten und Hyperplasien erscheinen. Grösstentheils kehrt wohl die Norm zurück; nur ausnahmsweise werden da und dort Infiltrate und Hyperplasien nicht resorbirt, die sich dann zu mehr oder weniger dauernden Bildungen (Knoten der Haut und Schleimhaut. Tophi) organisiren.

Das Gumma bedarf zu seiner Entwickelung eines im Gewebe liegen gebliebenen Residuums des in seinem Wesen höchst wahrscheinlich sehr veränderten Syphiliscontagiums, welches, durch irgend eine Veranlassung zu neuerlicher Propagation angefacht, an Ort und Stelle Productionen von einem dem Gumma eigenthümlichen Charakter bedingt. Wenn es auch wahrscheinlich ist, dass die Krankheitskeime meistentheils solche sind, die am Orte des gummösen Processes lange Zeit hindurch ein ruhendes Dasein beobachtet haben, so muss denn doch auch die Möglichkeit zugestanden werden, dass ein solcher Contagiumrest — sei es nun aus den Lymphdrüsen oder anderen Organen — sonst wohin verschleppt, da ebenfalls Gummaproducte setzen kann.

Während aber die irritativen Processe nur sehr selten zu dauernden Bildungen von Bindesubstanzen führen, werden Bindegewebsproductionen in der Umgebung des Gumma oft sehr auffallend, und das um so mehr, je mehr dasselbe diffus abgelagert erscheint (Leber-, Hoden-, Muskelschwiele, Knochensklerosirungen u. s. w.). Es ist aber ganz gut denkbar, und wird wahrscheinlich auch sehr häufig zutreffen, dass das Contagium schliesslich auch an den Orten zu Grunde geht, wo nach irritativen oder gummösen Processen dauernde Gewebsbildungen zurückgeblieben sind.

Wenn man den Verlauf des syphilitischen Processes nach den erkennbaren Symptomen graphisch darstellen wollte, so bekäme man eine Linie, die entsprechend der Initialmanifestation, den irritativen Zuständen und den Spätproductionen ihre Hauptmarkirung erfahren müsste, etwa derart, dass man sich unter A die Initialmanifestation, unter B die irritativen Zustände mit ihren Rückfällen und Latenzperioden und unter C die gummösen

Ausbrüche etc. mit ihren oft langen Pausen (der Latenz) vorzustellen hat (Fig. 1). Da aber das dem Organismus eingeflösste syphilitische Contagium in jeder Phase des Krankheitsprocesses — oft genug schon sehr früh — zu Grunde gehen kann, ein Erlöschen der

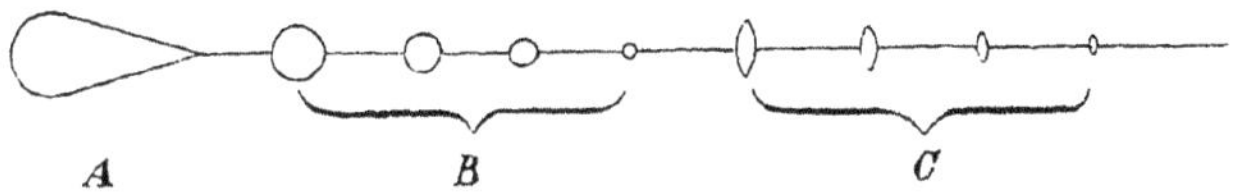

Fig. 1.

Syphilis somit zu jeder Zeit — am häufigsten während des Abschnittes mit irritativem Charakter — zu erwarten ist, so resultirt daraus für die meisten Fälle ein bedeutend kürzerer Krankheitsverlauf — ein Wegfall eines ansehnlichen Stückes der Linie von C gegen A hin.

Eine andere Aenderung pflegt die den Syphilisverlauf darstellende Linie dadurch zu erfahren, dass die Pausen zwischen der Initialmanifestation (A) und den irritativen Zuständen (B), oder zwischen den letzteren (B) und den Spätproductionen (C) recht kurz werden, oder ganz in Wegfall kommen; ja einzelne Male gestaltet sich der syphilitische Process derart, dass die Krankheitserscheinungen des einen Stadiums noch nicht ausgeklungen haben, wenn die des folgenden bereits aufzutauchen beginnen — eine Verschiebung, die durch das folgende Bild (Fig. 2) am besten veranschaulicht wird:

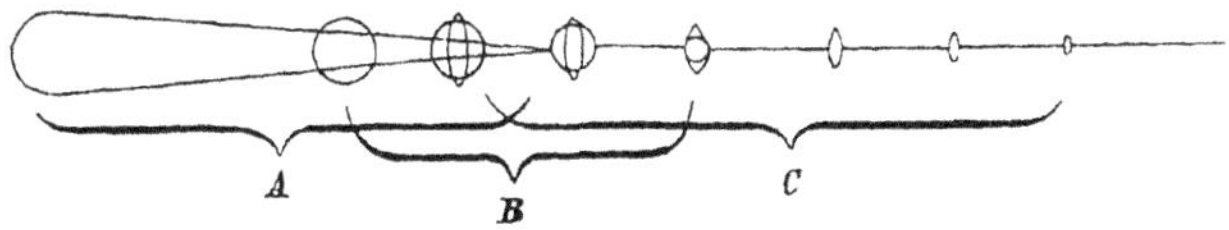

Fig. 2.

In diesen Fällen sieht man die Initialmanifestation die Periode der irritativen Zustände überdauern — ein ziemlich häufiges Ereigniss, — ja sogar spurenweise (meist wohl als Residuum) in die Zeit der gummösen Ablagerungen hineinreichen; oder, was auch zur Beobachtung zu gelangen pflegt, es zeigen sich bereits gummöse Infiltrate zu einer Zeit, wo irritative Vorgänge noch floriren.

Das Auftauchen von gummösen Infiltraten vor dem vollständigen Erlöschen der irritativen Zustände könnte auf Grund unserer Vorstellung von dem Contagium der Syphilis in der Weise erklärt werden, dass an einzelnen Stellen das in den Geweben deponirte Contagium die oben (pag. 92) erwähnte Aenderung seines Charakters früher erfährt, als an anderen; für solche Fälle würde das durch äussere Einflüsse zur Propagation angeregte Contagium an einzelnen Orten in der bereits erörterten Veränderung so weit vorgeschritten sein, dass es daselbst gummöse Productionen bedingt, während an anderen Stellen die Eigenthümlichkeit des Contagiums, Irritationsphänome hervorzurufen, noch erhalten ist.

Aus diesen Verhältnissen entspringt auch ein anderer Umstand, der in Berücksichtigung des eben Vertretenen seine natürliche Erklärung findet. Es ist nämlich auch betont worden, dass das Contagium der Syphilis seine Fähigkeit in anderen (gesunden) Individuen fortzukommen und sich daselbst unter den bekannten Erscheinungen zu vervielfältigen — also inficirend zu wirken — nur durch eine bestimmte Zeit beibehält, eine Zeit, welche, so weit unsere Erfahrung reicht, wahrscheinlich mit derjenigen zusammenfällt, innerhalb welcher das Contagium in seinem Wirthe nur Irritationserscheinungen zu bedingen pflegt. Tritt nun der Umstand ein, dass sich stellenweise gummöse Productionen zeigen, während an anderen noch Irritationsphänomene vorhanden sind, so kann eine etwa bestehende Infectionsfähigkeit auch so gedeutet werden, dass dieselbe nur an dem Theile des Contagiums haftet, das seine irritativen Eigenschaften noch nicht eingebüsst hat; da aber, wie wir später zu betonen haben werden, Irritationszustände, wenn sie in Organen, die einer detaillirteren Beobachtung schwer oder gar nicht zugänglich sind, auch unbeachtet bleiben können, so ist auch für die Fälle, bei denen die Uebertragbarkeit der Syphilis auf Gesunde zu einer Zeit wahrgenommen wird, wo scheinbar nur gummöse Infiltrate vorliegen, der Beweis nicht als sicher erbracht anzusehen, dass die Infectionsfähigkeit auch diesen letzteren zukomme.

Worin es begründet ist, dass das Syphiliscontagium in verschiedenen Individuen, ja an verschiedenen Stellen desselben Individuums die betonte Umwandlung bald früher, bald später durchmacht, wissen wir nicht, doch müssen wir mit der Thatsache, dass solches der Fall ist, rechnen. Insbesondere scheint das Contagium sich ausnehmend lange infectionsfähig zu erhalten in Theilen, die bei der Generation eine Rolle spielen, wie es die Vererbung der Syphilis nahegelegt.

Ich erwähnte, dass wir vorläufig genöthigt sind, die Natur des Contagiums aus den klinischen Erscheinungen zu erschliessen. Wenn wir dies an der Hand der Vererbungsfähigkeit der Syphilis versuchen wollen, so befinden wir uns in einer exceptionellen Lage.

Im floriden Stadium der Syphilis begreift es sich ja sehr leicht, dass bei der durch den Blutstrom besorgten Verbreitung des Contagiums, letzteres auch dem Sperma, bezw. dem Ovulum beigemischt sein kann; bei längerem Bestande der Krankheit aber ist es schwer, sich vorzustellen, dass ein Organ durch Jahre, in einzelnen Fällen durch 10 Jahre und auch länger — so lange hält ja mitunter (wie wir später erfahren werden) die Vererbungsfähigkeit an — Sitz des Syphiliscontagiums sein sollte, ohne Functionsstörung zu erleiden. Am allerwenigsten wäre das für eine gummöse Erkrankung des Geschlechtsorganes zuzugestehen, weil (abgesehen von der unwahrscheinlichen Infectionsfähigkeit gummöser Producte) gerade diese Form Verödungen bedingt, welche, je nachdem mehr oder weniger von den functionirenden (samenbereitenden) Theilen untergegangen sind, die Eignung zur Generation bedeutend herabsetzen oder vollkommen aufheben. Plausibler scheint es, für die Syphilisvererbung irritative Processe der Generationsorgane zu beschuldigen, weil hiebei meist die Function gar nicht oder nur sehr wenig alterirt wird. Aber selbst die irritative Erkrankung der Genitalorgane könnten wir nur für jene Fälle heranziehen, in welchen sich die Vererbung der Syphilis blos durch wenige Jahre nach der Infection wiederholt; für Fälle aber, in welchen die Vererbungsfähigkeit sich auf viele Jahre erstreckt, passt diese Auffassung nicht mehr, weil selbst die viel harmloseren irritativen Zustände, wenn sie durch viele Jahre ein Organ occupiren, für das letztere kaum ohne störenden Einfluss bleiben.

Wir sind somit bemüssigt, uns für die Vererbung der Syphilis noch nach anderen Erklärungsgründen umzusehen.

Mir persönlich scheint die Annahme gar nicht erzwungen, dass die Vererbung der Syphilis auch ohne Erkrankung der Generationsorgane stattfinden kann; denn es ist sehr wohl denkbar, dass das Syphiliscontagium durch die von der Krankheit weiter gar nicht ergriffenen Geschlechtswege blos zur Ausscheidung gelangt.

Ein ganz analoges Verhalten kennen wir von der Milchdrüse perlsüchtiger Kühe.

Bekanntlich hat O. Bollinger schon im Jahre 1879 (auf der Naturforsch.-Vers. in Baden-Baden) aufmerksam gemacht, dass die Milch tuberculöser Kühe, deren Euter keine Erkrankung aufweist, bei Schweinen echte Tuberculose erzeugen kann. Noch eclatanter wurde die für Tuberculose infectiöse Natur der Milch durch Karl Hirschberger[1]), einen Schüler O. Bollinger's dargethan, nachdem schon früher durch einen andern Schüler desselben Forschers — Karl Longard[2]) — wahrscheinlich gemacht worden war, dass für Staphylococcen (eines Abscesses) die Milchdrüse in der That als theilweises Ausscheidungsorgan angesehen werden darf.

Da wir von der Voraussetzung ausgehen, dass ein Mikroorganismus das Wesen des Syphiliscontagiums ausmacht, so müssen wir auch noch mit einer Erscheinungsreihe rechnen, welche von gewissen Einwirkungen abhängt, denen der Wirth (der Inficirte) durch die Stoffwechselproducte der beherbergten Mikrobien ausgesetzt ist. Ich habe hierauf schon im Jahre 1884 angespielt; neuerdings hat Ernest Finger[3]) diesen Verhältnissen eine eingehende Betrachtung gewidmet.

Wenngleich wir hierüber erst nach genauer Kenntniss des in Frage kommenden Mikroorganismus und nach klarer Einsicht in dessen biologisches Verhalten zu urtheilen berechtigt sind, so liegt es doch nahe, an der Hand von Erfahrungen, die aus gut studirten Infectionskrankheiten gewonnen wurden, manche Anschauung auf die in der Richtung nicht gut gekannte Syphilis anzuwenden.

Es ist von einer Reihe pathogener Mikroben festgestellt worden, dass dieselben Stoffwechselproducte liefern, die gar nicht indifferent sind, Toxine; und es ist mehr als wahrscheinlich, dass manche Störungen des erkrankten Organismus nicht sowohl auf Vermehrung des Mikroparasiten, als auf schädlichen (giftigen) Einwirkungen seiner Stoffwechselproducte beruhen. Das mit Verallgemeinerung des Syphiliscontagiums einhergehende Unbehagen,

---

1) Experimentelle Beiträge d. Infectiosität d. Milch tubercul. Kühe, Deutsch. Arch. f. klin. Med. 1889, Bd. 44, pag. 500.

2) Ueb. d. Identität d. Staphylococcen, welche in d. Milch u. in acut. Abscess. vorkommen. Arbeiten aus d. path. Instit. in München, herausgegeben v. Bollinger, 1886; Ref. in Baumgarten's Fortschritte in d. Lehre v. d. pathogen. Mikroorganismen II, 1886, pag. 18.

3) Arch. f. Dermatol. u. Syph. 1890, pag. 331.

die Mattigkeit, das Fieber (wie ich bereits 1884 in der ersten Auflage dieses Buches p. 115 angedeutet), gewisse Alterationen im Bereiche des Nervensystems und manch' andere Erscheinung allgemeiner Art mögen sehr wohl nur die Folge einer dem Stoffwechselproducte des Syphiliscontagiums zukommenden Noxe sein. Ja es ist denkbar, dass sich aus solchen Noxen geradezu schwere und dauernde Schädigungen im Bereiche der Nervensphäre oder anderwärts herausbilden.

Neben diesem schlimmen Einflusse dürfen wir dem supponirten Stoffwechselproducte des Syphiliscontagiums auch einen heilsamen zuschreiben, indem zu vermuthen gestattet ist, dass die von den Stoffwechselproducten imprägnirten Gewebe eine derartige Umwandlung erfahren („Gewebsimmunität" nach Behring[1]), dass neuerliche Ansiedlung frischen Syphiliscontagiums nicht mehr gelingt, dass der Syphilitiker somit gegen eine neuerliche Infection immun ist.

Dem Auseinandergesetzten zufolge würde man also die im Verlaufe der Syphilis sich abspielenden Veränderungen in zwei Gruppen zu sondern haben.

Die erste Gruppe schlösse jene pathologischen Producte in sich, die als directe Folge eines formativen Reizes von Seite des angesiedelten und sich vermehrenden Contagiums anzusehen wären, als: Initialmanifestation, Lymphangoitis, Lymphadenitis; eventuell intermediäre Erkrankungsformen (p. 84); irritative Krankheitsherde; gummöse Ablagerungen verschiedener Art. Schon das so häufig beobachtete serpiginöse (bogen- und kreisförmige) Weiterschreiten gummöser Infiltrate spricht dafür, dass letztere mit Lebensäusserungen sich vermehrender Mikroparasiten zusammenhängen.

In die zweite Gruppe hätte man solche Erscheinungen einzureihen, welche sich auf die Einwirkung der Stoffwechselproducte des Syphiliscontagiums bezögen, Erscheinungen, die mehr mit solchen zu vergleichen wären, welche aus der Wirkung giftiger Agentien hervorgehen. Hieher dürften gezählt werden: das sog. syphilitische Fieber, Affectionen im Bereiche nervöser Gebiete (Herzpalpitation, Neuralgie etc.), gewisse Formen von Anämie: dabei wäre auch die Annahme zulässig, dass diese toxischen Wirkungen ab und zu auch den Anstoss zu degenerativen Vor-

---

[1]) Die Gewinnung d. Blutantitoxine u. die Classificirung d. Heilbestrebungen bei ansteck. Krankh. Deutsche med. Woch. 1893, pag. 1253.

gängen im (Blute, dem Nervensystem) bieten, wenn nicht gar direct verschulden. In anderer Richtung wieder könnten die Stoffwechselproducte die bei Syphilitikern so häufig wahrgenommene Immunität gegen eine neuerliche Infection bedingen.

Die hier auf Grund einer mikroparasitären Vorstellung der Syphilis gelieferte kurze Skizze erfährt mancherlei Abweichung durch Dazwischenkunft anderer pathogener Mikrobien, worauf im Weiteren noch näher eingegangen werden wird.

Achte Vorlesung.

Inhalt: Infectionsfähigkeit des Contagiums und Disposition. — Verschiedene Intensität der Wirkung. — Milder Syphilisverlauf bei Reinfection; wiederholte Reinfection; Reinfection bei Hereditär-Syphilitischen — Abschwächung des Contagiums zwischen nahen Verwandtschaftsmitgliedern; bei Frauen überhaupt. — Syphilis praecox, maligna. — Schwerer Verlauf bei Invasion einer neuen Race. — Angebliche Immunität mancher geographischer Gebiete gegen Syphilis; Erkrankung ihrer Bewohner bei gegebener Infectionsgelegenheit. — Syphilis-Endemien (Syphiloide).

Sitz der Initialmanifestation; genital, paragenital, extragenital. — Ansteckungsarten. — Unmittelbare und mittelbare (durch Instrumente. Geräthe etc. erfolgte) Infection; der Mensch als Medium der Ansteckung.

Trager des Contagiums; Secret der Initialmanifestation und der constitutionellen irritativen Producte; Blut. — Syphiliscontagium ein Gewebsparasit. — Sperma und Ovulum. — Infection durch Leichentheile.

Die Infectionsfähigkeit des Syphiliscontagiums ist keine unbedingte. Es ist oft genug beobachtet worden, dass von zwei oder mehreren Individuen, die der Ansteckung mit Syphiliscontagium sich in gleicher Weise aussetzten, eines oder das andere ganz gesund ausging, also für die Syphilis keine Disposition aufwies. Mehr noch als diese Erfahrung, welche immerhin auch darauf beruhen kann, dass nicht jedes der exponirten Individuen auch eine Eingangspforte (Rhagade, Abschilferung u. Aehnl.) für das Contagium dargeboten, lehrt das Experiment, wo die Eingangspforte durch den Act der Inoculation gesetzt wurde, dass manche Menschen für die Aufnahme des Syphiliscontagiums nicht disponirt sind. (Ob man hier auch von einer temporären Indisposition bei der Uebertragung reden kann, wie bei den Dermatomykosen?)

Nebendem ist es unzweifelhaft, dass auch das Contagium, für sich genommen, während des Stadiums seiner noch erhaltenen Infectionsfähigkeit in Bezug auf die Intensität seiner Wirkungen mannigfache Aenderungen erfährt. In Fällen von Syphilisvererbungen sieht man die späteren Früchte nahezu regelmässig weniger intensiv erkranken; es ist jedoch nicht sichergestellt, ob eine ähnliche Abschwächung der Wirkungen des Syphiliscontagiums auch bei extrauterinen Uebertragungen vorhanden ist, und ob diese Abschwächung etwa in Proportion zu der Zeit steht, die das Contagium im selben Individuum zugebracht hat.

Zumeist jedoch sind es im angesteckten Individuum liegende Verhältnisse, die eine Verschiedenheit des Syphilisverlaufes bedingen.

Personen, die einmal constitutionelle Syphilis durchgemacht haben, erweisen sich gegen eine neue Ansteckung desselben Contagiums sehr selten empfänglich (pag. 79), und, wie pag. 59 bereits erwähnt, reclamirte Ricord für solche Fälle geradezu volle Immunität gegen eine zweite Infection.

Diese Ricord'sche These war auch lange Zeit herrschend, bis Beobachtungen Einzelner (H. Zeissl[1]), Vidal de Cassis[2]) eine Bresche in das Gesetz legten, die durch spätere Publicationen anderer Autoren immer mehr erweitert wurde. Im Jahre 1871 konnte Köbner[3]) in der schlesischen Gesellschaft für vaterländische Kultur bereits über 45 gut beobachtete Fälle (wovon 8 eigene) von zum zweitenmale erfolgten Syphilis-Ansteckungen — Reinfectionen — berichten, und 3 Jahre darauf theilte Gascoyen[4]) in der Londoner med. and surg. society ähnliche Beobachtungen über 11 eigene und 60 fremde Fälle mit, die dann durch Caspary, v. Rinecker, Rizet, Pellizzari, H. v. Hebra, Arning u. A. noch vermehrt wurden. Ich habe fast in jedem Jahre Gelegenheit, Fälle von Reinfection zu beobachten.

Das Vorkommen einer nochmaligen Syphilisinfection ist somit ausser Zweifel gesetzt. Dabei stellt sich aber die bemerkenswerthe Thatsache heraus, dass der Verlauf der Krankheit in der weit überwiegenden Mehrzahl sich zu einem äusserst milden gestaltet; in einer beträchtlichen Anzahl von Fällen bleiben constitutionelle Symptome sogar vollkommen aus und beschränkt sich der Process nur auf eine, freilich sehr deutlich ausgesprochene Initialmanifestation (bei Köbner in 22 unter 45, bei Gascoyen in 4 unter 11 Fällen); ja selbst die indolenten Bubonen fehlten auffallend häufiger als sonst (bei Köbner 19mal).

---

1) Zeitschr d. k. k. Ges. d. Aerzte zu Wien 1858, pag. 813.
2) Arch. gén. 1862, T. II, pag. 26.
3) Berliner klin. Wochenschr. 1872.
4) The Lancet 1874. Nov. 28.

Da nach unseren bisherigen Vorstellungen nur ein von der Syphilis geheiltes Individuum eine syphilitische Reinfection erleiden kann, so lassen sich aus solchen Beobachtungen auch Schlüsse auf die Heilungsdauer der Seuche ziehen. Die längste Zeit, welche zwischen der ersten und zweiten Infection verstrichen war, verzeichnet Köbner mit 21 Jahren, die kürzeste mit 14 Monaten, die häufigsten Intervalle fand er zwischen 6 und $2^1/_2$ Jahren; die Endsymptome nach der ersten Infection waren 20 Jahre bis 8 Monate vor der erfolgten Reinfection erloschen; ältere Producte der ersten Krankheit waren jedoch als Residuen (Sarkokele, Exostosen) auch noch zur Zeit der zweiten Ansteckung vorhanden.

Sehr bezeichnend für die Wirksamkeit der Mercurbehandlung ist die Wahrnehmung, dass von Köbner's (45) Fällen mehr als $^2/_3$ durch Quecksilber (meist innerlich) geheilt worden waren, von Gascoyen's (11) sämmtliche und von Caspary's[1]) (3) 2 Patienten.

Pellizzari's[2]) Beobachtung ist darum sehr bemerkenswerth, weil sie ein Ehepaar betrifft. Nach der ersten Erkrankung enthielt sich der Mann so lange des Coitus, bis alle Zeichen geschwunden waren; dann wurde die Frau geschwängert und im 4. Schwangerschaftsmonate traten bei ihr constitutionelle Erscheinungen auf, ohne vorausgegangene Localaffection („Syphilis durch Empfängniss“); das ausgetragene Kind war syphilitisch. Zehn Jahre später acquirirte der Mann wieder Sklerose, mit der er bei der Frau eine deutliche exulcerirte Initialmanifestation erzeugte. Beidemale verlief die Syphilis bei dem Manne gelinde, bei der Frau hartnäckiger; der Mann ist nur das zweite, die Frau auch das erstemal antisyphilitisch behandelt worden.

Gascoyen und J. Hutchinson[3]) haben sogar dreimalige Infection gesehen.

Im Jahre 1885 kam ich das erste Mal in die Lage Reinfection bei einem Individuum zu constatiren, das hereditäre Lues überstanden hatte[4]). Ein 25 Jahre alter Kellner, dessen Vater in der

---

1) Deutsche med. Woch. 1875

2) Lo sperimentale 1882, Marz.

3) l. c. pag. 546.

4) Mitgetheilt in den „Berichten d. naturwiss.-med. Vereines in Innsbruck“. XV. Jahrgang, pag. 43.

Jugend Syphilis überstanden hatte und dessen Mutter an Schwindsucht gestorben war, gab an, der jüngste unter mehreren Geschwistern gewesen zu sein, die sämmtlich bald nach der Geburt starben. Er selbst war bis zum 16. Lebensjahre gesund; dann bekam er Geschwüre am rechten Unterschenkel, welche von einem Wiener Kliniker mit Inunctionen (40), Jodoform und Jodkali behandelt und geheilt wurden. Zwei Jahre später traten Geschwüre im Halse auf, die zur Zerstörung der Uvula führten; dazumal wurde er mit Jodkali, Gargarismen und Jodeinpinselung behandelt. Im Jahre 1885 bemerkte er mehrere Wochen nach einem Coitus Geschwüre am Gliede. Als ich den Kranken am 24. October 1885 sah, fehlte die Uvula und ein Theil des rechten Gaumenbogens; der linke Gaumenbogen und das Velum waren von Narben durchzogen; am rechten Unterschenkel fanden sich zahlreiche, scharf begrenzte, weissglänzende, von pigmentirtem Saume umrahmte Narben; die Tibia war verdickt, aber nicht empfindlich. Am innern Praeputialblatte beiderseits vom Frenulum lag eine charakteristische syphilitische Initialsklerose, zum Theile ulcerirt, vor; die Lymphdrüsen in der rechten Leiste waren vergrössert. Nach Application von Emplastrum hydrargyri erschien die Sklerose am 11. November 1885 überhäutet, wonach ich den Kranken aus den Augen verlor. — Seit jener Zeit habe ich einige Male frische Syphilis papulosa etc. bei Individuen (Puellae publicae und jungen Burschen) gesehen, die zweifellose Zeichen abgelaufener hereditärer Lues (eingesunkene Nase, grosse Defecte im Septum, charakteristische Narben am Körper etc.) an sich trugen.

Das Contagium scheint aber auch innerhalb naher Verwandtschaftsmitglieder mitunter gar nicht, mitunter in schwächerer Weise zur Entfaltung zu kommen. Bei Syphiliseinschleppung in Familien, wo die Krankheit von Mitglied auf Mitglied (wie ich einmal beobachtete, von der Grossmutter auf Tochter, Schwiegersohn und Enkel) übergegangen ist, habe ich immer gelinde Formen constatiren können. Die Wahrnehmungen, dass Frauen, welche während der Schwangerschaft Syphilis acquiriren, diese Krankheit nicht immer auf die Frucht übertragen, sowie, dass von Seite des Vaters ererbte Syphilis der Säuglinge auf gesund gebliebene Mütter, trotzdem diese ihre Kinder stillen, nur selten übergeht, während Ansteckungen fremder Ammen häufiger zur Beobachtung gelangen, sollen später noch erörtert werden.

Die Behauptung Günzburg's [1]), dass die Immunität auch auf fremde Ammen sich erstrecke und in der Infectionsunfähigkeit der hereditären Syphilis begründet sei, hat durch die Erfahrung keine Bestätigung gefunden. Hingegen scheinen Frauen überhaupt einem weniger schweren und langwierigen Verlaufe der Syphilis zu unterliegen, wie Männer.

Bei manchen Individuen kommt es schon nach auffallend kurzer Zeit zur Bildung von Spätformen (serpiginösen Syphiliden und Gummen) — Syphilis praecox; auf überstürzte antisyphilitische Curen im Beginne der Syphilis habe ich solches öfter folgen sehen. — In anderen Fällen wieder entwickelt sich die Syphilis zu einer schweren Krankheit, ja mitunter zu einer acuteren, gallopirenden Form, wenn das Contagium auf schlecht genährte, in elenden Verhältnissen lebende, oder durch andere Krankheiten (besonders Malaria, Alcoholismus) heruntergekommene Individuen übertragen worden, oder wenn gesunde kräftige Individuen nach der Erkrankung an Syphilis in hygienisch schlechte Zustände gerathen, oder eine unzweckmässige Lebensweise führen [2]). Je mehr solcher ungünstigen Zufälle concurriren, um so schwerer gestaltet sich der Krankheitsverlauf. — Sehr häufig dürfte die Malignität darin begründet sein, dass die meisten syphilitischen Efflorescenzen bei derart geschwächten Subjecten durch Hinzutreten von anderen Krankheitskeimen (Staphylococcen etc.) eitrig schmelzen und im weiteren Verlaufe septische Infection sich anreiht.

Ebenso hat man wahrgenommen, dass das Syphiliscontagium beim Uebergange auf eine andere Menschenrace gewöhnlich viel itensivere Krankheitserscheinungen verursacht hat, die aber, wenn die Krankheit einmal unter dem neuen Menschenschlag heimisch geworden, sich allmälig milderten und harmloser wurden. — Von den Südsee-Insulanern ist es bekannt, dass sie im Beginne massenhaft hingerafft wurden von der Krankheit, die ihnen im vorigen Jahrhundert Cook's Mannschaft zugeschleppt hatte; in diesem Jahrhundert wurde die Syphilis bei ihnen zwar noch vorgefunden, aber mit denselben Charakteren wie bei uns

[1]) Oesterr. Jahrb. f. Pädiatr. Bd. II, 1872; — Viertelj. f. Dermat. u. Syph. 1874, pag. 604.

[2]) E. Guibout, De la Syph. maligne galopante, L'Union méd. 1875, T. XIX; — Krowczynski, Syph. maligna. Viertelj. f. Dermatol. u. Syph. 1880, pag. 51; — Lesser, ders. Geg. ibid. 1882, pag. 619.

ausgestattet. Die Vertrautheit mit der Krankheit mag wohl zum guten Theile mit dazu beitragen, dass letztere allmälig milder sich gestaltet, was schon Johannes Benedictus (1483 — 30. März 1564), ein in Polen lebender Deutscher, bestimmt aussagt[1]: „Ratio est in promptu, quia homines nunc sibi melius cavent ab infectis, vel quia medici docti melius cognoscunt nunc causam morbi et melius applicant remedia quam tempore anteacto". Möglich indessen, dass das Contagium beim Uebergange von einer Menschenrace auf die andere wirklich intensivere Wirkungen entfaltet, da auch jetzt noch Europäer — denen Unbekanntschaft mit der Syphilis gewiss nicht zum Vorwurfe gemacht werden kann — in den Hafenstädten China's schwerere Syphilisformen davontragen sollen, wie die Einheimischen[2]. Auch ich habe von Aerzten, die ihre Erfahrungen auf Colonien sammelten, vernommen, dass der Europäer daselbst nichts so sehr zu scheuen habe, als eine Syphilisinfection.

Dem gegenüber soll es wieder nach Mittheilungen sehr glaubwürdiger Autoren sogar grosse Gebiete geben, deren Bewohner der Festsetzung und Ausbreitung der Syphilis nicht günstig sind; so fasste nach Schleissner[3] bei den Isländern die Krankheit, obwohl durch die Bemannung fremder Schiffe mehrmals (1756 und 1824) dahin gebracht, nicht Wurzel. Finsen[4] hat diese Wahrnehmung für Island neuerdings (1874) bestätigt gefunden. Von den Färöer theilt Panum[3] mit (1847), dass die Syphilis daselbst zuerst 1844 eingeschleppt wurde und zu 20 Erkrankungsfällen in den nächsten 2 Jahren führte; weitere Berichte über Syphilis auf dieser Inselgruppe liegen nicht vor. Auch die Insel Miquelon (Newfoundland) soll zufolge den Berichten von Gras[5] ebensowenig einen günstigen Boden für Syphilis abgeben, wie Grönland, dessen Bewohnern Lange[5] geradezu Immunität vindicirt. „Da nun die Prostitution — berichtet Lange — sowohl auf dem Lande wie an Bord der Schiffe mit einer Ungenirtheit betrieben wird, die jeder Beschreibung spottet, so lässt sich absolut nicht annehmen,

1) De morbo Gall. libell. cap. 3; — Al. Luisinus, Aphrod. T. I, pag. 172.
2) Hirsch, Handb. d. histor.-geogr. Pathol. Stuttgart 1883, Bd. II, pag. 62.
3) Hirsch, l. c. pag. 49.
4) Hirsch, l. c. pag. 60.
5) Hirsch, l. c. pag. 55 u. 61.

dass nicht im Verlaufe von nahe anderthalb Jahrhunderten die Grönländer reichliche Gelegenheit gehabt haben sollten, syphilitisch inficirt zu werden." Die Syphilis kommt aber nach Livingstone[1]) auch bei den Negern Innerafrikas nicht zur Entwickelung „but in the pure negro of the central part it is quite incapable of permanence". Ebenso sind die Malagasi (eine Negerrace) auf Madagaskar von der Syphilis vollkommen verschont (nach Borius und Dauvin[1]), trotz der grossen Verbreitung der Krankheit unter dem der Malayischen Race verwandten, jetzt herrschenden Volksstamme der Hovas.

Solche Berichte stehen aber nur vereinzelt da, und wir müssen vielmehr hervorheben, dass, wenn auch manche dem allgemeinen Verkehre weniger ausgesetzten Gegenden lange von der Syphilis verschont geblieben sind, die Seuche schliesslich auch da, wenn hiezu Gelegenheit geboten ist, ihren Einzug hält. Bezüglich Islands erklärt Dr. Schierbeck[2]) die Seltenheit der Erkrankung damit, dass die der „feinen Welt" angehörenden Einheimischen, welche aus der Fremde mit Syphilis zurückkehren, ihre Krankheit behandeln lassen und erst nach vollkommener Heilung eine Ehe eingehen; Unbemittelte begeben sich nicht auf Reisen; und Fremde finden kaum Gelegenheit mit der Bevölkerung in intime Berührung zu gerathen. So hat denn auch Dr. Schierbeck während seines achtjährigen Aufenthaltes in Reykjavik fünf Fälle von Syphilis bei Isländern beobachtet, die sich in der Fremde aufgehalten hatten. — Auch die von Livingstone hervorgehobene Immunität von Syphilis bei der Negerbevölkerung des südlichen Central-Afrika wird durch folgende Bemerkung Fritsch'[3]) rectificirt: „Syphilis ist selten und tritt im Betschuanenlande nur in sehr vereinzelten Fällen auf, die meist von der Colonie her eingeschleppt werden; doch ist das Material hinlänglich, um Livingstone's Behauptung, dass dieselbe am reinen äthiopischen Blut nicht hafte, thatkräftig zu widerlegen". Die Europäer, die überallhin Civilisation getragen, sind denn auch die vornehmsten Vermittler der Syphilis gewesen, und diejenigen Gebiete, die von ihnen unbetreten geblieben, erfreuen sich noch bis heute einer „Immunität"; in der That ist bei den

---

1) Hirsch, l. c. pag. 53.

2) E. Lesser, Syphilis auf Island. Arch. f. Syph. u. Dermatol. 1891, pag. 37.

3) Hirsch, l. c. pag. 61.

Indianer-Tribus Brasiliens, den Peruanischen Pampas im Stromgebiete des Sacramento, den Indianerstämmen im Innern des nördlichen Californien u. a. G., die mit Europäern in keinen Contact geriethen, die Seuche nicht anzutreffen (Martius[1]), Jullien[2]). Im Ganzen lässt sich behaupten, dass eine sittenreine Bevölkerung, deren Gebiet ausserhalb des grossen Verkehrs gelegen ist, die besten Chancen hat, von Syphilis nicht heimgesucht zu werden.

Waren es ausgedehntere Länderstriche, welche mit einemmale von Syphilis heimgesucht wurden, und gelangten nur die constitutionellen Krankheitserscheinungen zur Wahrnehmung, so wurden nicht selten neuartige endemische Krankheiten vorgetäuscht — wie dies bei dem „Scerljevo", der „Falcadina" und dem „Male di Breno" an und nicht weit von der Küste des adriatischen Meeres, der „Frenga" in Serbien, den „Sibbens" in Schottland, der „Ditmarsschen Krankheit" in Holstein, der „Radesyge" in Scandinavien der Fall war —, welche aber, gleich anderen auf Canada, in Hessen u. s. w. beobachteten Endemien, durch vorurtheilsfreie, an Ort und Stelle gepflogene Untersuchungen der Hauptsache nach als syphilitische Erkrankungen sich entpuppten und darum allgemein „Syphiloide" genannt wurden.

„In dieser Entstehungsweise und dem Charakter dieser Syphilis-Endemien (Syphiloiden) haben wir — nach der Ansicht Hirsch' — den Schlüssel zum Verständnisse jener auffallenden Episode der Krankheit im XV. Jahrhundert zu suchen, welche, der Form nach denselben vollkommen ähnlich, sich lediglich dem Umfange nach von ihnen unterschieden hat"[3]).

* * *

Da in der überwiegend grossen Anzahl von Fällen die Syphilis während eines Coitus mit einem syphiliskranken Individuum acquirirt wird, so geben die Genitalien und ihre Umgebung am allerhäufigsten den Sitz der initialen Manifestation ab — genitale und paragenitale Initialmanifestation; da ferner, so viel wir nach unseren bisherigen Erfahrungen sagen können, mit intactem

---

1) Hirsch, l. c. pag. 46.
2) Hirsch, l. c pag. 47.
3) Hirsch, l. c. pag. 68.

Epithel bedeckte Partien für die Aufnahme des Syphiliscontagiums höchst ungeeignet sind, so werden zu bevorzugten Orten der ersten Ansteckung diejenigen Stellen an den Genitalien und ihrer Umgebung, die am allerleichtesten einreissen oder sich abschilfern. Beim Manne erscheint die Initialmanifestation darum sehr gewöhnlich am inneren Blatte des Präputiums, und da insbesondere an dem zu Einrissen disponirten Bändchen, oder am freien Rande einer zu engen Vorhaut. Ziemlich häufig gibt die zarte Haut der Eichel und des Sulcus, die durch reichliche Smegmaauflagerung macerirt zu werden pflegt, den Sitz der Infection ab. Etwas seltener sind Initialmanifestationen an der übrigen Haut des Penis oder des Scrotums, oder innerhalb der Urethra. — Beim Weibe wird die Initialmanifestation am gewöhnlichsten an einer oder beiden Nymphen, an einem oder beiden grossen Labien, am Praeputium clitoridis, oder am Introitus an Hymenalresten angetroffen; seltener sind die Initialmanifestationen des Scheidenrohres, weniger selten die der Vaginalportion. — Ansteckungen am Mittelfleische, in der Leistenbeuge oder am Mons Veneris ereignen sich beim Weibe häufiger, gelegentlich jedoch auch beim Manne.

Gelangt die menschliche Verirrung dahin, dass die Genitalien des einen Geschlechtes mit nicht genitalen Partien des andern in innigen Contact gerathen, wie beim Cunnilingus (qui opus peragit linguam arrigendo in cunnum — *φοινικίζειν*), Fellator (si quis vel labris vel lingua perfricandi atque exsugendi officium peni praestat — *λεσβιάζειν*), während des Irrumare (penem in os arrigere) oder sonst eines Coitus „illegitimus" etc., so wird, wenn in einem solchen Falle Syphilisübertragung erfolgte, die Initialmanifestation an der Zunge, dem Lippenroth, an irgend einer Stelle der Mund- oder Rachenschleimhaut, oder an andern ungewöhnlichen Gegenden, die der Infection ausgesetzt waren, auftauchen können — extragenitale Initialmanifestation.

Nach demselben Gesetze sieht man Initialmanifestationen an den Lippen von Erwachsenen und Kindern auftreten, die von Syphiliskranken geküsst, bezw. von syphilitischen Ammen gestillt worden sind, umgekehrt werden gesunde Ammen von syphilitischen Kindern an den Brüsten inficirt; oder die Ansteckung erfolgt bei Aerzten, Hebammen, Wartepersonen an einer aufgeritzten oder verwundeten Stelle des Fingers (am häufigsten des Nagelfalzes) während der Untersuchung oder Behandlung eines mit Syphilis

Behafteten[1]): selbstverständlich können sich auch Individuen, die keine Heilpersonen sind, an den Fingern inficiren, wenn die Anlässe hiezu gegeben sind. Ein und das anderemal war die Eingangspforte für das Contagium eine Bisswunde, die einem Gesunden von Seiten eines Syphiliskranken beigebracht wurde; Syphilisübertragung in Folge von Zahnüberpflanzung (pag. 35) hat man gleichfalls beobachtet. Einmal ist Syphilis nach einer Reverdin'schen Transplantation[2]) von einem Individuum, das nachträglich als syphilitisch erkannt wurde, entstanden. In manchen Gegenden kann es den daselbst herrschenden Sitten entsprechend zu Initialmanifestationen ganz typischer Localisation kommen. So erzählt Tepliaschin[3]) von Ansteckungen bei 34 Frauen durch eine syphilitische Heilfrau, welche, wie unter den russischen Bauern üblich, die Augen von an Ophthalmien Leidenden auszulecken pflegte; in sieben genau verfolgten Fällen fand man die Initialmanifestation am oberen Lide. Ebenso hat man Uebertragungen bei der rituellen Circumcision wahrgenommen, entstanden durch Saugen an der frisch gesetzten Verletzung, wenn der Operateur mit Syphilis oris behaftet war; doch dürfte diese Unart nach der Beschneidung jetzt kaum mehr prakticirt werden. Im speciellen Theil werden wir bei Besprechung der einzelnen Regionen noch eine ganze Reihe solch' extragenitaler Initialmanifestationen zu erwähnen haben.

In allen bisher aufgeführten Fällen ist die Uebertragung der Krankheit auf Gesunde durch unmittelbaren, mehr oder weniger innigen Contact mit dem kranken Individuum zu Stande gekommen, oder die Infection ist auf directe Implantation des syphilitischen Krankheitsproductes zurückzuführen. Hierbei wird allgemein vorausgesetzt, dass das inficirte Individuum an der Stelle, wo das Contagium eingedrungen, eine Epithelabschilferung, eine frische oder ältere Rhagade oder sonst eine verletzte oder offene (eiternde) Partie dargeboten, welche zur Zeit der Ansteckung mit dem eitrigen

1) Ansteckungen durch Küsse waren den frühen Syphilographen wohl bekannt (Massa, Maynardus), sowie auch Uebertragungen bei geburtshilflichen Dienstleistungen (Fernel) und durch das Säugegeschäft (Vella, Fernel). Cataneus sah „plures infantulos lactentes, tali morbo infectos, plures nutrices infecisse“ (De morbo Gall. tractat., cap. 3; — Aloisius Luisinus, Aphrod. T. I, pag. 141) — Auch Gaspare Torella (De ulcer. in pud. tract — Al. Luisinus, T. I, pag. 543) erwähnt die mannigfachsten Infectionsarten.

2) Deubel, Monatshefte f. prakt. Dermatol. 1882, pag. 94.

3) Syph. Inf. durch Auslecken des Auges. Wratsch, 1887. — Arch. f. Syph. u. Dermatol. 1887, pag. 1138.

Secrete oder dem Blute des inficirenden Individuums, das noch im Stadium der irritativen Syphilisproductionen sich befindet, beschmiert worden ist. Neben dem muss aber auch die Möglichkeit zugestanden werden, dass sehr zarte Epitheldecken, die mit syphilitischem Eiter oder Blut durch lange Zeit in Contact bleiben, oder Follikelmündungen auch in unverletztem Zustande das Contagium eindringen lassen können; freilich bleibt es aber da nie ausgeschlossen, ob in ersterem Falle der längere Contact mit Syphilisproducten nicht früher eine Maceration des dünnen Epithels veranlasste, wonach erst das Contagium eindringen konnte.

Sehr wichtig für die Praxis sind auch jene Ansteckungsarten, die nicht auf eine directe Berührung mit einem syphilitischen Individuum zurückzuführen sind, sondern mittelbar erfolgten. Als Medien der Uebertragung gelten am gewöhnlichsten: Ess- und Trinkgeschirre, die von Syphilitischen benützt, aber nicht gehörig gereinigt worden waren[1]; ferner Tättowirungsnadeln, Löthrohre, Blasinstrumente, Mundstücke der Glasbläser (Syphilis verrière — Rollet) u. s. w.; ebenso hat man Ansteckungen auf den Gebrauch von Pfeifenrohren, Cigarrenspitzen, Zahnbürsten, Taschen-, Handtüchern u. s. w. gesehen, deren sich früher Syphilitische bedient hatten; ja, es ist auch ein Fall bekannt worden, wo selbst Cigarren, die von mit syphilitischen Plaques behafteten Arbeitern gedreht und mit ihrem Speichel geklebt worden sind, zu einer Syphilisansteckung geführt haben.

Vor mehreren Jahren sah ich eine Initialmanifestation an der Stirne nach Incision eines Furunkels sich entwickeln[2]; offenbar war das Messer verunreinigt. Uebrigens dürften sich Infectionen mit ärztlichen Instrumenten, an denen Syphiliscontagium haften geblieben, bei der allgemein ausgebildeten Antiseptik jetzt kaum mehr ereignen. Oft genug ist die Art der Infection nicht oder nur schwer festzustellen[3].

---

[1] Petrus Maynardus, der viele Syphilissymptome gut wiedergibt (1527), warnt bereits nicht nur vor einem Coitus cum mulieribus *infectis*, sondern auch vor dem Gebrauch von Ess- und Trinkgeräthe etc., ebenso Massa u. A.

[2] Arch. f. Syph. u. Dermatol. 1878, pag. 535.

[3] In der Richtung erscheint mir eine Beobachtung, die ich bei einem höchst achtbaren Privatkranken machen konnte, erwähnenswerth; bei demselben gab nämlich ein Ekzem in der Crena ani den Boden ab zur Entwickelung des Initialaffectes. Die Initialmanifestation blieb lange unbemerkt; erst als

Bemerkenswerth sind auch jene Fälle mittelbarer Uebertragung, wo die Infection durch Berührung mit einem Individuum erfolgte, das wohl mit Syphiliscontagium in Contact gerieth, selbst aber eine Ansteckung nicht erfuhr. Solche Beobachtungen sind von früheren Syphilographen, wie zum Theil schon erwähnt (Lanfranchi, Hunter, Schwediauer), mehrfach gemacht worden. „Quarta causa poterit esse coitus cum sana, cum qua de proximo coiverit infectus . . . . .“ (Cataneus[1]). „. . . . . . imo neque (coitus fiat) cum sana, cum qua prius brevi temporis spatio concubuit vir pustulatus, propter evitare contagionis periculum“ (Widmann[2]); ebenso Vella u. A. Folgende von Bertin (nach Tarnowsky[3]) erzählte Geschichte liefert ein praktisches Beispiel für eine solche Infectionsart, bei der das ansteckende Medium gesund ausging: „Ein ganz gesundes Frauenzimmer nährt mit ihrer Milch im Laufe dreier Monate ihr Kind, welches gleichfalls gesund ist. Zufällig gibt man ihr ein fremdes Kind zu nähren, welches auf den Mundlippen Syphilissymptome hat. Nach Verlauf von 8 Tagen bekommt das Kind „Schanker“ auf den Mundlippen, Bubos auf beiden Seiten des Halses, auf welche einige Monate später ein pustulöses Syphilid folgt. Die Brustwarzen der Mutter aber, durch welche offenbar das Kind angesteckt wurde, boten nicht die geringsten Erosionen oder Ulcerationen dar. Die Mutter blieb die ganze Zeit vollkommen gesund.“

Als vornehmlichsten und gefährlichsten Träger des Syphiliscontagiums müssen wir nach den bisher vorliegenden experimentellen und klinischen Erfahrungen das Secret der syphilitischen Iinitialmanifestation und die eitrige oder eitrig-schleimige Absonderung von erodirten oder zerfallenen Producten der constitutionellen Syphilis mit entzündlich-irritativem und einfach hyperplastischem Charakter ansprechen.

---

ein syphilitisches Exanthem deutlich zu Tage trat und die genaueste Untersuchung des Körpers an den gewöhnlichen Stellen keine stattgehabte Infection constatiren liess, wurde in der Afterkerbe die wohl ausgebildete Sklerose gefunden. Sehr wahrscheinlich, dass der Herr nach der Defacation zur Beendigung seiner Toilette ein Zeitungsblatt benützt hatte, das zuvor durch Schleim oder Speichel von einem syphilitischen Leser zufällig beschmutzt worden war; in Cafés, Hôtels etc. mag sich so was wohl ereignen können.

1) l. c.

2) Widmann, Tractat. etc., pag. 103.

3) Ven. Krankheiten. Berlin 1872, pag. 62.

Auch das Blut Constitutionell-Syphilitischer hat sich als ein sehr wirksamer Vermittler der Krankheit bewährt, doch scheint es, dass demselben die Fähigkeit der Syphilisübertragung nicht immer in gleich hervorragendem Maasse zukommt, da mit Blut ausgeführte Ansteckungsversuche häufiger fehlschlugen. Die Ursache hiervon mag darin liegen, dass das im Blute circulirende Contagium sich nicht lange erhält, und dass die Ansteckungsfähigkeit dieser physiologischen Flüssigkeit nur dann wieder erwacht, wenn ihr neue Keime von Herden zugeführt werden, in welchen das Contagium eine Vermehrung erfahren hat. Diese Beobachtung, zusammengehalten mit anderen klinischen Erfahrungen, lässt die Annahme als berechtigt erscheinen, dass es sich bei dem Syphiliscontagium um einen Mikroorganismus handelt, dessen gewöhnliche Aufenthalts- und Vermehrungsstätte im Gewebe ist und der nur gelegentlich ins Blut gelangt; das Syphiliscontagium gehörte somit — um mich einer Ausdrucksweise P. Baumgarten's[1]) zu bedienen — nicht zu den Blutparasiten, sondern zu den Gewebsparasiten.

Sehr wichtige Träger des Syphiliscontagiums sind das Sperma und das Ovulum, wie die Vererbung der Krankheit auf die Nachkommenschaft sowohl durch den Vater, wie durch die Mutter lehrt. Ob jedoch ein Syphilitischer vermittelst des Samens allein ein Weib zu inficiren im Stande sei — gleichviel ob Conception erfolgte oder nicht — ist wohl wahrscheinlich, aber schwer zu erweisen. Zwar befinden wir uns noch in vollkommener Unkenntniss über das Schicksal des im Menschen angesiedelten Syphiliscontagiums; doch ist es ganz gut denkbar, das dasselbe theilweise mit einem oder dem andern physiologischen Secrete (vielleicht in infectionstüchtigem Zustande) ausgeschieden wird.

Den meisten physiologischen Se- und Excreten (Milch, Speichel, Harn etc.) jedoch, wenn ihnen Eiter oder Blut nicht beigemengt ist, haftet das Syphiliscontagium wahrscheinlich nicht an; ja selbst ein eitriges Secret, das von irgend einem complicirenden, mit der Syphilis nicht zusammenhängenden Vorgange herrührt, gibt nicht nothwendiger Weise den Träger des gefährlichen Contagiums ab — wie eine von Gee[2]) mitgetheilte Beobachtung darthut, der zufolge die Uebertragung des Secretes eines venerischen Geschwüres, womit

1) Lehrb. d. pathol. Mykologie. Leipzig 1890, I, pag. 221.

2) Centralbl. f. Chir. 1880, No. 23.

ein Syphilitischer behaftet war, nach einer Beobachtungsdauer von 132 Tagen zu keiner Syphilis führte.

Fälle von Infection an Cadavern Syphilitischer sind zwar erzählt worden, aber nicht beglaubigt. Doch ist eine Ansteckung durch Leichentheile Luetischer sehr wohl denkbar; R. Bergh[1]) spielt auf einen in Kopenhagen erlebten Fall an, in welchem Syphilis „wahrscheinlich" auf diese Art acquirirt wurde.

1) Ueber Ansteckung und Ansteckungswege der Syphilis. Monatshefte f. prakt. Dermatol. 1888, I, pag. 203.

II. Specieller Theil.

A. Pathologie der acquirirten Syphilis.

Die syphilitische Initialmanifestation und die sie begleitenden Lymphdrüsenanschwellungen.

Neunte Vorlesung.

INHALT: Entwickelung der Initialmanifestation als Sklerose oder Papel; Anatomie derselben. Klinische Charaktere der Initialsklerose. ihr Verlauf. — Initialaffect als blosse Erosion. — Erodirte, exulcerirte; gangränöse Sklerose. — Ulcus elevatum. — Venerische Warzen. — Sklerosen längs der Lymphwege zerfallend. — Umwandlung des Initialaffectes in Gumma. — Schwierigkeiten bei Beurtheilung der Sklerose. — Sklerose des innern Präputialblattes oder der Glans bei Phimose. — Sklerose der Schleimhäute; in der Urethra

Klinische Charaktere der Initialpapel; trockene, feuchte (nässende) Papel; exulcerirte Papel. — Organisirte Papel. — Rückbildung.

Wird auf ein Individuum, das vordem eine syphilitische Infection nicht erlitten hatte, oder bei dem eine frühere Syphilis zur vollkommenen Tilgung gelangt war (s. pag. 102, Reinfection), Syphiliscontagium übertragen, so verheilt die Eingangspforte, wenn dieselbe eine Erosion, ein Stich, Schnitt oder sonst eine geringfügige Läsion der Haut oder Schleimhaut war und neben dem Syphiliscontagium andere pathogene Mikrobien oder sonstige Schädlichkeiten nicht zur Mitwirkung gekommen sind, gerade so in einigen Stunden, als es bei solch' unbedeutenden Verletzungen gewöhnlich beobachtet zu werden pflegt. Die Eingangspforte verräth auch in den folgenden 10—30 Tagen (der Incubationsdauer) durch kein subjectives oder objectives Zeichen, dass hier irgend welcher pathologische Vorgang im Zuge ist. Erst nach der Incubationszeit bildet sich an Ort und Stelle — wenn die Uebertragung überhaupt haften blieb — eine Initialmanifestation in Form eines Infiltrates aus, das von vornherein durch geringe Röthung, scharfe Begrenzung, ein hartes Anfühlen und unbedeutende Schmerzhaftigkeit ausgezeichnet ist; die Charaktere dieser Initialmanifestation erhalten sich auch im weiteren Verlaufe, und bleibt insbesondere das harte, scharf begrenzte Infiltrat durch lange Zeit sehr deutlich ausgeprägt; diese Initialmanifestation wird darum als syphilitische Sklerose, syphilitische Induration oder kurzweg Sklerose, Induration (Hunter'sche Induration) bezeichnet.

Ein anderesmal wieder erscheint das Infiltrat in Form eines scharf begrenzten, das Niveau der Haut überragenden, gewöhnlich weniger harten Knotens und heisst dann Initialpapel oder syphilitische Papel schlechtweg.

Die histologische Untersuchung der Sklerose ergibt, dass innerhalb der Cutis eine Wucherung der Bindegewebszellen stattfindet, die in den ersten Entwickelungsphasen längs der kleinsten Gefässe angeordnet sind und darum auf eine Proliferation theils der Gefässwandelemente, theils von ausgewanderten farblosen Blutkörperchen zurückgeführt werden. Im weiteren Verlaufe breitet sich die Zellenneubildung überall zwischen den Gefässchen aus, so dass auf der Höhe des Processes der Papillarkörper, die übrige Cutis und das subcutane Gewebe gleichmässig infiltrirt erscheinen. An den Gefässen selbst nimmt man war, dass allmälig auch Verdickung der Media und Wucherung der Intima zu Stande kommt — Veränderungen, die sowohl an arteriellen, wie venösen Gefässen angetroffen werden, und Verengerung oder völlige Obliteration der Lumina veranlassen. Diese Vorgänge erinnern an bekannte Processe, und können als Endarteriitis und Endophlebitis bezeichnet werden. — An den Lymphgefässen, deren Lumina oft erweitert erscheinen, sind diese Zustände nicht in gleichem Maasse wahrzunehmen. — Entsprechend der sklerosirten Partie findet man einzelne Male die interpapillären Epitheleinsenkungen in verschieden geformten Zapfen, Kolben und Fortsetzungen gegen die infiltrirte Cutis vorgedrungen; andere Male wieder sind die Grenzen zwischen Papillarkörper und Stratum Malpighi verwischt. In letzterem Falle rücken die neugebildeten Zellen der Cutis immer mehr gegen die Oberfläche, das Epithellager erscheint immer dünner und fehlt endlich ganz (Erosion), oder es zerfällt auch noch die epithellose, zelleninfiltrirte Cutis (Exulceration). In rückgebildeten Sklerosen findet man nur spärliche zellige Elemente, dafür aber geschrumpfte

Bindegewebsfasern. In einem mehrere Jahre alten Sklerosenresiduum hat Unna[1]) „Riesenzellen“ und andere Veränderungen angetroffen, die ihn veranlassten, Gummaentwickelung aus einer Initialmanifestation anzunehmen.

Auch bei der Papel geht die Zellenneubildung, die manchmal bis an das subcutane Lager heranreicht, am meisten jedoch den Papillarkörper betrifft, von den Gefässchen aus; die Papillen sind gewöhnlich länger und breiter, und die interpapillären Epitheleinsenkungen oft von proliferirenden, jungen Zellen durchsetzt. Durch letzteren Umstand wird die Epidermis durchfeuchtet und stosst sich rascher ab.

Des Nachweises von Bacillen im Gewebe der Initialmanifestation ist pag. 74 Erwähnung geschehen.

* * *

Die Initialsklerose bildet sich als ein linsen-, erbsen- bis markstückgrosses Infiltrat aus, das die Haut (bezw. Schleimhaut) und das unterliegende Bindegewebe in ziemlich scharf begrenzter Weise occupirt, mehr oder weniger über das Niveau sich erhebt und geröthet erscheint.

Die Form des Infiltrates ist, je nach der anatomischen Beschaffenheit seines Sitzes, eine verschiedene: an dünnen und mit lockerem Textus cellulosus subcutaneus versehenen Hautstellen besitzt die Sklerose eine flächen- oder blattartige Ausbreitung; in dieser Form ist die Sklerose am leichtesten, gleichsam auf den ersten Griff, zu erkennen; man braucht da nur die verdächtige Partie an ihren Rändern zwischen Daumen und Zeigefinger zu fassen und es wird sich sofort die Empfindung aufdrängen, als wenn an der Stelle eine Knorpelplatte oder ein Pergamentblättchen (Pergamentinduration) eingeschaltet wäre; der Vergleich mit einem eingelagerten platten Knorpel, etwa einem Tarsus, wird noch passender, wenn die Flächensklerose das innere Blatt des Präputiums betrifft: versucht man in diesem Falle die innere Vorhautlamelle nach aussen zu stülpen, so wird das Präputium in dem Theile, wo die Flächensklerose sitzt, sich wie eine steife Platte umlegen und, wie die Conjunctiva über dem umgelegten Tarsus, durch die erfolgte Spannung anämisch erscheinen. Der Geübtere wird schon hieraus die Sklerose erkennen und die Diagnose durch die weitere Untersuchung bestätigt finden. — Occupirt die Sklerose

1) Viertelj. f. Dermatol. u. Syph. 1878, pag. 573.

den freien Vorhautrand, oder hat dieselbe ihren Sitz in der Urethra aufgeschlagen, so werden die Theile das Anfühlen eines steifen Rohres darbieten.

Wenn auch meistentheils bei dem sklerosirenden Infiltrate die Flächenausdehnung überwiegt, so sind denn doch auch die Fälle nicht selten, wo die Sklerose kugelig, halbkugelig, cylindrisch, bohnenförmig etc. erscheint; meist aber wird sie, zwischen Zeigefinger und Daumen gefasst, Derbheit und Härte und mehr oder weniger deutliche Begrenzung erkennen lassen.

Die letztgenannten Erscheinungen sind, wie gesagt, an dünnen, mit lockerem Unterhautzellgewebe versehenen Haut- bezw. Schleimhautstellen gewöhnlich viel besser ausgeprägt als da, wo die Haut dick ist, oder über straffem subcutanem Zellgewebe sitzt; beim Weibe wird dieser Unterschied sehr augenfällig, wenn man in die Lage kommt, Sklerosen an den kleinen Labien oder am Präputium clitoridis mit solchen, die an den grossen Labien oder der derben Schenkelhaut sitzen, zu vergleichen. Noch schwerer sind Sklerosen, die im cavernösen Gewebe der Eichel oder im musculösen Lager des Cervix situirt sind, abzugrenzen; im letzteren Falle hat man sich davor zu hüten, eine harte Narbe, die nach einem durch den Geburtsact veranlassten Riss zurückgeblieben sein könnte, für eine syphilitische Sklerose zu nehmen.

Hat man es einmal gelernt, die Charaktere der häufiger vorkommenden Sklerosen festzustellen, so wird es auch nicht schwierig, Sklerosen an weniger gut faltbaren Stellen, wie am Vaginalrohre[1]), oder solche, die einen extragenitalen Sitz aufweisen, wie an den Lippen, dem Warzenhof u. s. w., zu erkennen.

Man beobachtet in der Regel, dass das Infiltrat, welches die Sklerose ausmacht, um so mehr zunimmt, je mehr sich der Kranke vernachlässigt.

Bei zweckentsprechendem Verhalten nimmt das Infiltrat in den nächsten Wochen allmälig ab, die Sklerose verkleinert sich bis auf eine Bindegewebsverdichtung, die mitunter noch nach Jahren sich nachweisen lässt. Ich habe bei einem 70jährigen Herrn mit gummöser Ostitis am harten Gaumen das Residuum einer im Jünglingsalter aquirirten Sklerose noch ganz deutlich erkennen können.

---

1) Bei einer Kranken mit unvollständigem Septum der Vagina fand ich drei Sklerosen; eine derselben sass im vorderen Winkel, der vom Septum und der rechten Vaginalwand gebildet war.

Manchmal jedoch findet diese Rückbildung so schnell und dabei so vollkommen statt, dass nach Wochen auch nicht die Spur von Infiltration nachzuweisen ist; oder es atrophirt überdies noch die ursprünglich indurirte Partie, sie wird narbenartig, verdünnt und pigmentarm.

Dies Alles kann auch, insbesondere wenn die Sklerose keine grosse Ausdehnung hatte und an einer versteckten Stelle sass, ohne eine erhebliche Belästigung für den Kranken ablaufen, so dass derselbe jede Initialmanifestation mit gutem Gewissen in Abrede stellen zu müssen vermeint und ganz ungläubig den Kopf schüttelt, wenn der Arzt auf eine zurückgebliebene Bindegewebsschwiele oder auf eine pigmentärmere, narbenartig veränderte (atrophirte) Stelle am Gliede hinweist.

Manchmal ist die Infiltration des Initialaffectes so unbedeutend, dass sie vom Arzte übersehen wird oder geradezu unerkannt bleibt. Der Erfahrene wird auch in diesen Fällen noch aus der circumscripten Röthe und der selbst schwach ausgeprägten Verdichtung den Verdacht auf syphilitische Initialmanifestation aufrecht erhalten. Befindet sich eine solche Initialaffection innerhalb des Praeputialsackes, so pflegt derselben entsprechend das Epithel sich sehr bald abzustossen und eine begrenzte Erosion zurückzulassen, welche Secret absondert; die Initialmanifestation erscheint dann unter dem Bilde einer Posthitis oder Balanitis.

Ganz gewöhnlich schilfert sich das die Sklerose deckende Epithel schon sehr früh ab, wodurch das Corium als hellrothe, glänzende, wie überfirnisste oder mit dünnem, klebrigem Eiter spärlich bedeckte Fläche blossgelegt wird — erodirte Sklerose; an trocken gehaltenen Stellen erstarrt das Secret zu einer dünnen, steifen Kruste. Oder es zerfällt auch noch das blossliegende Corium, und es entsteht auf der Sklerose ein Substanzverlust, ein Geschwür — exulcerirte Sklerose (harter „Schanker", Hunterscher „Schanker", inficirender „Schanker").

Die Sklerose nimmt so häufig und oft schon so frühzeitig — offenbar durch Hinzutritt pyogener Coccen — die exulcerirte Form an, dass man dann gar nicht in die Lage kommt, die Induration vor Eintritt des geschwürigen Zerfalles zu beobachten, und viele Autoren in Folge dessen die Phasen des naturgeschichtlichen Verlaufes der Sklerose unrichtiger Weise umkehren und zuerst das Geschwür, dann erst die Induration sich ausbilden lassen; das ist für jene Fälle, wo nur Syphilisinfection stattgefunden hat, entschieden falsch und gilt nur für die später zu nennenden Complicationen.

Bei der exulcerirten Sklerose treten zu den bei der nicht exulcerirten Form erwähnten Erscheinungen auch noch solche hinzu, die durch den Zerfall, die Geschwürsbildung, bedingt sind. Der Substanzverlust selbst entspricht sehr selten der ganzen Sklerose; zumeist betrifft er die Mitte, ohne sich jedoch durch die ganze Dicke zu erstrecken: manchmal ist er mehr gegen die Peripherie der Induration gerückt; dadurch ist der Hauptcharakter der exulcerirten Sklerose darin gelegen, dass das Geschwür auf hartem Grunde aufsitzt und von einem harten, scharf begrenzten Rande ganz oder theilweise umgeben ist. Aus demselben Grunde sind auch die Ränder des Geschwüres gewöhnlich anliegend, nicht unterminirt; das Geschwür ist zumeist seicht, manchmal gegen die Mitte hin vertieft; der Geschwürsgrund von anhängenden Resten des zerfallenen Gewebes ganz oder theilweise missfärbig, manchmal aber auch schön roth, granulirend; der Eiter ist schleimig, zum Theil mit Gewebspartikelchen gemischt, seine Menge der Geschwürsausdehnung entsprechend.

Der Zerfall der exulcerirten Sklerose kann aber in solchem Maasse prävaliren, dass auf den ersten Blick nur eine Helkose vorzuliegen scheint, bis die genauere Untersuchung darthut, dass Rand und Grund des Geschwüres die deutlich ausgesprochenen Charaktere einer scharf begrenzten Sklerosirung aufweisen. Denn wenn auch der grösste Theil der Sklerose exulcerirt, so bleibt von derselben noch immer eine excavirte, schüsselförmige Partie übrig, deren nach aussen sehende Fläche eben den Sitz des concaven Geschwüres darstellt.

Die Exulceration der Sklerose ist durch mannigfache Umstände bedingt. Schon der histologische Bau, welcher Endarteriitis und Endophlebitis (pag. 116) nachweisen lässt, erklärt es, dass die Gefässerkrankung zu Mortification führen kann. Thatsächlich gewahrt man auch hie und da blutig suffundirte, abgestorbene Gewebsfetzchen inmitten der blosgelegten Sklerose, ja die Mortification erstreckt sich mitunter über die ganze freie Fläche der Initialmanifestation, in welchem Falle die oberflächlichste Schichte der Sklerose sich als blutig imbibirter Schorf repräsentirt — gangränöse Sklerose.

Weiters ist nicht zu übersehen, dass auf einer offenen (erodirten, gangränösen) Sklerose sich mancherlei pathogene Keime ansiedeln können, die das klinische Bild entsprechend alteriren. Abgesehen von dem Contagium des venerischen Geschwürs (pag. 146) kommen — insbesondere bei mangelhafter Reinhaltung — hier wohl zumeist pyogene Coccen in Betracht. Die durch dieselben veranlasste Entzündung befördert Gewebszerfall nur umso leichter.

Je mehr gegen die Oberfläche die Sklerosirung reicht und eine je grössere Maceration die Epitheldecke erfährt, ferner je nachlässiger und unreinlicher das Individuum ist, um so früher kommt es dazu, dass die Sklerose Erosion und Exulceration erfährt. Das Auftreten einer Exulceration wird aber auch noch beschleunigt, wenn das Skleroseninfiltrat seinem Sitze zufolge häufigen Dehnungen und Zerrungen, sonstigen mechanischen Läsionen oder anderen unzweckmässigen Manipulationen ausgesetzt war.

Wir haben oben (pag. 115) dargestellt, dass das Syphiliscontagium ganz gewöhnlich an Stellen, die ihrer Natur nach häufiger zu Excoriationen, Einrissen u. s. w. disponiren, seine Eingangspforten findet; die Tendenz zu leichten Verletzungen wird aber durch die aus der Entwickelung der Initialmanifestation hervorgegangenen pathologischen Veränderungen nur noch erhöht, indem dieselben überdies auch zum Verlust der dem normalen Gewebe innewohnenden Elasticität führen.

Der weitere Verlauf der exulcerirten Sklerose gestaltet sich zu einem ungünstigen, wenn durch Vernachlässigung oder durch unzweckmässiges Gebahren Ursache zu entzündlichen Reizen gegeben ist, so dass zu der Sklerosirung auch noch Röthung und Schwellung, insbesondere der Umgebung, hinzutritt und damit Hand in Hand auch Complicationen in Form von Erysipel, entzündlicher Gangrän etc. sich beigesellen, wodurch dann freilich der ursprüngliche Charakter der Initialmanifestation unter Umständen bis zur Unkenntlichkeit verwischt wird.

Manchmal gewinnt die exulcerirte Sklerose dadurch ein fremdartiges Aussehen, dass reiche Granulationsbildung die Geschwürsfläche nicht allein ausfüllt, sondern selbst über das umgebende Niveau hebt (Ulcus elevatum). — Seltener wird die Sklerose zum Sitze von Papillarauswüchsen, die entweder pallisadenartig von einer breiteren Basis ausgehend zu niederen hanfkorn- bis erbsengrossen warzenartigen Bildungen sich gestalten, oder dünngestielt und mehrfach gelappt, verschiedene Form und Grösse erlangen. Diese Bildungen — von den Autoren spitze Condylome, von mir venerische Warzen, Papillomata venerea (s. meine „Vorles. über d. vener. Katarrh" 1893, pag. 115), genannt, entwickeln sich — wie noch später erwähnt werden wird — mitunter auch neben oder nach anderen syphilitischen Producten.

Unter einer zweckentsprechenden Behandlung beobachtet man jedoch auch bei der exulcerirten Sklerose, nahezu ausnahmslos, eine stetige Rückbildung. Sowohl die Reinigung des Geschwüres, als auch der Ansatz eines frischen peripheren Epithelsaumes werden schon in den nächsten Tagen wahrgenommen, die Eiterabsonderung vermindert sich und in kurzer Zeit ist Ueberhäutung des Substanzverlustes erfolgt. Damit ist jedoch der Verlauf noch lange nicht zu Ende; denn dem aufmerksamen Arzte wird es nicht entgehen, dass die Sklerose, auf welcher die Exulceration gesessen, inzwischen wohl um ein geringes kleiner geworden ist, dass aber die weitere Verkleinerung derselben meist nur äusserst langsam — wie bei der nicht ulcerirten Sklerose — vor sich geht. Man hat in einem solchen Falle oft seine liebe Noth mit dem Kranken, um ihm begreiflich zu machen, dass mit der Vernarbung der Exulceration der Verlauf der Initialmanifestation bei weitem nicht abgeschlossen ist, ja dass sogar die Gefahr zu frischem Aufbruche so lange nicht getilgt ist, als noch Sklerosirung vorhanden. Auch der Arzt darf das nicht aus den Augen lassen, sonst wird er es in einzelnen Fällen unbegreiflich oder doch höchst sonderbar finden, dass an einer und derselben Stelle in kürzeren oder längeren Zwischenräumen immer wieder Geschwürsbildung erscheint.

In der That ereignet es sich manchesmal, dass die Sklerose nach vorübergehender Benarbung an einer oder der anderen Stelle wieder aufbricht, oder dass der Initialaffect nur theilweise übernarbt, während am gegenüberliegenden Rande die Ulceration sich vertieft und weiterschreitet; insbesondere kann man Aehnliches in jenen Fällen wahrnehmen, in welchen, wie später (pag. 154) noch erwähnt werden soll, die Initialmanifestation unmittelbar in eine Lymphstrangsklerose oder in eine sklerosirende Wurzellymphangoitis übergeht. Reicht hier der Zerfall der Initialsklerose bis zu den gleichfalls erkrankten Lymphgefässen, so pflegt er nicht selten an den letzteren vorzukriechen und so den ulcerösen Process in die Länge zu ziehen. Sklerosen im Sulcus pflegen hierzu mehr zu tendiren, als solche an anderen Stellen. Insbesondere kann man an Sklerosen des Sulcus wahrnehmen, dass dieselben mitunter bald längs der mitafficirten Lymphgefässe eine Strecke weit hinaufschleichen, bald sich zwischen Glans und Corpus cavernosum penis nach vorne vorschieben und durch Zerfall zu Taschen- und Buchtgeschwüren von sehr schleppendem Verlaufe führen.

Es darf jedoch nicht unerwähnt bleiben, dass seltene Male auch ohne die genannte Lymphgefässaffection die Sklerose nur stellenweise Heiltendenz, in anderen Theilen aber fortschreitende Ulceration aufweist. Es scheint mir zweifellos, dass hier das Initialinfiltrat eine Umwandlung in Gumma erfahren hat; diese Umwandlung führt mitunter geradezu dahin, dass die Ulceration ebenso wie bei zerfallenden Gummen serpiginösen Charakter (siehe später) annimmt.

In der grossen Mehrzahl der Fälle ist die Sklerose gewiss sehr leicht zu erkennen. Indessen darf nicht übersehen werden, dass unter gewissen Verhältnissen sich Veränderungen ausbilden können, welche mit Sklerosen täuschende Aehnlichkeit aufweisen. Ich erinnere da nur an Narben, welche nach Aetzung mit Kali causticum oder Plumbum causticum zurückbleiben. Letzteres Präparat, welches mitunter gegen venerische Warzen mit Vortheil angewendet wird, lässt gar nicht so selten Narben zurück, die sehr leicht für Sklerosen oder doch Sklerosenresiduen gehalten werden könnten. (siehe meine „Vorles. üb. d. ven. Katarrh“ p. 161).

Manchmal wieder tritt zu einer geringfügigen mechanischen Läsion (Abschilferung, Einriss, Rhagade) an der Haut des Genitales — wie leicht anzunehmen, durch Ansiedelung pathogener Coccen — geringe entzündliche Infiltration hinzu, welche sich zwar durch ihren Sitz verdächtig macht, die aber trotzdem mit Syphilis gar nichts zu thun hat.

Man dünke sich darum von vornherein nicht zu erhaben, um mit Vorsicht erhobene anamnestische Angaben zu verwerthen, achte überdies auf alle Nebenumstände, insbesondere auf das später (p. 150) zu berührende Verhalten der benachbarten Lymphdrüsen.

Auch gummöse Herde können, wie entsprechenden Ortes (bei den Erkrankungen der Urogenitalorgane) ausgeführt werden soll, zu Verwechslungen mit Initialmanifestation führen.

Gewisse Schwierigkeiten können sich auch bei verstecktem Sitze der Initialmanifestation ergeben. Erörtern wir jetzt nur kurz die innerhalb des Präputialsackes befindlichen Sklerosen.

War das Präputium von Hause aus phimotisch, oder gesellte

sich zu einer an der inneren Lamelle sitzenden Initialinfiltration eine Verengerung des Ostium cutaneum, eine sogen. entzündliche Phimose, hinzu, so ist man selbstverständlich nicht im Stande eines krankhaften Processes im Vorhautsacke ansichtig zu werden; nichtsdestoweniger gelingt es auch unter diesen Verhältnissen nahezu ausnahmslos, die Sklerose zu diagnosticiren. Von aussen zeigt sich zwar entweder gar keine Veränderung, oder man findet, entsprechend der Stelle, wo die Sklerose sitzt, eine geringe Vorwölbung, die überdies mehr oder weniger geröthet ist. Ganz unzweideutig wird man jedoch über das Vorhandensein der Sklerose aufgeklärt, wenn man durch die äussere Lamelle hindurch das innere Blatt, und der Reihe nach Glans, Corona, Sulcus und Bändchen zu palpiren trachtet; die derben Unebenheiten, welche durch die scharf begrenzten, harten, manchmal auch etwas empfindlichen Infiltrate gebildet werden, markiren sich dann so prägnant, dass sie dieser Untersuchung nicht gut entgehen können. Der Ausfluss aus dem Präputialsacke ist je nach der Ausdehnung, welche die Erosion oder Exulceration annimmt, verschieden reichlich und weiter für die Diagnose nicht zu verwerthen.

Erscheint das äussere Blatt der phimotischen Vorhaut intensiver geröthet und entzündlich geschwollen und überdies an einer oder der anderen Stelle besonders empfindlich, aber ohne die erwähnten, auf eine Sklerose hinweisenden Zeichen, so kann man am wahrscheinlichsten ein venerisches Geschwür im Vorhautsacke vermuthen. (S. meine „Vorles. üb. ven. Geschwür", pag. 18.) Fehlen auch diese Symptome, so ist eine vorhandene Secretion aus dem Präputialraume am ehesten von einer einfachen oder herpetischen Balanoposthitis abzuleiten. (S. meine „Vorles. üb. d. ven. Katarrh", pag. 33 u. 35.)

Die an Schleimhäuten beobachteten Initialsklerosen weisen im grossen Ganzen dieselben klinischen Charaktere wie die der Haut auf; nur stosst sich an ihnen die epitheliale Lage viel rascher ab, wodurch Erosion oder Ulceration noch gewöhnlicher werden, und die Induration meist mit einem weisslich verschorften Epithel bedeckt, oder von einer mehr oder weniger belegten, manchmal aber auch schön rothen und glatten Geschwürsfläche eingenommen ist. Das früher (pag. 119 ff.) Gesagte gilt auch von diesen Sklerosen.

Wegen ihrer verborgenen Localisation verdient die in der Urethra sitzende Sklerose besonderer Erwähnung.

Man kann die syphilitische Initialmanifestation von der Mündung angefangen bis höchstens 2—3 cm hinter der Fossa navicularis an jeder beliebigen Stelle der Urethra antreffen; weiter nach rückwärts gelangt ein solches Infiltrat kaum zur Entwickelung. Eine Erodirung, die sich nahezu ausnahmslos schon nach kurzem Bestande ausbildet, bedingt geringe eiterig-schleimige oder eiterige Secretion, und diese macht zunächst den Patienten auf die Möglichkeit einer stattgehabten Infection aufmerksam, obwohl er nicht begreifen kann, wie der Ausfluss erst so lange nach dem Coitus zum Vorschein kommt. Wohl fehlt das sonst mit einem Tripper einhergehende heftige Brennen während der Urinentleerung entweder gänzlich, oder es ist nur in geringem Grade vorhanden; aber der Umstand, dass durch die Urethralmundung einige Tropfen Secretes sich nach aussen befördern lassen, führt ihn denn doch zum Arzte, der bei oberflächlicher Untersuchung das Vorhandensein einer leichten Urethritis feststellt. Eine aufmerksamere Prüfung des vorderen Urethralabschnittes lässt jedoch ein circumscriptes, derbes, manches Mal auch ein wenig empfindliches, 1—2 cm langes, walzen- oder spindelförmiges Infiltrat erkennen, dessen Längsachse mit der der Urethra zusammenfällt. Das Infiltrat lässt sich am leichtesten auffinden, wenn man der Reihe nach die Glans, den Sulcus und den übrigen Theil des Gliedes mit Daumen und Zeigefinger in der Richtung von oben nach unten drückend, oder auch walkend, durchtastet und überdies die Harnröhre seitlich genau befühlt. Es stellt sich da heraus, dass die Sklerose bald die ganze Circumferenz der Urethra, bald nur die obere oder untere, oder eine seitliche Wand dieses Kanals einnimmt. Selten finden sich im Verlaufe der Harnröhre zwei, auch drei vollkommen getrennte Sklerosen vor. Die Initialmanifestation in der Urethra ist manchmal mit einer solchen an der Penishaut oder an einem anderen Orte combinirt.

Bei endoskopischer Untersuchung wird die Einführung des Tubus eine Verengerung constatiren lassen, die von der Stärke des Infiltrates abhängt; man wähle darum ein schwächeres und (wegen des von der Mündung nicht weit entfernten Sitzes) höchstens 5 cm langes Endoskop. Das Sehfeld selbst zeigt, dem Infiltrate entsprechend, eine Verziehung oder Verschiebung der centralen Figur in der mannigfachsten Art, je nachdem die Sklerose cylindrisch oder mehr einseitig die Harnröhrenwand occupirt; ist die erodirte oder exulcerirte Sklerosenfläche „belegt", so fällt nach Auftupfen des geringen Secretes auch die Farbendifferenz in's Auge. — Bezüglich der Verwendung meines Beleuchtungstrichters verweise ich auf pag. 52 meiner „Vorles. über d. vener. Katarrh".

Wir müssen darauf aufmerksam machen, dass im Verlaufe des venerischen Katarrh's sich mitunter erhebliche Schwellung und Infiltration der Harnröhre ausbildet, wodurch sehr leicht Initialsklerose vorgetäuscht werden könnte. Gewöhnlich jedoch erstreckt sich die entzündliche Infiltration des submucösen Lagers, wenn eine solche in erhöhtem Grade vorliegt, über einen grossen Theil der Urethra; aber selbst, wenn sie nur die vordere Partie betrifft, wird die reichliche Secretion und der Nachweis von Gonococcen vor Verwechslung schützen (s. meine „Vorles. üb. d. ven. Katarrh" pag. 42, 59).

Auch venerische Geschwüre kommen im vorderen Abschnitte der Urethra vor; dieselben können vermuthet werden, wenn bei erheblicher Empfindlichkeit Schwellung oder auch Röthung, nicht aber scharf abgegrenzte Induration im Verlaufe des Harnkanals beobachtet wird; mittelst des Endoskops sind sie mit Sicherheit zu constatiren.

* * *

Etwas weniger häufig als die Sklerose erscheint die Initialmanifestation in Form einer Papel, eines Knotens. Nach Ablauf der oben erwähnten Incubationsdauer bildet sich an der Eingangspforte des Syphiliscontagiums ein schrotkorn- bis erbsengrosses oder noch grösseres, dunkelbläulich- auch blassrothes, scharfbegrenztes Knötchen aus, dessen Infiltrat, statt sich, wie bei der Sklerose, gegen das subcutane oder submucöse Gewebe hin auszubreiten, gleichsam über die freie Oberfläche hervorquillt. Die initiale Papel pflegt, sich selbst überlassen, im weiteren Verlaufe eine bedeutende Ausdehnung zu erlangen, sie kann kreuzergross, selbst noch grösser werden. Charakteristisch ist, dass die kleineren bis erbsengrossen Papeln mehr der halbkugeligen Gestalt sich nähern, während die grösseren, selbst wenn sie das umgebende Niveau um einige Linien überragen, platt und an der freien Oberfläche eben begrenzt sind; daher die Bezeichnung: flache oder breite syphilitische Papel. Im Uebrigen ist das Aussehen verschieden, je nach dem Sitze dieser initialen Manifestation.

Ist sie an einer trocken gehaltenen Partie der allgemeinen Decke situirt, so erscheint die syphilitische Papel als ein flach gewölbter oder flacher, scharf begrenzter, schmutzig- oder bläulichrother, livider Knoten, der nur im Beginne sich härter anfühlt, aber auch da nur selten die Härte der Sklerose aufweist: das Infiltrat wird im Verlaufe sogar immer weicher, und das um so mehr, je höher die Papel über die Oberfläche ragt. Die Epitheldecke ist verdünnt und schilfert sich in der Mitte kleienförmig, am Rande als zusammenhängender Epithelsaum ab, der an seiner äusseren Peripherie durch lange Zeit haften zu bleiben pflegt. In der Regel findet man aber, dass die Epithellage, welche das Infiltrat der Papel deckt, nicht ausreicht, um die gegen dieselbe zuströmenden Säfte zurückzuhalten; in Folge dessen dringt gewöhnlich etwas Feuchtigkeit nach aussen, welche die losen Epithelien aneinanderklebt und nach dem Eintrocknen zu einem mehr oder weniger dicken Krüstchen führt.

Befindet sich jedoch die Papel an einer durch physiologische oder pathologische Secrete angefeuchteten Partie der Haut, so werden die Epithelien über der Initialmanifestation alsbald macerirt und vermischen sich mit der aus der Papel dringenden Feuchtigkeit und den anderen Secreten der Nachbarschaft zu einer eiterähnlichen Schmiere, die der Papeloberfläche anhaftet — feuchte oder nässende Papel. Die Schmiere der nässenden Papel, gewöhnlich ein Tummelplatz allerhand Mikrobien, wird durch die reichlich von der Nachbarschaft zugeführten Drüsensecrete bedeutend vermehrt und zu einer stinkenden Masse zersetzt; spült man dieselbe ab oder wischt sie weg, so erscheint die Papel als ein der Haut mit breiter Basis aufsitzender, succulenter Knoten, dessen Oberfläche von noch anhängenden, verschorften Epithelien weiss, weisslich belegt, oder, wenn letztere abgefallen, schön roth erscheint — oder man sieht an der Oberfläche rothe miliare Granula, die mit weisslichen Punkten abwechseln.

Noch anders erscheint die initiale Papel auf Schleimhäuten. Hier erhebt sich der Knoten nur unbedeutend über die Oberfläche und die Epithelien wandeln sich schon früh zu einem weisslich gefärbten Schorfe um, der stellenweise lange anhaftet und nach der Abstossung eine geschwollene, rothe, leicht blutende Fläche zurücklässt.

Sehr charakteristisch gestaltet sich das Verhältniss der Papel, wenn sie an einer Uebergangsstelle von Haut in Schleimhaut situirt ist, somit zum Theil der Haut, zum Theil der Schleimhaut angehört. Sie vereinigt in dem Falle die Eigenthümlichkeiten einer auf der Haut und auf der Schleimhaut sitzenden Papel in demselben Verhältnisse, als sie auf beide Gebiete vertheilt erscheint; an dem der Haut zukommenden Abschnitte bietet sie das Aussehen einer trockenen, an dem anderen Theil aber die Eigenschaften einer Schleimhautpapel dar.

Gleichviel nun in welcher Form die syphilitische Papel auftritt, so pflegt dieselbe durch die gleichen Momente, wie die Sklerose (pag. 120, 121), an ihrer freien Oberfläche zu zerfallen, zu ulceriren, so dass auf dieselbe Weise eine exulcerirte Papel sich ausbildet. Nur nimmt man wahr, dass hier die Exulceration sehr oft gleichmässig über die ganze Papel ausgebreitet ist, und dass bei fortschreitendem Zerfall das ganze Infiltrat zu Grunde geht, so dass ein scharf begrenztes, unreines, in die Haut mehr oder weniger tief eindringendes Geschwür vorliegt, dessen Rand und Basis zwar Reste des Infiltrates neben einer entzündlichen Schwellung aufweisen, die initiale Papel aber nur schwer erkennen lassen.

Die Papel zerfällt um so leichter, je mehr sie durch Verunreinigung, unzweckmässige Behandlung u. s. w. irritirt wird und je häufiger sie mechanischen Insulten ausgesetzt ist. Papeln an den Ostien oder an anderen, gleichfalls Dehnungen ausgesetzten Orten werden darum leicht geschwürig, oder sind wenigstens durch Einrisse, Rhagaden, die den Falten entsprechen, ausgezeichnet. Solche zerklüftete Papeln schmerzen oft ganz erheblich.

Auch auf exulcerirten Papeln ist die Entwickelung von venerischen Papillomen wahrgenommen worden, doch ereignet sich dieses nur selten.

So wie die Initialsklerose, weist auch die initiale Papel, wenn eine zweckmässige Behandlung derselben eingeleitet wird, in jedem Stadium eine deutliche Tendenz zur Rückbildung auf. Ist die Papel noch nicht exulcerirt, so verkleinert sich dieselbe stetig durch Resorption des gesetzten Infiltrates, insbesondere in den ersten Tagen; die ursprüngliche, bald mehr matte, bald lebhaftere Röthe tritt immer mehr zurück und macht einer schmutzig-braunen und grauen Pigmentirung Platz, welche dem ursprünglichen Papelumfange entspricht. Die letzten Papelreste bestehen freilich oft noch durch Wochen fort, doch ist es etwas ganz Gewöhnliches, dass dieses

Initialproduct vollständig schwindet, dass auch die Pigmentirung sich allmälig verliert, ja dass sogar Pigmentschwund eintritt, und die Stelle durch ihre Weisse noch nach Jahren zur Verrätherin des hier stattgehabten Processes wird.

Wenn auch die initialen Papeln in den meisten Fällen zu vollständiger Resorption gelangen, so muss doch auch für einzelne Fälle zugegeben werden, dass die Rückbildung nur bis zu einem gewissen Punkte gedeiht, und dass dann der Rest des Infiltrates sich dauernd organisirt, wodurch nach vollständigem Weichen der Röthe eine solide, blasse, blassbräunliche oder mit der Haut vollkommen gleich gefärbte Papel zurückbleibt, die auch in ihrer epithelialen Bedeckung keinen Unterschied von der Umgebung aufweist; nach Jahren noch habe ich solche normal gefärbte Papeln hinter dem Sulcus glandis oder an den grossen Labien gesehen, an der Stelle der ursprünglich stattgehabten Syphilisinfection.

War die Papel nässend, eiternd, d. h. bereits ihres Epithels beraubt, oder zum Theil zerfallen, mit Rhagaden versehen, oder in ihrer ganzen Ausdehnung von einem Geschwür bedeckt, so ist ausnahmsweise das Hinzutreten einer acuteren Entzündung der Umgebung, oder eine Complication in Form von Erysipel, Diphtheritis und Gangrän möglich; in der Regel wird aber schon bei Beobachtung von Reinlichkeit, noch mehr nach einer zweckentsprechenden Behandlung das Trockenwerden der nässenden Papel wahrgenommen, welche dann im Ferneren die oben auseinandergesetzte Involution durchmacht. Bei vorhandener Rhagaden- und Geschwürsbildung stellt sich unter denselben Bedingungen Reinigung des Geschwüres ein; dasselbe füllt sich mit Granulationen aus, die Ränder werden durch Rückbildung des Infiltrates niedrig und treten in ein Niveau mit der Geschwürsbasis, die allmälig das Aussehen einer gewöhnlichen eiternden Fläche annimmt und mit Bildung einer scharf begrenzten, zumeist auch vertieften Narbe heilt; dieselbe ist überdies, wenn die Papel nur theilweise geschwürig war, auch noch mit einem Pigmentsaum eingefasst, der dem nicht zerfallen gewesenen Theile der initialen Papel entspricht und bald längere, bald kürzere Zeit besteht, um schliesslich einem Pigmentschwunde Platz zu machen.

Bei den auf Schleimhäuten situirten Initialpapeln beginnt die Rückbildung mit Abnahme des Infiltrates und Abfallen der bläulichweissen, aus verschorften Epithelien bestehenden Decke, wonach eine geröthete Fläche zurückbleibt, die manchmal wie mit einem zarten weisslichen Schleier belegt erscheint; unter Bildung eines immer frischen, concentrisch vordringenden Epithelsaumes verkleinert sich die entblösste Stelle, die oft schon nach wenigen Tagen überhäutet ist, und wenn das Infiltrat der Schleimhaut gleichfalls sich zurückbildet, auch überhäutet bleibt. Gewöhnlich verräth auch nicht die leiseste Veränderung die Stelle, wo die Schleimhautpapel gesessen; selbst wenn sie mit einer Rhagade versehen oder exulcerirt war — in welchen Fällen die Ueberhäutung nach erfolgter Reinigung des Substanzverlustes, wie an der allgemeinen Decke erfolgt — ist nach geschehener Ausheilung die Stelle nur dann durch eine von der umgebenden rothen Schleimhaut abstechende, weissliche Narbe kenntlich gemacht, wenn der Substanzverlust ein erheblicherer war, da bekanntlich Defecte in der Schleimhaut durch das Herangezogenwerden der umgrenzenden Partien zumeist gedeckt werden. So oft somit eine syphilitische Papel an der allgemeinen Decke durch eine Pigmentirung, einen Pigmentschwund oder gar eine narbenartige Veränderung für Monate oder selbst Jahre hinaus kenntlich bleibt, so selten weist die Schleimhaut nach dem Schwinden einer solchen Efflorescenz irgend eine bleibende Veränderung auf.

Zehnte Vorlesung.

Inhalt: Initialmanifestation meist singulär; genitaler und paragenitaler, bez. extragenitaler Initialaffect.

Schwach ausgeprägte syphilitische Initialmanifestation; Rhagade, Erosion. — Fehlen einer Initialmanifestation. — Syphilis d'emblée. — Abweichungen vom Typus der Initialsklerose. — Oedema indurativum; beim Manne, beim Weibe; Ursache desselben.

Vaccinations-Syphilis — Vaccination Syphilitischer. — Initialmanifestation bei Vaccinirten. — War der Impfling schon vor der Vaccination mit Syphilis behaftet? — Infectionsmöglichkeiten durch die Vaccination. — Cautelen. — „Falsche" Impfsyphilis-Epidemie. — Vaccinolae (Nebenpocken), Vaccine généralisée, Roseola vaccina, Vaccine-Erysipel etc.

Die syphilitische Initialmanifestation, gleichviel nun ob sie als einfache Erosion, als Sklerose oder Papel vorliegt, kommt sehr häufig, vielleicht am häufigsten, singulär vor; indessen zählt es gewiss nicht zu den Seltenheiten, dass die Initialaffection sich von vornherein an zwei, drei und auch mehreren der genannten Stellen — so am Praeputium, der Glans und der Urethra, oder an der Clitoris, den Hymenalresten und am grossen Labium etc. etc. — zeigt. Es ist wohl leichtbegreiflich, dass, wenn bei gegebener Infectionsgelegenheit mehrere Orte die Bedingungen zur Aufnahme des Contagiums besitzen, die Initialmanifestation auch multipel erscheinen kann; dabei ereignet es sich oft genug, dass die Initialaffecte von vornherein genitalen und paragenitalen Sitz aufweisen, oder in seltenen Fällen selbst an weit von einander entfernten Stellen — genital und extragenital — zur Entwickelung gelangen. Jonathan Hutchinson[1]), A. Ohmann-Dumesnil[2]) und ich (pag. 151) haben solches beobachtet.

Bezüglich des Sitzes der extragenitalen Initialmanifestationen herrscht, wie leicht begreiflich, eine grosse Mannigfaltigkeit; keine Stelle der Körperoberfläche, bleibt von derselben, wenn die Um-

1) l. c. pag. 525.

2) Monatsh. f. prakt. Dermat. Bd. VII, 1888, pag. 877.

stände für eine Uebertragung günstig sind, ausgeschlossen. Zufall und Gelegenheit spielen hier eine grosse Rolle (pag. 109—112).

Sonderbar ist die Syphilisübertragung auf den Vorderarm bei Wärterinnen, die mit Analpapeln behaftete Kinder auf dem blossen Arm getragen (Pellizzari); oder auf die Wade in Folge von ekstatischem Saugen und Küssen (Bergh[1]).

Küsse, welche so häufig zu Infectionen Anlass geben, verschulden zwar am allergewöhnlichsten Initialaffecte an Lippen, Mundwinkeln, Zunge oder Gesichtshaut, doch ist es begreiflich, dass auf diese Art die Syphilis auch an beliebigen anderen Stellen, so am Auge (Lid oder Bindehaut) dem Ohr, ja selbst an den Zehen (Leloir) eingeimpft werden kann.

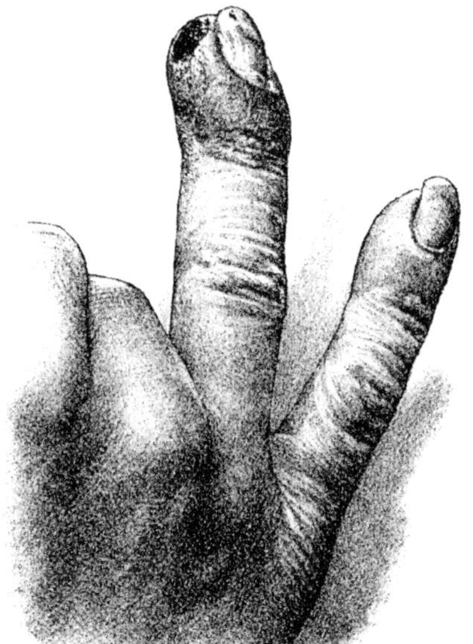

Fig. 3.
Exulcerirte Initialsklerose des Ringfingers.

Zweifellos wird eine Reihe von Ansteckungen auch durch Gebrauchsgegenstände, an welchen Contagium haften blieb, hervorgerufen (pag. 111). Der Sitz der Initialmanifestation ist auch da mannigfaltig, und naturgemäss im Mundhöhlengebiete am gewöhnlichsten.

Ich habe deutlich ausgebildete Initialmanifestationen an Fingern (Fig. 3), in der Vola manus, am Warzenhof, an der Stirnhaut, am Kinn, Nasenflügel, Augenlid, an Lippen (Fig. 4), Zahnfleisch, Zunge, hartem Gaumen, den Tonsillen u. s. w. gesehen. Innerhalb der

1) Ueb. Ansteckung und Ansteckungswege bei Syph., Monatshefte f. pr. Dermatol., VII, pag. 197.

Mund- und Rachenhöhle dürften die Tonsillen wegen ihrer Lacunen am häufigsten inficirbar sein.

Es ist begreiflich dass durch die anatomischen und physiologischen Differenzen der ergriffenen Stelle, so wie durch Schädlichkeiten, welche nothwendigerweise an gewisse Localisationen geknüpft sind, sich manche Abweichungen ergeben. Sklerosen an den Tonsillen beispielsweise exulceriren leicht und können beim Schlingacte sehr empfindlich werden; Initialaffecte der Zunge belästigen oft ungemein, indem wegen der selten fehlenden Erosion und Geschwürsbildung die Berührung mit Speisen und Getränken, die Bewegung beim Sprechen meist lebhaften Schmerz bereiten; bei Initialmanifestationen an Lippen oder Mundwinkeln führen die unvermeidlichen Dehnungen gewöhnlich zu peinvollen Schrunden etc.

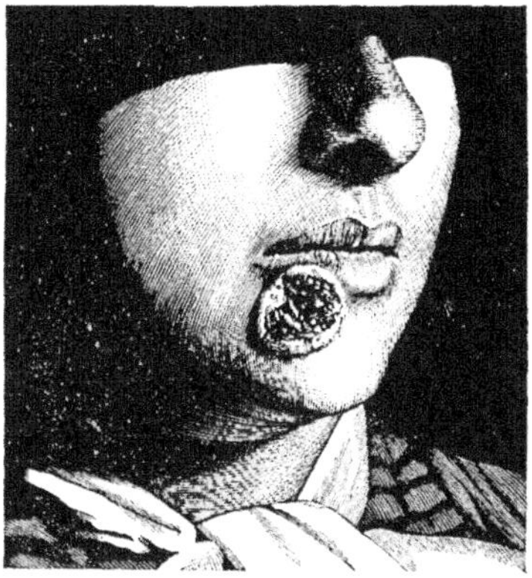

Fig. 4.
Exulcerirte Initialsklerose der Unterlippe.
(Beobachtet an einer Virgo.)

Initialaffectionen der Finger machen sich je nach ihrem Sitz mehr oder weniger unangenehm bemerkbar. Handelt es sich um eine Sklerose oder Initialpapel in der Nähe des Nagelfalzes oder gar des Nagelbettes, so pflegt das Infiltrat am Falze oder dem freien Nagelrande pilzförmig hervorzuquellen. Bedingt schon der Druck des Infiltrates unter dem Nagel intensive Schmerzen, so erfahren dieselben eine weitere Steigerung, wenn die gewucherten Massen vom Nagelrande eingeschnitten werden. Es entwickelt sich eben das Bild eines Panaritium sub ungue in dessen Verlaufe mitunter der Nagel abgehoben und durch einen neuen, meist verunstalteten ersetzt wird. Ueberdies pflegen nach Heilung einer Initialmanifestation am Nagelgliede noch durch längere Zeit Kältegefühl oder anders geartete abnorme Empfindungen, deren Qualität der Kranke nicht immer bestimmen kann, zurückzubleiben.

An den bezüglichen Orten werden wir der extragenitalen Initialmanifestation noch näher gedenken müssen.

Nur so viel sei hier erwähnt, dass wie aus den eingehenden Darstellungen von Jullien, R. Bergh, Petersen[1]), Gay, A. Pospelow[2]), J. v. Broich[3]), Rudolf Krefting[4]) u. A. hervorgeht, das weibliche Geschlecht mit einer unvergleichlich höheren Ziffer an extragenitalen Initialmanifestationen participirt als das männliche.

Auch auf Diagnose und Differentialdiagnose der syphilitischen Initialmanifestation kommen wir später zu sprechen (pag. 154 ff.).

* * *

Die Initialsklerose sowohl, wie die initiale Papel sind als die sichersten Merkmale einer stattgehabten Syphilisinfection anzusehen, und zwar ist die Sklerose die häufiger zu beobachtende Initialmanifestation. Wir sind jedoch bisher nicht in der Lage zu entscheiden, warum sich einmal eine Induration, das andere Mal eine Papel an der Eingangspforte des Syphiliscontagiums ausbildet.

Wenngleich wir, wie gesagt, in den überwiegend häufigsten Fällen (ca. 90%, nach den Erfahrungen Anderer ist der Procentsatz niederer) an der Infectionsstelle eine Sklerose oder Papel in der oben geschilderten Weise sich entwickeln sehen, so müssen wir nichts desto weniger auch auf solche Fälle aufmerksam machen, in denen die der Initialmanifestation zukommenden Veränderungen sehr schwach oder gar nicht ausgeprägt sind (pag. 119), so dass die Eingangspforte nur durch eine Rhagade, eine leichte Haut- oder Schleimhauterosion gekennzeichnet ist, oder gar nicht auffällig wird. — Ob wir es in einzelnen dieser Fälle mit Syphilisansteckungen ohne Ausprägung einer Initialmanifestation — Syphilis d'emblée — oder, was wahrscheinlicher, mit nur schwacher Entwickelung eines Localaffectes zu thun haben, ist vorläufig noch immer nicht leicht zu entscheiden. Syphilisinfection ohne sinnfällige Initialerkrankung erscheint übrigens durch drei von dem Pfälzer Anonymus mitgetheilte Experimente (pag. 85) sichergestellt, bei denen das auf „Fussgeschwüre" gestrichene Blut Syphilitischer nach 93, 111 und 134 Tagen Haut- und Rachen-

---

1) Ueber extragenit. Syphilisinf. Monatshefte f. pr. Dermatol. Bd. VII, 1888, pag. 307.

2) Derselbe Gegenstand, Arch. f. Dermat. u. Syph. 1889, pag. 59.

3) Idem, ibidem 1890, pag. 497.

4) Idem, ibidem 1894, pag. 167.

syphilis hervorrief, ohne dass an den Applicationsstellen selbst auffallende Erscheinungen sich gezeigt hätten.

Aber selbst da, wo sich eine syphilitische Initialmanifestation entwickelt, kann sie durch Dazwischenkunft anderer Processe am Orte der Ansteckung eine bedeutende Veränderung ihrer Charaktere erfahren. Nehmen wir nur an, dass dieselbe Läsion nicht nur dem Syphiliscontagium, sondern auch irgend einem anderen Entzündungserreger als Eingangspforte diente, so ist, wie wir früher schon (pag. 119) angedeutet, manch' wichtige Alteration in der Entwickelung der Manifestation in loco infectionis sehr gut möglich. So ist es begreiflich, dass auf diese Art zu dem initialen Affect acut-entzündliche Veränderungen in Form von Erysipel, Phlegmone etc. sich beigesellen können.

Besonders eigenartig gestaltet sich das klinische Bild, wenn zu einer Initialmanifestation ein starres Oedem hinzutritt. Wie zum Theil schon der Name andeutet, handelt es sich bei dem starren Oedem — auch als Oedema indurativum (Sigmund), Oedème scléreux (Fournier) bekannt — um eine Volumszunahme des erkrankten Theiles, welche durch ein ödemartiges starres Infiltrat der Haut und des subcutanen Gewebes veranlasst wird.

Bemerkenswerth ist, dass man diese Affection kaum je anderwärts als am Genitale antrifft. Wir wollen jedoch gleich vorweg nehmen, dass das indurative Oedem sich zwar an syphilitische Initialmanifestationen anzureihen pflegt, dass dasselbe jedoch ebenso von Producten der Allgemeinsyphilis (meist von Papeln) seine Entstehung nehmen kann.

Augenscheinlich ist der ursprüngliche Syphilisherd der Ausgangspunkt dieser Affection, welche sich jedoch allmälig über das anfängliche Gebiet hinaus erstreckt und schliesslich etwas grössere Ausdehnung erfährt.

Dem entsprechend wird man das gesammte Praeputium, manchmal auch noch den grössten Theil der Penishaut in eine brettharte, elastische, gleichmässig dicke Geschwulst umgewandelt finden, so dass das Glied den Umfang einer kindlichen Extremität annimmt. Die Haut ist dunkel, bis schmutzigbraun gefärbt, meist glatt und bewahrt den Fingereindruck nicht. Die Grenze des starren Oedems ist theils verwischt, mitunter aber auch ziemlich scharf ausgeprägt; innerhalb desselben ist fast ausnahmslos die Sklerose oder die Papel deutlich markirt; manchmal gelingt es, sklerosirte, knotige

Lymphstränge durch die mächtig verdickte Penishaut durchzutasten. Die Krankheit schreitet äusserst langsam vorwärts; nur selten greift sie auf die Haut des Schambergs über oder sie erfasst auch die Bedeckung des Scrotums; in letzterem Falle stellt sich die Verdickung als plumpe Uebertreibung der normalen Buckel und Falten des Hodensackes dar (Fig. 5). Während des ganzen chronischen Verlaufes besteht keine Empfindlichkeit, auch bemerkt man weder Röthung noch Temperaturerhöhung; es fehlt mit einem Worte jedes Zeichen eines acut entzündlichen Processes. Einmal sah Mauriac stellenweise Eiterbildung.

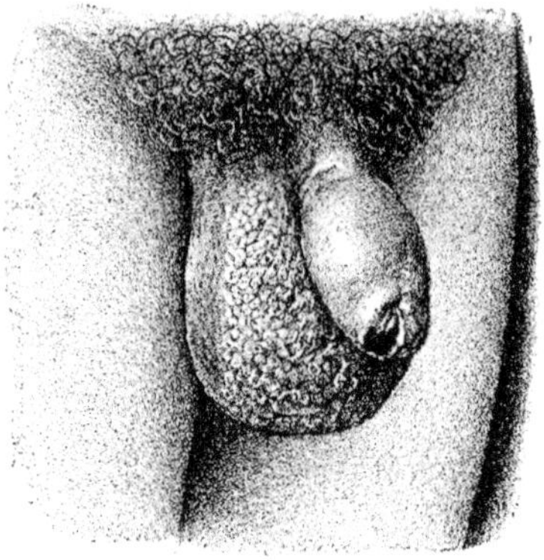

Fig. 5.
Indurativ̈es Oedem der Penis- und Scrotelhaut.

Sich selbst überlassen, involvirt sich das starre Oedem nur äusserst langsam; hingegen erfolgt Rückbildung auf locale und allgemeine Mercurtherapie ziemlich prompt.

In analoger Weise entwickelt sich das starre Oedem beim Weibe aus. Hier sind es die grossen Labien, das Praeputium clitoridis, mitunter auch die kleinen Lefzen, welche den Sitz der Affection abgeben. Gab eine Sklerose den Anstoss zur Entwickelung des indurativen Oedems, so beginnt die Veränderung, entsprechend der meist unilateral situirten Initialmanifestation, gewöhnlich asymmetrisch, sagen wir an einem grossen Labium, und verharrt wohl auch längere Zeit auf einer Seite; nach Wochen und Monaten kann sich jedoch die Affection auf die andere Seite, ja selbst auf die Regio pubica und andere angrenzenden Partien ausbreiten. Insoferne als Vernachlässigung die Entwickelung des starren Oedems begünstigt, wird diese im ganzen seltenere Affection häufiger bei Weibern angetroffen.

Nach den Untersuchungen E. Finger's[1]) ist es wahrscheinlich, dass Streptococcen auf dem Wege erodirter und exulcerirter

1) Arch. f. Dermat. u. Syph. 1887, pag. 53.

Syphilisproducte in das Gewebe einwandern und letzteres zu den geschilderten chronisch-entzündlichen Veränderungen anregen.

Sehr bedeutsame Veränderungen ihrer Entwickelung erleidet die syphilitische Initialmanifestation, wenn bei Gelegenheit der Infection mit dem Syphiliscontagium auch das Contagium irgend eines anderen Krankheitsprocesses mit zur Uebertragung gelangt ist; oder wenn die beiden Contagien zu verschiedenen, nicht weit auseinanderliegenden Zeiten auf die gleiche Stelle gerathen sind. — Für die Praxis am allerwichtigsten sind hier jene Fälle, wo die Syphilis neben Vaccine überimpft wurde; aber auch gleichzeitige oder succedirende Ansteckungen mit Syphiliscontagium und dem Contagium des venerischen Geschwüres am gleichen Orte beanspruchen unser volles Interesse.

* * *

Vaccinations-Syphilis.

Es gilt jetzt als eine von keiner Seite mehr bezweifelte Thatsache, dass bei Gelegenheit der Vaccination auch Syphilis auf den Impfling übertragen werden kann, wenn die Lymphe einem mit der Seuche behafteten Individuum entnommen war; die so entstandene Krankheit, die Vaccine-Syphilis, Vaccinations-Syphilis, Impfsyphilis, Syphilis vaccinata, ist darum sehr gefährlich, weil die von ihr Betroffenen eine ganze Reihe von im selben Haushalte lebenden Menschen um so leichter inficiren, als die gefürchtete Ansteckung von Niemand geahnt wird. Es wird kaum ein Land geben, wo nicht auf diese Weise bald mehr, bald weniger Personen angesteckt worden wären; innerhalb unseres Vaterlandes wurden vor einiger Zeit, nach den Berichten des Bezirksarztes Dr. Kocevar[1]), durch die Impfung in Schleinitz (Steiermark) 31 Kinder syphilitisch, von welchen eine weitere Ansteckung auf 1 Vater, 19 Mütter, 2 Grossmütter, 2 Kindsmägde, 2 jüngere und 9 ältere Kinder erfolgte.

Bei der grossen Tragweite, welche dieser Art der Syphilisverbreitung seit längerer Zeit zugestanden worden ist, hat man die hierbei obwaltenden Verhältnisse durch wiederholte Experimente festzustellen gesucht. Die hieraus und aus der leider nur zu oft

1) Allg. Wiener med. Zeitung 1870.

unvollkommen gebliebenen klinischen Beobachtung resultirenden Ergebnisse werden uns als Grundlage für nachfolgende Darstellung dienen.

Werden Syphilitische vaccinirt, so entwickeln sich gewöhnlich normale Impfbläschen. Vorsichtige Impfungen mit Lymphe solcher Bläschen haben bei Gesunden oft zu Vaccine, aber nicht zu Syphilis geführt. W. Boeck[1]) impfte sogar ein Gemenge von Vaccine und Blut, das Syphilitischen entnommen war, auf Leprakranke; Vaccine schlug einige Male an, Syphilis nie. — Nach dem könnte man vermuthen, dass Vaccine und Syphilis, gleichzeitig inoculirt, neben einander nicht zur Wirkung gelangen. Dem ist aber nicht so: denn man hat zu wiederholten Malen erfahren, dass manche Individuen, nach gleichzeitiger Uebertragung von Vaccine und Syphilis, trotzdem bei ihnen die Entwickelung normaler Vaccinebläschen ausgeblieben war, gegen eine Revaccination mit Lymphe, die bei Anderen angeschlagen, sich unempfänglich erwiesen. Ueberdies hat die klinische Erfahrung, wie bei Uebertragungen von Contagien überhaupt, auch hier gelehrt, dass manches Mal die Vaccine, ein anderes Mal die Syphilis nicht zur Entwickelung gelangt, dass ausserdem aber gar nicht so selten beide Processe neben einander sich voll entfalten.

Sehr bemerkenswerth sind die Beobachtungen, nach denen bei Syphiliskranken durch die Vaccination ein frisches Syphilisproduct an der Impfstelle geweckt worden ist. So berichtet Heinrich Köbner[2]) von einem syphilitischen Kinde, bei welchem nach der Impfung linkerseits normale Bläschen sich bildeten, während rechterseits Pocken zu Stande kamen, die am 8. Tage wohl auch normal aussahen, dann aber noch durch 4 Wochen eiterten. — Als ich noch in Innsbruck thätig war, sind auf meiner Klinik 16 Syphilitische theils vaccinirt, theils revaccinirt worden (bei den letzteren 4 mit, 9 ohne Erfolg); Haftungen wurden bei sieben Individuen erzielt. Von diesen waren zwei mit hereditärer, drei mit acquirirter Syphilis, und zwar im Stadium der Florition, behaftet; bei zweien war die Syphilis in Rückbildung und 1mal latent; in keinem Falle jedoch beobachtete ich die Entwickelung eines Syphilisproductes an der Vaccinationsstelle. Zwar kam es bei den hereditär-

---

1) Köbner, Uebertragung der Syphilis durch die Vaccination. Arch. f. Dermatol. u. Syph. 1871, pag. 156.

2) l. c. pag. 508.

syphilitischen Kindern zu derben Infiltraten an der Impfstelle, doch glaube ich, dass hier die Impfnadel tiefer eingestochen worden sein dürfte, da die Vaccinebläschen erst 8 Tage nach der Impfung zum Vorscheine kamen. — Hingegen besitzen wir eine sehr bemerkenswerthe Beobachtung v. Rinecker's[1]), derzufolge die Impfung an einem syphilitischen Kinde zu einem syphilitischen Geschwüre an der Vaccinationsstelle Anlass gab. Ein anscheinend gesundes Kind, das von einer an Syphilis leidenden Mutter geboren wurde, bekam einige Wochen nach der Geburt ein Syphilid, das nach einer Quecksilbercur zwar schwand, nach einigen Monaten jedoch wieder recidivirte und dann spontan sich zurückbildete. Im Alter von einem Jahre wurde es mit der Lymphe, die den Revaccinationspusteln eines jungen Arztes entnommen war, geimpft, worauf sich in normaler Weise und in der gewöhnlichen Zeit Impfpusteln bildeten, die wie sonst zu einer Kruste eintrockneten. Als nach 3 Wochen die Kruste abfiel, trat ein „tiefes, kraterförmiges Geschwür mit anhaftendem, spärlichem, serös eiterigem Secret zu Tage, dessen Ränder und Grund exquisit hart waren, die Ränder wallförmig erhoben"; zwei Wochen darauf war das Geschwür verheilt und die vertiefte Narbe blieb noch durch einige Tage hart. Eine nochmalige Impfung mit wirksamer Vaccine blieb ohne Resultat. — Dass aus Variolapusteln eines Syphilitischen sich nässende Papeln herausbilden können, haben wir durch H. Bamberger[2]) erfahren.

Bei zufälliger Benützung eines Impfstoffes, von dem in der Folge sich herausstellte, dass er zur Vaccinations-Syphilis geführt hat, beobachtete man, dass bei einzelnen Individuen — übereinstimmend mit den oben erwähnten Experimenten — Vaccinebläschen sich ausbildeten, die mit schöner Lymphe gefüllt erschienen und nach dem Abtrocknen normal aussehende Impfnarben zurückliessen, die sich nicht weiter veränderten; die Impflinge zeigten auch im weiteren Verlaufe keine Spur einer erlittenen Syphilisinfection und man kann annehmen, dass hier nur Vaccine überimpft worden. Bei Anderen wieder schien der Verlauf bis zum 8. oder gar 10. Tage wohl normal, so dass die Bläschen ein Aussehen hatten, als wenn sie eine weiter verwendbare Lymphe enthielten, aber während der Exsiccation bildete sich unter der

1) Viertelj. f. Dermatol. u. Syph. 1878, pag. 265.

2) Oesterr. Zeitschr. f. prakt. Heilk. 1858.

Borke ein Geschwür aus, oder die junge Impfnarbe brach zu einem Geschwüre auf; dabei zeigte sich, dass diese Umwandlung nur ein und die andere Impfstelle betraf, während die übrigen entweder ganz fehlschlugen, oder normal verlaufende Vaccinebläschen darboten. In noch anderen Fällen blieben Impfpocken ganz aus und — abgesehen von etwaigen Abortivbläschen — erst 14 Tage nach geschehener Vaccination oder noch später erschien an einer Impfstelle die erste Reaction, die zumeist als ein mit Borken bedecktes indurirtes Geschwür, das lange zu seiner Heilung bedurfte, geschildert wird. Die Geschwüre, mögen sie nun mit oder ohne vorausgegangene Vaccinebläschen sich ausgebildet haben, hatten oft Schwellungen der Achseldrüsen im Gefolge und syphilitische Allgemeinsymptome, die 2—4 Monate nach der Impfung in den verschiedensten, nicht selten sehr schweren Formen (auch mit letalem Ausgange) auftraten.

Von grosser Bedeutung kann bei Combination von Vaccine und Syphilis die Frage werden, ob ein Individuum, das nach der Impfung Zeichen der Syphilis aufweist, diese Krankheit schon früher besass oder erst durch die Vaccination acquirirte. Zeigten die Impfstellen normalen Verlauf, bildete sich an denselben weder ein Infiltrat, noch ein Geschwür aus, und erschienen die auf constitutionelle Syphilis hinweisenden Symptome sehr bald nach der Impfung — gewiss nicht später als 4 Wochen — so kann man mit Bestimmtheit behaupten, dass der Impfling schon früher syphilitisch war. — Ebenso sicher kann man andererseits aussagen, die Syphilis ist auf dem Wege der Vaccination übertragen worden, wenn an einer Impfstelle, gleichviel ob mit oder ohne Entwickelung eines regelrechten Impfbläschens, 2—4 Wochen nach der Impfung oder etwas später ein Geschwür (oder ein Infiltrat) mit nachfolgender Schwellung der benachbarten Lymphdrüsen bemerkt worden ist, und wenn unzweideutige Zeichen von irritativen Syphilisformen erst 6—8 Wochen nach der Vaccination zu Tage traten.

Zwischen diesen extremen, leicht zu beurtheilenden Fällen liegen aber eine ganze Reihe anderer, die die Entscheidung ziemlich schwer machen können. Ziehen wir nur folgende wichtigen Eventualitäten in Betracht: Das in Frage stehende Individuum befand sich durch Wochen nicht in ärztlicher Beobachtung; es konnte inzwischen ein an der Impfstelle entstandenes Infiltrat, wenn es nicht bedeutend war, bereits resorbirt, das Impfgeschwür mit Zurücklassung einer für Syphilis nicht auffälligen Narbe verheilt sein; dann wird von einem etwa entdeckten Haut- oder Schleimhautsyphilide nicht mit Bestimmtheit ausgesagt werden können, ob dasselbe die Folge einer vor der Vaccination oder erst durch dieselbe beigebrachten Ansteckung ist. Es ist aber auch möglich, dass bei einem mit (latenter) Syphilis Behafteten durch die Vaccination — die wohl in den meisten Fällen normal abläuft — an der Impfstelle eine syphilitische Infiltration und Geschwürsbildung geweckt wird, wie dies in unzweifelhafter Weise von H. Köbner und v. Rinecker beobachtet worden ist: wer will dann — wenn auch bezüglich des Auftretens anderer Allgemeinerscheinungen ärztliche Controle fehlt — einem solchen Geschwüre den Charakter einer Initialmanifestation mit Sicherheit absprechen? — Bei solchen und ähnlichen Fällen erweist sich die objective Untersuchung des Impflings allein nicht als ausreichend, und es erscheint unerlässlich, alle Nebenumstände heranzuziehen, als da sind: anamnestische Daten, welche die Annahme einer früheren (vielleicht hereditären) Syphilis zulassen oder ausschliessen; Berücksichtigung des Vaccinationsergebnisses beim Stammimpfling und bei den Uebrigen, die mit derselben Lymphe, sei es in erster, sei es in zweiter Generation, geimpft worden sind; endlich Heranziehung aller der Impfung vorausgegangenen und nachfolgenden Ereignisse. Eine genaue Abschätzung sämmtlicher Verhältnisse wird in den meisten Fällen auch da zum richtigen Urtheile führen.

Die während einer Impfsyphilis-Epidemie beobachtete räthselhafte Erscheinung, der zufolge einige von den Impflingen, die augenscheinlich derselben Gefahr ausgesetzt waren, der Ansteckung vollkommen entronnen sind, während andere, unter gleichen Verhältnissen Geimpfte, die Syphilis in unzweideutigster Weise davontrugen, kann wohl nur zum Theile in der ungleichen individuellen Disposition begründet sein, in der Mehrzahl der Fälle beruht sie gewiss in dem Umstande, dass die von Syphilitischen entnommene Lymphe manchmal unvermischt war, andere Male wieder mit Blut (Omadei, Rollet, Viennois, Auspitz[1]), Geigel[2]), Köbner[3]) oder mit Bestandtheilen eines am Grunde des Vaccinebläschens

---

1) Die Lehren vom syph. Contag., Wien 1866, pag. 243 — und Arch. f. Dermatol. u. Syph. 1871, pag. 114.

2) Gesch., Path. u. Ther. der Syph., Würzburg 1867, pag. 204.

3) l. c.

sitzenden syphilitischen Infiltrates vermengt sein konnte (Gamberini, Auspitz, Geigel, Köbner, v. Rinecker[1]).

Im Speciellen kommen hierbei folgende Eventualitäten in Betracht. Der Stammimpfling ist mit (latenter oder ausgesprochener) Syphilis behaftet, die Vaccinepocke normal; die Lymphe wird nun, je nachdem sie mit Blut verunreinigt ist oder nicht, Vaccine allein oder nebenbei auch Syphilis übertragen können. Bei einem anderen, gleich beschaffenen Stammimpfling hat sich in Folge des Vaccinationsreizes am Boden der normal erscheinenden Pocke ein syphilitisches Product ausgebildet; die Impflymphe kann dann rein oder mit Eiter und zerfallenden Bestandtheilen der syphilitischen Bildung gemengt sein und so verschiedene Folgen veranlassen. — Wird einem früher gesunden Individuum Impfsyphilis beigebracht, und dasselbe, bevor noch das Unglück erkannt wird, als Stammimpfling benützt, so besteht, ohne nothwendiger Weise auf die von Auspitz vertretene Abkürzung der Incubationsdauer bei Syphilis vaccinata recurriren zu müssen, schon 8 Tage nach der Impfung die Möglichkeit eines beginnenden Initialinfiltrates, welches am Boden der normal erscheinenden Impfpocke schnell zerfallen kann, was sonst wohl erst nach 3 Wochen (oder auch gar nicht) zuzutreffen pflegt; auch hier kann die Impflymphe einmal rein sein, einmal eine Beimengung mit Syphilisproduct aufweisen. Endlich ist es auch vorgekommen, dass Syphilis während der Impfung nicht durch die Qualität der Lymphe verschuldet wurde, sondern dadurch, dass unter der Reihe der Geimpften ein mit Syphilis behaftetes Individuum war, nach dessen Vaccination die nicht gereinigte Lanzette dem nachfolgenden Syphilis beibrachte; eine solche Beobachtung theilt Taylor[2]) mit.

Bei der schweren Verantwortung, welche hierbei auf dem Impfarzte lastet (in einem benachbarten Königreiche hatte ein College das Verschulden einer Impfsyphilis mit einer Gefängnisshaft von 6 Wochen abzubüssen), möge gleich hier auf die Cautelen hingewiesen werden, deren Beachtung eine Uebertragung der Syphilis durch die Vaccination verhüten oder mindestens sehr unwahrscheinlich machen kann.

Am zuverlässigsten wird dies durch die Benützung einer originären Kuhpockenlymphe erzielt. Die Verwendung der

1) l. c. pag. 261 u. ff.

2) Viertelj. f. Dermatol. u. Syph. 1878, pag. 155.

thierischen Pockenlymphe ist jetzt so allgemein, dass es eigentlich überflüssig erscheint, sich näher mit den Vorsichtsmassregeln beim Gebrauche der humanisirten Lymphe zu befassen. Nun zählt aber das Rind zu jenen Hausthieren, die ungemein häufig der Tuberculose unterworfen sind, und obwohl aus einer gut geleiteten Anstalt Lymphe erst dann abgegeben wird, wenn man sich durch die Obduction von der Gesundheit des Thieres überzeugt hat, so wäre es denn doch denkbar, dass einmal ein Versehen mitgespielt hätte. In der That sind in der letzten Zeit Versuche gemacht worden, zur Gewinnung von Lymphe Thiere heranzuziehen (insbesondere Ziegen), die gegen Tuberculose immun sind.

Will man sich nichtsdestoweniger der humanisirten Lymphe bedienen, so weicht man der Gefahr einer Syphilisübertragung am sichersten aus, wenn der Stammimpfling etwa 10 Jahre alt ist, weil acquirirte Syphilis in dem Alter doch höchst selten vorkommt und die hereditäre Form kaum ohne irgend welche Spuren abgelaufen wäre. Die Benützung eines solchen Individuums als Stammimpfling ist selbst dann, wenn es zum zweiten Male vaccinirt wird, zu empfehlen, da bekanntlich die Lymphe von Revaccinationspusteln nicht schlechter haftet, als die durch eine erste Vaccination erzeugte. Keinesfalls aber soll der Stammimpfling jünger als 1 Jahr sein. Die Vaccinebläschen, von denen abgeimpft wird, müssen in normaler Zeit entwickelt, eine klare Lymphe führen; Eiter oder Blut haltige Pocken sind ebensowenig zu benützen, wie der Inhalt eines normal scheinenden Bläschens, wenn mehr als 8 Tage seit der Impfung verstrichen sind. Unter allen Umständen wähle man nur ein solches Individuum zum Stammimpfling, über dessen Gesundheit sowohl, wie auch über die der Familie, der Impfarzt vollkommen orientirt ist; nach diesem Grundsatze sind uneheliche Kinder wohl meist von einer solchen Wahl ausgeschlossen. Aerzte, die mit dem Verkaufe von Impflymphe sich befassen, sollten verhalten sein, jeder Probe die Angabe beizufügen, von wem sie entnommen wurde und wann? allenfalls sollten die Abnehmer sich weigern, einen Stoff in Verwendung zu ziehen, dessen Provenienz ihnen vorenthalten wird. Endlich unterlasse man nie, nach jedem Impfling das gebrauchte Instrmuent auf's sorgfältigste zu desinficiren, weil, wie oben bereits erwähnt, auch durch die Unterlassung dieser Vorsicht ein nachfolgender Impfling gefährdet werden kann. Von grosser Wichtigkeit ist es schliesslich, dass die Impftermine nicht allzustark belastet werden, weil der Impfarzt nicht im Stande ist, alle Vorsichtsmassregeln aufs genaueste einzuhalten, wenn sehr viele Impflinge auf einmal zusammenströmen. Es ist sehr wahrscheinlich, dass an der Impfsyphilis, welche O. Rosenthal[1]) an einem 12 Jahre alten Mädchen beobachtete, ein solcher Umstand die Schuld trug; beim Impfarzte waren nämlich damals 160 Impflinge gleichzeitig erschienen.

Bevor ich diesen Gegenstand verlasse, halte ich es für nothwendig, noch darauf aufmerksam zu machen, dass manche andere Vorgänge das Auftreten einer Vaccine-Syphilis vortäuschen und die Umgebung, ja auch weitere Kreise, grundlos allarmiren können. Gamberini[2]) hat 1869 über eine „falsche" Impfsyphilis-Epidemie berichtet; auch in Berlin hat eine solche stattgefunden, die zu einer Discussion in der dortigen medicinischen Gesellschaft führte[3]). — Man hat hier folgende Processe in Betracht zu ziehen. Ausser den normal entwickelten Vaccinebläschen schiessen auch an anderen Stellen Pocken, Nebenpocken, Vaccinolae, auf, die oft genug durch Autoinoculation (P. Rayer[4]) an früher ekzematösen oder erodirten Hautpartien — wofür auch Köbner[5]) ein Beispiel anführt — auftreten. In einem von mir beobachteten Falle sass die Nebenpocke in der Achselhöhle und hatte den Umfang einer plattgedrückten Feige erreicht; als mich der geängstigte Vater — Militärarzt — zu dem Kinde rief, war ich über die Riesen-Vaccinepustel, welche die ganze Axilla ausfüllte, in höchstem Grade erstaunt; die weitere Nachforschung klärte alsbald alles auf; das Kind, seit Wochen an einem lästigen Ekzem der Achselhöhle leidend, war vor wenigen Tagen in den Arm geimpft worden und hatte durch die kratzenden Finger Lymphe gegen das Ekzem verschleppt. — Mitunter sind die Vaccinolae als der Ausdruck einer Vaccine généralisée aufzufassen. Bernhard Dietter[6]) theilt aus der Klinik Prof. v. Ranke's drei Fälle von generalisirter Vaccine mit, nach zufälliger Einimpfung von Vaccine auf ekzematöse Hautstellen; eines der Kinder starb.

---

1) Deutsche med. Woch. 1892, pag. 121.

2) Arch. f. Dermatol. u. Syph. 1870, pag. 451.

3) Ibid. 1872, pag. 571.

4) Darstell. d. Hautkrankh., deutsch von Hermann Stannius, Bd II, pag. 120. Berlin 1838.

5) l. c. pag. 136.

6) Münchener med. Abhandlungen, 1893, II. Reihe, Heft 9.

Manches Mal wieder kommt es im Gefolge der Impfung zu einer Roseola vaccina, die nach wenigen Tagen verschwindet, oder zu Erysipel und anderen Entzündungsformen der Haut (Furunkel, Knoten, Pusteln etc.) mit oder ohne Drüsenschwellungen; oder es tritt zur Vaccine Variola, was während einer Blatternepidemie gar nicht selten der Fall ist. Ab und zu wird auch beobachtet, dass die normale Pustel nach 8—10 Tagen ohne bekannten Anlass phlegmonös wird oder zerfällt; oder es bleibt die Entwickelung normaler Pocken ganz aus, und es bilden sich an den Impfstellen kleine ekzemartige Producte oder grössere furunkelähnliche Infiltrate. — Behält man alle diese Zufälle im Auge und achtet man auf den Mangel aller anderen, der Syphilis zukommenden Charaktere, dann wird man kaum eine Vaccinations-Syphilis da suchen, wo sie nicht ist.

Elfte Vorlesung.

INHALT: Syphilitische Initialmanifestation mit venerischem Geschwür combinirt. — Entwickelung des venerischen Geschwüres. — Syphilis- und Geschwürscontagium durch dieselbe Eingangspforte eingeflösst.

Mitaffection der benachbarten Lymphdrüsen. — Indolente Bubonen. — Eiterung der Lymphdrüsen. — Strumöse Bubonen. — Mitaffection der Lymphgefässe; Rückbildung; Abscedirung.

Diagnose der syphilitischen Initialmanifestation. — Verschiedene Formen des Initialaffectes; frühe und häufige Miterkrankung der benachbarten Lymphwege. — Nebeneinanderstellung der klinischen Charaktere der exulcerirten Sklerose und des venerischen Geschwüres.

Carcinom aus syphilitischem Initialaffect hervorgegangen.

Die syphilitische Initialmanifestation in Combination mit einem venerischen Geschwüre.

Eine weitere Möglichkeit die Initialmanifestation in einer von der typischen abweichenden Form auftreten zu sehen, liegt in der zufälligen Combination von Syphiliscontagium mit dem des venerischen Geschwüres. Indem ich bezüglich des letzteren auf meine „Vorlesungen über das venerische Geschwür" verweise, will ich zum leichteren Verständniss der angeführten Combination hier nur ganz kurz Entwickelung und Verlauf des Ulcus venereum berühren.

Durch zahlreiche experimentelle Untersuchungen ist festgestellt, dass eine geringe Menge Secretes eines noch im „Destructionsstadium" befindlichen venerischen Geschwüres, auf die Spitze einer Impflanzette aufgeladen und dem Träger des Ulcus oder einem anderen Individuum an einer gesunden Hautstelle eingeimpft, die Haut, welche unmittelbar nach dem Einstiche nur für wenige Minuten geröthet erscheint, nach 24 oder 48 Stunden sich zu einem etwa hirsekorngrossen oder etwas grösseren, mit einem rothen Hofe versehenen

Knötchen erhebt, welches an seiner Spitze alsbald eiterhältig wird und sich nach wenigen Stunden zu einer Pustel von Stecknadelkopfgrösse oder darüber umwandelt. Die Pusteldecke platzt alsbald oder trocknet ein und fällt ab, worauf ein Geschwür zu Tage tritt, dessen Grund uneben ist und mehr oder weniger tief in's Corium reicht, dessen Rand abgerundet oder mehrfach eingezackt, immer aber scharf zugeschnitten erscheint; das Secret ist gewöhnlich dünn, durch Beimengung abgestossener Gewebspartikel flockig, seine Umgebung im Zustande einer entzündlichen Reizung. Ein, mutatis mutandis, ähnlicher Verlauf wird auch bei Ansteckungen durch den Coitus wahrgenommen. In den folgenden Tagen beobachtet man in der Regel, dass die umgebenden Gewebstheile zerfallen und dadurch eine Vergrösserung und manchmal auch eine Vertiefung des Geschwüres gesetzt wird. Rand und Grund des Geschwüres werden darum auch so lange unrein und uneben erscheinen, als ihnen mortificirte Partikel anhaften. In diesem Stadium, dem Destructionsstadium, wird eine geringe Menge Secretes, in geeigneter Weise applicirt, bei dem Träger oder einem anderen Individuum ein Geschwür mit demselben Verlaufe und denselben Charakteren hervorzurufen im Stande sein; man wird aber auch wahrnehmen, dass das zufällige Ueberfliessen des Secretes an einer erodirten Hautstelle, oder dass der längere Contact desselben mit einer Hautpartie, die nur eine zarte Epitheldecke aufweist, das Auftreten eines solchen Geschwüres gleichfalls bedingt; darin ist eben auch die Beobachtung der Autoinoculation begründet, der zu Folge es bei einem Individuum zur Entwickelung von mehreren solchen nacheinander auftauchenden venerischen Geschwüren in der Umgebung des ersten kommt.

Manchmal findet sich entzündliche Anschwellung der nächst gelegenen Lymphdrüsen, welche dann gewöhnlich in Eiterung überzugehen pflegt; mitunter besitzt der Eiter, sowie das Secret des ursprünglichen venerischen Geschwüres, ebenfalls die Eigenschaft, durch Impfung ein neues Geschwür zu erzeugen; in dem Falle gelangte somit das Geschwürscontagium auch in die Lymphdrüse. Ab und zu nimmt man wahr, dass das Geschwürscontagium auf dem Wege zur Lymphdrüse auch die Lymphgefässe in einen entzündlichen Zustand versetzt, wobei die Lymphangoitis stellenweise zu Abscesschen — Bubonuli, Nisbeth'schen Schankern — führt; auch der Eiter dieser Herde kann ein venerisches Geschwür hervorrufen.

Das Secret des venerischen Geschwüres bleibt jedoch nur so lange contagiös, als der Geschwürscharakter besteht: ist einmal die entzündliche Reaction geschwunden, hat das Geschwür aufgehört sich durch Zerfall des benachbarten Gewebes zu vergrössern, sind sämmtliche noch anhaftenden mortificirten Gewebspartikel abgestossen, so bemerkt man, dass der Geschwürsgrund sich reinigt, und auf demselben normale Granulation erfolgt; der Rand erscheint dann anliegend und erhält bald einen Saum von jungem Epithel; mit einem Worte, man hat statt des Geschwüres eine rein eiternde, der Heilung zustrebende Wundfläche vor sich. In diesem Stadium, welches man das Stadium reparationis nennt, und welches gewöhnlich nach einem Bestande des Geschwüres von einigen Tagen bis zu wenigen Wochen sich einstellt, erscheint das Contagium bereits erloschen, da Impfungen mit dem Secrete nicht mehr haften bleiben.

So wie das ursprüngliche venerische Geschwür, werden auch das zweite und dritte durch Autoinoculation entstandene, gleicherweise etwaige abscedirende Lymphangoitiden ihre eventuellen contagiösen Eigenschaften erst im Stadium reparationis verlieren.

Nur ganz nebenbei sei noch erwähnt, dass das venerische Geschwür auch von jedweder Wundcomplication ergriffen werden kann, als: Erysipel, Diphtheritis, Gangrän.

Wir haben pag. 137 u. ff. auseinandergesetzt, dass durch besonders unglückliche Zufälle die gleichzeitige Uebertragung von Vaccine und Syphilis sich ereignen kann, und dass hierbei unter Umständen die Vaccinepustel und die syphilitische Initialmanifestation nebeneinander zur deutlichen Entwickelung gelangen, wobei sich ihre respectiven Incubationszeiten, mit einer vielleicht geringen Abänderung, oft genug ziemlich scharf ausprägen. Nun liegt es aber in der Natur der Verhältnisse, dass eine gleichzeitige Uebertragung von Syphilis- und Geschwürscontagium unendlich viel leichter möglich wird, oder dass eine combinirte Wirkung beider Contagien in der Weise zu Tage tritt, dass sie zu verschiedenen Zeiten, an verschiedenen Quellen geholt, durch eine und dieselbe Eingangspforte Aufnahme gefunden. Nehmen wir den Fall einer gleichzeitigen Einwirkung beider Contagien an[1]),

[1]) Ich hatte Gelegenheit mich hiervon durch Confrontation zu überzeugen (s. meinen Innsbrucker Bericht aus dem J. 1885, Fall 4; in „Ber. d. naturw.-med. Ver. in Innsbruck“, XV. Jahrg.).

so wird das venerische Geschwür mit seiner sehr kurzen Incubationsdauer noch sicherer vor der syphilitischen Initialmanifestation erscheinen, als die Vaccine; ja dasselbe kann noch während der Incubationsdauer der Syphilis seiner Weiterentwickelung, oder selbst der Reparation und Heilung entgegengehen; die später sich ausbildende syphilitische Initialmanifestation wird somit das venerische Geschwür im Zustande der noch weiterschreitenden Zerstörung oder der Reparation compliciren, oder erst nach bereits erfolgter Heilung des letzteren auftauchen. In solchen Fällen erlangen Umgebung und Grund des venerischen Geschwüres allmälig eine scharf begrenzte Sklerosirung, welche, trotzdem das Geschwür der Heilung zuschreitet, sich bis zu einem gewissen Grade weiter ausbildet; oder es ist die Narbe des bereits geheilten Geschwüres, in welcher die Initialmanifestation zur Entwickelung gelangt.

Erfolgte die Ansteckung mit dem Geschwürscontagium 1 bis 2 Wochen nach geschehener aber noch nicht nachweisbarer Syphilisinfection, so kann die Entwickelung der syphilitischen Initialmanifestation mit dem des venerischen Geschwüres ziemlich zusammenfallen.

Nicht selten habe ich Individuen zur Beobachtung bekommen, die mit einem venerischen Geschwüre an derselben Stelle inficirt worden sind, an welcher noch ganz deutliche Reste einer früher acquirirten Sklerose nachweisbar waren.

Wie bekannt (pag. 77), sehen einzelne Kliniker das venerische Geschwür ebenfalls als die Quelle von nachfolgender constitutioneller Syphilis an und zählen es demnach zu den syphilitischen Initialmanifestationen. Doch auch sie geben zu, dass das Ulcus venereum als solches nur höchst selten von Syphilis gefolgt ist, und dass, wenn dieser Fall eintrifft, ganz gewöhnlich eine Sklerosirung des ursprünglich nicht indurirten Geschwüres vorausgeht, wobei freilich geleugnet wird, dass diese Erscheinung auf einer Doppelwirkung zweier nebeneinander eingedrungener Contagien, wie wir es auseinandergesetzt, beruhe. — Für uns ist es nun von besonderer Wichtigkeit, dass selbst diejenigen Autoren, welche auch in dem venerischen Geschwüre den Anfang von Syphilis erblicken, ganz offen zugestehen, dass 90 % der an constitutioneller Syphilis Erkrankten eine Sklerose oder Papel als Initialmanifestation aufwiesen.

Mitaffection der benachbarten Lymphdrüsen.

Ist nach Ablauf der Incubation eine syphilitische Initialmanifestation zu Stande gekommen, so wird das Contagium — abgesehen von regionärer Wanderung und postinitialer Infection (p. 163, 164) — durch Aufnahme in die Säftemasse und, wie es scheint, am häufigsten auf dem Wege der Lymphbahnen weiter verschleppt. Schon in der 1. oder 2. Woche nach dem Auftauchen der Initialmanifestation, manchmal fast gleichzeitig, selten später, bemerkt man, dass die nächstgelegenen Lymphdrüsen sich vergrössern und dabei in der ersten Zeit eine Spur von Empfindlichkeit aufweisen, ohne dass im Uebrigen an der Drüse selbst oder an der sie bedeckenden Haut irgend welche Zeichen einer acuten, entzündlichen Reaction zu bemerken wären. Auch die Empfindlichkeit hält nur die ersten Tage an, so dass in der Folge an den benachbarten Lymphdrüsen nichts anderes als die Vergrösserung auffällt. Seit jeher hat man solche Lymphdrüsen-Vergrösserungen als Bubonen bezeichnet und so werden denn auch diese so genannt und zum Unterschiede von den im Verlaufe des venerischen Geschwüres sich manchmal entwickelnden, entzündlichen und deshalb schmerzhaften Lymphadenitiden mit dem Namen der indolenten Bubonen belegt. Selten ist es eine, gewöhnlich sind es mehrere der nächstgelegenen Lymphdrüsen, welche die Grösse einer Hasel- oder Wallnuss erreichen und in diesem Zustande in der Regel durch viele Monate, manchmal sogar durch Jahre verharren.

Da die Initialmanifestationen zu allermeist am Genitale oder dessen Umgebung erscheinen, so werden auch die Lymphdrüsen der Leistengegend am allerhäufigsten zu indolenten Bubonen anschwellen. Dabei beobachtet man, dass bei lateralem Sitze der Initialmanifestation die Lymphdrüsen derselben Seite, während bei medialem bald die der rechten, bald die der linken erkranken; bei den mannigfachen Anastomosen der Lymphgefässe dieser Gegend ist es jedoch nicht so selten, dass die indolenten Bubonen auf der der Initialmanifestation gerade entgegengesetzten oder gar auf beiden Seiten erscheinen. Einzelne Male schwellen ausserdem auch die Glandulae crurales oder ein am Mons veneris befindliches Lymphdrüschen an; ja mitunter setzt sich die Kette der indolenten Bubonen auch gegen die Glandulae iliacae, insbesondere die erste derselben, die Rosenmüller'sche Drüse, fort.

Ausnahmsweise findet man die Inguinaldrüsen nur sehr wenig verändert; möglich, dass dann die tiefer gelegenen Beckendrüsen mehr in Mitleidenschaft gezogen werden.

In denjenigen selteneren Fällen, wo die Initialmanifestation an anderen Orten zu Tage tritt, beispielsweise an den Fingern, der Brustwarze, den Lippen, der Zunge, den Lidern oder an irgend einer anderen Stelle des menschlichen Körpers, erkranken die Lymphdrüsen der Ellbogengegend, der Achselhöhle, des Halses, die Glandulae praeauriculares u. s. w. in Form von indolenten Bubonen. Man nimmt jedoch auch wahr, dass die nächstgelegenen Lymphdrüsen (z. B. die der Ellbogenbeuge) übersprungen werden und die zweitnächsten in der Reihe (Achselhöhle) erkranken.

Acquiriren Kranke gleichzeitig oder in kurzen Intervallen genitale und extragenitale Initialmanifestationen (pag. 131, 132), so wird man nicht nur die Drüsen der Leiste, sondern auch die der extragenitalen Region erkrankt finden. Ich habe solches dreimal (bei männlichen Patienten) beobachtet, und zwar Initialaffecte am Kinn, am untern Augenlid und am Finger neben Genitalsklerosen; jedesmal waren die zugehörigen Drüsen am Unterkiefer, in der Ellenbeuge und der Präauriculargegend (ausser der der Genitalsklerose entsprechenden Lymphdrüsenaffection der Leiste) in charakteristischer Weise mitergriffen.

Es gehört zu den Seltenheiten, dass die auf eine Initialmanifestation folgende Erkrankung der Lymphdrüsen zu Zerfall und eiteriger Schmelzung führt; nur in denjenigen Fällen, wo so geartete Complicationen vorliegen, dass letztere für sich allein eine chronische oder acute Erkrankung der Lymphdrüsen bedingen, dass also neben dem Syphiliscontagium auch andere Schädlichkeiten einwirkten, findet man Abweichungen von dem bisher geschilderten Verlaufe. So pflegt Eiterung der Lymphdrüse zu erfolgen, wenn dieselbe ausserdem noch durch einen Entzündungsprocess in der Peripherie (der ein und das andere Mal auch durch ein venerisches Geschwür bedingt sein kann) mitafficirt, oder wenn die Lymphdrüse selbst durch ein Trauma getroffen wird.

In denjenigen Fällen, wo langwierige (scrophulöse, bezw. tuberculöse) Lymphdrüsenschwellungen vor erfolgter Syphilisinfection bestanden, wird der Charakter der Lymphdrüsenerkrankung, wie er sonst einer Initialmanifestation zukommt, selbstverständlich fehlen;

man kann dann höchstens beobachten, dass durch das neu hinzugetretene Moment ein Impuls zu einer Abwechselung des bisher trägen Verlaufes des Processes in den Lymphdrüsen, insofern gegeben wird, als wenigstens in Theilen derselben die mit Oedem einhergehende Infiltration eine Steigerung erfährt und zur Schmelzung führt. Sind schon die gewöhnlichen indolenten Bubonen lange Zeit hindurch zu persistiren geneigt, so erweist sich der Verlauf solcher strumöser Lymphdrüsen, deren Krankheitsvorgänge durch das Entstehen einer Initialmanifestation in ihrer Peripherie complicirt wurden, als ein unendlich viel mehr schleppender. Man sieht dann an einer oder mehreren Stellen Abscedirungen der Lymphdrüsen und des ödematösen, infiltrirten periadenitischen Gewebes, Abscedirungen, die öfter nur von einer geringen Reaction gefolgt sind und in Folge dessen nur spät zum Aufbruche gelangen. Der sich entleerende Eiter stammt aus einer vielverzweigten, sinuösen Höhle, in welcher kleinere oder grössere Reste von Lymphdrüsenparenchym, die nur langsam eiterig schmelzen, angetroffen werden. Diese Beschaffenheit der Abscesshöhle führt es mit sich, dass trotz einer Verkleinerung derselben eine vollständige Schliessung nur sehr langsam erfolgt, und einzelne sinuöse Gänge noch nach Monaten, ja in manchen Fällen selbst nach Jahren zurückbleiben. Es erscheint dann die Haut über dem zum Theile geschrumpften Drüsenpaquete an einer und der andern Stelle mit einer eingezogenen Oeffnung versehen, aus welcher, als der Mündung des erhaltenen Hohlganges, eine Spur dünner, wenig eiterhältiger Feuchtigkeit hervorgepresst werden kann; manchmal trocknet das nach aussen gelangte Secret zu einer Borke ein, nach deren Abhebung man erst der Mündung eines solchen Ganges ansichtig wird.

*
* *

Minder häufig als die Lymphdrüsen erkranken die von der Initialmanifestation zu den letzteren hinziehenden Lymphgefässe[1]. Am deutlichsten ist eine solche Mitaffection an den Lymphgefässen des Penis wahrzunehmen. An der Rückenfläche dieser Gegend

---

[1]) Nach ihren anatomischen Untersuchungen hielten sich Auspitz und Unna (Viertelj. f. Dermatol. u. Syph. 1877, pag. 193—197) für berechtigt, die von den Klinikern als sklerosirte Lymphgefässe bezeichneten Stränge am Rücken des Penis für eine „den Gefässursprüngen rückläufig (im Sinne der Arterie) folgende Fortsetzung der Sklerose“ anzusehen, „in welche das entsprechende

tastet man durch die Haut einen oder mehrere zwirn- bis bindfadendicke oder noch dickere, harte, knollige Stränge, die nur wenig Empfindlichkeit aufweisen und sich in der Regel bis zur Wurzel des Penis und von da manchmal bis zur Lymphdrüse verfolgen lassen; mitunter beginnt die Affection schon vorne an der Initialmanifestation, wobei manchmal das hinter dem Sulcus vorhandene Lymphgefässnetz auf einer oder beiden Seiten wie ein knotiges Kranzgewinde durchzufühlen ist. Diese sklerosirende Lymphangoitis, wie ich sie nenne, ist in der Regel von einer acuteren Reaction nicht begleitet, man bemerkt darum gewöhnlich keinerlei Veränderung an der Hautdecke und nur selten erscheint letztere ödematös, noch seltener streifig geröthet. Da solche sklerosirten Lymphgefässe an einen anderen Process, wie an eine Initialmanifestation, sich seltener anzureihen pflegen, so wird ihre Anwesenheit immerhin einige Orientirung bieten, wenn über die Natur der Erkrankung Zweifel bestehen sollten. Insbesondere wird eine durch Oedem unkenntlich gewordene Initialsklerose leichter als solche erkannt werden können, wenn innerhalb des sich auch weiterhin erstreckenden Oedems ein solches sklerosirtes Lymphgefäss durchzufühlen ist.

Die Lymphstrangsklerose ist naturgemäss am Rücken des Penis am allerhäufigsten anzutreffen; dieselbe pflegt aber auch an anderen Orten den Weg zwischen Sklerose und Bubo zu bezeichnen, wie man dies am Vorder- und Oberarm bei einer am Nagelfalz erfolgten Syphilisinfection zu beobachten pflegt, und wie ein Fall von Bassereau beweist, in welchem von einer an der Wange localisirten syphilitischen Initialmanifestation bis zum indolenten Bubo am Unterkieferwinkel ebenfalls ein harter indolenter Strang zu verfolgen war.

Auch am weiblichen Genitale habe ich Lymphstrangsklerose zwischen Labien und Leistendrüsen öfter nachweisen können.

Die Rückbildung der sklerosirenden Lymphangoitis erfordert ebenfalls eine längere Zeit, doch beobachtet man im Ganzen, dass

---

Lymphgefäss natürlich stets, aber als wenigst betheiligter Factor eingeschlossen wird". (Unna, ibid. 1878, pag. 548.) — J. Neumann (ibid. 1885, pag. 234) hat gezeigt, dass es sich hier thatsächlich um Infiltrate der Lymphgefässwandungen handelt, wie es früher schon Bassereau, Verson und Biesiadecki dargethan.

die letzten Residuen nicht so lange wie bei der Initialsklerose oder bei den indolenten Bubonen nachzuweisen sind.

Abscedirungen der eine Initialmanifestation begleitenden sklerosirten Lymphstränge sind als höchst seltene Ereignisse zu bezeichnen. Hingegen kann eine mit der Sklerose (besonders des Sulcus) unmittelbar zusammenhängende Lymphgefässaffection mit in den Zerfall des Initialaffectes einbezogen werden und eine an dem erkrankten Lymphgefässe gleichsam weiterkriechende Ulceration bedingen (pag. 122, 123).

* * *

Die vorausgeschickte Darstellung genügt wohl für die Diagnose der meisten Initialmanifestationen. Wir müssen uns nur erinnern (pag. 117 ff.), dass dieselbe in folgenden verschiedenen Formen auftreten kann:

1. als einfache (oder multiple) Sklerose,
2. „ erodirte Sklerose,
3. „ exulcerirte Sklerose,
4. „ gangränöse Sklerose,
5. „ einfache (oder multiple) Papel,
6. „ erodirte Papel,
7. „ exulcerirte Papel,
8. „ schwach ausgeprägtes Infiltrat,
9. „ scheinbar blosse Erosion und
10. „ Rhagade.

Dabei dürfen wir aber auch nicht übersehen, dass hiemit die Formen der Initialmanifestation keineswegs erschöpft sind; diedieselbe combinirt sich ja auch mit nichtsyphilitischen Affectionen, am häufigsten mit einfachem venerischen Ulcus (pag. 146); von grosser practischer Wichtigkeit ist auch die Combination von syphilitischer Initialmanifestation mit Vaccine (pag. 137 ff.).

Es wird also nur zu begreiflich, dass manchmal die Entscheidung gar nicht leicht ist, ob ein syphilitischer Initialaffect vorliegt oder ein anderer Krankheitsprocess.

Schon die richtige Beurtheilung einer schwach ausgeprägten Initialmanifestation und speciell die Differenzirung zwischen einer syphilitischen Initialerosion innerhalb des Präputialsackes und einer gewöhnlichen Balanoposthitis kann ihre Schwierigkeiten haben; dieserhalben wird darum auf früher Erwähntes (pag. 124) und auf pag. 35 der „Vorles. üb. d. ven. Katarrh“ verwiesen.

Bezüglich der innerhalb der Urethra sitzenden Sklerose wird gleichfalls Vorausgegangenes (pag. 125) in Erinnerung gebracht und in Betreff mancher differentieller Momente auf einiges Hieherbezügliche aus meinen „Vorles. über das ven. Geschwür“ pag. 15 und dem „vener. Katarrh“ pag. 58 u. 59 aufmerksam gemacht.

Unter allen Verhältnissen achte man auf den Zustand der nächstgelegenen Leistendrüsen; letztere pflegen, die Initialmanifestation erscheine in welcher Form immer, ungemein häufig, fast ausnahmslos und schon sehr früh in der oben (pag. 150) besprochenen Weise mitafficirt zu werden. Man gewöhne sich darum, ja man sehe es als Gebot an, die Untersuchung nicht allein auf den fraglichen Initialaffect zu beschränken, sondern unmittelbar auch auf die benachbarten Lymphdrüsen auszudehnen; die Untersuchung der auf Initialmanifestation zu prüfenden Erkrankung ist erst dann als abgeschlossen zu betrachten, wenn man auch über die Veränderungen in den Lymphdrüsen der Umgebung orientirt ist. Dies im Auge behaltend, wird man in manchem unklaren Falle einen nicht hoch genug anzuschlagenden Fingerzeig gewinnen.

Wie vorhin (pag. 123) gesagt, ist der Mindererfahrene ohnehin geneigt, jede selbst harmlose Entzündung und Infiltration am Genitale für venerisch, speciell für eine Initialmanifestation zu halten; die fortwährende Rücksichtnahme auf den Zustand der zugehörigen Lymphdrüsen wird manch übereiltem Urtheile vorbeugen. Im Besonderen vergesse man nicht, dass am Genitale auch ganz gewöhnliche Folliculitiden vorkommen, dass Herpeseruptionen hier ziemlich häufig beobachtet werden, und dass die Krätzmilbe ihre Gänge mit Vorliebe in die Haut auch dieser Region zu graben pflegt. Es genügt, diese Affectionen einfach zu erwähnen, umsomehr als derselben schon in meinen „Vorles. über das vener. Geschwür“ pag. 38 gedacht worden ist.

So wird es denn auch bei einiger Aufmerksamkeit gelingen, Erosionen oder Einrisse, selbst wenn sich dieselben in einem gereizten Zustande befinden, als solche zu erkennen und auch nach Aetzungen entstandene Substanzverluste und Narben, welche insbesondere wenn Kalipräparate zur Anwendung gelangt waren, gar nicht selten derbes Infiltrat aufweisen, nicht für syphilitische

Initialaffecte anzusehen. Das Verhalten der benachbarten Lymphdrüsen ist mitunter geradezu ausschlaggebend. Indessen beachte man, dass manchmal die Mitaffection der Drüsen nur wenig ausgesprochen ist (pag. 151).

Endlich darf nicht übersehen werden, dass zwei oder mehrere der geschilderten Affectionen auch gleichzeitig neben einer Initialmanifestation bestehen können. Bei genauester Berücksichtigung der für die einzelnen Erkrankungen gegebenen Charakteristiken wird es wohl in den allermeisten Fällen gelingen, selbst unter diesen schwierigeren Verhältnissen die Natur der vorliegenden Complication zu erkennen.

Ueber Differentialdiagnose zwischen Initialmanifestation und Producten der constitutionellen Syphilis, Carcinom u. s. w., wenn sie am Genitale vorkommen, werden wir zweckmässiger später abhandeln.

So wie man einerseits leicht geneigt ist, Genitalaffectionen verschiedenster Provenienz für Initialaffecte hinzunehmen, verkennt man anderseits leicht das Wesen der Initialmanifestation, wenn sich dieselbe an anderen Orten befindet. Wer jedoch die klinischen Charaktere der syphilitischen Initialmanifestation in ihren verschiedenen Formen (pag. 154) genau studirt hat, wird dieselben auch bei paragenitalem oder extragenitalem Sitze (pag. 131) leicht erkennen. Nach Hinweis auf das Vorausgeschickte genügt es darum, darauf aufmerksam zu machen, dass an jeder Stelle der Hautoberfläche sich nach gelungener Uebertragung ein Initialaffect ausbilden kann, sei es in Form einer deutlichen Papel oder Sklerose (ev. mit Erosion oder Exulceration), sei es in Form eines nur schwach ausgeprägten Infiltrates, ja selbst einer unscheinbaren Rhagade, Erosion oder Desquamation. Man muss sich nur an die mannigfachen Anlässe erinnern, welche zu extragenitalen Infectionen führen können, und weiters immer darauf bedacht sein, dass die zugehörigen Lymphdrüsen auch hier in die Erkrankung einbezogen zu werden pflegen (pag. 151).

* * *

Wegen der grossen praktischen Wichtigkeit, die in der Unterscheidung zwischen einer exulcerirten Sklerose und einem venerischen Geschwüre liegt, wollen wir zum Schlusse die Charaktere und begleitenden Erscheinungen beider Affectionen zusammenstellen und nebeneinander halten[1]).

Syphilitische Initialmanifestation, exulcerirt.	**Venerisches Geschwür.**
Die Incubationsdauer der Initialmanifestation zählt nach Tagen und beträgt im Durchschnitte 3 Wochen.	Die Incubationsdauer des venerischen Geschwüres (wenn überhaupt von einer solchen gesprochen werden kann) zählt nach Stunden und beträgt selten mehr als 2 Tage.
Die Initialmanifestation tritt in Form eines *Infiltrates* auf, das sich entweder über das Niveau als Papel erhebt oder innerhalb der Haut oder Schleimhaut als deutlich circumscripte Sklerose nachweisen lässt.	An der Infectionsstelle kommt ein von einem Halo umgebenes Knötchen zum Vorschein, das alsbald einen *eiterigen* Inhalt zeigt, d. i. sich in eine *Pustel* umwandelt.
Die Initialsklerose wird sehr leicht erodirt und zerfällt dann gerne an der Oberfläche, wodurch zumeist ein flacher, roth glänzender, wie lackirter, wenig Secret absondernder oder ein etwas tieferer, durchnekrosirte Gewebsreste wie belegt aussehender Substanzverlust mit meist anliegendem, flach abfallendem Rande entsteht.	Nach Abstossung der Pusteldecke oder nach dem Abfallen der Borke, zu welcher der Pustelinhalt nur selten eintrocknet, kommt sofort ein *vertieftes*, schmerzhaftes *Geschwür* mit unreinem Grunde und scharf zugeschnittenen, zackigen, mitunter auch etwas unterminirten Rändern zum Vorschein.
Basis und Umgebung des Substanzverlustes lassen die Zeichen der ursprünglichen Initialmani-	Basis und Umgebung des venerischen Geschwüres weisen durch mehrere Tage die Zeichen

[1]) Ausdrücklich verwahre ich mich dagegen, dass die landläufige Schulschablone „hartes Geschwür“, „weiches Geschwür“ ausreicht, um beide Formen auseinander zu halten, abgesehen davon, dass es vollkommen unrichtig ist, von einem Substanz*verlust* zu sprechen, der „hart“ oder „weich“ ist.

festation (Sklerose oder Papel) gewöhnlich noch erkennen.

einer acut entzündlichen Reaction auf, welche so lange andauert, als das Geschwür sich vergrössert.

Das Secret einer syphilitischen Initialmanifestation ruft nur sehr selten der Initialmanifestation ähnliche Erscheinungen an dem Träger hervor, man wird also die Initialmanifestation gewöhnlich einfach antreffen; sie taucht nur in denjenigen Fällen mehrfach auf, wo während der Infection das Contagium durch mehrere Eingangspforten gleichzeitig in den Organismus gelangte (pag. 131); oder nach einer im Allgemeinen seltener vorkommenden postinitialen Infection (pag. 164).

Das von dem venerischen Geschwüre abfliessende Secret ist im Stande, in der Umgebung ähnliche Geschwürsbildungen anzuregen, also Autoinoculation zu veranlassen. Aus diesem Grunde ist die Multiplicität des venerischen Geschwüres eine regelmässige Beobachtung, und zwar in der Art, dass die Vermehrung successive erfolgt.

Die Stelle des Substanzverlustes (Erosion) der Initialmanifestation überhäutet sich bei zweckentsprechender Behandlung sehr bald, wenn auch das ursprüngliche Infiltrat, insbesondere das der Initialsklerose, noch lange nachweisbar bleibt; so lange dies der Fall, ist auch ein neuerlicher Aufbruch möglich.

Die Ausheilung erfolgt erst dann, wenn das Geschwür sich gereinigt hat und die Zeichen der acut entzündlichen Reaction geschwunden sind; ist einmal Ueberhäutung eingetreten, so ist, wenn kein Ulcus atonicum vorliegt (meine „Vorles. über das venerische Geschwür, pag. 20), ausser der Narbe kein Zeichen des früheren Processes übrig geblieben, somit auch ein neuer Aufbruch an Ort und Stelle nicht mehr zu erwarten.

Schon wenige Tage nach dem ersten Auftauchen der Initialmanifestation findet man meistens die nächst- oder zweitnächst gelegenen Lymphdrüsen zu indolenten Bubonen umge-

Eine Anschwellung der dem venerischen Geschwüre benachbarten Lymphdrüsen wird in der Mehrzahl der Fälle nicht angetroffen; wenn jedoch eine solche erfolgt, so steigert sich dieselbe wandelt; dieselben gehen, wenn Complicationen ausgeschlossen sind, nicht in Eiterung über.

gewöhnlich in ziemlich acuter Weise zu einer suppurativen Lymphadenitis[1]); der Eiter ist oft inoculabel.

Werden die von der syphilitischen Initialmanifestation zu den indolenten Bubonen führenden Lymphgefässe durch den Transport des Syphiliscontagiums mit afficirt, so wandeln sich dieselben in harte, knotige, nicht schmerzende Stränge um, die nur durch die Tastempfindung entdeckt werden können; diese sklerosirten Lymphgefässe gehen noch seltener in Abscedirung über, als die Bubonen.

Die an ein venerisches Geschwür im Allgemeinen seltener sich anreihende Erkrankung der Lymphgefässe erscheint unter dem Bilde einer acuten Lymphangoitis: Es tauchen rothe Striemen in der Haut auf, denen entsprechend in der Tiefe die schmerzhaft geschwollenen Lymphgefässe angetroffen werden. Abscedirungen derselben sind nicht ungewöhnlich, der hierbei gelieferte Eiter kann contagiös sein.

Es ist selbstverständlich, dass diese Nebeneinanderstellung der klinischen Charaktere, die das venerische Geschwür von einer exulcerirten Initialmanifestation unterscheiden soll, für Ausnahmsfälle eine Vervollständigung in den vorausgeschickten Auseinandersetzungen finden muss, dabei habe ich insbesondere die Initialmanifestation im Auge, welche neben der Entwickelung einer Vaccinepustel oder des venerischen Geschwüres sich ausbildet. — Nur wenn die Initialmanifestation mangelhaft ausgeprägt (pag. 119, 134) oder durch complicirende Entzündungsvorgänge ihres Charakters beraubt ist (pag. 135), kann eine Diagnose erst nach fortgesetzter Beobachtung gestellt werden.

*
* *

Bevor ich die Initialmanifestation verlasse, will ich noch einer sehr seltenen Beobachtung gedenken, welche die Entwickelung eines Carcinoms auf dem Boden einer vorausgegangenen Initial-

[1]) Nic. Massa (De morbo Gall. lib., primi tract. prooem., cap. VII; — Al Luisinus, Aphrod. T. I, pag. 46) lässt „Apostemata inguinum" folgen, „quae si suppurantur removent aegritudinem maxime a principio"; seine Begründung „quoniam inguina sunt emunctoria hepatis" alterirt ja die gemachte Erfahrung nicht.

manifestation darstellt. Aus Gummen hervorgegangene oder neben Gummen einhergehende Carcinome sind, wie später noch ausgeführt werden soll, von mir und Anderen einige Male gesehen worden; für Entwickelung von Carcinom aus Initialaffecten, liegen meines Wissens nur zwei beglaubigte Fälle vor.

Meine eigene Erfahrung bezieht sich auf einen 32jährigen Kranken, der im Jahre 1888 (von Ende Februar bis Juli) auf meiner Abtheilung wegen Sklerose, die am inneren Praeputialblatte sass und da und dort venerische Papillome aufwies, Lymphadenitis suppurativa beider Leistengegenden und Exanthem in Behandlung stand. Die Papillome wurden mit Plumbum causticum zerstört, die Lymphdrüsenabscesse gespalten und ausgeräumt und als Allgemeinbehandlung Injectionen von Oleum cinereum verabfolgt. Der Patient verliess die Anstalt vollständig geheilt. Im Monate März des Jahres 1889 erschien der Kranke neuerdings bei mir; von Syphilis fand sich keine Spur, in den Leisten sah man zwei lineare Narben; die linke Hälfte des inneren Praeputialblattes war von einem Carcinom eingenommen, dass auf die benachbarte Partie der Glans überging und daselbst bereits Zerfall veranlasst hatte. Der Kranke, welchen ich in der k. k. Ges. d. Aerzte demonstrirte[1]), wurde sodann (26. März) an Billroth's Klinik operirt und musste sich bald darauf dreimal (am 4. Dezember 1889, 27. Januar und 19. Februar 1890) Carcinom der Leistendrüsen und der Nachbarschaft exstirpiren lassen.

Aehnliches theilte J. Doutrelepont[2]) mit; er sah bei einer 30 Jahre alten Frau ein Carcinom, das aus einer Sklerose des rechten Labiums hervorging; die Kranke erlag einem Recidiv im Alter von 34 Jahren.

---

1) Wien. klin. Woch. 1889, pag. 242.
2) Deutsche med. Woch. 1887, pag. 1017.

Constitutionelle Syphilis.

Verallgemeinerung des Syphiliscontagiums und das syphilitische Fieber.

Zwölfte Vorlesung.

INHALT: Verallgemeinerung des Syphiliscontagiums. — Ansiedelung des Contagiums. — Verbreitung durch Lymphbahnen und Blutgefässe. — Intermediäre Producte; regionäre Wanderung; postinitiale Infection. — Eine Gesetzmassigkeit in der Reihenfolge und Schwere der Erkrankungen besteht nicht. — Erste Symptome nach Uebergang des Contagiums in das Blut.

Syphilitisches Invasionsfieber. — Das Contagium geht allmälig oder in Massen in's Blut über. — Das Fieber als Reactionsvorgang gegen das eingewanderte Contagium. — Irritation der Haut durch das Fieber; erste Syphiliseruption an der allgemeinen Decke. — Regulatorischer Effect des Invasionsfiebers. — Remittirender Typus desselben. — Eruptionsfieber.

Symptome des syphilitischen Fiebers. — Stoffwechsel während desselben.

Bis heute sind wir noch immer zu keiner übereinstimmenden Anschauung darüber gelangt, wie lange nach der syphilitischen Infection das Contagium seine Allgemeinwirkung entfaltet. Bei früheren Schriftstellern ist die Behauptung, dass unmittelbar nach Aufnahme des Infectionsstoffes eine Alteration des Gesammtorganismus zu Stande komme, nicht selten anzutreffen, und auch in unseren Tagen scheint diese Auffassung nicht vollkommen ausgeschlossen. Die Annahme der meisten Syphilidologen geht jetzt jedoch dahin, dass bis zum Erscheinen der an der Eingangspforte des Contagiums sich ausbildenden Initialmanifestation eine Einwirkung auf den Gesammtorganismus nicht zu erwarten ist. Mit dem Auftauchen der Initialmanifestation ist aber nach den Einen auch schon die constitutionelle Lues gegeben, so dass die ersten Veränderungen an der Infectionsstelle schon als Theilerscheinung einer Allgemeinerkrankung aufzufassen sind, während die grosse Majorität der Annahme huldigt, dass die Initialerkrankung nur einem localen Vorgange entspricht, welchem erst nach einem weiteren Zeitabschnitte constitutionelle Symptome folgen.

Eine Klärung dieser Verhältnisse können wir erst dann erwarten, wenn unser Wissen über das Syphiliscontagium und seine Biochemie (pag. 74) festen Boden gewonnen hat. Da uns aber bis nun nähere Einsicht in die Lebensverhältnisse des Syphiliscontagiums fehlt, so wollen wir versuchen, dessen Natur aus den Veränderungen, welche es in seinem Wirthe, dem Menschen, setzt, zu erlauschen (pag. 92 ff.) und in Bezug auf die vorliegende Frage noch Folgendes ergänzend anzureihen.

Nach klinischer und histologischer Erfahrung unterliegt es keinem Zweifel, dass das angesiedelte Contagium durch Propagation eine Zellenneubildung am Infectionsorte hervorruft, welche meist das für die syphilitische Initialmanifestation charakteristische Infiltrat ausmacht. Diese Zellenneubildung dürfte für einige Zeit als Isolationswall zwischen Ansteckungsherd und gesunder Umgebung dienen. Höchstwahrscheinlich ist der grösste Theil des Contagiums in Gewebszellen eingeschlossen; ein Antheil mag jedoch auch frei im Gewebe liegen. Im ersten Falle, den ich für den gewöhnlicheren halte, wird das Contagium zunächst durch die Zellen weiter befördert, im letzteren käme eventuell die eigene Locomotion des Contagiums in Betracht; in beiden Fällen jedoch müsste überdies mit dem Lymph- und Blutstrom gerechnet werden.

Treten nun die neugebildeten Zellen, die ursprünglich als Isolationswall dienten, theilweise eine Wanderung an, so ist damit auch der erste Anstoss zur Weiterverbreitung des Contagiums gegeben, die dann auf verschiedene Weise erfolgen kann.

Ueber die Wanderung des Contagiums von der Initialmanifestation — d. i. von der Ansteckungsstelle — durch die Lymphgefässe zu den benachbarten Lymphdrüsen haben wir schon gesprochen (pag. 150). Gewiss ist auch die Annahme zulässig, dass das Contagium von dem Orte der Infection direct in die Blutbahn eindringen kann, wenngleich diese Art der Weiterverbreitung sich nicht häufig zu ereignen scheint. Während aber das in die Lymphwege verschleppte Contagium meist erst nach einer Ruhepause aus den Lymphdrüsen in die Blutbahn, d. h. zur Verallgemeinerung gelangt, müssen wir bei directem Hineingerathen des Contagiums vom Infectionsorte in das Blutgefäss-

System eine fast unmittelbare Verallgemeinerung der Syphilis als möglich gelten lassen.

Ausserdem haben wir noch zwei andere Verbreitungsarten zu berücksichtigen, die vor Verallgemeinerung der Lues statthaben, die also zu intermediären Syphilisproducten (pag. 84) führen können.

Die eine, bis nun wenig, ja fast gar nicht beachtet, ist die Verbreitung durch die Gewebsspalten; sei es nun, dass das Contagium die Fähigkeit zu eigener Ortsveränderung besitzt, sei es, dass dasselbe von Wanderzellen erfasst und weitergetragen wird. Man wird zu dieser Annahme gedrängt durch die Beobachtung, dass in manchen Fällen nicht lange nach Erscheinen der Initialmanifestation, obwohl sie mit intactem Epithel bedeckt ist, in ihrer nächsten Umgebung, noch bevor es zu constitutionellen Symptomen gekommen ist, kleine Flecken oder sofort Papelchen und Papeln auftreten, die der Zeit ihres Erscheinens nach unmöglich als Zeichen einer Allgemeinerkrankung aufzufassen sind und daher kaum etwas anderes als eine regionäre Erkrankung repräsentiren. Von solchen regionären Wanderungen des Syphiliscontagiums bin ich nach meinen klinischen Beobachtungen vollkommen überzeugt. Bei Männern bilden sich nicht selten kleine Papelchen an der Glans, an der Penishaut einige Zeit nach Bestand und in der Nähe der nicht erodirten Initialmanifestation; bei Weibern dürften in vielen Fällen die nach Erscheinen einer nicht offenen Initialmanifestation und vor Ausbruch von Allgemeinsymptomen zur Beobachtung gelangenden Papeln in der Nachbarschaft des Initialaffectes aus der besprochenen regionären Wanderung hervorgegangen sein. — Eine gewisse Stütze gewinnt diese Auffassung in den anatomischen Untersuchungen R. Campana's[1]). Dieser Autor hat nämlich in der Haut des Penis und des Schambergs, welche Patienten entnommen war, die mit Initialmanifestationen und leichter Drüsenschwellung behaftet waren, Infiltration mit leucocythen-ähnlichen Zellen um die Gefässe gefunden und glaubt dies als Ausdruck der Syphilisinvasion ansehen zu dürfen.

Die zweite Verbreitungsart vor Verallgemeinerung der Syphilis beruht zweifellos auf Einimpfung des Contagiums an Stellen, die

1) Sull' infiltrat. flogist. in tratti di cute apparent. sani nelle vicin. del sifiloma. R. acad. med.-chir. di Genova 10. Juni 1893. — Gaz. degli ospitali 10. Juni 1893, pag. 734. — Ref. Arch. f. Dertmatol. u. Syph. 1894, Bd. XXVII, pag. 454.

der Initialmanifestation benachbart oder auch von ihr weiter entlegen sind. Einimpfungen dieser Art nenne ich postinitiale Infectionen; es ist begreiflich, dass dieselben nur bei offenen Initialaffecten möglich sind. In jenen Fällen, in welchen sich wohlcharakterisirte Initialmanifestationen am Genitale und weit ab davon vorfanden, kann es sich zwar auch um gleichzeitige Infectionen handeln, wie solche Beobachtungen von mir und Anderen vorliegen (pag. 131, 151); doch sprechen manche Erfahrungen zweifelsohne für postinitiale Infection.

Klinische Beispiele für das Auftreten intermediärer Syphilisproducte, bez. postinitialer Manifestationen haben A. Haslund[1]), Karl Ullmann[2]) (aus meiner Abtheilung) und Otto Lasch[3]) (aus Neisser's Klinik) beigebracht.

Uebrigens mache ich auf jene Fälle aufmerksam, die neben frischer Syphilis Excoriationen, Scabies, Folliculitis oder irgend einen mit Epidermisabhebung einhergehenden Process aufweisen; bei diesen Kranken ist postinitiale Autoinfection am Arme, dem Schenkel etc. nicht so ungewöhnlich.

Unbestritten ist die postinitiale Infection durch das Experiment dargethan. Pontoppidan[4]) hat nämlich bei einer Reihe von Kranken, die mit syphilitischen Initialmanifestationen behaftet waren, durch Impfung auf entferntere Partien (Abdomen, Arm) auch an letzteren typische Initialaffectionen erhalten. Otto Lasch berichtet gleichfalls über hiehergehörige Fälle.

Wir haben demnach damit zu rechnen, dass vor Verallgemeinerung der Syphilis das Contagium nicht allein durch die Lymphwege, sondern auch durch regionäre Wanderung oder durch postinitiale Infection an Orte gelangen kann, die von der Initialmanifestation mehr oder weniger weit entfernt sind. Dabei ist zu bemerken, dass bei offenen Initialaffecten alle drei Verbreitungsarten möglich sind, während mit Epithel bedeckte Initialmanifestationen die Verbreitung durch postinitiale Infection ausschliessen.

Diese klinischen und experimentellen Erfahrungen über postinitiale Infection stellen es somit ausser Zweifel, dass ein mit Syphilis

---

1) Annal. de dermatol. 1887.

2) Autoinf. syph. Wien. klin. Woch. 1889, pag. 417.

3) Wann wird d. Lues constitutionell? Arch. f. Derm. u. Syph. 1891, pag. 61.

4) Annal. de dermatol. 1885.

Inficirter nicht unmittelbar nach der Ansteckung auch schon constitutionell erkrankt ist, ja dass selbst nach manifester Entwickelung der Initialmanifestation und deutlicher Mitaffection der benachbarten Lymphdrüsen nicht nothwendiger Weise eine Verallgemeinerung des Contagiums vorliegen muss. Wie lange diese intermediäre Periode (pag. 84) anhält, ist selbst nach der sorgfältigen Zusammenstellung der hierauf bezüglichen Mittheilungen durch Otto Lasch[1]) auch nicht annähernd festzustellen. Höchstwahrscheinlich wird dieser intermediäre Zeitraum bei verschiedenen Individuen verschieden gross sein; im Allgemeinen darf man wohl behaupten, dass derselbe, wenn die Verallgemeinerung durch Vermittelung der Lymphdrüsen statthat, 14 Tage und auch länger andauern kann, während er bei directem Uebergang des Contagiums ins Blut (Venen) sehr reducirt wird, mitunter vielleicht ganz ausfällt.

Wie wir erwähnt, kommt die Verallgemeinerung der Syphilis am Wahrscheinlichsten dadurch zu Stande, dass das Contagium (wohl meist durch Vermittlung des Lymphstroms) auf dem Wege der Blutcirculation schliesslich überallhin transportirt wird; und in der That kennen wir kein physiologisches Gewebe, keinen Organabschnitt, wo durch Syphilis gesetzte, pathologische Producte nicht vorgefunden worden wären. „Et audeo dicere, quod quaecunque aegritudines a causa antecedenti evenientes, de quibus antiqui et moderni doctores in arte chirurgica mentionem fecerunt, omnes in diversis corporibus, possunt profecto in hoc detestabili, verecundiosoque morbo connumerari“ sagt schon de Vigo[2]). Dabei müssen wir aber auch gestehen, dass manche Theile des menschlichen Körpers eine gewisse, nicht wegzuleugnende Bevorzugung für den syphilitischen Process documentiren. Wir werden in der Folge diese Erscheinung wenigstens zum Theile zu erklären versuchen.

Obzwar nun in der überwiegend grössten Anzahl die ersten Zeichen der Allgemeinerkrankung an der äussern Decke zu Tage treten, so müssen wir doch auch darauf aufmerksam machen, dass ab und zu die Haut kaum irgend welche Veränderungen aufweist,

---

1) l. c.

2) De morbo Gall. tract. (ex libro V. pract. Chir. excerptus). cap. 1; — Al. Luisinus, Aphrod. T. I, pag. 449 u. 450.

und dafür die Schleimhäute die vornehmlich erkrankten Partien repräsentiren; ja es muss sogar auch die Möglichkeit von Störungen innerhalb des Nervensystems, des Knochensystems oder irgend welcher tiefer gelegenen und visceralen Gebilde festgehalten werden, Störungen, die als Ausdruck der constitutionellen Erkrankung aufzufassen sind, noch bevor Haut und Schleimhäute sich merklich alterirt zeigen. Wir müssen also festhalten, dass eine Gesetzmässigkeit in der Reihenfolge und Schwere der Syphiliserkrankung, wie sie Ricord aufgestellt hatte, nicht besteht.

Wie bereits erwähnt, lehrte Ricord, dass die Allgemeinerkrankungen zuerst in den oberflächlich gelegenen und später in den tieferen (inneren) Organen und Gewebssystemen auftreten, und führte demgemäss die so verlockenden Bezeichnungen der „primären“, „secundären“ und „tertiären“ Syphilis ein — Ausdrücke, welche noch heute gebraucht werden und nur zur Verwirrung des Anfängers und des weniger Eingeweihten dienen. Es kann darum nicht oft genug betont werden, dass in Wirklichkeit diese Regelmässigkeit nicht immer zu constatiren ist.

Wenn wir somit im Folgenden die Erkrankungen der verschiedenen Organe und Gewebe in einer gewissen Reihenfolge abhandeln, so ist es begreiflich, dass dies nur durch die Nothwendigkeit der Vertheilung des Stoffes begründet ist.

Nach bald kürzerem, bald längerem Bestande der Initialerkrankung kann man Einzelne über mannigfache Beschwerden, als: rheumatoide Schmerzen in den Extremitäten, Abgeschlagenheit des ganzen Körpers, Eingenommenheit des Kopfes, Unlust zum Arbeiten, gestörten Schlaf etc. klagen hören, ohne dass objectiv irgend eine Alteration festzustellen wäre[1]. Es scheint zweifellos, dass wir in solchen Manifestationen schon die ersten Zeichen einer Verallgemeinerung der Krankheit, speciell aber die Anfänge einer Irritation zu suchen haben, die der Einwirkung des im Blute bereits circulirenden Contagiums oder seiner Stoffwechselproducte auf das centrale Nervensystem oder dessen Hüllen zuzuschreiben ist.

---

1) Aus Torella's Casuistik möge hier folgende Aufzeichnung Platz finden: „Post sex dies ulcere semicurato, arreptus fuit ab intensissimis doloribus capitis, colli, spatularum, brachiorum, tibiarum et costarum, et praesertim in eorum musculis, cum maximis vigiliis, a quibus molestabatur non nisi in nocte post primum somnum“. (Consilia quaedam particularia, consil. prim.; — Al. Luisinus, Aphrod. T. I, pag. 545.)

Einzelne Male ist eine solche frühzeitige Reizung der Meningen (oder der Nervencentren) mit nicht wegzuleugnender Deutlichkeit zu constatiren.

Doch muss betont werden, dass eine grosse Zahl der mit Initialmanifestation Behafteten bis zum Ausbruche eines constitutionellen Syphilides oder bis wenige Tage vor Eruption desselben von jedwedem Zufalle unbehelligt bleibt.

Wie pag. 92 auseinandergesetzt, haben wir bei der Syphilis, ebenso wie bei anderen contagiösen Krankheiten, ein Contagium vivum als causa morbi anzunehmen; sowie aber durch den Uebertritt der in der Scarlatina, Variola etc. vermutheten Mikroorganismen in die Säftemasse Fieber entsteht, sehen wir auch nach einer Masseninvasion des Syphiliscontagiums in das Blut einen ähnlichen pathologischen Vorgang sich entwickeln. Wir wollen dieses Fieber, das der Verallgemeinerung des Syphilisprocesses vorauszugehen pflegt, als syphilitisches Invasionsfieber bezeichnen. Dabei ist es vollkommen gleichgiltig, ob das Invasionsfieber irgend einem chemischen Producte zu verdanken ist, das dem Stoffwechsel der supponirten Mikroorganismen entspringt (pag. 99), oder ob das Contagium nach seinem Eindringen in's Blut in letzterem Zerfallsproducte setzt, die ihrerseits ja gewöhnlich auch zu Fieber führen.

Das in der Initialmanifestation und in den Lymphdrüsen aufgespeicherte Contagium scheint aber auch schubweise in die Circulation überzugehen; man nimmt wenigstens wahr, dass Eruptionen von neuen constitutionellen Syphilisproducten bei manchen Individuen ebenfalls von Fieber eingeleitet werden. Sehr oft jedoch treten die Zeichen einer Verallgemeinerung des Syphilisprocesses zu Tage, ohne dass objectiv oder sujbectiv Fiebersymptome zu constatiren gewesen wären; für diese Fälle ist es wahrscheinlich, dass die Ueberwanderung des Contagiums in die Säftemasse auf einen grösseren Zeitraum vertheilt ist, also gleichsam in einer protrahirten Weise zu Stande kommt und darum unvermerkt abläuft. — Aus den klinischen Erscheinungen müssen wir somit schliessen, dass der Uebergang des Contagiums in's Blut sich entweder in allmäliger Weise vollzieht, oder es sind grössere Quantitäten, die auf einmal oder in mehreren scharf geschiedenen Partien in Circulation gelangen.

Aus dem Umstande, dass die Verallgemeinerung der Syphilis bald mit Fieber sich einführt, welches mitunter sogar hohe Temperaturen aufweisen kann, bald aber auch ohne diese Alteration erfolgt, lässt sich vielleicht nur abstrahiren, dass es sich in letzteren Fällen um Individuen mit verminderter Erregbarkeit gewisser Nervencentren handelt; vorläufig ist es uns nicht möglich zu sagen, welche Form der Syphilis in weiterem Verlaufe zur milderen, welche zur schwereren sich gestaltet.

Wohl schien es bezüglich des Fiebers überhaupt E. Leyden und A. Fränkel[1]) nach der Darwin'schen Naturanschauung nicht zweifelhaft, „dass ein Reactionsvorgang von so einschneidender Bedeutung wie das Fieber, welcher auf das Innigste mit der eigenthümlichen Organisation unseres Körpers verknüpft ist, sich nicht von den entferntesten Zeiten unverändert durch alle Generationen hindurch fortgepflanzt hätte, wenn ihm nicht eine gewisse Zweckmässigkeit innewohnte". „Es ist bekannt — fahren Leyden und Fränkel fort[2]) — dass der gesammte Symptomencomplex, welchen wir Fieber nennen, weitaus am häufigsten seine Entstehung der Aufnahme irgend eines schädlichen Agens in den Organismus verdankt, welches den Bestand desselben unmittelbar gefährdet, und dass eine Restitutio in integrum erst erfolgt, nachdem dieses Agens wieder aus dem Körper entfernt ist. Gleichgültig nun, welche Beschaffenheit das letztere hat, ob wir es in demselben mit einem geformten Körper, sogen. Mikroorganismen oder mit einer ungeformten Giftsubstanz zu thun haben, so drängt sich unwillkürlich die Vorstellung auf, dass in der febrilen Temperaturerhöhung an sich das Mittel zu seiner Entfernung resp. Zerstörung gegeben ist."

Dass Milzbrandbacillen sich nach Louis P. Pasteur durch höhere Temperaturen mitigiren lassen, steht nach den zahlreichen hierauf abgezielten Versuchen ausser Zweifel; auch Koch hat gefunden, dass diese Mikroorganismen, die sich bei 35° am rapidesten propagiren, bei höheren Temperaturen (40°) sich nur mühselig und bei 45° kaum weiter entwickeln. Ohne Rücksicht auf die praktische Verwerthbarkeit muss die von Pasteur gezeigte Abschwächung der genannten Bacillen durch höhere Temperaturen als erwiesen gelten (Toussaint u. A.[3]). Ob nun hohe Temperaturen des Invasionsfiebers den weiteren Verlauf der Lues mildern, dafür sind hierauf bezügliche Beobachtungen noch nicht gesammelt.

---

1) Virchow's Arch. Bd. LXXVI, pag. 184.
2) l. c. pag. 185.
3) Siehe: P. Baumgarten's Lehrb. d. path. Mykol. I, 1890, pag. 88.

Hingegen habe ich ebenso wie Andere öfter erfahren, dass intercurrirende fieberhafte Krankheiten (Pneumonie, Erysipel, acuter Gelenksrheumatismus) auf den Syphilisprocess mitunter einen äusserst günstigen Einfluss nehmen; speciell hat Deahna[1]) einmal nach Erysipel, Petrowski[2]) einmal nach Pocken, einmal nach Abdominaltyphus und einmal nach Erysipel Heilung gesehen, von welcher Deahna noch nach 6 Monaten und Petrowski durch mehrjährige Beobachtung sich überzeugen konnten. Schnelle Heilung nach Erysipel ohne präventiven Einfluss auf etwaige Nachschübe von syphilitischen Manifestationen hat Mauriac[3]) beobachtet. Sabatier beschreibt Heilung von syphilitischen Ulcerationen, Exostosen u. s. w. durch ein Erysipel, die aber auch nicht dauernd war. Strack[4]) theilte mehrere Fälle mit, in denen intercurrirendes Erysipel die Rückbildung der Gummata sehr beförderte. Der locale günstige Einfluss von Rothlauf auf syphilitische Infiltrate und Geschwüre ist übrigens schon lange bekannt und von Mauriac, Strack u. s. w. nur neuerdings hervorgehoben worden; „denn oft pflegen nach der Zertheilung solcher Rosen die (syphilitischen) Geschwüre schneller zu vernarben oder etwa vorhandene Tuberkel rasch sich zu vertheilen" (P. Rayer[5]). Auch bösartige „Schanker" sind nach Erysipel schnell zur Heilung gelangt (Ricord, Champouillon).

Noch wollen wir darauf verweisen, dass es gerathen ist, das den Beginn der Syphilisverallgemeinerung mitunter kennzeichnende Invasionsfieber sehr wohl von einem solchen zu unterscheiden, das man im späteren Verlaufe der constitutionellen Erkrankung bei ausgebreiteten Knochen- oder Muskelaffectionen, schweren Augenleiden, bei mit Eiterung und Zerfall einhergehenden, also pustulösen und ulcerösen Processen u. s. w. wahrzunehmen pflegt; in letzteren Fällen, die eine sehr hohe Ziffer repräsentiren, ist es wohl sehr wahrscheinlich, dass das Fieber weniger durch das circulirende Contagium als in Folge von gewöhnlichen Eitercoccen entstanden ist.

Die Fieber erregende Eigenschaft, welche an dem Syphiliscontagium oder an seinen Stoffwechselproducten beim Uebergange

1) Viertelj. f. Dermatol. u. Syph. 1876, pag. 57.

2) Centralbl. f. Chir. 1881, pag. 781.

3) Gazette des hôp. 1873; — Virchow und Hirsch's Jahresb. 1873, Bd. II, pag. 580.

4) Prag. med. Woch. 1882, pag. 509.

5) l. c. Bd. III, pag. 121.

in die circulirende Säftemasse wahrgenommen wird, hat jedoch in einer anderen Beziehung für den gesammten Syphilisverlauf eine hohe Bedeutung, insofern als ja während eines jeden Fiebers die der Regulation der Hautgefässe vorstehenden Centren sich in abnormen Erregungszuständen befinden.

Auf das Detail, wie durch Reizungen des vasomotorischen Nervensystems die Körpertemperatur beeinflusst wird (Heidenhain), wollen wir weiter nicht eingehen und auch nicht näher untersuchen, ob speciell beim Fieber mehr erhöhte Erregbarkeit vorliegt oder, wie Leyden und Fränkel, Naunyn[1]) u. A. annehmen, herabgesetzte Erregbarkeit der Vasodilatatoren (Hemmungsnerven der Gefässe) das Fieber bedingen. Wir wollen nur kurz darauf hinweisen, dass Schiff[2]) von Pulsation und Respiration unabhängige periodisch-regulatorische Gefässbewegungen an den Arterien des Kaninchenohres entdeckt und später auch beim Meerschweinchen angetroffen hat; dass Wharton Jones an den mit Klappen versehenen Venen in der Flughaut der Fledermaus, Saviotti[3]) an den Arterien der Froschschwimmhaut und Riegel[4]) an einer Anzahl von Haut- und Unterhautgefässen solch' selbstständige Bewegungen beobachtet haben, die in eine Abhängigkeit zum centralen Gefässnervensystem gebracht werden müssen. — Während mancher Fieberstadien erleiden nun diese Bewegungen insoferne eine Aenderung, als an den Gefässen abwechselnd Erweiterungen und Verengerungen zu Tage treten, die „dem Grade nach die rhythmischen Gefässbewegungen gesunder Thiere, soweit ungefähre Schätzungen ein Urtheil erlauben, übertreffen“ (Senator[5]). — Es ist ferner mehrfach constatirt worden, dass im Fieber sehr oft fortwährende, mit der Innentemperatur nicht übereinstimmende Schwankungen der Hauttemperatur vorkommen, und Wegscheider[6]) hat überdies festgestellt, dass die Hauttemperatur an symmetrischen Stellen (wie sie die gleichen Zehenzwischenräume repräsentiren) nicht immer im gleichen Grade fällt oder steigt, sondern selbst in entgegengesetztem Sinne sich ändern kann. — Aus alledem muss mit Nothwendigkeit gefolgert werden, dass durch

---

1) Arch. f. experim. Pathol. Bd. 1.
2) Vierordt's Arch. f. phys. Heilk. 1854.
3) Virchow's Arch Bd. L.
4) Pflüger's Arch. Bd. IV, pag. 356 u. ff.
5) Centralbl. f. d. med. Wiss. 1873, pag. 85.
6) Virchow's Arch. Bd LXIX, pag. 172.

die fortwährenden Schwankungen im Füllungszustande der Hautgefässe während des Fiebers die allgemeine Decke höchst abnormen Irritationen preisgegeben ist, die dem Organ in Anbetracht der Eigenthümlichkeiten des Syphilisprocesses verhängnissvoll werden müssen.

Im Verlaufe der Lues wird es besonders in die Augen springend, dass gerade solche Partien, die irgend welchen Reizungen häufig ausgesetzt sind, mit Vorliebe als Ablagerungsstätten der Syphilisproducte ausersehen werden. Da nun die Hautgefässe durch das von der allgemeinen Invasion des Syphiliscontagiums abhängige Fieber abnormen Erregungszuständen unterworfen sind, so dürfte darin ein Grund für die allgemein anerkannte Erfahrung liegen, dass die Haut vornehmlich und am allerhäufigsten der Sitz der ersten constitutionellen Syphiliseruption wird. Obzwar das Invasionsfieber nur in einem Fünftel oder Viertel der Syphiliserkrankungen objectiv nachweisbar ist, so können wir doch annehmen, dass auch bei einem namhaften Bruchtheile der übrigen Fälle durch die Invasion des Contagiums subjective Alterationen sich geltend machen, wie sie gewöhnlich nur durch Fieber bedingt zu werden pflegen. Es ist nicht zu leugnen, dass die mit dem Fieber verknüpften vasomotorischen Phänomene öfter, als man für den ersten Augenblick meinen könnte, darauf vornehmlich bestimmend sein werden, wo das im Blut circulirende Contagium hauptsächlich abgelagert werden soll.

Zudem wissen wir ja, dass schon unter physiologischen Verhältnissen ein und dasselbe Agens in den Füllungszuständen der Gefässe grosser Gebiete manchen Gegensatz bedingt; S. Stricker[1]) meint, „dass in den nervösen Centren entweder die Masse oder die Erregbarkeit der Constrictoren und Dilatatoren nicht für alle Gefässe gleich vertheilt sein kann". Zwischen den Blutgefässen der Baucheingeweide und der Haut ist der Antagonismus nachgewiesen (Ostroumoff[2]). „Wir haben Grund zu vermuthen — sagt Stricker[1]) — dass in den nervösen Centren die Constrictoren für die Gefässe der Baucheingeweide und die Dilatatoren für jene der Haut leichter erregt werden können, als ihre Antagonisten." Es ist möglich, dass auch bezüglich anderer Territorien ein ähnlicher Antagonismus ausgebildet ist, und es erscheint die Annahme

1) Vorlesungen üb. allg. u. experim. Pathol., pag. 216, Wien 1883.
2) Pflüger's Arch. f. d. ges. Physiol. Bd. XII, pag. 276.

zulässig, dass das kreisende Syphiliscontagium die vasomotorischen Centren gleichfalls verschieden beeinflusst.

Wenn also auch das Contagium ursprünglich gleichmässig in den circulirenden Säften vertheilt sein mag, so werden doch die später folgenden abnormen Erregungszustände der Gefässe überhaupt und der Hautgefässe im Besonderen die schliessliche quantitative Betheiligung der einzelnen Organe und Gewebssysteme mächtig influenziren. Möglich, dass hierbei die erhöhte Erregung der Vasodilatatoren oder die herabgesetzte Thätigkeit der Vasoconstrictoren auch insoferne eine Hauptrolle spielen, als erweiterte Gefässe ja gewöhnlich mehr von ihrem (Contagium führenden) Inhalte transsudiren lassen.

Auf pag. 92 ff. erwähnten wir bereits, dass in den späteren Phasen des Syphilisprocesses zu allermeist nur da pathologische Veränderungen zu erwarten sind, wo nach den ersten Invasionen Contagium deponirt worden war; somit läge in dem Invasionsfieber ein gewisser regulatorischer Effect für den Verlauf der Syphilis im Individuum. Bis nun verfügen wir freilich über keine ausreichenden Beobachtungen, die uns darüber belehren könnten, inwieferne Erkrankungen innerer Organe in minderem Grade oder seltener bei solchen Individuen auftreten, deren Haut und Schleimhaut nach Verallgemeinerung des Syphiliscontagiums mit entsprechenden Krankheitsproducten reichlich überschüttet waren. Es ist zu hoffen, dass, wenn nur einmal die Aufmerksamkeit auf den Gegenstand gelenkt ist, auch hierauf bezügliche Untersuchungen nicht ausbleiben werden, und vielleicht ist schon bei der Gehirnsyphilis ein Anfang hierzu gegeben, indem von mehreren auf diesem Gebiete verdienten Autoren übereinstimmend hervorgehoben wird, dass die meisten Patienten, die von Syphilis abhängige Gehirnerscheinungen darboten, in auffällig geringer Weise an Hautsyphiliden zu leiden hatten. Es spielen jedoch bei diesem Phänomen noch andere wichtige Momente eine bedeutende Rolle.

Den Aerzten ist es schon lange aufgefallen, dass mit der Entwickelung constitutioneller Symptome Fieber einherzugehen pflegt, das einen gewissen Typus verräth (J. Frank, Stoll). Seitdem die thermometrischen Messungen auch bei Syphilitischen in Anwendung kamen, wurde dem Fieber von allen Syphilidologen Aufmerksamkeit geschenkt und von Güntz[1]), Duffin, Berkeley Hill, Bäumler[2]), Courteaux, Janovsky[3]), Vajda[4]) u. A. eingehend studirt; für dasselbe erwies sich der remittirende Verlauf als charakteristisch; Wunderlich selbst äussert sich hierüber in folgenden Worten: „Andrerseits ist bei gewissen Symptomen von Lues Fieber häufiger, als man gemeinhin glaubt, und dieses Fieber ist nicht ohne Eigenthümlichkeit, ja zuweilen so charakteristisch gestaltet, dass es nicht zu schwierig ist, aus dem Gang der Temperatur allein schon die luetische Natur der Erkrankung wenigstens zu vermuthen. Der Gang der Temperatur ist ein ausgezeichnet remittirender (pseudointermittirender), mit täglichem Rückgang der Eigenwärme bis zur Norm oder doch bis nahe zu derselben".

Obzwar die im Verlaufe der Syphilis sich ausbildenden Eiterungen und Zerfallsproducte oft genug den Charakter des Fiebers beeinflussen, so ist es denn doch wahrscheinlich, dass auch den späteren Processen ein reines syphilitisches Fieber zukommt, dem gegenüber Mercur- oder Jodpräparate als die wirksamsten Febrifuga gelten; dem von uns definirten Invasionsfieber wird aber nahezu ausnahmslos der Charakter eines reinen syphilitischen Fiebers gewahrt bleiben müssen. Dasselbe pflegt, da wo es überhaupt ausgeprägt erscheint, 7 bis 8 Wochen nach stattgehabter Infection sich einzustellen. Daraus nun können wir uns den Schluss gestatten, dass, Ausnahmen abgerechnet, der Massenübertritt des Contagiums in die Blutmasse und damit auch die Verallgemeinerung der Syphilis etwa 7 bis 8 Wochen nach der Ansteckung beginnt; doch ist constitutionelle Erkrankung mitunter schon viel früher, in der vierten Woche, mitunter viel später beobachtet worden (pag. 85—87). Bei einem meiner Patienten bemerkte ich erst 130 Tage nach der Infection die ersten schwachen Spuren einer Roseola, acht Tage später war das Syphilid deutlich ausgeprägt, und auch die Tonsillen erschienen mit Plaques bedeckt; bei einer Patientin mit Initialsklerose an der Lippe sah ich die ersten Symptome der Verallgemeinerung 5 Monate nach der Infection. R. Bergh (pag. 86) berichtet über mehrere derartige Fälle. In einem Falle, wo v. Rinecker[5]) Syphilis auf einen Gesunden übertragen hatte, stellte sich 159 Tage

1) Das syph. Fieber, Leipzig 1873.
2) Deutsch. Arch. f. klin. Med. Bd. IX.
3) Prager Viertelj. Bd. CXXI u. CXXIV.
4) Viertelj. f. Dermatol. u. Syph., 1875.
5) Würzburger Verhandl. d. phys.-med. Ges. Bd. III, pag. 389.

nach der Impfung „Gefühl von Unwohlsein“ — Fieber ist nicht ausdrücklich erwähnt — „leichter Gastricismus, Cephaläa und Schlaflosigkeit ein und 8 Tage später“ zeigten sich Schleimhautplaques und tubercules muqueux am Hodensack; da der Versuch an einem Arzt vorgenommen wurde, so ist wohl ein Uebersehen früherer Symptome auszuschliessen; freilich waren in diesem Falle „Einreibungen von Quecksilberbijodat (Scrup. β auf die Unze Fett)“ (local?) vorausgegangen, um die Rückbildung der Localaffection zu bewirken, und es ist nicht ausgeschlossen, dass diese „Einreibungen“ ein sehr verspätetes Auftreten der Allgemeinerscheinungen und somit auch des Fiebers verschuldet haben könnten.

Das Invasionsfieber wird auch als syphilitisches Eruptionsfieber bezeichnet, weil nach demselben der Ausbruch eines Haut- oder Schleimhautsyphilides selten ausbleibt. Das Fieber leitet sich sehr selten durch einen Schüttelfrost ein; am allergewöhnlichsten macht es sich durch Kopfschmerzen, Abgeschlagenheit, allgemeine Unlust, Schwäche und Mattigkeit in den Knieen geltend; sehr oft wird auch über rheumatoide Schmerzen, Appetitmangel oder Heisshunger geklagt; einzelne Male nehmen die Schmerzen einen neuralgischen Charakter an. „Et aliquando accidit febricula ante adventum (pustularum) cum aliquo dolore capitis, vel frontis“ (Massa[1]). — Neben diesen subjectiven Symptomen, die insbesondere Nachmittags oder in der Nacht intensiv zu sein pflegen, ist objectiv eine Steigerung der Temperatur bis auf 40° und darüber — man hat auch Temperaturen von über 41° abgelesen — zu constatiren, die Morgens deutliche, bis an das Normale heranreichende Remissionen aufweist. Dieses Fieber hält 2, 3 bis 4 Tage, selten länger an; nach 1- bis 2tägigem Bestande desselben wird am Stamme ab und zu eine schwach ausgeprägte diffuse Röthe wahrgenommen, die sich schnell verliert und dem eigentlichen auf Hyperämie und mehr oder weniger hochgradiger Infiltration beruhenden Ausbruche des Syphilides an der allgemeinen Decke, mitunter auch an den Schleimhäuten, Platz macht. — Die subjectiven Symptome halten nur in selteneren Fällen längere Zeit, etwa 1—2 Wochen an, zumeist verringern sich dieselben schon vor der Eruption und verschwinden bald gänzlich, während die Temperaturen erst nach der Eruption zu sinken beginnen, und 1 bis 2 Tage später die Defervescenz eine vollkommene zu sein pflegt.

---

[1]) l. c. cap. 5; — Al. Luisinus, Aphrod. T. I, pag. 45.

Obschon in den nächsten Tagen und Wochen das Syphilid durch neue Haut- oder Schleimhautefflorescenzen sich vermehrt, so geschieht dies gewöhnlich ohne jedes Fiebersymptom; doch lässt sich oft genug, bei Nachschüben nicht minder wie bei recidivirenden Haut- und Schleimhautsyphiliden, durch 1—2 Tage ein exquisit remittirendes Fieber wahrnehmen, dessen Temperaturen freilich nie die Höhe erreichen wie nach der ersten Invasion des Contagiums.

Ladislaus v. Vajda[1]) hat sich in einer grösseren Arbeit zur Aufgabe gestellt, die Harnausscheidungen beim syphilitischen Fieber zu prüfen; die Schlussresultate seiner zahlreichen Untersuchungen sind in folgenden Sätzen zusammengefasst:

„Was den Stoffwechsel anbetrifft, so war ein directes Verhältniss zwischen den Ausscheidungsproducten im Harn und der Körpertemperatur nur selten zu constatiren; noch seltener waren die zwischen den einzelnen Excrementstoffen als Norm festgesetzten Verhältnisse aufzufinden. Die Einzelnbetrachtung der Excrementstoffe ist also nöthig.

Eine vermehrte Harnstoffausscheidung war bei hervorbrechenden oder bestehenden Hautsyphiliden; bei Combination derselben mit Stomatitis merc. zu beobachten; p. 1 Kilogrm. Körpergewicht betrug sie 0,73 Grm. Selbst die Quantitäten 0,5, 0,6 Grm. p. 1 Kilogrm. Körpergewicht erscheinen als eine abnorm grosse Ausscheidung, wenn die Zufuhr der diversen Nahrungsmittel aus welchem Grunde immer gehindert ist, der allgemeine Ernährungszustand des Körpers hat auch mit einen grossen Einfluss auf die Harnstoffausscheidung. Die Harnsäureausscheidung ist im Ganzen und Grossen bei Syphilis nicht vermehrt, ebensowenig findet man die normale Verhältnisszahl zwischen Harnsäure und Harnstoff vergrössert.

Die Kreatininausscheidung verhält sich zu der Ausscheidung von Harnstoff analog.

Das Verhältniss zwischen Ein- und Ausfuhr der stickstoffhältigen Excrementstoffe ist für das Körpergewicht auch hier massgebend.

Bei normal gebliebener Chlornatriumausscheidung zeigt sich gewöhnlich kein Gewichtsverlust des Körpers.

---

[1]) l. c. 234.

Die Gesammt-Phosphorsäureausscheidung war vermehrt bei floriden Hautexanthemen, bei Stomat. merc., weniger bei eben hervorbrechenden Hautsyphiliden.

Die Phosphorsäureausscheidung erschien vermindert bei Albuminurie und Schwangerschaft. Vermehrt waren die Alkaliphosphate bei Hautsyphiliden, vermindert bei Knochensyphilis. Bei Eruption von Hautsyphiliden nach Ablauf von Knochensyphilis nahm die Ausscheidung von Erdphosphaten zu; vermindert war sie bei regressiven Hautsyphiliden, Caries der Knochen und bei Schwangerschaft.

Zwischen der Ausscheidung von Harnstoff und der von Phosphorsäure ist häufig ein directes Verhältniss zu constatiren.

Die Schwefelsäureausscheidung war besonders bei einem papulösen Hautsyphilide vermehrt, und zwar proportionell der Eruption; in zweiter Reihe bei Knochenkranken; unter der Einreibungscur nimmt die Ausscheidung derselben zu, dann ab.

Stomatitis merc. hat immer eine vermehrte Stickstoffausscheidung, Abmagerung zur Folge; letztere beschränkt gewöhnlich die erstere.

Die Einreibungscur setzt die vermehrte Stickstoffausscheidung herunter, vermehrt jedoch die letztere, falls die Einreibungscur Gingivitis oder Stomatitis zur Folge hat.

Das Jodkalium, innerlich gebraucht, bewirkt wohl eine Verminderung der Harnstoffausscheidung, seine Wirkung ist jedoch nicht constant."

Die syphilitischen Erkrankungen der Haut und des subcutanen Gewebes. — Hautsyphilide.

Dreizehnte Vorlesung.

INHALT: Localisation. — Form der syphilitischen Producte. — Merkmale der Hautsyphilide.

Roseola syphilitica. — Anatomischer Befund. — Charakteristik; maculo-papulöses Syphilid; Verlauf. — Knötchen und Impetigines; Balano-posthitis und Vulvitis; Alopecie. — Papeln. — Begleitende Erscheinungen. — Roseola-Recidiv; Roseola annularis. gyrata, figurata. — Diagnose; Unterscheidung von Morbillen, Rubeolen, Roseola balsamica, Dermatomykosis versicolor, Erythema annulare, Dermatomykosis circinata, von röthlich schimmernden (alten) Narben nach Variola, Tâches bleues, Cutis marmorata.

Die syphilitischen Erkrankungen der allgemeinen Decke, die Hautsyphilide, zeigen sich nach unserem bisherigen Wissen sehr wenig davon influenzirt, ob die Verallgemeinerung der Lues sich mit oder ohne Fieber einleitete. Ganz unabhängig von dem letzteren findet man den Körper bald reichlich mit Efflorescenzen übersäet, bald nur einzelne Blüthenexemplare aufweisend, die überdies auch noch so wenig ausgeprägt sein können, dass die Deutung ihrer Natur, ohne Berücksichtigung des übrigen Verlaufes, unter Umständen sehr erschwert wird.

Bei ihrem ersten Auftreten sind die syphilitischen Hauteruptionen kaum je gleichmässig über den ganzen Körper ausgebreitet. Am gewöhnlichsten zeigt sich der Stamm ergriffen, dann erscheint bald die Haut des Kopfes, bald die der Extremitäten bevorzugt; in letzterem Falle pflegen Oberschenkel und Oberarme mehr erkrankt zu sein, als Unterschenkel und Vorderarme, die Beugeseiten mehr als die Streckseiten; demgemäss stellen auch Hohlhand und Fusssohle Lieblingssitze der ersten Krankheitsform vor, gegenüber dem selteneren Ergriffensein des Hand- und Fussrückens in der gleichen Periode.

Neben diesen — ich möchte sagen, alltäglichen — Verhältnissen finden sich auch noch manche andere sonderbare Vertheilungsmodi: In dem einen Falle occupirt das Syphilid vornehmlich die vordere, in dem anderen die hintere Körperhälfte; bei dem einen findet man, dass die Efflorescenzen nur eine Zone des Stammes (in einer entfernten Aehnlichkeit mit einem doppelseitigen Zoster) einnehmen, während sie sich bei einem anderen Individuum mehr auf den Schulter- oder mehr auf den Beckengürtel beschränken; auch solche Beobachtungen werden nicht zu den Seltenheiten zählen, wonach das syphilitische Exanthem einmal hauptsächlich an der oberen, ein anderes Mal an der unteren Körperhälfte angetroffen wird. Die Hautblüthen mögen aber in welcher Weise immer vertheilt erscheinen, so wird man dieselben in der grossen Mehrzahl der Fälle, insoferne es sich um erste Eruptionen handelt, rechts und links symmetrisch angeordnet finden. —

In selteneren Fällen sieht man einige (10—20) Tage vor voller Eruption des Syphilides ein und die andere singuläre Efflorescenz gleichsam als versprengte Vorboten erscheinen; meist handelt es sich da um eine oder wenige isolirte Papeln (Hermann G. Klotz[1]), R. W. Taylor). Bei einem meiner Kranken hatten sich an einer Thoraxseite zwei bis thalergrosse livide Roseolaflecke entwickelt, die lange Zeit hindurch unverändert blieben und erst mit dem etwa zwei Wochen später erschienenen universellen Hautsyphilid der Allgemeinbehandlung wichen. Offenbar geriethen hier vor der Hauptinvasion nur höchst geringe Contagienmengen in die Circulation.

Ausnahmsweise beschränkt sich der erste Ausbruch überhaupt nur auf einzelne asymmetrisch localisirte Efflorescenzen.

Bevor wir uns nun den im Verlaufe der Syphilis auftauchenden krankhaften Veränderungen an der allgemeinen Decke im Speciellen zuwenden, haben wir zu betonen, dass hier wohl sämmtliche Formen, die auch bei nicht-syphilitischen Dermatopathien beobachtet werden, vorkommen, dass aber einzelne derselben, wie Bläschen mit klarem Inhalt, Pigment- und Schuppenbildung ohne vorausgegangene anderweitige Efflorescenzen, höchst selten in die Erscheinung treten. Am allerhäufigsten werden Roseola-

1) Ueb. prodrom. localisirte Hautsyphilide, I. Congr. d. deutsch. dermatol. Ges. 1889, pag. 355.

flecke und Papeln, sehr oft Pusteln beobachtet, sowie gummöse Infiltrationen in der Cutis und dem subcutanen Gewebe, die unter dem Namen der hoch- und tiefliegenden Knoten bekannt sind.

Die Hautsyphilide zeichnen sich durch eine ganze Reihe von charakteristischen Merkmalen aus.

Ihre Efflorescenzen heben sich von der sie umgebenden, normal aussehenden Haut viel deutlicher ab und erscheinen darum schärfer abgegrenzt, als ihre gleichnamigen vulgären Schwestern. Es ist das wohl hauptsächlich darin begründet, dass den syphilitischen Efflorescenzen der die vulgäre Blüthe so häufig umringende Entzündungshalo, der bekanntlich allmälig erblassend in die gesunde Nachbarschaft übergeht, fehlt. Gleich scharfe Abgrenzungen der erkrankten Partien finden sich regelmässig bei Dermatomykosen, manchmal bei Erythem und anderen Hautaffection, die dann aber auch leicht mit Hautsyphiliden verwechselt werden können.

Die Röthe der syphilitischen Efflorescenzen ist nur in der ersten Zeit eine lebhaftere, nach kurzem Bestande werden dieselben dunkelbläulichroth oder schmutzig braunroth, in welchem Stadium sie längere Zeit verharren.

Die älteren syphilitischen Efflorescenzen persistiren auch sonst gerne in gleichem Zustande, während die vulgären ihre Umwandlungen rascher durchmachen.

Mit wenigen Ausnahmen erscheinen die vulgären Hautkrankheiten symmetrisch über den Körper vertheilt, während die syphilitischen nur in den Frühformen eine symmetrische Vertheilung beobachten; ihre Recidiven zeichnen sich durch Asymmetrie geradezu aus, wobei die Efflorescenzen, zu Gruppen gehäuft, oft eine Anordnung in Kreis- oder Bogenform, als sog. Serpigines, aufweisen.

Gewisse Hautregionen, an denen vulgäre Ausschläge häufiger auftauchen, bieten nicht gern den Sitz für syphilitische Eruptionen — und umgekehrt.

Die syphilitischen Eruptionen sind gewöhnlich, manche schmerzhafte Gummata abgerechnet, von Jucken, Brennen und anderen lästigen Empfindungen nicht begleitet; ausser sie sitzen an Stellen, die durch Bewegungen gedehnt und gezerrt, oder durch physiologische und pathologische Secrete macerirt werden; in Folge dessen wird man neben ihnen auch kaum Kratzeffecte wahrnehmen.

In seltenen Fällen kommt es im Bereiche der syphilitischen Efflorescenzen zu Hämorrhagien (Syphilis hämorrhagica).

Die Hautsyphilide pflegen mit Erkrankungen der Schleimhäute sehr häufig combinirt zu sein, was bei den vulgären Hautkrankheiten nicht so oft vorkommt.

Roseola syphilitica; syphilitisches Erythem; maculöses oder Flecksyphilid.

Indem wir nun die Darstellung der einzelnen Hautsyphilide aufnehmen, beginnen wir mit der Roseola, weil dieselbe am allerhäufigsten, als erstes objectives Zeichen einer Verallgemeinerung der Syphilis auftritt und in der Haut die geringfügigsten Veränderungen setzt, welche manchmal die Vorstufe der übrigen Efflorescenzen abgeben.

Die Roseola syphilitica kennzeichnet sich durch stecknadelkopf-, linsen- bis fingernagelgrosse, rothe, das Niveau mehr oder weniger überragende Flecke, welche manchmal sofort als solche erscheinen oder aus eben bemerkbaren, nur kurze Zeit währenden, punktgrossen Röthungen sich entwickeln. In den ersten Tagen werden nur wenige Exemplare sichtbar; nach einer Woche erreichen sie gewöhnlich ihre volle Zahl. Die Roseola-Efflorescenzen beruhen, wie die klinische Untersuchung lehrt, nicht nur auf Hyperämie, sondern auch auf Infiltration des Gewebes; denn es gelingt nicht immer, die Röthe vollkommen wegzudrücken und der tastende Finger wird oft, selbst in denjenigen Fällen, wo der Fleck nicht sichtlich über das Hautniveau sich erhebt, einen bedeutenden Unterschied in der Consistenz der Roseola-Efflorescenz und ihrer gesunden Umgebung wahrnehmen. — An dunkelpigmentirter Haut treten die klinischen Charaktere der Roseola weniger deutlich vor.

Bei der anatomischen Untersuchung der Roseola syphilitica findet man die Kerne der Capillaren gewuchert; in den perivasculären Lymphräumen reichliche Zellenneubildung und Proliferirung der Adventitialelemente der grösseren Gefässe, die gegen die Papillen hinziehen (Biesiadecki[1]) und proliferirende Bindegewebskörperchen in den letzteren (Kaposi[2]); ausserdem pigmen-

---

1) Sitzungsber. d. k. k. Ak. d. Wiss., II. Abth., 1867, pag. 14.

2) l. c. pag. 133.

tirte Exsudatzellen und Wucherungen um Haarbälge, Talgfollikel und Schweissdrüsen (J. Neumann[1]).

Das Infiltrat der Roseola ist einzelne Male so deutlich ausgeprägt, dass die meisten Efflorescenzen als breite, flache, erythematöse Elevationen sich darstellen und die Bezeichnung: maculopapulöses Syphilid rechtfertigen.

Die Roseolaflecke, welche, wie syphilitische Efflorescenzen überhaupt, auf jeder Stelle vorkommen können, erscheinen am allerhäufigsten am Stamme; da wo die Efflorescenzen dichter gesäet sind, beobachtet man solche auch gegen die Oberarme und Oberschenkel hin ausgestreut, und in noch intensiveren Fällen erstrecken sich dieselben auch auf die Vorderarme und Unterschenkel, wobei dann die Hohlhände und Fusssohlen gewöhnlich in die Erkrankung mit einbezogen werden. Roseolaflecke an Hand- und Fussrücken sieht man nur selten.

In ausnahmsweisen Fällen jedoch, insbesondere bei Individuen, die eine unzweckmässige Lebensweise führen und bei denen der Syphilisprocess im Allgemeinen schwerere Formen annimmt, findet man die Roseola so über den ganzen Körper ausgebreitet, dass nirgends — Kopf, Gesicht eingerechnet — eine intacte Hautpartie grösserer Ausdehnung anzutreffen ist, ja dass einzelne Blüthen selbst die sonst verschonten Handrücken befallen.

Sich selbst überlassen, verschwindet dieses Syphilid einzelne Male schon nach sehr kurzem Bestande. Zumeist hält es aber längere Zeit an und bewahrt durch 1, längstens 2 Wochen sein lebhafteres Colorit; das Infiltrat nimmt sodann allmälig ab, die Farbe geht durch ein Schmutzigbraun und Schmutziggrau der Norm immer mehr entgegen, bis nach weiteren 3—4 Wochen das Syphilid mit den gleich zu nennenden Einschränkung spurlos verschwunden ist.

Wir kommen jedoch auch in die Lage, ausser diesem Durchschnittsverlaufe von einigen Wochen oder der extrem kurzen Dauer von nur wenigen Tagen ein monatelanges Bestehen des syphilitischen Erythems zu beobachten; in letzterem Falle bleiben dann auch für längere Zeit deutliche Pigmentirungen an Stelle der Efflorescenzen zurück, von denen einige während der Involution sogar desquamiren. Andere Male wieder wird der ganze Process dadurch ungewöhnlich

---

[1]) l. c. pag. 211.

lange hinausgeschoben, dass während der Rückbildung immer wieder Nachschübe von neuen Flecken an anderen Stellen erfolgen.

Wenn auch die Roseola syphilitica in vielen Fällen, sogar nach Monate langem Bestande, zu weiteren Alterationen an der allgemeinen Decke nicht führt, so wird man einzelne Male dennoch auch andere krankhafte Veränderungen constatiren, die unsere Aufmerksamkeit verdienen. Am Stamme sieht man dann ab und zu Gruppen von ganz kleinen Knötchen, welche die Stelle von sich involvirenden Erythemflecken einnehmen und, abgesehen von der schmutzig-braunen Farbe, den Efflorescenzen des Lichen scrophulosorum ähneln. — Sitzen die Roseolablüthen an Orten, die mit Talgdrüsen reichlich ausgestattet sind, so tritt da eine gesteigerte Absonderung des Secretes ein, das mit den oberflächlichsten Epidermislagen zu schmutzig gefärbten bräunlichen Schuppenkrüstchen verklebt; an der behaarten Kopfhaut, insbesondere an der Haargrenze der Stirne und des Nackens, an der Naso-labial-Falte, am Kinne, an den äusseren Genitalien etc. wird man solche auf schmutzig braunrother und etwas infiltrirter Basis haftende, fettige Impetigokrüstchen besonders deutlich wahrnehmen können.

Bezüglich des Vorkommens des syphilitischen Erythems an den Genitalien muss aber noch weiter hinzugefügt werden, dass wenn dasselbe Orte betrifft, wo das secernirte Sebum feucht erhalten und zersetzt wird und dadurch macerirend und (durch Hinzutreten pathogener Mikrobien) irritirend auf den Boden der Efflorescenzen wirkt, wie dies im Präputialsacke oder an der Vulva der Fall ist, man überdies auch noch katarrhalische Zustände, speciell eine Balano-posthitis oder Vulvitis, sich entwickeln sieht. Ist die Roseola am übrigen Körper schon geschwunden, oder handelt es sich um ein recidivirendes syphilitisches Erythem, das nur die Eichel oder Vulva befällt, so könnte sehr leicht die Täuschung einer einfachen (gewöhnlichen) Balano-posthitis, bez. Vulvitis unterlaufen; beim Uebersehen einer Initialmanifestation wäre es dann unbegreiflich, wie später eventuelle Erscheinungen von unzweideutig syphilitischem Gepräge auf einen Eicheltripper folgen könnten. Bei genauerer Beachtung wird es aber nicht entgehen, dass die erkrankte Partie, beispielsweise die Glans, wohl an der ganzen Fläche geröthet erscheint, dass aber die nebenhergehenden Erosionen der Hauptsache nach deutlich sich abgrenzenden, circumscripten, flachen

Infiltraten entsprechen und man einen syphilitischen Eicheltripper im wahrsten Sinne des Wortes vor sich hat, indem syphilitische Efflorescenzen es sind, denen die Secretion zumeist entspringt.

An behaarten Stellen pflegt auch Lockerung in den Haartaschen (vielleicht als Folge einer von den Talgdrüsen fortgeleiteten und auf die Wurzelscheiden übergegangenen Mehrproduction der epithelialen Elemente) und dadurch den circumscripten Hauterkrankungen entsprechend Defluvium capillorum sich einzustellen. Gewöhnlich sind es nur einzelne linsen- bis fingerspitzgrosse Stellen, an denen Verlust der Haare zu bemerken ist; seltene Male confluiren die kleinen haarlosen Inseln zu grossen kahlen Flächen. Zwar wird eine solche Alopecie am allerhäufigsten am Kopfe wahrgenommen, doch ist es nicht ungewöhnlich, auch Haarverlust an den Augenbrauen, der Achselhöhle, den Pubes etc., ja an allen diesen Orten gleichzeitig zu beobachten.

Während des Bestandes der Roseola syphilitica kann es auch noch zur Entwickelung von anderen Efflorescenzen dadurch kommen, dass einzelne Maculae in ihrer Mitte sich zu kleineren oder grösseren soliden Infiltraten, Knötchen oder Papeln erheben, von denen einige längere Zeit persistiren und das Flecksyphilid um einige Wochen überdauern. Solche Papeln können wohl an beliebigen Stellen der Haut erscheinen, doch werden dieselben am häufigsten in der Achselhöhle, der Ellbogenbeuge, unter den Mammae, am Nabel, an den äusseren Genitalien, im Schenkelbug oder in der Kniekehle angetroffen.

Sehr häufig coincidiren mit der Roseola syphilitica Erkrankungen der Schleimhäute und allgemeine Lymphdrüsenschwellung; seltener sind leichtere Meningeal- und Gelenkaffectionen, Periostitis, Iritis, Infiltrate der Testikel; ebenso werden acuter Morbus Brightii[1]), Milztumor und Krankheiten anderer Organe neben diesem Syphilid, wenn auch selten, wahrgenommen. — Bei einem 23jährigen Manne, der mit einer exulcerirten Sklerose und einem maculo-papulösem Exanthem in Behandlung stand, beobachtete ich das plötzliche Auftreten von typischen epileptischen Anfällen, ohne dass solche vor

1) E. Wagner, D. Arch. f. klin. Med. Bd. XXVIII.

der Infection sich gezeigt hätten oder eine hereditäre Beanlagung nachzuweisen gewesen wäre. Ein anderer, 21 Jahre alter Patient mit exulcerirter Sklerose und frischem maculo-papulösem Syphilid bekam klonische Krämpfe der Extremitäten unter Aufhebung des Bewusstseins noch vor Einleitung der Allgemeintherapie; nach Injectionen mit Oleum cinereum trat Heilung ein, und die Anfälle verloren sich [1]).

Beim Fehlen dieser Complicationen ist der Bestand des Flecksyphilides, mit Ausnahme des durch wenige Tage andauernden Eruptions-Stadiums, welches aber in vielen Fällen auch ziemlich unvermerkt verlaufen kann, für das Individuum so wenig belästigend, dass es ganz gut begreiflich ist, wenn dieses Hautsyphilid öfters der Beobachtung des Patienten, ja selbst des weniger aufmerksamen Arztes entgeht.

Wie bereits erwähnt, kann die Syphilis in jeder Phase, also auch mit der Roseola, ihren Abschluss erfahren, oder aber durch neue Attaquen immer frische Beweise ihres Vorhandenseins beibringen; und da nimmt man nun wahr, dass einzelne Male das Syphilisrecidiv ebenfalls in Form einer Roseola zu Tage tritt. Die Recidivefflorescenzen können denen der ersten Eruption vollkommen gleichen; meist jedoch sind die einzelnen Flecke gross, livid und noch deutlicher wie beim ersten Ausbruch infiltrirt. Ab und zu wird die gewöhnlich nur langsam erfolgende Rückbildung im Centrum der Efflorescenzen eingeleitet, und es bleiben dann ringförmige Blüthen übrig — Syphilis annularis, Roseola annularis — die, nach der Peripherie hin sich ausbreitend und von innen ausheilend, immer weitere Kreise ziehen und beim Gegeneinanderwachsen zich zu oft zierlichen Figuren vereinigen — Roseola serpiginosa, gyrata, figurata (Fig. 6). Diese Recidive, welche viele Monate, ja 1—2 Jahre nach der Infection und auch noch später erscheinen, finden sich oft nur in einzelnen asymmetrisch vertheilten Efflorescenzenformen vor, die übrigens auch häufig Schuppenbildung aufweisen.

Da neben dem syphilitischen Erythem die Initialmanifestation mit den obligaten indolenten Bubonen meistens, oft aber auch andere Begleiterscheinungen vorliegen, so wird dieses Syphilid leicht

1) Jahrb. d. Wien. k. k. Krankenanstalten, I. Jahrgg. 1892, pag. 518.

als solches erkannt. Unter Umständen sind aber doch Täuschungen nicht ausgeschlossen, weshalb wir auf folgende differentialdiagnostische Momente aufmerksam machen.

Einer Verwechselung der Roseola syphilitica mit Morbillen, Rubeolen etc. geht man aus dem Wege, wenn man darauf achtet, dass bei den acuten Exanthemen, selbst leichteren Grades, in der Regel sehr hohes Fieber besteht oder vorausgeht, dass die Blüthen überaus zahlreich an Orten (Kopf und Gesicht) erscheinen, die für das syphilitische Erythem nicht gewöhnlich sind, dass die einzelnen

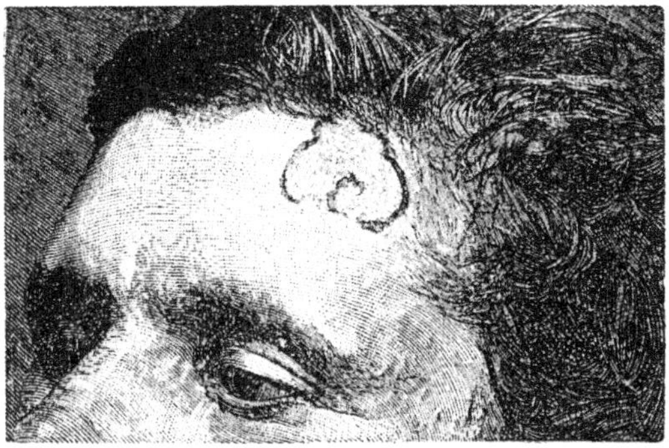

Fig. 6.
Roseola-Recidiv in Form von Serpigines.

Efflorescenzen von ausgedehnten hyperämirten Hautpartien umgeben sind, dass acute Mitaffectionen der Schleimhäute entstehen etc. etc.

Eher noch könnte dem weniger Geübten eine Roseola balsamica für ein syphilitisches Erythem imponiren, und das um so leichter, als dieses Arzneiexanthem, welches bei Blennorrhoekranken, die aus therapeutischen Gründen Balsamica geniessen, aufzutreten pflegt, die Befürchtung wachrufen könnte, es bestehe ausser dem venerischen Katarrh noch eine versteckte Initialmanifestation, oder die Blennorrhoe selbst habe zu einer constitutionellen Erkrankung geführt. Die Differentialdiagnose wird aber keinen Schwierigkeiten unterliegen, wenn man sich erinnert, dass die Roseola balsamica oft auch quaddelartige Efflorescenzen aufweist (Urticaria balsamica), die an Stellen, welche gedrückt (wie die Nates beim Sitzen) oder sonst irritirt werden (durch Strumpfbänder, Manschetten) zu mächtigen oft semmelhohen Gruppen sich anhäufen, dass der Ausschlag intensiv juckt oder gar Brennen verursacht und allmälig erlischt, sobald das Medicament nicht mehr gereicht wird.

Manches Mal verleitet eine Dermatomykosis versicolor zu dem Fehler, sie für eine in Rückbildung begriffene Roseola syphilitica zu halten. Fährt man jedoch mit dem Fingernagel in raschem, kräftigerem Zug über die erkrankte Hautpartie, so wird bei der genannten Mykose die Oberhaut in Fetzen losgelöst, die unter dem Mikroskope das Mikrosporon furfur leicht erkennen lassen. Nur bei Individuen, die oft baden und sich fleissig waschen, sind solche Schuppenfetzen nicht so leicht zu gewinnen.

Fast gar keiner Schwierigkeit unterliegt es, das Erythema iris und annulare vom syphilitischen Erythem zu unterscheiden, indem ersteres vornehmlich Hand- und Fussrücken occupirt — Gegenden, die von der Roseola syphilitica meistens verschont bleiben — und ohne jede Therapie nach ca. 2 Wochen sich zurückbildet.

Liegt eine recidivirende Roseola syphilitica in Form von Scheiben, Ringen oder Windungen mit geringer Desquamation vor, so ist die Aehnlichkeit mit Dermatomykosis circinata (tonsurans) oft eine täuschende; der Nachweis des Trichophyton in Schüppchen (und Haaren) wird dann für die Diagnose ausschlaggebend sein.

Etliche Male hatte ich Individuen zu sehen Gelegenheit, welche nach überstandener Variola im Gesichte kaum merkbare Veränderungen aufwiesen, dafür aber am Stamme, an den Nates oder an anderen Stellen sehr zarte, fingernagelgrosse, oberflächliche, aber deutlich umschriebene und fein genetzte Narben zeigten, durch welche ein schwaches Roth der unterliegenden Gefässschicht durchschimmerte. Bei flüchtiger Betrachtung empfängt man thatsächlich den Eindruck von circumscripten Maculae; es ist mir sogar begegnet, dass Collegen in solchen Fällen wirklich Roseola syphilitica annahmen und die Kranken einer Mercurtherapie unterzogen, welche selbstbegreiflich ohne Einfluss auf den geschilderten Zustand der Haut blieb. Es genügt, hierauf aufmerksam gemacht zu haben.

Für den weniger Erfahrenen sei noch angeführt, dass manche mit Pediculi pubis behafteten Patienten am Stamme oder auch an den Schenkeln linsen- bis handschuhknopfgrosse stahlblaue Flecke aufweisen, welche irrthümlich sehr wohl für Roseolaefflorescenzen gehalten werden könnten. Die genannten Flecke seit Moursou als Tâches bleues bekannt, stellen offenbar eine Art Erythema toxicum dar, hervorgerufen durch ein Secret der Filzlaus; in der That wird man sehr häufig in der Nähe solcher blauen Flecke an Lanugohärchen klebende Eier (Nisse), ganz bestimmt aber das Insect selbst an den charakteristischen Orten (pubes etc.) finden.

Es ist auch zu beachten, dass unter manchen Verhältnissen (und zwar als Ausdruck einer vorübergehenden oder dauernden Angioneurose) durch Relaxation bedingte Erweiterung kleinster Gefässe der Haut zu Stande kommt, welche dann über grösseren oder kleineren Gebieten bläuliche Fleckung aufweist oder wie mit einem weinrothen Netz gezeichnet ist — Cutis marmorata, Livedo. Solche Flecke zeigen selbstverständlich nicht die Spur einer Infiltration auf. Waren dieselben durch Temperaturdifferenz hervorgerufen, so verlieren sie sich bei ausgleichenden Wärmegraden; ist jedoch die Angioneurose habituell, so bleiben zwar die Zeichnungen bestehen, doch wird an denselben kein Zeichen von Evolution oder Involution (wie sonst bei luetischen Efflorescenzen) wahrgenommen.

Papulöses Syphilid; Syphilis papulosa; Knötchensyphilid.

Vierzehnte Vorlesung.

INHALT: Papulöses Syphilid. — Anatomischer Befund. — Verschiedene Formen der Papel. — Trockene Papel. — Riesenpapel. — Miliär-papulöses Syphilid. — Impetigines. — Hämorrhagische Papel. — Schuppensyphilid. — Papeln an Händen und Füssen; Psoriasis palmaris und plantaris; Hohlhand- und Fusssohlensyphilid. — Papeln in Schwielen (Malum perforans). — Luxurirende Papeln.

Nässende oder feuchte Papeln, Papulae humidae; breite Papeln, Condylomata lata; Pustula foeda. — Confluirende Papeln. — Rückbildung der Papel. — Dauernd organisirte Papeln. — Exulcerirte Papeln.

Schon bei Betrachtung des Flecksyphilids erwähnten wir, dass sich einzelne Male aus Roseola-Efflorescenzen durch zunehmende Infiltration Papeln entwickeln. Ab und zu jedoch sind es sämmtliche Efflorescenzen der ersten Eruption, welche die Papelform annehmen, wodurch das papulöse Syphilid zum ersten Symptome der Allgemeinerkrankung werden kann. Häufig folgt es einer Roseola.

Auch das papulöse Syphilid pflegt sich mit einem leichten Eruptionsfieber einzuleiten. Zwei bis drei Tage darauf erscheinen allenthalben an der Haut stecknadelkopf- bis linsengrosse hyperämische Stellen, welche an einzelnen Orten dichter nebeneinander liegen und zu ausgebreiteteren Röthungen zusammenfliessen. An denselben erheben sich nach einigen Tagen hirsekorn- bis erbsengrosse und auch noch grössere, über das Niveau hervorragende Infiltrate, Knoten, Papeln, von zugespitzter, halbrunder oder flacher Form. — Andere Male wieder erscheinen die Papeln ohne vorausgegangene Hyperämirung oder sonstige Veränderung der Haut.

Bei der anatomischen Untersuchung findet man vom Bindegewebe und hauptsächlich von den Gefässwänden ausgehende Zellenneubildung, welche nicht nur dem Papillarstratum, sondern auch den tieferen Cutisschichten zukommt und sich selbst bis in den

Textus cellulosus subcutaneus erstreckt; oft genug wird die Wucherung um Haarbälge, Talg- und Schweissdrüsen am dichtesten angetroffen. In den oberen Schichten der Cutis führen die Gefässwandwucherungen auch Pigment (J. Neumann[1]). Nebenher pflegt auch Arteriitis obliterans vorzukommen (de Luca). Die drüsigen Gebilde bleiben oft lange unverändert bestehen, wenigstens sah ich zu wiederholten Malen nicht allein Balg- und Knäueldrüsen wohl erhalten, sondern konnte auch ihre Ausführungsgänge bis an die Oberfläche der Papel sehr gut verfolgen. Je erheblicher die Infiltration, um so mehr dringen die neugebildeten Zellen auch in das Stratum Malpighii und verwischen schliesslich die Grenze zwischen letzterem und den Papillen; in noch höheren Graden hat die Zellenneubildung des Rete Malpighii vollständig verdrängt und reicht bis an die freie Oberfläche; offenbar die einleitenden Vorgänge des Zerfalls, wofür sehr wohl die nebenher beobachtete Arteriitis obliterans verantwortlich zu machen sein dürfte.

Nach der Grösse der Blüthe unterscheidet man ein kleinpapulöses und grosspapulöses Syphilid; oder ein miliäres papulöses Syphilid und ein lenticuläres papulöses Syphilid (Kleinknötchensyphilid, Grossknötchensyphilid). Dabei wird wahrgenommen, dass die grösseren Efflorescenzen sofort den gegebenen Umfang aufweisen, oder aber erst im Laufe der Zeit aus kleineren hervorgehen, oder sie entwickeln sich aus Roseola-Blüthen. Die Efflorescenzen weisen aber auch sonst noch mannigfache Verschiedenheiten auf.

Was nun zunächst die Farbe der syphilitischen Papeln betrifft, so ist die Röthe derselben selten, und auch da nur in den ersten Tagen von einem lebhafteren Tone, um später einer mit Dunkelblau oder Dunkelbraun gemischten schmutzigeren Nuance Platz zu machen. Manches Mal jedoch erblasst auch die Efflorescenz so sehr, dass sie nur wenig anders gefärbt erscheint, als die Umgebung. Schon Falloppio[2]) fühlte die Verlegenheit bei Explication der Farbe „non enim est ruber, non albus, non pallidus, sed secate per transversum pernam" (schinkenroth). Die weitere Entwickelung der Papeln ist eine verschiedene, je nachdem sie an Stellen sich befinden, die trocken situirt sind, oder an solchen, die

1) l. c. pag. 215.

2) De morbo Gall. tract. cap. 93; — Al. Luisinus, Aphrod. T. II, pag. 824.

durch die anatomische Lage begünstigt, feucht und warm erhalten werden. So beobachtet man an den meisten Stellen des Stammes, der Streckseite der Extremitäten und anderen nicht feuchten Stellen, dass hier die Papeln nur stecknadelkopf- bis linsengross, im Allgemeinen aber nicht grösser als eine Erbse werden, mässig schuppen und gewöhnlich trocken bleiben.

Beginnt eine trockene Papel sich zurückzubilden, so tritt nicht nur die Röthe und das Infiltrat der Efflorescenz zurück, sondern es stellt sich an deren freien Oberfläche auch Desquamation ein; die Papel wird auf diese Weise immer kleiner, bis sie nach einigen Wochen vollkommen involvirt erscheint und nur noch ein Schuppensaum die runde Stelle markirt, wo die Papel gesessen. Allmälig schwindet auch dieser, und jede Spur einer früheren Erkrankung ist gewichen. Beharren jedoch Infiltration und Hyperämie durch längere Zeit, so nimmt man neben der Abschuppung eine schmutzig-blaurothe, rothbraune oder graue Verfärbung wahr; es ist sehr wahrscheinlich, dass dann Blutfarbstoff in die hyperämirten Gewebe transsudirte, welcher sich da ablagerte und in Pigment umwandelte. Man sieht denn auch in solchen Fällen, noch lange nachdem die Papel sich vollständig involvirt und auch die Desquamation aufgehört hat, einen dunkelbraunen bis grauen Pigmentfleck die Stelle bezeichnen, wo die Papel gesessen. Nach Wochen wird jedoch auch das Pigment resorbirt; ja die Resorption erstreckt sich sogar noch auf das normale Pigment des Mucus Malpighii dieser Stelle, welche sodann vollkommen pigmentlos erscheint und als lichter Fleck durch viele Monate, ja durch Jahre, von dem früheren Dasein der Papel Zeugenschaft ablegt (siehe auch „Leucoderma").

Im Ganzen wird das lenticulär-papulöse Syphilid, welches auch gutartiger zu verlaufen pflegt, häufiger beobachtet. Als erster Ausdruck der Verallgemeinerung oder als Frührecidivform findet man die lenticulären Papeln gewöhnlich über die pag. 178 genannten Partien vertheilt und dieselben symmetrisch occupirend. In wenigen Wochen involvirt sich meist dieses Syphilid in der eben dargestellten Art. Nur in vernachlässigten Fällen hält dasselbe längere Zeit — auch Monate — an, wobei die einzelnen Efflorescenzen mitunter bedeutenden Umfang erlangen.

Manchmal manifestirt sich der erste Syphilisausbruch in Form von nur wenigen sehr grossen (erbsen- bis bohnengrossen) Papeln (Riesenpapeln), welche ganz regellos an der Stirne, dem behaarten Kopfe, im Gesichte oder da und dort am Stamme und den Extremitäten zerstreut vorkommen. Solche singuläre Riesenpapeln, als erstes Zeichen der Verallgemeinerung, sind für den weiteren Verlauf der Lues von keiner guten Vorbedeutung; wenngleich die hievon Betroffenen sich in gutem Ernährungszustande

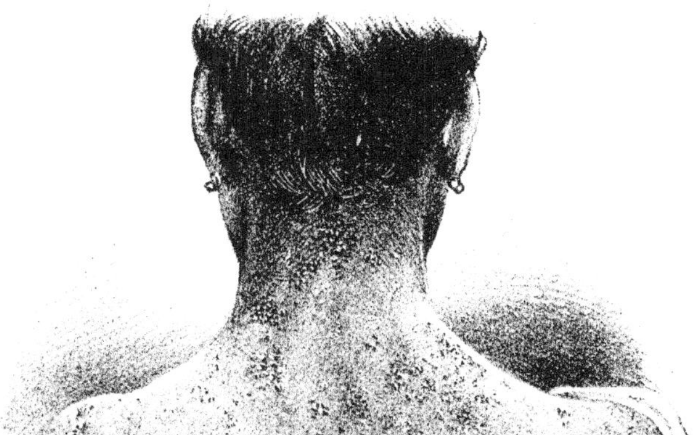

Fig. 7.
Syphilis papulosa miliaris aggregata.

befanden, so konnte ich trotzdem wahrnehmen, dass bei ihnen die Syphilis gerne sehr bald und in schwerer Form recidivirte.

Eine noch ungünstigere Beurtheilung verdient das kleinpapulöse, miliärpapulöse Syphilid (Kleinknötchensyphilid).

der Lichen syphiliticus. Bei diesem Syphilide erscheinen die Papeln schmutzig braunroth, von kaum Hirsekorngrösse, über grosse Partien des Stammes oder auch der Extremitäten diffus zerstreut, oder zu Haufen, Gruppen (Fig. 7) vereint; sie persistiren gewöhnlich sehr lange, meist viel länger als die lenticulären Papeln. Ihre Rückbildung geht gewöhnlich mit Atrophie der Haut einher, demgemäss bleiben oft nach Abheilung des Kleinknötchen-syphilids punktgrosse, vertiefte Närbchen zurück. Das kleinpapulöse Syphilid eröffnet mitunter den Reigen der Allgemeinerkrankung; manchmal reiht es sich einem Flecksyphilid zu, derart, dass inmitten einzelner grosser Roseolaplaques miliare Papelchen auftauchen; oder es stellt einen Recidivausbruch dar, in welchem Falle die Efflorescenzen theils in der oben beschriebenen Weise vertheilt, theils in Ringen, Bögen (Serpigines) angeordnet vorkommen. Gar nicht selten finden sich einzelne lenticuläre Papeln neben reichlichem Lichen syphiliticus.

Wie wir später sehen werden, localisiren sich Papeln auch an Schleimhäuten; den Charakter der miliaren Papel jedoch habe ich hier nur ausnahmsweise deutlich ausgeprägt gefunden.

Stets kann man wahrnehmen, dass Individuen, die an miliärpapulösem Syphilide erkranken, in schlechter constitutioneller Beschaffenheit sind, und durch bleiches Aussehen, mangelhafte Ernährung, scrophulösen Habitus auffallen. Dementsprechend pflegen auch gleichzeitig bestehende Syphilislocalisationen in anderen Organen (pag. 204) in etwas ernsterer Form aufzutreten.

Die eben aufgeführten Typen der syphilitischen Papel erfahren aber noch mancherlei Bereicherung.

In einzelnen Fällen tritt an der Spitze der Papel acutere Exsudation ein, was sich durch Aufschiessen eines ganz kleinen Bläschens oder Pustelchens bemerkbar macht. Nur selten hält das Bläschenstadium lange genug an, um die Bezeichnung eines vesiculösen Syphilids, oder — bei Aggregirung der Efflorescenzen — eines Herpes syphiliticus zu rechtfertigen. Gewöhnlich trocknet der Bläscheninhalt sehr bald zu einem Schörfchen ein und es entstehen auf diese Weise Impetigines, die besonders gerne am behaarten Kopfe, im Gesichte und an den unteren Extremitäten sich vorfinden (papulo-crustöses, papulopustulöses Syphilid) (s. später); obwohl hiedurch dem Ekzem nicht unähnliche Efflorescenzen sich entwickeln, so scheint es doch nicht passend von einem Eczema syphiliticum zu sprechen, weil die fernere Involution nach dem Abfallen des Krüstchens in der oben geschilderten Weise vor sich geht, was beim vulgären Ekzem, das überdies auch noch intensiv juckt, nicht in gleicher Weise der Fall ist.

Weiters möge die Erwähnung Platz finden, dass unter Umständen die syphilitische Papel auch hämorrhagisch werden kann. Ich selbst habe dies in einigen Fällen an einer und der anderen Efflorescenz wahrgenommen, ohne dass jedoch im Uebrigen der Krankheitscharakter etwas sonderbares dargeboten hätte. Doch soll die Hämorrhagie immer ernst beurtheilt werden, weil ähnliche Blutaustritte auch in wichtige Organe (Gehirn etc.) erfolgen und den Patienten schwer bedrohen könnten. — Es ist nicht überflüssig, bei dieser Erscheinung auf die später zu behandelnde Erkrankung des Gefässsystems im Verlaufe der Lues zu recurriren.

Nicht gar so selten bekommt man Gelegenheit am Stamme, an den Extremitäten oder im Gesichte ein papulöses Syphilid zu sehen, welches während seiner Involution ausnehmend lange im Zustande der Abschuppung angetroffen wird, so dass man sehr wohl von einem papulo-squamösen Syphilid sprechen kann. Manchmal herrscht der Charakter der Squamae vor, was einzelne Kliniker zur Aufstellung eines Schuppensyphilids bestimmte; zwar ist dagegen nichts einzuwenden, nur muss man sich erinnern, dass es sich hierbei blos um eine Phase des papulösen Syphilids handelt. — Einmal bin ich in die Lage gekommen, einen der Psoriasis vulgaris nicht unähnlichen Ausschlag bei einem Individuum zu sehen, dass ich selbst vor 12 Jahren an frischer Syphilis und seit jener Zeit an Recidiven behandelt hatte. Die über den ganzen Körper ziemlich gleichmässig zerstreuten, bis münzengrossen, manchmal in der Mitte ausgeheilten Efflorescenzen sassen auf einer sehr wenig infiltrirten und gerötheten Basis und waren nur von einer dünnen Lage kleiner, blassbräunlicher Schüppchen bedeckt; dieselben unterschieden sich also deutlich genug von der gewöhnlichen Schuppenflechte. Es lag somit ein Syphilid vor, das möglicherweise von vornherein als squamöses begonnen haben mochte; aber auch nach zwölfjährigem Bestande der Syphilis ist die Annahme von den Squamae vorausgegangenen Papeln nicht unbedingt von der Hand zu weisen. Nur nebenbei sei bemerkt, dass auf eine antisyphilitische Behandlung das Schuppensyphilid schwand, und Besserung der gleichzeitig bestandenen Leber- und Brustdrüsensyphilis eintrat.

Je nach dem Sitze nehmen die Papeln noch manche von der beschriebenen abweichende Form an.

An der Hohlhand sowie auch an den Fusssohlen kommt es nur in seltenen Fällen zu hohen Papeln; diese Hautflächen weisen meist nur linsen-, bis handschuhknopfgrosse, circumscripte Röthungen und ganz flache Infiltrationen auf, so dass nur höchst geringe Erhebungen der Haut wahrzunehmen sind. Im weiteren Verlaufe, insbesondere wenn Röthe und Infiltration sich zurückzubilden beginnen, werden die erkrankten Partien durch Desquamation auffallend kenntlich gemacht. Die entsprechenden Stellen sind dann zart geröthet, ihre Infiltration lässt sich beim Zufühlen erkennen; am auffälligsten werden sie dadurch, dass sie in der ersten Zeit mit einer verdickten, festhaftenden, verhornten Epithellage bedeckt sind, die bald früher, bald später zu weissen Schuppen aufgeblättert wird; nach einigem Bestande fallen dieselben ab und lassen nur ein dünnes Rosahäutchen zurück, das am Rande von einem an der convexen Seite festhaftenden und an der concaven abgehobenen Schuppensaume umgeben ist (Fig. 8); Abblätterung der alten und Auflagerung von neuen Schuppen wechseln an diesen, verschiedene Ausdehnung erreichenden Efflorescenzen ziemlich oft ab.

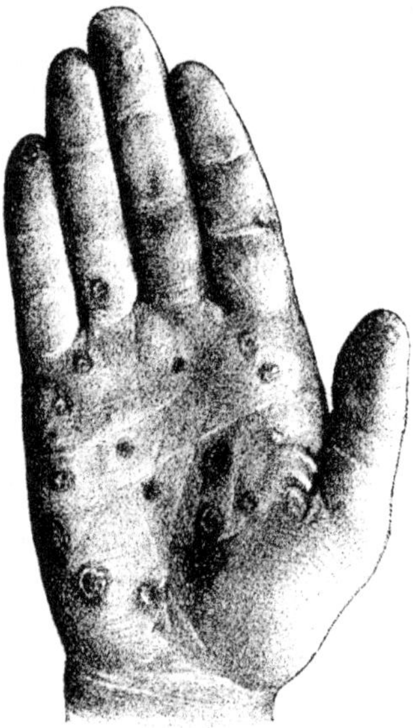

Fig. 8.
Syphilis papulosa palmae in Rückbildung.

Papeln an Hohlhänden und Fusssohlen pflegen manchmal die ersten Zeichen der constitutionellen Syphilis darzustellen, welche jedoch meist bald von Eruptionen am Stamme u. s. w. gefolgt werden. Recidive in Form eines Palmar- und Plantarsyphilides sind gar nicht selten; in letzterem Falle erscheinen die Efflorescenzen mitunter in Bogenform angeordnet (Fig. 9).

Diese Papeln occupiren selten nur eine Hohlhand oder eine Fusssohle; am allerhäufigsten findet man beide Palmae oder beide Plantae, sehr oft Hände und Füsse gleichzeitig ergriffen. An der Vola und der Beugeseite der Finger sind es gewöhnlich die von tieferen Falten durchzogenen Partien, an der Planta mehr der innere concave Theil, manchmal auch die seitliche oder obere Umrandung der Ferse, die von den Papeln besetzt erscheinen; die Dehnungen dieser Hautstellen einerseits und die durch Infiltration und Schuppenauflagerung bedingte Sprödigkeit andererseits erklären es zur Genüge, dass die Affection oft mit Schrunden und Einrissen einhergeht und darum auch sehr schmerzhaft sein kann. Bei grösserer Ausbreitung des Hohlhandsyphilides greifen die Veränderungen auch auf die Rückenfläche der Finger und auf den Nagelfalz über, wobei die Nägel rissig, glanzlos und unförmlich werden. Manchmal erscheinen noch nach Jahren an einzelnen stecknadelkopf- bis linsengrossen Stellen der Hohlhand und der Fusssohle oder der Finger und Zehen verdickte Hautpartien mit verhorntem, oft eingekerbtem Epithellager; oder es finden sich nur geringfügige Abblätterungen etwas verdickter Oberhaut an Fingern und Händen. Nach Abheilung eines lange dauernden Hohlhandsyphilids pflegt eine schmutzig braunrothe Verfärbung zurückzubleiben.

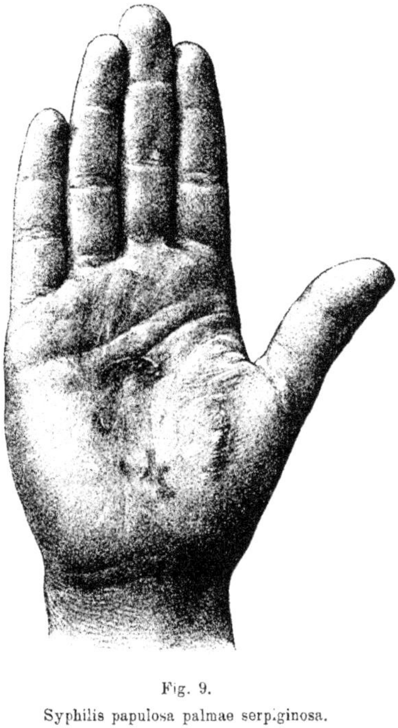

Fig. 9.
Syphilis papulosa palmae serpiginosa.

Die apparte anatomische Beschaffenheit der Palma und Planta bringt es mit sich, dass das hier localisirte Syphilid seine Evolution und Involution nur langsam durchmacht und Desquamationen lange nach Abheilung anderer Syphilisproducte hier noch andauern und längere Zeit fortbestehen, und erklärt zur Genüge die Bezeichnung Psoriasis palmaris et plantaris. Nicht selten ist das Palmar- und Plantarsyphilid in der That das einzige auffindbare Syphilissymptom[1]; manchmal ist es gar nur eine und die andere singuläre stecknadelkopf- bis linsengrosse, verhornte, bez. desquamirende Stelle am Nagelrande oder sonst an den Fingern, welche zur Verrätherin einer noch nicht getilgten Lues wird.

Gar sonderbar gestaltet sich das Krankheitsbild, wenn das papulöse Infiltrat sich am Fersenrande oder an einer Stelle der Fusssohle entwickelt, die mit dicker Epidermisauflagerung bedeckt ist, z. B. an der Ferse oder dem Ballen der grossen Zehe. Man sieht die Oberhaut nicht nur der Papel entsprechend, sondern auch noch im weiteren Umfange von 1—2 cm schwielig verdickt, und zwar nimmt die Verdickung nach aussen gradatim ab. In der Mitte beginnt dann die Abblätterung, so dass nach Maceration und Entfernung der hornigen Lager die Circumferenz der Papel, aber noch immer mit Epithelschichten bekleidet, mit einiger Deutlichkeit erkennbar wird. Im weiteren Verlaufe hebt sich der unmittelbar an das papulöse Infiltrat grenzende Saum des peripheren Schwielenringes von seiner Unterlage, ohne sich jedoch ganz loszulösen; die erkrankte Partie ähnelt dann einem auf breiter Basis ruhenden, sanft ansteigenden Hügel, in dessen kraterförmig vertiefter Mitte ein Zapfen mit bald glatter, bald unebener oder warziger Oberfläche — die Papel — zum Vorschein kommt. Das Ganze erinnert in der That an die Anfänge eines Malum perforans. Bei Verwahrlosung wird unter dem Drucke der Schwiele Zerfall des Infiltrates eingeleitet; die so entstandene Ulceration zeigt wegen des schwieligen Randes geringen Heiltrieb und neigt vielmehr zur Verbreitung und Vertiefung. Selbst unter aufmerksamer Behandlung dauert es lange bis sich das Hornlager ganz abgestossen und das Infiltrat vollkommen resorbirt hat.

Ungewöhnliche Papelformen kann man mitunter im Gesichte, speciell am Kinn und an der Nasolabialfalte oder an behaarten Stellen, an der Haargrenze, mitunter auch am Anus und dem Genitale — also meist an follikelreichen Orten — sehen; es bilden

---

1) „Quoties ego video pustulas istas in capite, aut rhagades in manibus indicium certum profero Gallici: caetera signa fallunt nos, haec certissima sunt" lesen wir bei Falloppio (l. c. cap. 93). Aehnliche Hinweise finden sich bei Vigo, Benedictus und Massa.

sich da manchmal sehr grosse und succulente Papeln aus, die mit fettigen Schuppen- oder Krustenlamellen bedeckt sind, nach deren Abheben die Oberfläche mit zahlreichen papillären Zapfen besetzt erscheint — luxurirende (framboesieartige) Papeln.

Anders wieder verhalten sich die Papeln jener Hautpartien, die in Folge ihrer anatomischen Lage durch physiologische Secrete reichlicher befeuchtet oder durch pathologische Absonderungen, Schmutz u. s. w. gebäht werden. Als solche Stellen sind hervorzuheben: Die äusseren Genitalien, die Genitocruralfalte, das Perinaeum, der Anus und die Umgebung dieser Gegenden; ferner die Nabelvertiefung, Achselhöhle und andere durch gegenseitige Berührung und Bedeckung macerirte Hautstellen, wie sie durch Hängebrüste entstehen und in den Zehenzwischenräumen angetroffen werden; oder Stellen, an denen anderweitige Vorgänge zu einer Eiterung führen, wie der Nagelfalz bei „eingewachsenem Nagel", der äussere Gehörgang bei Otorrhoe; endlich jede mit zarterem Epithel bedeckte Partie, die irgendwie irritirt wird, wie die Brustwarze beim Säugen; oder beliebige, durch Harn, Koth verunreinigte Hautpartien bei Kindern, die sich einer sorgfältigen Pflege nicht erfreuen. Die unter den genannten Einflüssen zur Entwickelung gelangenden papulösen Efflorescenzen werden naturgemäss sehr bald einer Maceration unterworfen, ihrer Epitheldecke beraubt und bieten darum stets eine feuchte Oberfläche dar; daher die Bezeichnungen: nässende oder feuchte Papeln, Papulae hummidae, Plaques muqueuses, Tubercules muqueux. Abgesehen von diesem sehr charakteristischen Merkmal, finden sich bei den feuchten Papeln auch noch andere Eigenthümlichkeiten vor, die in ihrer Entwickelung und Rückbildung begründet sind.

Schon die feuchte Wärme des Bodens, auf dem sie sich erheben, scheint eine besonders üppige Entfaltung derselben zu begünstigen, denn während die trockene Papel hirsekorn- bis linsengross wird, gewöhnlich aber Erbsengrösse nicht übersteigt, finden wir ihre nässende Schwester im Umfange eines Handschuhknopfes, eines Neukreuzers und darüber ausgebildet; die freie Oberfläche ist etwas sphärisch oder ganz flach und die Papel sitzt mit der ganzen Breite ihrer Basis auf; hierdurch sind Namen entstanden, wie breite, platte, flache Papeln (Condylomata lata). Im Uebrigen hebt sich die vergrösserte Papel von der gesunden Umgebung scharf ab, sie ist bald mehr, bald weniger geröthet, succulent und weich, nach längerem Bestande wird sie oft bläulich und mehr trocken. Die Epithelien sind entweder weisslich, wie verschorft, oder es wird die macerirte Epidermisdecke sehr bald abgestossen, und die Papillenspitzen ragen als rothe Punkte aus den weisslichen interpapillären Epithelresten hervor und gewähren das Bild einer himbeerähnlichen Oberfläche, die eine reichliche Menge übelriechenden Eiters absondert (Pustula foeda der früheren Autoren).

Diejenigen Hautstellen, welche in ausgedehnteren Flächen feucht und warm gehalten und bei verwahrlosten Individuen noch insbesondere durch Schmutz verunreinigt werden, wie Genitalien, Anus und ihre Umgebung, erscheinen dann auch mit solchen nässenden Papeln sehr dicht besetzt, so dass die Efflorescenzen vollkommen ineinander fliessen und zwischen denselben gar keine gesunden Hautpartien übrig bleiben. Nur vom Rande einer so erkrankten Zone her sind noch die Einzelefflorescenzen zu erkennen; weiter gegen die Mitte hin platten sich die nässenden Papeln gegenseitig ab, so dass statt der flachen runden Bildung ein länglicher oder mehrfach facettirter, saftiger, mit schmierigem Eiter belegter Wulst entsteht; dies trifft insbesondere zu, wenn die Papeln die kleinen Labien, die Raphe perinaealis oder andere von der Umgebung gedrückte Falten dicht besetzen. Die den Anus umringenden Papeln pflegen sich in geschwollene Falten, die gegen die Analöffnung hinziehen, fortzusetzen und dadurch Blattform anzunehmen (Fig. 10).

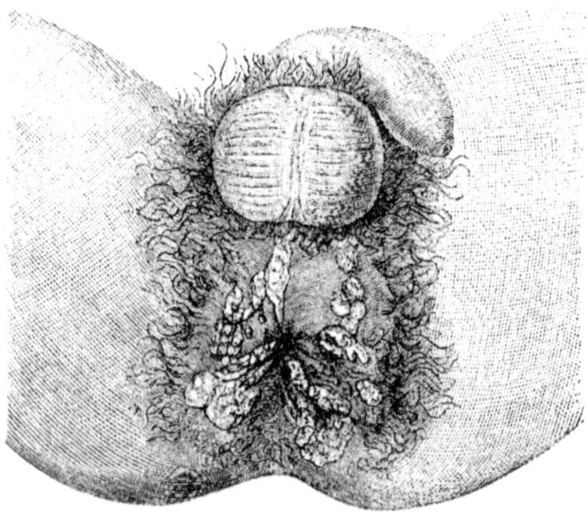

Fig. 10.
Nässende Papeln am Perinaeum und um den Anus.

In dem Maasse, als die feucht gehaltene Haut in die trockene übergeht, sind die Efflorescenzen weniger dicht gehäuft und erblickt man auf den vollkommen trockenen Partien nur einzeln stehende Papeln, welche, je weiter von der nässenden Stelle entfernt, um so seltener und kleiner werden und allmälig den Charakter ihrer trockenen Schwester-Efflorescenzen annehmen.

Bleibt jedoch die Papel feucht, so bildet sich manchmal an der Oberfläche ein fest haftender Belag, der zerfällt und dadurch zu einem Substanzverluste an der Oberfläche führt. Durch fortwährende Erneuerung des Belages und durch stets sich wiederholenden Zerfall desselben kommt es zu einer immer tiefer greifenden Verschwärung, die allmälig die ganze Papel, ja auch den Boden, in welchem die Papel wurzelt, betreffen kann. Wir haben es dann mit einer exulcerirten Papel, bezw. mit einem syphilitischen Geschwüre zu thun, das aus einer Papel hervorgegangen ist (Fig. 11). In den meisten Fällen beschränkt sich der Substanz verlust bei diesem Geschwüre nur auf den Umfang der Papel und nimmt höchstens in diesem Umfange die ganze Dicke der Haut ein. Zu weiter greifen- Fläche oder nach der Tiefe pflegt es in Folge solcher exulcerirter Papeln den Zerstörungen nach der nur bei der äussersten Verwahrlosung zu kommen. In den meisten Fällen reinigt sich das Geschwür, und wird auf diese Weise die Vernarbung des Substanzverlustes eingeleitet.

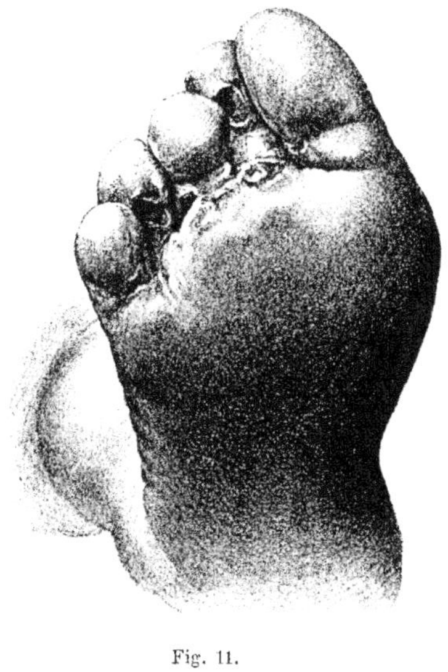

Fig. 11.
Exulcerirte Papeln an der Plantar- und Seitenfläche der Zehen.

Wird die ursprünglich feuchte Stelle trocken gehalten, so verringert sich das eiterige Secret der freien Oberfläche, es bleibt die Maceration der neu gebildeten Epithelien aus, welch' letztere sich dann in Form von Schüppchen abstossen, wie es bei den trockenen Efflorescenzen der Fall ist, und auch die übrige Involution gestaltet sich in der bereits geschilderten Weise.

In seltenen Fällen kann man wahrnehmen, dass nicht behandelte, nässende Papeln bei Individuen, die der Reinlichkeit nicht besonders huldigen, allmälig trocken werden und sich als flache feste Knoten, von gleicher oder etwas dunklerer Tinte, wie die umgebende Haut, consolidiren und als dauernd organisirte

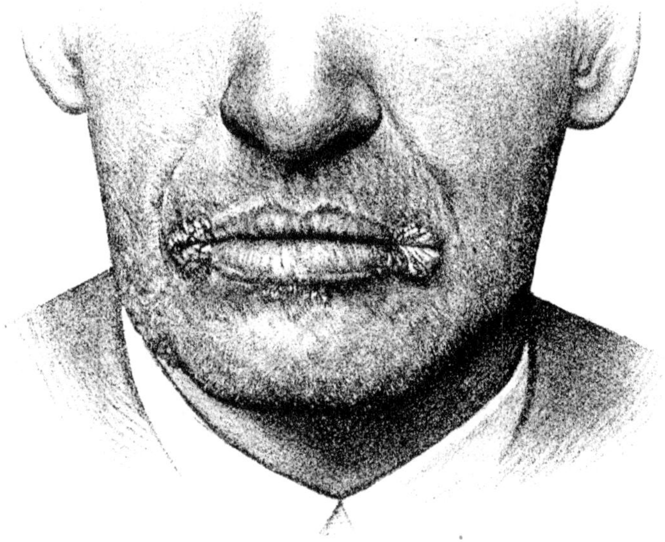

Fig. 12.
Dauernd organisirte Papeln an den Mundwinkeln.

Bildungen persistiren (pag. 129); bei der trockenen Papel ist diese Beobachtung noch seltener. Solch' dauernd organisirte Papeln finden sich darum eher an Orten vor, welche Praedilectionsstellen für nässende Papeln abgeben, d. i. am Genitale oder Anus; anderwärts, beispielsweise an den Mundwinkeln (Fig. 12), findet man sie noch seltener.

Fünfzehnte Vorlesung.

INHALT: Papulöses Syphilid (Fortsetzung.) — Pleomorphie des papulösen Syphilides. — Lieblingslocalisationen. — Dauer. — Ansteckungsgefahr. — Recidive. — Beschwerden. — Begleiterscheinungen.

Diagnose. — Differentialdiagnose zwischen Psoriasis, Dermatomykosis circinata, Lichen ruber, Ekzem der Hohlhand, Thyloma, Initialmanifestation, venerischen Papillomen und Epithelioma contagiosum (Atheroma molluscum) einerseits und verschiedenen Papelformen anderseits.

Leucoderma syphiliticum. — Entstehung, Dauer, Vorkommen, Localisation. — Wichtigkeit seiner Kenntniss. — Unterscheidung des Leucoderma syphiliticum von Vitiligo, Närbchen nach Excoriationen e pediculis.

Wir haben gesehen, dass das papulöse Syphilid, wenn es in grosser Ausbreitung an der Haut vorkommt, verschiedene Gestaltungen annimmt, je nachdem die Efflorescenzen trocken und schuppend sind, wie am Stamme, oder mit Börkchen versehen, wie am Kopfe, oder nässend und feucht und dabei sehr dicht gelagert, wie an den Genitalien, dem Anus u. s. w. oder nur äusserst flach und bald schuppend, bald mit hornigem Lager bedeckt, wie an den Hohlhänden und Fusssohlen[1]). Ist schon hierin allein eine Vielgestaltigkeit des papulösen Syphilides gegeben, so wird dieselbe auch noch dadurch bedingt, dass die Efflorescenzen derselben Art in verschiedenen Entwicklungs- und Rückbildungsstadien sich befinden. Ausserdem ist auch noch zu bemerken, dass neben den papulösen auch maculöse Efflorescenzen bestehen können, wodurch die Vielgestaltigkeit (Pleomorphie) des Hautsyphilides nur noch mehr hervortritt.

---

1) Anton Benivieni (1498), Nic. Massa, Falloppio, Fernel haben die verschiedenen Formen der „Pustulae", unter welchem Ausdruck die syphilitischen Efflorescenzen überhaupt, somit auch „Papeln" zu verstehen sind, sehr gut unterschieden.

Mit Ausnahme des Hand- und Fussrückens, wo syphilitische Papeln nur sehr selten vorkommen, und der Streckseite der Extremitäten, wo sie auch nicht oft zu sehen sind, ist eine Eruption dieses Syphilides über den ganzen Körper nur in ersten Krankheitsstadien zu erwarten, in welchen überdies eine symmetrische Vertheilung sehr gewöhnlich ist. Als Lieblingssitz der Papeln gelten der Stamm, das Gesicht, insbesondere das Kinn und die Nasolabialfalte, die Kopfhaut, vorzüglich an der Haargrenze (Corona veneris, seit Falloppio), die Genitalien und ihre Umgebung, Perinaeum und Anus, die Nabelvertiefung, Achselhöhlen, die Beugeflächen der Hüft-, Ellbogen- und Kniegelenke, die Handteller und Fusssohlen und Zehenzwischenräume: bei manchen Individuen sind die Papeln am Halse, speciell am Nacken dicht gehäuft. Sie werden aber auch an anderen Orten, wie am Nagelfalz, den Lidern, im äusseren Gehörgange u. s. w. angetroffen; ausserdem noch an solchen Stellen, die einem länger oder kürzer andauernden Reize mehr ausgesetzt sind, als andere Orte. So kann die von einem steifen Hutrande gedrückte Stirn, der von einem „Zwicker“ geklemmte Nasenrücken, irgend eine durch Schmutz irritirte Hautpartie etc. etc. aussergewöhnlich der Sitz von Papelbildung werden.

Das papulöse Syphilid braucht zu seiner Rückbildung immer einige Wochen, manchmal jedoch wird die Involution erst nach mehreren Monaten abgeschlossen. Einzelne Formen dieses Hautsyphilides, wie die nässenden und die an der Hohlhand und der Fusssohle localisirten Papeln überdauern oft lange alle übrigen Efflorescenzen; andere Male wieder scheint der Process dadurch in die Länge gezogen, dass während des Verschwindens dieses Exanthems an anderen Stellen neue Efflorescenzen mit nur langsamem Verlaufe auftauchen.

Die hohe Gefahr dieses Syphilisstadiums, das durch die zahllosen, ungewöhnlich lange dauernden pathologischen Producte eine bedeutende Uebertragungs-Wahrscheinlichkeit in sich schliesst, wird für die gesunde Umgebung durch den Umstand nur noch mehr gesteigert, dass die syphilitischen, insbesondere aber die bezüglich der Ansteckungsfähigkeit sich vornehmlich auszeichnenden, nässenden Papeln zu den meist beobachteten Syphilisrecidiven gehören. Im 1. und 2. Jahre des Bestandes der Syphilis sind dieselben sehr gewöhnlich, doch gibt es Fälle, wo Papelrecidiven auch noch viel später zur Beobachtung gelangen.

Die ersten Recidive des papulösen Syphilides werden mitunter ebenfalls durch ein Eruptionsfieber eingeleitet und erweisen sich auch in Bezug auf Form und Vertheilung einem ersten Ausbruche ziemlich ähnlich; je später jedoch ein Papelrecidiv erfolgt, um so weniger zahlreich sind die Efflorescenzen, und gar nicht so selten ist es, dass das Syphilisrecidiv nur in Form einer einzigen nässenden Papel oder einer einzigen desquamirenden oder hornartig verdickten Stelle an der Hohlhand oder den Fingern auftaucht. Manchmal liegt nur ein und die andere linsen- bis knopfgrosse Papel vor, die rund oder elliptisch, am Rande wallartig erhoben, in der Mitte dellig vertieft, bald mit einem Schuppenkrüstchen, bald mit normalem Epithel bedeckt erscheint. — Je geringer die Anzahl der recidivirenden Blüthen, um so weniger Symmetrie ist in ihrer Localisation ausgeprägt, und um so mehr erscheinen sie auf einzelne Stellen dicht zusammengedrängt, wobei eine Anreihung in Form von Bögen und Kreisen nicht ungewöhnlich ist (Fig. 13). Es ist dann nicht selten, dass solche Papelgruppen durch neue Eruptionen an der Peripherie vergrössert werden, während die älteren, central gelegenen sich rückbilden; dadurch kommt

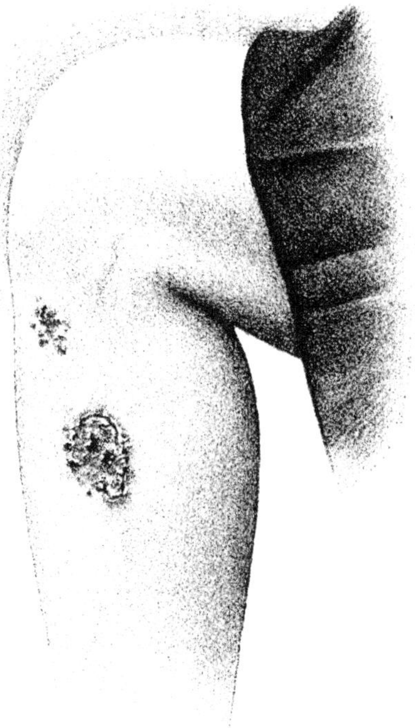

Fig. 13.
Dicht gruppirte Papeln (Recidive); die randständigen der unteren Gruppe sind zerfallen und serpiginös.

es zu excentrisch weiterschreitenden Erkrankungen (Fig. 14), gegen deren Mitte hin die Zeichen vorausgegangener Involution (Desquamation, Pigmentirung und vollkommener Pigmentmangel) oft mit grosser Deutlichkeit vorzufinden sind. Nicht selten wird nur eine einzige kreis- oder bogenförmig angeordnete Papelgruppe angetroffen; beim Vorhandensein mehrerer rücken dieselben auch auf einander zu und bedingen dann mannigfach gewundene Figuren (Serpigines).

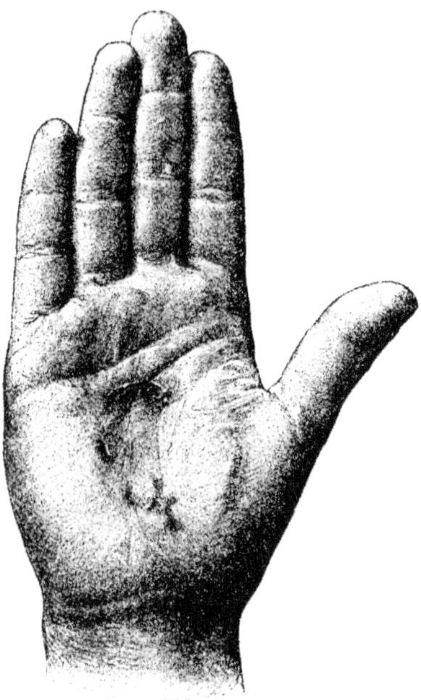

Fig. 14.
Syphilis papulosa palmae serpiginosa.

Die trockene syphilitische Papel ist gewöhnlich für den Träger mit Beschwerden nicht verknüpft; nur während der Desquamation stellt sich manchmal ein kaum nennenswerthes Jucken ein. Lästiger schon sind nässende Papeln, die gewöhnlich jucken und brennen und bei Rhagaden- und Geschwürsbildung, wie am Anus, sogar sehr schmerzhaft werden. Schrunden an Händen und Füssen bei Psoriasis syphilitica palmaris und plantaris sind oft so peinlich, dass der Gebrauch dieser Theile bedeutende Einschränkung erfahren muss.

Neben den syphilitischen Papeln ist die Initialmanifestation oder ihr Residuum oft zu constatiren; Alopecie, Mitaffectionen von Seite der Mund-, Nasen-, Rachen- und Kehlkopfschleimhaut, Meningealirritationen, Erkrankungen des Sehorgans, Lymphdrüsenvergrösserungen, sind häufige Begleiterscheinungen dieses Syphilids; ab und zu habe ich Neuralgien, Paresen (meist des Nervus facialis) oder schwerere Erscheinungen von Seite der Centren gesehen. Neben dem Knötchensyphilid sind aber auch Affectionen der Knochen, Gelenke, Muskeln, Sehnenscheiden, Schleimbeutel etc., sowie gummöse Infiltrate nicht nur der Haut, sondern manchmal auch in anderen Gewebssystemen nicht so selten als man früher angenommen hat.

Hält man sich die von dem papulösen Syphilid gegebene Schilderung vor Augen, achtet man insbesondere auf die angeführten Lieblingslocalisationen und die dem Sitze entsprechend eigenartigen Formen der Efflorescenzen, berücksichtigt man die Chronicität des Verlaufes; gelingt überdies der Nachweis einer Initialmanifestation oder ihres Residuums, ferner der auf Syphilis beruhenden Miterkrankung anderer Organe: so wird man die sicherste Gewähr für das richtige Erkennen der Krankheit erlangen. Nichtsdestoweniger kann dieses Hautsyphilid in manchen seiner Formen leicht zu Verwechselungen Anlass geben, wir wollen darum diese Möglichkeiten näher in's Auge fassen.

Am ehesten könnte eine Täuschung dann unterlaufen, wenn das Syphilid längere Zeit in einem Desquamationsstadium verharrt und die mehr als gewöhnlich vorhandene Schuppenanhäufung an Krankheiten erinnert, bei denen Schuppenbildung zu den hervorstechendsten Charakteren zählt, wie dies bei Mykosen im Allgemeinen, speciell aber bei Psoriasis der Fall ist. Solche papulöse Syphilide, die dann wegen ihrer lange währenden Desquamationsphase auch als Schuppensyphilide (pag. 193) bezeichnet zu werden pflegen, ahmen das Bild einer Dermatomykosis circinata oder einer Psoriasis um so auffälliger nach, je mehr die einzelnen Efflorescenzen in Form von Scheiben, Ringen und Windungen vorliegen, was bekanntlich bei einem Papelrecidiv öfter vorkommt.

Die Differentialdiagnose wird hauptsächlich auf folgenden Momenten beruhen.

Bei der Psoriasis vulgaris sind bald die Kopfhaut, bald die Streckseiten der Extremitäten, wenn auch nicht immer, so doch oft hauptsächlich und am schwersten ergriffen, die meist verschonte Flachhand und Fusssohle hingegen nur dann in die Erkrankung einbezogen, wenn die Schuppenflechte eine universelle Ausbreitung erlangt hat; die Röthung und Infiltration der Haut ist dort, wo die Efflorescenzen sitzen, immer deutlich ausgeprägt; die weissen, meist silberglänzenden Schuppenmassen sind breitlamellös, oft zu hohen Hügeln angehäuft. Die obersten Schichten derselben sind spröde und blättern leicht ab, die unterste lässt sich als ein zusammenhängendes Häutchen abschälen, wobei ein Bluten der infiltrirten Basis kaum zu vermeiden ist; involvirt sich die Psoriasis, so nimmt die Haut allmälig das normale Aussehen an, und nur selten (in hartnäckigen Fällen) bezeichnet eine vermehrte Pigmentirung den ursprünglichen Sitz der Efflorescenz. Bei genauer Berücksichtigung der klinischen Charaktere ist eine Psoriasis vulgaris selbst dann als solche zu erkennen, wenn sie — was ausnahmsweise wohl auch vorkommt — sich nur oder hauptsächlich an der Hohlhand entwickelt hat. — Ganz anders gestalten sich die Verhältnisse bei dem desquamirenden papulösen Syphilide; hier sind die Schüppchen klein-lamellös, nicht zu Hügeln aufgethürmt, die dunkelbräunliche Basis auf der sie aufruhen, oft neben dunkelgrauen Pigmentirungen wahrnehmbar.

An behaarten Stellen wird das ungleiche Abgebrochensein der wie bestaubt aussehenden Haare die Dermatomykosis circinata leicht erkennen lassen; an nicht behaarten Hautpartien kann die Aehnlichkeit dieser Mykose mit einem sich involvirenden papulösen Syphilid sehr täuschend werden; die mikroskopische Untersuchung der Schüppchen auf Mycelien gestattet ein endgiltiges Urtheil.

Der Lichen ruber planus könnte leicht für Syphilis papulosa miliaris gehalten werden, um so mehr, als derselbe sich nicht ungern auch am Genitale localisirt. Man erinnere sich darum, dass der Lichen aus kleinen, derben, wachsartig oder perlmutterartig glänzenden, gedellten Knötchen zusammengesetzt ist, die in Gruppen, bald in Streifen-, bald in Ringform, zusammentreten, lange Zeit hindurch persistiren und oft genug mit intensivem Jucken einhergehen; erfolgt Involution, so bleibt eine atrophische, tief dunkelbraun gefärbte Hautstelle zurück, die nicht selten von einem Kranze junger Lichenknötchen umrahmt erscheint, wodurch Bilder entstehen, die mit serpiginösen Papelchen Aehnlichkeit haben. Desquamation ist wenig ausgesprochen; Bläschen- oder Pustelbildung kommt bei Lichen planus nicht vor; Ulceration entsteht nur bei concurrirenden äusseren Schädlichkeiten. Ausnahmsweise wird der Lichen planus auch an Schleimhäuten beobachtet.

Bezüglich des Palmar- und Plantarsyphilids (pag. 194) liegt für den Ungeübten die Gefahr einer Verwechselung mit anderen nicht syphilitischen Dermatosen vor; wir wollen darum die hier in Betracht kommenden Hautkrankheiten etwas näher ausführen.

Das an den Hohlhänden localisirte Ekzem pflegt manchmal mit Schrundenbildung einherzugehen und kann im Zustande der Desquamation leicht für ein Hohlhandsyphilid genommen werden: achtet man jedoch auf das intensive Jucken dieser Affection und wartet einige Tage zu, während welcher hirsekorngrosse, mit klarem Inhalte gefüllte Bläschen sicher aufschiessen, so wird die Diagnose: Ekzem gesichert sein. — Lichen ruber der Flachhand ist selten und an den wachsartig aussehenden, gedellten Knötchen oder an den Körnungen auf verdickter, schwieliger Basis und an dem intensiven Jucken zu erkennen. — Schwieriger kann es unter Umständen werden, eine spontan sich ausbildende, mit Schuppenbildung und Rhagaden einhergehende Schwiele (Tyloma) vom Palmar- und Plantarsyphilid zu differenciren; in diesen, sowie in allen anderen nicht leicht zu diagnosticirenden Fällen wird man immer auf die bereits oft berührten Begleiterscheinungen der Syphilis (an den Genitalien, Schleimhäuten u. s. w.) aufmerksame Rücksicht nehmen müssen. — Der an der Vola localisirten vulgären Psoriasis wurde bereits gedacht.

Gar nicht so selten tritt ein Syphilisrecidiv in Form von zwei oder drei nässenden Papeln oder gar nur einer einzigen solchen Efflorescenz an den Genitalien auf; es ist dann nicht leicht, diese Syphilisproducte von einer Initialmanifestation, die ja unter Umständen auch als Papel auftauchen kann, zu unterscheiden. Wohl pflegt die Initialpapel grösser zu sein, als eine solitäre Recidivpapel, und überdies indolente Anschwellung der benachbarten Leistendrüsen aufzuweisen; da aber die letzteren auch als Residuen einer bereits spurlos geschwundenen Initialmanifestation zurückzubleiben pflegen, und die Grösse der Papel doch nicht ausschlaggebend für ihre constitutionelle oder initiale Natur ist, so dürfte beim Fehlen anderweitiger, bereits mehrfach berührter Anhaltspunkte erst eine fortgesetzte Beobachtung die gewünschte Entscheidung herbeiführen.

Die Differentialdiagnose zwischen manchen papulösen Syphiliden und kleinen nicht ulcerirten Gummaknötchen an der Haut wird später berührt werden.

Im Verlaufe der venerischen Krankheiten, zumeist der katarrhalischen Affection, sieht man oft sowohl die Cutis, wie die Schleimhaut derart warzenartig auswachsen, dass mehr oder weniger dünn gestielte, oft vielfach verzweigte, je nach der Localität auch hahnenkammartig plattgedrückte, hellrothe und secernierende oder mit weisslichem Epithel bedeckte und mehr trockene papillomähnliche Bildungen zu Stande kommen von der Grösse einer Papilla filiformis bis zum Umfange eines Fingers und darüber. Wenn auch diese Auswachsungen ausnahmsweise einmal durch ein lange dauerndes Ekzem oder einen anderen Process hervorgerufen werden, so erachte ich es, bei der überwiegend grossen Häufigkeit ihres Vorkommens nach langwierigen venerischen — also mitunter auch syphilitischen — Secretionen, doch für das Zweckmässigste, ihnen die Bezeichnung „venerische Papillome" beizulegen (siehe meine Vorl. üb. d. ven. Katarrh. pag. 115). — Diese venerischen Papillome sind mit nässenden Papeln gar nicht zu verwechseln. Nur so lange man nicht aufhören wird die ersteren „spitze" und die letzteren „breite Condylome" zu nennen, wird es auch unerlässlich bleiben, per longum et latum Unterscheidungszeichen für Dinge anzugeben, die nicht zu confundiren sind. — Nur luxurirende Papeln (pap. 196), besonders am Genitale und Anus, könnten bei oberflächlicher Betrachtung mit venerischen Warzen verwechselt werden; dieserhalben wird auf die angezogenen Stellen verwiesen. — Noch will ich erwähnen, dass sich manchmal an den eben genannten Stellen beide Krankheitsproducte thatsächlich dicht neben einander vorfinden; die venerischen Papillome pflegen nun die syphilitischen Papeln zu überwuchern, in welchem Falle letztere sehr leicht übersehen werden.

Verzeihlicher wäre ein Irrthum, wenn man ein kleineres Epithelioma contagiosum (Atheroma molluscum, Molluscum contagiosum, Condyloma subcutaneum etc.) an den Schenkeln, dem Scrotum u. s. w. für eine syphilitische Papel ansehen würde. Bei genauerer Betrachtung wird aber ersteres alsbald als festes, einen gelblichen Schimmer darbietendes, in seiner Mitte dellig deprimirtes Geschwülstchen erkannt werden, das zwischen den Daumennägeln gedrückt, neben einem breiigen Inhalt oft auch eine blätterige, faltige Masse hervortreten lässt.

* * *

Ich will das papulöse Syphilid nicht verlassen, ohne darauf aufmerksam zu machen, dass nach Rückbildung eines lange bestandenen papulösen Ausschlages oft genug, wie pag. 190 erwähnt, Pigmentationen zurückbleiben, die mitunter ob ihrer Massenhaftigkeit und deutlichen Ausprägung so sehr in die Augen springen, dass man sich veranlasst sehen könnte, diese Involutionsphase als eine eigene Erkrankungsform unter dem Namen Pigmentsyphilid hinzustellen.

Abgesehen von den nach syphilitischen Efflorescenzen, insbesondere Papeln, zurückgebliebenen Pigmentirungen, führen einige Autoren in der That auch selbstständig und ohne Vermittlung von anderen Blüthen auftretende Pigmentbildungen auf. Offenbar handelt es sich da bei Manchen um Verwechslungen mit nachfolgendem Zustande.

Bei sehr vielen Kranken sehen wir zwar das maculöse sowohl wie das papulöse Syphilid ohne Zurücklassung irgend einer Veränderung sich rückbilden, anderseits jedoch muss die bemerkenswerthe Thatsache hervorgehoben werden, dass in einer nicht unbeträchtlichen Anzahl von Fällen nach Schwinden dieser Hautsyphilide sich ganz eigenartige Pigmentanomalien ausbilden, welche allem Anschein nach mit vorausgegangenen Eruptionen zusammenhängen. Man gewahrt nämlich ziemlich oft die Entwickelung von linsen- bis münzengrossen pigmentärmeren, ja vollkommen pigmentlosen Stellen, welche meist zu mehreren gehäuft mit Vorliebe, wenn nicht ausschliesslich, auf Hautgebieten vorkommen, die von früher her reicher pigmentirt waren. Diese Affection, sehr treffend als Leucoderma syphiliticum bezeichnet, ist zwar seit langem mehrfach notirt, aber doch zuerst von O. Simon und nach ihm von A. Neisser[1]) gebührend gewürdigt worden. Nach Rückbildung des ersten papulösen oder Flecksyphilides entwickeln sich nämlich in nicht wenigen Fällen und zwar mit auffallender Bevorzugung des weiblichen Geschlechtes, an gewissen (später zu erwähnenden) Hautbezirken linsengrosse, lichte (pigmentlose) Stellen, welche, indem sie peripher an Ausdehnung zunehmen, bis Pfennig-grösse erreichen und so gegen einander wachsen. Die Säume der leucodermatischen Stellen sind meist tiefer pigmentirt, wodurch der Pigmentdefect noch markanter hervortritt. Manchmal rücken die Leucodermaflecke so nahe an einander, dass zwischen ihnen nur schmale, oft concav ausgezackte Streifen übrig bleiben. Nur ganz allmälig heilt das Leucoderma aus, indem die afficirten Stellen gradatim mit Pigment versorgt werden, das nunmehr seinen Wechsel innerhalb physiologischer Grenzen vollzieht. Bis das Leucoderma alle diese Phasen durchgemacht, pflegen 6—12 Monate zu verstreichen; ja in einzelnen Fällen vergehen hierüber auch (2—4) Jahre. Dabei ist zu bemerken, dass die Allgemeintherapie den Verlauf keineswegs abzukürzen scheint. Während dieser ganzen

[1]) Ueb. d. Leucoderma syph. Arch. f. Derm. u. Syph. 1883, pag. 491

Zeit besteht an den afficirten Stellen weder ausgesprochene Hyperämie und Exsudation noch Desquamation; die Pigmentdifferenz ist die einzige wahrnehmbare Veränderung des ergriffenen Hautgebietes. Doch hat A. Haslund manche Stellen auch narbenähnlich aussehend gefunden.

Der Erfahrung nach erscheint das Leucoderma syphiliticum vorherrschend bei Individuen mit dünklerem Teint. Bei Negern sahen Taylor und andere amerikanische Collegen sehr häufig weisse Flecke nach Syphilis zurückbleiben; auch S. Ehrmann[1]) konnte an einem Neger wahrnehmen, dass ein maculo-papulöses Syphilid mit Hinterlassung weisser Flecke heilte.

Je nach Gewohnheit und Sitte, nach Beschäftigung und andern Momenten, die auf Pigmentablagerung von Einfluss sind, beobachten wir auch bei blonden Individuen gewisse Hautpartien, die sich regelmässig durch grösseren Pigmentreichthum auszeichnen. Dem entsprechend sehen wir auch Patienten mit hellerem Teint an solchen Stellen mit der geschilderten Leucopathie behaftet. Feld- und Gartenarbeiter, überhaupt Individuen, die viel im Freien beschäftigt sind, Schmiede und Bäcker, deren Haut höheren Wärmegraden ausgesetzt ist, weisen an den exponirten Hautpartien tiefere Pigmentation auf; bei Frauen wieder häuft sich etwas mehr Pigment am Halse an, der gewöhnlich frei getragen wird, oder in der Lendengegend, wo die Kleider fester anliegen. Und in der That findet sich das Leucoderma syphiliticum am häufigsten in der Hals- und Lendengegend des Weibes, sodann im Gesicht, an den Extremitäten und am Stamme, mitunter aber auch am Genitale und dessen Umgebung, welches Gebiet gar nicht so selten schon von Haus aus intensiver pigmentirt zu sein pflegt. Im ganzen wird das Leucoderma syphiliticum, wenigstens bei uns, viel häufiger bei weiblichen Individuen, und zwar meist am Nacken (Fig. 15), constatirt; möglich, dass hiebei auch noch andere Momente eine Rolle spielen.

Betreffs der theoretischen Vorstellung über Entstehen und Vergehen des Pigmentes wird auf die Arbeiten von G. Riehl, S. Ehrmann, H. Nothnagel, A. Jarisch, F. Winkler u. A. verwiesen.

---

1) Ueb. Hautfärb. durch sec.-syph. Exanth. Arch. f. Dermat. u. Syph. 1891, pag. 79.

Das Leucoderma syphiliticum ist, wie aus dem Gesagten hervorgeht, zwar nicht als eine selbständige Proruption aufzufassen, sondern als ein Involutionszustand, der sich gar nicht selten nach einem vorausgegangenen maculösen oder papulösen Syphilid ausbildet. Freilich kommt man nicht häufig in die Lage, die Entwickelung dieser Leucopathie aus einer Macula oder Papula zu verfolgen; hauptsächlich wohl aus dem Grunde, weil die Involution zum mindesten Monate beansprucht und die Beobachtung sich selten auf einen so langen Zeitraum erstreckt und dann auch darum, weil die ursprünglichen Efflorescenzen, wenn es sich um Maculae handelte, an dunkel pigmentirter Haut gewöhnlich nicht deutlich genug hervortreten.

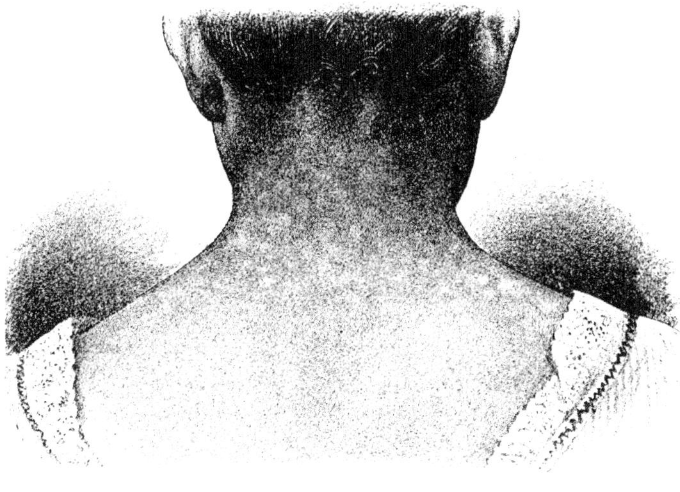

Fig. 15.
Leucoderma syphiliticum am Nacken.

Trotzdem das Leucoderma syphiliticum nur eine Involutionsphase darstellt, ist die Kenntniss desselben doch sehr wichtig, weil es durch Localisation, Grösse und Anordnung der Flecke von Leucopathien aus anderen Ursachen leicht zu unterscheiden und darum für vorausgegangene Syphilisinfection sicher zu verwerthen ist.

Verwechselungen wären nur mit gewöhnlichem Leucoderma (Vitiligo) oder mit nach Excoriationen e pediculis zurückgebliebenen weissen Närbchen denkbar. Bei der Vitiligo bilden sich aber lichte Flecken aus, die, meist lichter als beim Leucoderma syphiliticum, oft genug von sehr grosser Ausdehnung sind, an beliebigen Stellen sich vorfinden, dabei meist keine Symmetrie aufweisen und die innerhalb der Leucopathie sitzenden Haare gleichfalls pigmentlos erscheinen lassen. Ueberdies finden

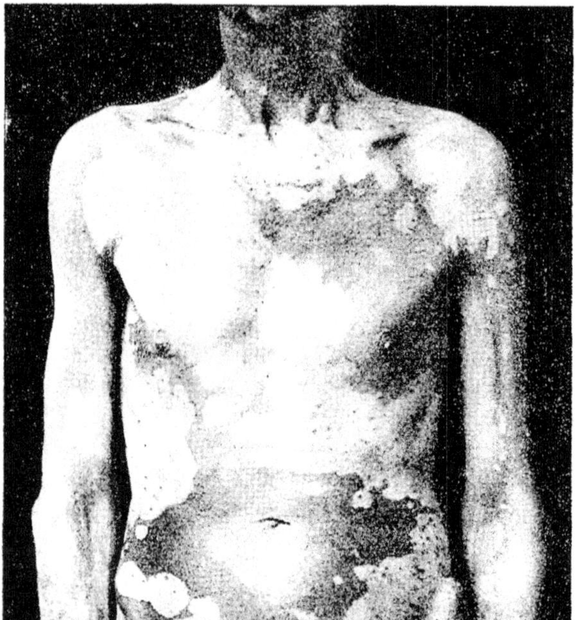

Fig. 16.

Leucoderma acquisitum non syphiliticum (Vitiligo).

sich bei der Vitiligo, was beim Leucoderma syphiliticum nie der Fall ist, innerhalb der pigmentlosen Stellen da und dort mehr oder weniger tief pigmentirte Stellen vor, je nachdem es sich um Reste alten oder um Ablagerung frischen Pigmentes handelt (Fig. 16).

Besteht Vitiligo neben Leucoderma syphiliticum, so lassen sich die Einzelheiten der Charaktere, wie sie einer und der andern Leucopathie zukommen, in sehr instructiver Weise demonstriren.

Nach Excoriationen e pediculis vestimentorum sieht man die weissen Närbchen wohl gleichfalls am dichtesten in der Nacken- und Lendengegend und symmetrisch angeordnet, gleich dem Leucoderma syphiliticum, doch ist letzteres aus runden, bogig begrenzten, linsen- bis pfenniggrossen, glatten pigmentlosen Flecken zusammengesetzt, während nach den erwähnten Excoriationen längliche, strahlige, zackig begrenzte, deutlich narbige, weisse Stellen zurückbleiben.

Pustulöses Syphilid; Syphilis pustulosa; Pustelsyphilid.

Sechszehnte Vorlesung.

INHALT: Pustulöses Syphilid. — Concurrenz von Eitercoccen; Entwickelung aus einer Papel. — Vulgäre Pustel; syphilitische Pustel. — Geschwürsbildung; serpiginöses Geschwür; Framboesia syphilitica. — Mit anderen Syphiliden Gemeinschaftliches und von ihnen Verschiedenes.

Impetigo syphilitica; Ecthyma syphiliticum; Varicella syphilitica; Acne syphilitica; Rupia.

Diagnose und Differentialdiagnose der pustulösen Syphilide. — Varicella syphilitica und Blattern; Acne syphilitica, Acne vulgaris, Acne necrotica, Acne cachecticorum; Rupia- und Gummageschwüre.

So wie wir manchmal einen allmäligen Uebergang von der Roseola-Efflorescenz in eine Papel wahrnehmen, ebenso lassen sich von der Papel zur Pustel Zwischenstufen constatiren. Kein Zweifel, dass die überall anwesenden, somit auch der Epidermis anhängenden Eitercoccen hierzu den Anlass geben.

Thatsächlich haben auch Roberto Campana und seine Schüler durch Culturen und Impfexperimente wiederholt festgestellt, dass die Pustulation syphilitischer Efflorescenzen auf Infection mit Staphylococcus pyogenes aureus und albus beruht (Giov. Batta Burlando[1]). — In einem Falle meiner Abtheilung fanden sich Staphylococcen innerhalb des Gewebes weitab vom Pustelrande. Es handelte sich um eine maligne Lues, welche bei einem 39jährigen, seit Jahren dem Potus ergebenen und unter schlechten hygienischen Verhältnissen lebenden Manne wenige Wochen nach der Infection unter dem Bilde eines schweren pustulösen Syphilides auftrat; vom Walle der meisten Pusteln setzten sich verschiedene breite, zackige, phlegmonöse Streifen eine Strecke weit in der Haut fort. Auf

---

1) Acne semplice sifilitico studiato nei rapporti colla sepsi, Estratto dal „Morgagni“, Anno XXXVI, Aprile 1894.

meine Vermuthung hin, dass die Malignität zum Theile auch durch Invasion von Entzündung erregenden Keimen bedingt sei, untersuchte mein Assistent Dr. G. Nobl[1]) fern vom Pustelwalle excidirte Gewebsstücke und wies in denselben, ausser zwei nicht pathogenen Mikroorganismen (Kartoffelbacillus, gelbe Sarcine), den Staphylococcus albus nach.

Als klinische Vorstufe der Pustel kann schon die Ausbildung eines Bläschens an der Spitze der Papel gelten. Wir erwähnten zwar diesbezüglich, dass der Inhalt dieses Bläschens sehr bald zu einem kleinen Schorfe eintrocknet, abfällt, im Weiteren aber die Rückbildung der Papel nicht modificirt.

Nun kommt es aber auch vor, dass eine und die andere Papel in ihrer Gänze eiterig zerfällt und so zu einer Pustel wird; in diesem Falle hält das pustulöse Stadium gemeiniglich nicht lange an, die obere Schichte des Eiters trocknet zu einer Borke ein, und man hat nun eine impetiginöse Efflorescenz vor sich, die oft mehrere Wochen dauert (Syphilis papulo-pustulosa, papulo-crustosa). Diese Impetigines werden ab und zu neben Papeln beobachtet, und sind am gewöhnlichsten an den unteren Extremitäten und am behaarten Kopfe anzutreffen (pag. 182, 192). In der ersten Zeit findet man unter der abgehobenen Borke ein mit Eiter bedecktes kleines Geschwürchen; ist aber nach Wochen die ganze Papel eiterig zerfallen, so beginnt die Ueberhäutung des kleinen Ulcus und es tritt dann nach dem Abfallen der Borke eine entsprechend kleine, vertiefte Narbe zu Tage, welche genau der ursprünglichen papulösen Efflorescenz entspricht. Am behaarten Kopfe kann es während dieses Vorganges zu einer Miterkrankung der Haarbälge kommen, welche im Bereiche der Efflorescenz liegen und dadurch Veranlassung zu Lockerung und Ausfall der Haare geben. Wir werden also, wenn einzelne Efflorescenzen des papulösen Syphilides die eben beschriebene Umwandlung in Impetigines erfahren, nach Ablauf des Exanthems neben Pigmentirungen auch narbenartige Veränderungen der Haut wahrnehmen.

In denjenigen Fällen, wo die Syphilis herabgekommene Individuen befällt, oder wo die Ernährung des Individuums erst während des syphilitischen Processes ungenügend wird, ist es gewöhnlich, dass das Infiltrat der meisten syphilitischen Efflorescenzen in Eiterung übergeht und auf diese Weise der Ausschlag

---

1) Sitzungsprotokoll der Wien. dermatol. Gesellsch. vom 17. October 1894.

ein pustulöser wird. Das Aussehen der syphilitischen Pustel ist von dem der gewöhnlichen wohl nicht sehr verschieden, doch bestehen immerhin bei ihr einzelne Eigenthümlichkeiten, welche hervorgehoben zu werden verdienen.

Die vulgäre Pustel zeichnet sich gewöhnlich durch einen acuten Verlauf aus, indem das entzündliche Infiltrat sich sehr rasch in Eiter umwandelt und der eiterige Inhalt die dünne Epidermisdecke prall hervorwölbt; letztere platzt auch sehr bald und der hervorsickernde Inhalt trocknet rasch zu einer Borke ein. Der entzündliche Halo erblasst, die Borke fällt ab und zumeist zeigt sich die Stelle auch schon mit jungem, gesundem Epithel bedeckt. Dieser Vorgang läuft oft genug in wenigen Tagen ab. Nur an denjenigen Hautstellen, wo erschwerte Circulationsverhältnisse bestehen, wie an den unteren Extremitäten, zieht sich der Process etwas in die Länge, indem der peripherische Halo sich ebenfalls in eine Ringpustel umwandelt und unter der centralen Borke nicht so schnell Ueberhäutung eintritt.

Bei den syphilitischen Pusteln ist der träge Verlauf Regel, der selbst an denjenigen Stellen wahrgenommen wird, wo keine erschwerten Circulationsverhältnisse vorliegen. Die Ursache davon liegt darin, dass das Infiltrat nur theilweise und allmälig sich in Eiter umwandelt. Es wird darum auch die den Eiter deckende Epithellage öfter gefaltet erscheinen und wegen der geringen Spannung nicht so bald zum Platzen kommen, die Pustel somit durch längere Zeit bestehen. Wenn aber auch die oberflächliche Eiterlage zu einer Kruste eingetrocknet ist, so erscheint nach Abhebung oder Abfallen derselben noch durch so lange Zeit ein in eiteriger Schmelzung begriffener Grund, bis das Infiltrat der syphilitischen Efflorescenz entweder resorbirt wird oder zerfällt, wozu oft mehrere Wochen nöthig sind. Andererseits wieder zieht sich der pustulöse Process dadurch in die Länge, dass am Rande der Pustel ein ringförmiges Infiltrat erscheint, welches im weiteren Verlaufe ebenfalls eiterig schmilzt und dieser Vorgang an neuen Infiltrationsringen sich wiederholt. Daraus resultirt die Eigenthümlichkeit, dass jede syphilitische Pustel nach Entfernung der Pusteldecke oder der Borke als ein Geschwür mit leicht infiltrirtem Grunde und Rande erscheint. Dasselbe betrifft nur die Haut oder ihre oberen Schichten und vergrössert sich so lange, als Infiltration der Umgebung besteht; ist das Infiltrat geschwunden, dann reinigt sich das Ulcus und heilt gewöhnlich mit einer vertieften, glatten, zarten, manchmal aber auch mit einer wulstigen Narbe; das letztere pflegt insbesondere dann wahrgenommen zu werden, wenn nach Reinigung des Geschwüres die Granulationen das übrige Niveau überwuchern und dadurch zu einer erhabenen Fleischwärzchenfläche, einem Ulcus elevatum, führen. — Der Verlauf der Pusteln gestaltet sich abweichend, wenn ihr flüssiger Inhalt eine Gerinnung eingeht und mit der Pusteldecke zu einer festhaftenden, einer diphtheritischen ähnlichen Schichte verschmilzt; letztere zerfällt dann nach einiger Zeit mit Zurücklassung eines Geschwüres.

Schreiten Infiltration und Schmelzung nur nach einer Seite vor, während von der anderen her Uebernarbung Platz greift, so bildet sich ein halbmond- oder nierenförmiges Geschwür aus, dessen convexer Rand unrein, steil und infiltrirt ist, somit die Zeichen fortschreitenden Zerfalls an sich trägt, dessen concave Begrenzung hingegen gereinigt, abgeflacht und mit einem Saume jungen Epithels bedeckt erscheint. Auf diese Weise kommt eine Narbe zu Stande, die, entsprechend der Verschiebung des Geschwüres, streifenartig ausfällt; das Ulcus wird in diesem Falle als ein serpiginöses bezeichnet.

Die zurückbleibenden Narben bieten somit nach Aussehen und Vertheilung Merkmale dar, welche die Natur des stattgehabten pustulösen Syphilides noch gut erkennen lassen.

Einen merklichen Einfluss auf den Verlauf nimmt die Localisation der Pustel. Schon die nichtsyphilitische Eiterblase sehen wir an den unteren Extremitäten sich schleppender entwickeln und rückbilden; bei der syphilitischen Pustel wird dieses Verhältniss noch viel prägnanter zum Ausdrucke kommen.

Sitzen die Syphilispusteln an behaarten Stellen, so ist Verödung der Haartaschen und bleibende Kahlheit der Narbe ein regelmässiger Ausgang.

Ab und zu sieht man jedoch auch die Geschwürsbasis, insbesondere einer an behaarten Partien localisirten Syphilispustel, papillomartig auswachsen und drusige, zartgeröthete, mit Borken bedeckte oder auch überhäutete Wucherungen darstellen, die sich gewöhnlich wieder involviren (Framboesia syphilitica).

So wie bei den anderen Hautsyphiliden, werden wir auch hier wahrnehmen, dass die Pusteln der Frühperiode über grosse Hautstrecken und symmetrisch vertheilt erscheinen, während sie in der Spätperiode nur einzeln auftreten und dabei asymmetrisch und zu dichteren Haufen gruppirt sind. An den Hohlhänden und Fusssohlen wird die Umwandlung des syphilitischen Infiltrates in Pusteln nur selten — am häufigsten noch bei Kindern — wahrgenommen. — Oft ist es nur eine einzige grosse Pustel, die auf vorhandene Syphilis hinweist.

Das pustulöse Syphilid hat mit dem erythematösen und papulösen das gemein, dass es ebenso gut bald nach der Infection als erster Ausbruch der constitutionellen Syphilis auftaucht, wie als Recidiv, nach mehrjährigem Bestande der Seuche. Auch die Pustelsyphilide pflegen von einem Fieber eingeleitet zu werden, dasselbe kann aber, entsprechend dem fortschreitenden Zerfalle, der die lange dauernden Efflorescenzen auszeichnet, mitunter Wochen und Monate anhalten.

Neben dem Pustelsyphilid kann man, ausser Maculae und Papulae, auch alle bei diesen letzteren genannten (pag. 183, 204) Complicationen von Syphilisproducten antreffen, die aber, übereinstimmend mit dem Hautsyphilid, ebenfalls leicht zu Eiterbildung disponiren, so dass bei begleitender syphilitischer Iritis, Periostitis, Ostitis, Adenitis, Sarkokele etc. Hypopium, Caries und andere eiterige Schmelzungen nicht ausbleiben.

Bei der syphilitischen Pustel hat man eine Impetigo syphilitica von einem Ecthyma syphiliticum zu unterscheiden versucht, je nachdem die pustelbildende syphilitische Efflorescenz ein kleineres oder grösseres Infiltrat aufweist; ich glaube aber, dass sich da für gewöhnlich eine scharfe Grenze nicht ziehen lässt und stimme nur unter diesem Eingeständnisse bei, die adoptirten Bezeichnungen zu gebrauchen. Eher erscheint es gerechtfertigt, ausser den erwähnten noch folgende besondere Pustelsyphilide aufzustellen.

Ist die Mehrzahl der Pusteln im Centrum dellig vertieft und ahmen sie dadurch das Aussehen von Varicellapusteln nach, so ist nichts dagegen einzuwenden, das Syphilid Varicella syphilitica zu heissen. In denjenigen Fällen wieder, wo das Infiltrat der Hauptsache nach einen Follikel betrifft und die Efflorescenzen das Aussehen von Acnepusteln annehmen, kann man von einer

Acne syphilitica sprechen. Allmälig sich entwickelnde, ziemlich ausgedehnte, bis thalergrosse Pusteln, aus flächenförmigen, syphilitischen Infiltraten hervorgegangen, führen zur Rupia — Schmutzflechte — (von ῥύπος, Schmutz).

In welcher Form immer das pustulöse Syphilid erscheint, so werden meist Wochen, mitunter auch Monate von der Entwickelung bis zur Rückbildung dieser Erkrankung verstreichen; der Verlauf wird aber überdies noch dadurch weiter hinausgeschleppt, dass während der Ausheilung älterer Efflorescenzen neue zum Vorschein kommen, die den Process unbegrenzt verlängern.

Acne und Varicella syphilitica findet man gewöhnlich über grössere Hautpartien und gleichmässig vertheilt, Rupia hingegen repräsentirt eine Spätform der Syphilis, die wohl auch grosse Hautgebiete befallen kann, häufiger jedoch ist dieses Syphilid nur in wenigen Pusteln, ja oft in einem einzigen Exemplare vertreten.

Die Rupia, die auch mit anderen Efflorescenzen sich selten vergesellschaftet, bietet ihrer Form nach ein so markantes klinisches Bild, dass wir sie noch besonders besprechen wollen.

Bei der Rupia kommt es zu einer Infiltration der Cutis von gewöhnlich grösserer Flächenausdehnung und nur mässiger Tiefe; das Infiltrat schmilzt eiterig, es bildet sich eine schlappe, runde, pfennig- bis guldenstückgrosse Eiterblase, deren oberflächlichste Schichte zu einer Borke eintrocknet. Sowohl unter der Borke als auch in ihrer Peripherie wird fortlaufend neue eiterige Schmelzung wahrgenommen, wodurch ein Pustelwall zu Stande kommt, und die centrale Kruste, die über neugebildetem Eiter schwappt, durch weitere Eintrocknung des letzteren dicker wird. Im weiteren Verlaufe trocknet die Ringpustel ebenfalls zu einer Borke ein, die aber von der älteren und inzwischen auch dicker gewordenen centralen Borke ganz deutlich abgegrenzt ist. Gewöhnlich wiederholt sich bei der Rupia die Bildung eines solchen Pustelsaumes um die centrale Krustenscheibe und um den centralen Krustenring einige Male, wodurch concentrische Ringe entstehen, von welchen die centralen dicker und höher, die mehr nach aussen befindlichen dünner und niedriger erscheinen. Die Borkenauflagerung gewinnt dadurch das Aussehen eines breitbasigen Kegels, zu dessen höchster Partie kreisförmige Stufen führen. Auch der Vergleich mit einer durch Apposition herangewachsenen Austerschale ist mehrfach gebraucht worden, wie die Bezeichnungen der Alten: Pustulae ostracosae s. ostraceae darthun.

So lange eine solche Rupiakruste von einem gerötheten Infiltrationssaume umgeben wird, ist zu erwarten, dass durch Umwandlung desselben in einen Pustel- und Krustenring die Efflorescenz an Umfang zunimmt. Es entwickeln sich auf diese Weise oft gulden- und thalergrosse Rupiakrusten, nach deren Abhebung der mit dünnem Eiter bedeckte Geschwürsgrund zu Tage tritt. Von dem Augenblicke angefangen, wo der Infiltrationssaum erblasst und sich nicht mehr in eine Ringpustel umwandelt, hört auch die Ausbreitung der Efflorescenz auf und letztere geht, wenn sich auch an der Basis keine neue Infiltration mehr ausbildet, der Ausheilung entgegen.

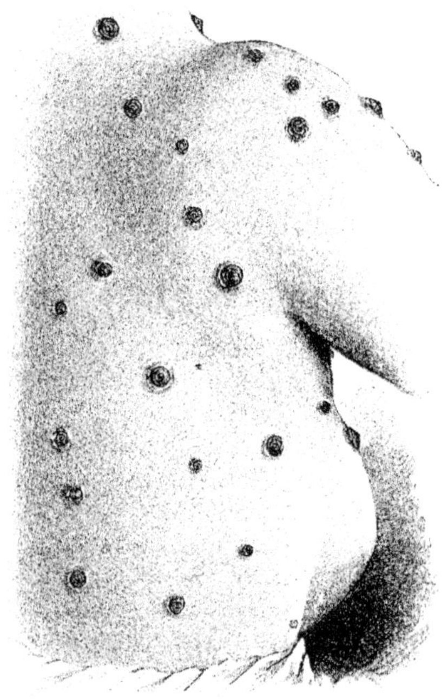

Fig. 17.
Pustulöses Syphilid in Form der Rupia.

Man beobachtet dann, dass die zuerst erkrankte Stelle, d. i. der centrale Theil, zunächst verharscht, indem hier die Eiterproduction sich immer mehr vermindert und allmälig unter der bröckelig gewordenen Kruste Vernarbung eintritt. In einem solchen Stadium findet man ein übernarbtes, tiefer liegendes Centrum umgeben von einem noch erhöhten Krustenringe, nach dessen Entfernung ein mehr oder weniger tiefer Geschwürsring zum Vorschein kommt. Bei vorschreitender Heilung verschmälert sich dieser Ring von innen her, bis in der ganzen Ausdehnung der Efflorescenz Ueberhäutung erfolgt.

Die Narbe ist dann um 1 oder 2 mm gegen die gesunde Umgebung vertieft und wird in den meisten Fällen durch ein dünnes Häutchen, das sich in zarte Falten legen lässt, gebildet. In der ersten Zeit hat dieses Narbenhäutchen ein bläulich-rothes Aussehen, im weiteren Verlaufe wird dasselbe immer blässer, bis es zuletzt eine glänzend weisse Farbe annimmt. Nur in Ausnahmsfällen bildet sich eine derbe, wulstige Narbe aus, die aber ebenfalls mit der Zeit immer mehr an Geschmeidigkeit gewinnt.

Breitet sich die Rupiaefflorescenz derart aus, dass die jeweiligen Ringpusteln nach einer Seite hin constant breiter werden, als nach der anderen, so erhält die erst erkrankte Partie, das ist die Spitze des niederen Krustenkegels, eine excentrische Lage und die Ringgeschwüre verbreitern sich nothwendigerweise hauptsächlich nur nach einer Richtung; dadurch nähern sich die letzteren der Sichelform und nehmen allmälig die Eigenschaften eines Ulcus serpiginosum an.

Die Rupiaefflorescenzen werden am allerhäufigsten im vorgeschrittenen Stadium der syphilitischen Erkrankung wahrgenommen; mitunter kommt es zur Entwickelung von sehr vielen, nahezu über den ganzen Körper zerstreuten Rupiapusteln (Fig. 17); meist beschränkt sich dieses Syphilid nur auf wenige Exemplare, ja es kommen Fälle vor, wo am ganzen Körper kein Zeichen irgend eines frischen Ausschlages vorliegt und nur eine einzige Rupiapustel zur Verrätherin der constitutionellen Erkrankung wird. Bei dem Umstande, dass auch die Pusteln dieses Ausschlages nicht immer gleichzeitig auftauchen und die einzelne Rupiaefflorescenz zu ihrer Entwickelung und Rückbildung manchmal Monate benöthigt, ist es leicht begreiflich, dass der Verlauf dieses pustulösen Syphilides Monate in Anspruch nimmt, ja bei unzweckmässiger Behandlung auch über Jahre sich erstrecken kann.

Nach der vorausgegangenen Schilderung ist es nicht schwer, ein pustulöses Syphilid zu diagnosticiren, eine syphilitische Pustel von einer nichtsyphilitischen zu unterscheiden. Einzelne Male jedoch gruppiren sich die Erscheinungen so ungewöhnlich, dass einige differential-diagnostischen Winke unerlässlich werden.

Die Varicella syphilitica, deren gedellte Pusteln meist am Stamme vorkommen und symmetrisch vertheilt sind, gewinnt oft eine ausgesprochene Aehnlichkeit mit Varicella, bez. Variola levis, so dass es nicht leicht ist, auf den ersten Anblick hin mit Bestimmtheit zu erkennen, ob man es mit einem gelinden Fall von Blattern oder mit dem in Rede stehenden Syphilide zu thun hat. Das Eruptionsfieber ist wohl bei Blattern intensiver, doch muss ja auch die Möglichkeit eines hochgradigen Fiebers, das die Varicella syphilitica, oder eines unbedeutenderen, das die Blattern einleitet, im Auge behalten werden. Man wird also insbesondere darauf zu achten haben, dass neben einer Varicella syphilitica selten auf Syphilis hinweisende Erscheinungen an anderen Orten fehlen, dass ferner bei diesem Ausschlage eine sehr lange, oft durch Wochen andauernde Persistenz der syphilitischen Pustel wahrzunehmen ist und dass endlich der Träger dieses Syphilides in einem sehr herabgekommenen Ernährungszustande sich befindet. Handelt es sich hingegen um Blattern, so kann, wie erwähnt, ein schwerer Fall dieser Erkrankung durch die Acuität des gesammten Processes kaum zu einer Verwechselung führen. Leichte Fälle aber, in denen sich blos wenige Blattern entwickeln und in welchen das begleitende Fieber nur eine geringe Intensität erreicht hat, könnten zu einer Täuschung Veranlassung geben. Bei Blattern sind jedoch Zeichen gleichzeitiger syphilitischer Erkrankung an anderen Stellen nicht anzutreffen; die Pusteln selbst trocknen nach wenigen Tagen ein und der ganze Process läuft in 1—2 Wochen ab; ferner muss der von einer leichten Variola Befallene nicht nothwendig einen schlechten Ernährungszustand aufweisen, dafür wird aber das Vorhandensein anderweitiger Blatternfälle an seinem Aufenthaltsorte sehr zur Orientirung dienen.

Die Acne syphilitica bietet wohl eine mit der vulgären gleiche Localisation dar; doch ist die Röthe ihrer Efflorescenzen weniger intensiv und gegen das Gesunde ziemlich scharf abgegrenzt; ferner ist der ganze Verlauf sehr schleppend und schliesslich führt der Process zu tieferen Geschwüren, somit zu umfänglicheren Narben. Die gegebene Charakteristik ist somit ausreichend, um dieses Syphilid von der vulgären Acne zu unterscheiden, welche überdies ganz constant von Comedonen, den regelmässigen Vorläufern der Acneknoten, begleitet ist.

Hingegen wäre eine Verwechslung mit Acne frontalis s. varioliformis (F. Hebra) oder mit der ihr verwandten, wenn nicht gar identischen Acne necrotica (C. Boeck[1]) leicht zu begehen. Man beachte, dass bei dieser Acneform die Knoten zu

[1]) Ueb. Acne frontal. s. necrotica, Arch. f. Dermatol. u. Syph. 1889, pag. 37; dann: F. J. Pick, ibid. pag. 551 und M. Kaposi, ibid. 1894, pag. 87.

Gruppen angeordnet sind, gewöhnlich Stirne und Nacken occupiren, die Haargrenze überschreiten und im Gesicht, gelegentlich aber auch an der Brust und an anderen Stellen vorkommen. Hier ist die Differentialdiagnose um so mehr erschwert, als gerade diese Acne durch eine grosse Hartnäckigkeit sich auszeichnet und immer unter Zurücklassung von Narben ausheilt, indem die gebildeten Pusteln in trockene Schorfe übergehen, oder es findet von vorneherein Mumificirung der Knotencentren, also Umwandlung derselben zu trockener Nekrose statt. Es ist dann unerlässlich, auf etwaige Begleiterscheinungen sein Hauptaugenmerk zu richten.

Sehr schwierig kann sich die Frage gestalten, wenn man zwischen Acne syphilitica und Acne cachecticorum zu differenziren hat. Doch auch hier wird die eigentliche Krankheit bald erkannt, wenn man die begleitenden Symptome gehöriger Würdigung unterzieht. Gar nicht selten findet man neben Acne cachecticorum auch Caries an Knochen und Gelenken, multiple Lymphadenitis und andere Zeichen schlechter Constitution. In beiden Fällen kann es aber insoferne zu ähnlich aussehenden Erkrankungen kommen, als die Acnepusteln über den grössten Theil des Stammes und der Extremitäten ausgebreitet erscheinen, ferner die meisten Efflorescenzen sich in Geschwürchen umwandeln und als es endlich Individuen schlechten Ernährungszustandes sind, welche von beiden in Rede stehenden Ausschlagsarten gleichmässig befallen werden können. Bestehen nun neben einer so gearteten Acne gleichzeitig Symptome von noch vorhandenen oder schon abgelaufenen Syphilisproducten, so ist freilich die Beurtheilung des Ausschlages im speciellen Falle eine sehr leichte; wenn aber jedes andere auf Syphilis hinweisende Zeichen fehlen sollte, so bringt oft genug die weitere Beobachtung mit aller Sicherheit die Entscheidung. Handelt es sich um Acne cachecticorum, so wird schon durch Verabfolgung einer zweckmässigen Nahrung und Herstellung guter hygienischer Verhältnisse in kürzester Zeit Besserung und später vollkommene Heilung der Acnegeschwürchen erzielt werden, während bei der Acne syphilitica durch diese Umstände allein möglicherweise dem Weiterschreiten des Processes Einhalt geboten oder gar beginnende Besserung erzielt werden kann; vollständige Heilung jedoch wird gewöhnlich erst nach Einleitung einer regelrechten antisyphilitischen Kur zu erlangen sein.

Rupiaförmige Ausschläge können wohl auch im Verlaufe anderer langsam dahinschleichender pustulöser Processe, insbesondere beim Pemphigus serpiginosus, zu Stande kommen, da aber diese nicht wie die Rupia syphilitica mit Zerfall und Ulceration der Haut einhergehen, so ist hierin ein wichtiges Unterscheidungszeichen gelegen; nach dem Abfallen der charakteristischen Kruste ist das zurückbleibende Geschwür von einem gummösen freilich nicht zu unterscheiden. (Siehe auch weiter unten.)

Gummata der Haut und des Unterhautzellgewebes; Syphilis gummosa cutanea et subcutanea; Knotensyphilid der Haut und des Unterhautzellgewebes.

Siebzehnte Vorlesung.

INHALT: Gummöses Syphilid. — Hochliegendes Gumma; dessen Verlauf; Resorption und Zerfall; gruppenförmiges Auftreten; Verunstaltungen und Zerstörungen durch dasselbe; Framboesia syphilitica; Ringe, Ovale, Windungen; Ulcus serpiginosum; Syphilitische Schwiele — Tiefliegendes Gumma; Entwickelung desselben; Resorption; Verkreidung; Ulceration; serpiginöser Charakter.

Die bisher beschriebenen Affectionen der Haut tragen sämmtlich den Charakter von irritativen Processen an sich; die Restitutio ad integrum ist der gewöhnliche Ausgang, und selbst in denjenigen Fällen, wo, wie bei den pustulösen Syphiliden, sich Zerfall einstellt, ist derselbe, wenn nicht etwa accidentelle Complicationen hinzutreten, nur auf oberflächliche Schichten der Haut beschränkt.

Wesentlich anders gestaltet sich der Verlauf der gummösen Hauterkrankungen. Welchen Ausgang auch das Gumma nehmen mag, sei es selbst der günstigste, in Resorption, nahezu immer werden (entsprechend den anatomischen Vorgängen) Zeichen der Verödung am Orte der Erkrankung zurückbleiben.

Schon aus dieser kurzen Andeutung ist zu entnehmen, dass die gummösen Infiltrate eine ernstere Erkrankung darstellen, als die bisher aufgeführten irritativen Syphilisformen; der Process gestaltet sich aber auch noch dadurch zu einem schwereren, als derselbe mitunter an den betroffenen Stellen zu intensiven Schmerzen führt, die zu bestimmten Zeiten, häufig des Nachts, sich steigern und als reissend, bohrend oder eine andere Qualität darstellend, bezeichnet werden; manchmal jedoch sind die Schmerzen sehr gering, oder sie fehlen gänzlich, so dass die Patienten ihre Hautgummata längere Zeit herumschleppen, ohne sie einer ernsten Beachtung zu würdigen.

Indem wir bezüglich des Gumma und seiner Anatomie auf das pag. 88 u. ff. Erwähnte verweisen, wollen wir hier nur den klinischen Verlauf dieses specifischen Syphilisproductes erörtern und dabei in der Haut sitzende Gummata von solchen, die im Unterhautzellgewebe localisirt sind, also ein hochliegendes gummöses Hautsyphilid von einem tiefliegenden unterscheiden.

Das hochliegende Gumma der Haut, das hochliegende Knochensyphilid, das Hautgumma im engeren Sinne, präsentirt sich in Form von erbsen- bis neukreuzergrossen oder auch grösseren, rundlichen oder flachen Knoten, welche im eigentlichen Hautgewebe sitzen und sich als scharfbegrenzte, meistentheils prominente, anfänglich mehr oder weniger harte, später weicher werdende elastische Infiltrate documentiren und eine matte Röthe darbieten, die in's Bläuliche hineinspielt und von einer chronischen, nur auf die nächste Umgebung des Infiltrates beruhenden, manchmal aber auch verschwommen auslaufenden Hyperämie abhängt.

Im Allgemeinen ist der Process des hochliegenden Hautgumma als ein solcher hinzustellen, bei welchem ab und zu wohl auch ein rapider, gewöhnlich jedoch der allerlangsamste Verlauf beobachtet zu werden pflegt. Es mag dies darin begründet sein, dass die gummösen Infiltrate im eigentlichen Hautgewebe selten eine erheblichere Dicke erlangen. Der Stoffwechsel innerhalb der Gummaknoten ist nämlich sehr herabgesetzt, und haben unter dieser Störung die centralen Partien, namentlich umfangreicherer Knoten, mehr zu leiden, so dass retrograde Vorgänge auch zunächst in der Mitte derselben Platz greifen. Bei den nur wenig umfangreichen Gummainfiltraten der eigentlichen Haut bilden sich demgemäss nekrobiotische Vorgänge im Innern nur sehr langsam aus, daher die Persistenz dieser Infiltrate. An sehr dünnen Hautstellen, wie an den Lidern, wo ich, nebenbei bemerkt, das Gumma öfters angetroffen habe, kann man besonders deutlich feststellen, dass ein solches gummöses Infiltrat, wenn es auch eine grössere Flächenausdehnung erreicht hat, die Dicke eines Kartenblattes nicht zu übersteigen pflegt, so dass man bei der Untersuchung ein scharf begrenztes, nur der Haut angehörendes, dünnes, dabei aber ziemlich consistentes Infiltrat wahrnimmt, welches, abgesehen von den durch den Sitz gegebenen Unterschieden, eine frappante Aehnlichkeit mit einer Initialmanifestation darbietet.

Im Weiteren ist der günstigste Verlauf der, dass nach längerem Bestande das Infiltrat sich vermindert und die epidermidale Oberfläche, genau dem Knoten entsprechend, sich in Schuppenform abstösst; der Knoten wird flacher und nach beendigter Resorption zeigt die Haut, da wo früher das Gumma sass, meist narbenartige (atrophische) Verdünnung und eine scharfbegrenzte Einsenkung. Gleichzeitig mit der Rückbildung nimmt auch die ursprüngliche Röthe ab; der gewöhnlich sehr langsame Verlauf eines solchen Gumma bedingt es aber ferner, dass die begleitende Hyperämie zur Transsudation von Blutfarbstoff führt, der gewöhnlich als umgewandeltes Pigment in der nächsten Umgebung liegen bleibt. Noch später blasst auch die Pigmentirung ab, und die Stelle wird weiss, glänzend.

Stellt sich Zerfall des Infiltrates ein, so kommt es wegen des oberflächlichen Sitzes des Gumma sehr bald zu einer Ulceration, an deren Oberfläche das Secret zu einer Borke eintrocknet (sehr unpassend als tuberculo-crustöses Syphilid bezeichnet); nach Abhebung derselben tritt ein scharf begrenztes, die Haut in verschiedener Dicke ergreifendes Geschwür — Ulcus gummosum — mit unreinem Grunde und scharfem, steilem, manchmal auch unterminirtem Rande zu Tage. So lange noch der Saum und der Grund des Geschwüres unrein und infiltrirt erscheinen, ist auch noch Vergrösserung desselben zu erwarten. Erst mit Abnahme der Infiltration reinigt sich dasselbe und beginnt Ueberhäutung, wobei sich eine ebenfalls scharf begrenzte, vertiefte, zarthäutige, von Pigment umsäumte Narbe, die schliesslich weiss-glänzend wird, ausbildet. Ausnahmsweise jedoch, insbesondere wenn die ulceröse Zerstörung eine tiefergehende und die nachträgliche Granulationsbildung eine üppige war, werden die Narben dick, wulstig und sind von weiten Gefässreiserchen durchzogen.

Die hochliegenden Hautgummata kommen selten vereinzelt vor, meist sind sie zu Gruppen gehäuft und occupiren auf diese Weise mehr oder weniger grosse Hautgebiete. In einem solchen Falle ist es auch nicht immer leicht, die einzelnen Knoten gesondert von einander zu erkennen, da durch Ineinanderfliessen der blau gerötheten und desquamirenden Partien die Haut in der ganzen Ausdehnung gleichmässig roth und gleichmässig schuppend erscheint. Erst bei beginnender Rückbildung treten die einzelnen Herde deutlicher vor, die nach erfolgter Heilung sich dadurch noch besser abheben, dass sich entsprechend den Gummaknötchen die oben geschilderten vertieften Narben ausbilden; letztere sind dann, obwohl dicht aneinandergereiht, doch noch durch Hautleistchen von einander getrennt, welche in die vertieften Narben nicht einbezogen erscheinen. Wenn man also auch bei flüchtiger Betrachtung eine über ein grösseres Hautgebiet sich erstreckende Narbe zu sehen meint, so kann man bei genauerer Prüfung doch constatiren, dass nach Ausheilung von dicht aneinander gelagerten Gummaherden die veränderte Hautpartie keine zusammenhängende grosse Narbe darstellt, sondern dass es zahlreiche, etwa linsengrosse oder noch grössere, vertiefte Närbchen sind, zwischen welchen wenig oder gar nicht veränderte, erhabene, eine Gitterform darstellende, normale Haut erhalten ist. Diese Art der Narbenbildung ist für das hochliegende, aggregirte Hautgumma sehr bezeichnend. — Manchmal nimmt man auch wahr, dass die Einzelnarben von Pigment umsäumt sind und dass die Narbenzeichnungen wie von einem pigmentirten Grunde sich abheben.

Nur wenn die, eine grössere Fläche occupirenden Gummaknoten ineinandergeflossen sind und ohne Rückbildung des Infiltrates in Verschwärung übergehen, wird man, dem gewöhnlich langsamen Verlaufe dieses Processes entsprechend, ein ausgedehntes Flächengeschwür sehr lange Zeit hindurch fortbestehen sehen, nach dessen schliesslicher Heilung eine grosse Narbe zurückbleibt, die, nur wenn sie wulstig geworden, Retraction der Haut veranlasst.

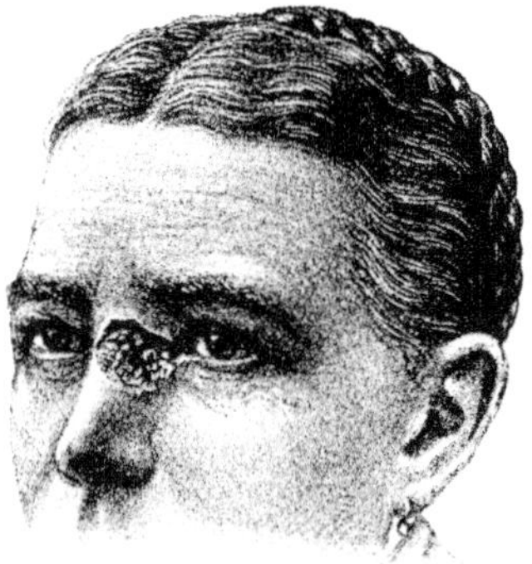

Fig. 18.
Perforation des Nasendaches in Folge eines ulcerösen Hautgumma, das zur Nekrose des linken Nasenbeines geführt hatte.

Werden jedoch von solchen ineinanderfliessenden, gummösen Ulcerationen Hautduplicaturen (Ohrläppchen u. s. w.) getroffen, oder Entblössungen von oberflächlich gelegenen Knorpeln, seltener Knochen, verursacht, die dann der Nekrose anheimfallen und entstellende Defecte, wie am Ohre, der Nase (Fig. 18), den Lidern, bedingen, so drohen, wie später noch erörtert werden wird, mannigfache Verheerungen, die in den meisten Fällen wohl nur allmälig vorschreiten, mitunter aber auch in wenigen Tagen grössere Ausdehnung erlangen können. — Sehr langsam erfolgt auch Rückbildung und Ausheilung von gummösen Geschwüren an den unteren Extremitäten.

Hält die gummöse Verschwärung längere Zeit an, so schiessen manchmal in einzelnen Gegenden, wie im Gesicht und am Kopfe, vom Rande oder dem Grunde des Geschwüres her, papilläre Wucherungen auf, die zu einem ganz eigenartigen Bilde führen: es entstehen himbeerartige, rothe Auswüchse (Framboesia syphilitica), die an einer Seite oder ringsherum von Geschwür umgeben sind.

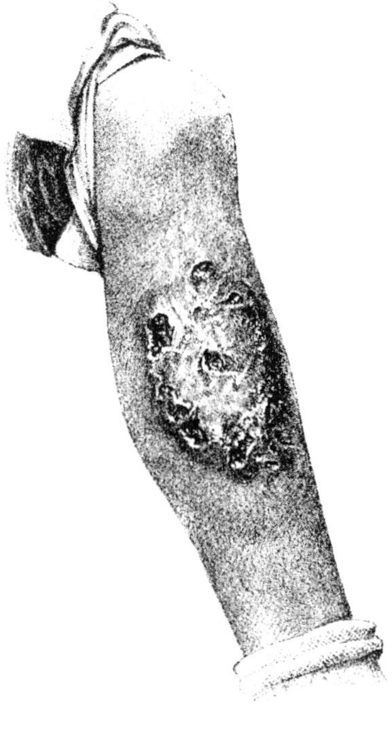

Fig. 19.
Ovale Narbe des Unterschenkels am Saume und in der Mitte serpiginöse Geschwüre aufweisend.

Der gummöse Process in der Haut pflegt in den meisten Fällen eine, mit mehr oder weniger langen Unterbrechungen ausgezeichnete, fortlaufende Kette von Verschwärungen, bezw. Ausheilungen alter Herde und Auftauchen von frischen, darzustellen; dabei gelangen die der Reihe nach sich bildenden neuen Gummata entweder ganz regellos bald da, bald dort zum Vorschein, oder es spielt sich dieser Vorgang, selbst durch Jahre hindurch, an einer enger begrenzten Hautstelle ab (Fig. 19). In letzterem Falle umringen die neuen Knoten sehr oft kreisförmig oder im Oval die central gelegenen älteren Infiltrate, welch letztere gewöhnlich auch früher zur Ausheilung gelangen. — Reihen sich in immer weiter werdenden Kreisen jüngere Gummata um schon ausgeheilte oder in Rückbildung begriffene Binnenherde älteren Datums, so kann es nach Jahr und Tag zu ganz ansehnlichen, aus Gummositäten gebildeten Ringen, Serpigines, kommen, welche verschiedene Phasen des Verlaufes bezüglich der Resorption und Verschwärung aufweisen (Fig. 20). Treffen zwei oder mehrere Ringe aufeinander, so erhält man die Hauterkrankung in Form von Bögen und Windungen.

Betrifft nun dieser Vorgang ein gummöses Hautgeschwür derart, dass das Infiltrat desselben an einem Theile der Peripherie

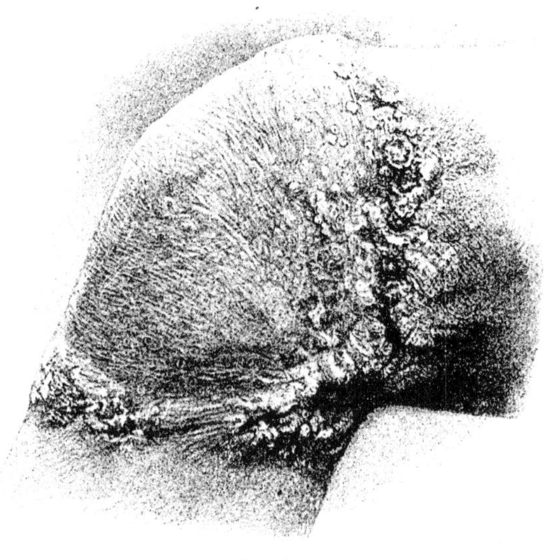

Fig. 20.
Gummöse Infiltrate und Geschwüre im Kreise angeordnet.

resorbirt wird und demgemäss nur hier Ausheilung erfolgt, während am anderen Rande die Infiltration anhält und neue, die immer wieder zerfällt, hinzutritt: so kommt dadurch eine sonderbare Geschwürsbildung mit Ausheilung von der einen und frischem Zerfall von der anderen Seite her zu Stande — ein Ulcus serpiginosum. Die Entstehungsart des Ulcus serpiginosum bedingt es, dass dieses Geschwür eine Nieren- oder Sichelform aufweist, wobei an der convexen Seite, entsprechend dem Infiltrat und Zerfall, ein erhöhter, am Hilus hingegen ein sich vorschiebender, vernarbender Rand vorliegt. Es kann auf diese Weise zur Bildung eines Narbenbandes kommen, an dessen jüngstem Ende ein frisches Ulcus serpiginosum sich befindet.

Mitunter wiederholt sich der gleiche Vorgang von mehreren Punkten der gummösen Geschwürsperipherie aus und es entstehen dann ebenso viele sichelförmige Geschwüre, die eine grössere Narbe derart flankiren, dass die sich überhäutenden Ränder der Cicatrisation zugekehrt sind (Fig. 21). Da diese nierenförmigen Ulcera im Verlaufe des syphilitischen Processes viel gewöhnlicher als sonst sind, so hat man in ihnen, mit einem gewissen Rechte, einen für Lues ziemlich charakteristischen Typus aufgestellt.

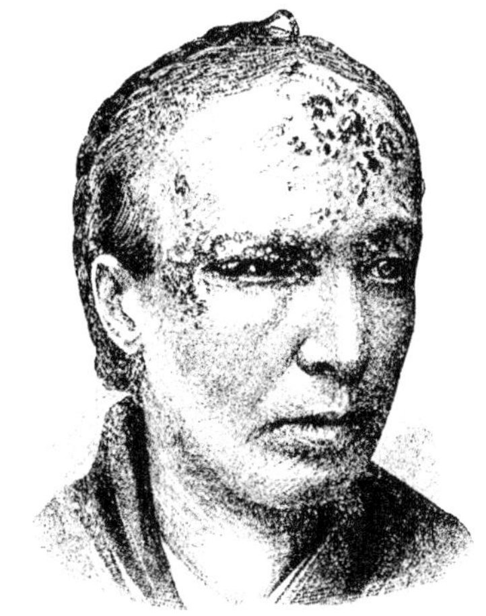

Fig. 21.
Gummöse Geschwüre an der Peripherie einer die rechte Stirne und Schläfe occupirenden Narbe.

Bemerkenswerth ist auch jene Anordnung der gummösen Geschwüre, bei welcher in der Ulcerationsfläche ein intactes Hautstück stehen bleibt, das öfter bei ungleicher Retraction der neugebildeten Narbe von seinem ursprünglichen Standorte verrückt wird; man erkennt das am besten, wenn die mitten in der Narbe sitzende, scharf begrenzte Hautinsel ursprünglich einer behaarten Region, wie den Augenbrauen, dem bärtigen Theile des Gesichtes, angehört hat und nach erfolgter Heilung gegen haarlose Partien, wie Nasenrücken, Wange, verzogen erscheint.

Abweichend von dem bis nun dargelegten klinischen Bilde gestaltet sich die Erkrankung der Haut, wenn die Gummositäten nicht in abgesonderten Nestern, sondern in einer mehr oder weniger diffusen Weise die allgemeine Decke einnehmen; es erscheinen dann ausgedehntere Gebiete dunkel blauroth gefärbt, bald weicher, bald härter infiltrirt, an einzelnen Stellen schuppend, an anderen oberflächlich ulcerirt und mit Borken bedeckt. Diese krankhaften Veränderungen, die gewöhnlich eine scharfe Begrenzung gegen das Gesunde aufweisen, zeichnen sich meistens durch einen chronischen Verlauf aus und endigen schliesslich in der Bildung einer syphilitischen Schwiele (siehe pag. 89, 90), wodurch Retractionen und in Folge dessen Verziehungen, bezw. Ektropien zu Stande kommen (Fig. 22).

Verkreidungen innerhalb des hochliegenden Gummas dürften kaum zur Beobachtung gelangen.

Während wir bei dem hochliegenden Gumma kleinere Infiltrate sich entwickeln und die grösseren nur zu bedeutenden Flächenerkrankungen führen sehen, bemerken wir bei dem tiefliegenden oder Unterhautgumma das Anwachsen des specifischen Krankheitsproductes zu Knoten von ganz erheblichem Umfange. Es ist da gar nichts ungewöhnliches, bohnen-, wallnuss-, ja faustgrosse, rundliche, länglichrunde oder abgeplattete Geschwülste zu beobachten, die ursprünglich hart sind und unter der Haut frei beweglich oder an der unterliegenden Fascie oder der Haut fixirt erscheinen, je nachdem sie von Anfang an mit dem einen oder anderen Gebilde vorgedrungen sind. Zuerst ist die über das Gumma hinziehende und von demselben oft vorgewölbte Haut gewöhnlich von normalem Aussehen, später treten an derselben mannigfache Veränderungen ein.

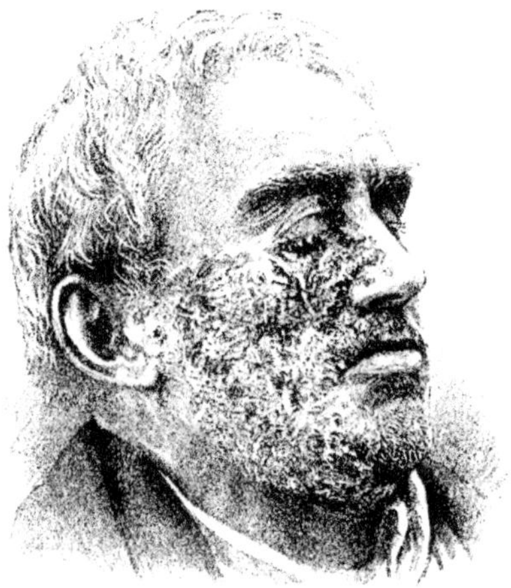

Fig. 22.
Diffuses gummöses Infiltrat der rechten Gesichtshälfte.

Wächst das tiefliegende Gumma stärker heran, so erleidet die Haut allmälig eine Dehnung, sie wird glänzend, weisser als im normalen Zustande; später kann eine leichte, ödematöse Schwellung an der Haut hinzutreten, was beweist, dass das Gumma in seinem Wachsthum vorwärts schreitet. Nach längerem Bestande erweicht das Centrum der Geschwulst und gehen allmälig auch die peripheren Partien in die Erweichung ein. In diesem Stadium bekommen die untersuchenden Finger die Empfindung, als wenn ein elastisch weicher, fluctuirender Herd vorliegen würde. Lässt man sich durch diese täuschende Empfindung dazu verleiten, in die Geschwulst einzuschneiden, so tritt kein Eiter zum Vorschein, wie man es erwartet, sondern es lässt sich, neben einigen Tropfen Blutes, eine geringe Menge klebrigen, fadenziehenden, flüssiger Gummilösung nicht unähnlichen, mit nur wenig Eiterkörperchen gemischten Fluidums ausdrücken. Von dieser Erscheinung rührt ja, wie wir bereits sagten, die Bezeichnung der Gummigeschwülste oder Gummiknoten her. „Hanc eandem materiam videmus quotidie in apostematis duris, quae vulgares gummata appellant, nam quando inciduntur, aut ex se rumpuntur, sunt plena materiae albae, viscosae, et aliquando cum lividitate, quandoque vero cum rubedine aliqua secundum diversam admistionem" (Massa[1]).

Der weitere Ausgang gestaltet sich nun verschieden.

Geht die erweichte Masse des Gumma eine Verfettung ein, so zerfallen die neugebildeten Gewebspartikelchen immer mehr zu einem Detritus und gelangen allmälig zur Resorption. Man findet dann, entsprechend dem ursprünglichen Gumma, die Haut gegen das subcutane Lager hin eingesunken, etwas verdünnt, im Uebrigen aber nicht besonders verändert; ab und zu ist auch abnorme Pigmentirung der ausgeheilten Partie oder ihrer Umgebung vorhanden.

Selbst wenn der Process noch weiter vorgeschritten ist, so dass die Haut bläulich und verdünnt geworden und jeden Augenblick durchzubrechen droht, ist eine Aufsaugung des tiefliegenden Gumma noch immer möglich. Die Resorption macht sich dann dadurch kenntlich, dass zuerst die livide Farbe weicht und einem zarten Roth Platz macht; allmälig erblasst die Haut vollends und erscheint nur noch ein wenig ödematös; mit der weiteren Verkleinerung des Gumma schwindet auch das Oedem, ja es vertieft sich die Haut an dieser Stelle so, dass in den meisten Fällen nach vollendeter Resorption des Gumma eine verdünnte (atrophische), blasse, eingezogene Hautstelle den ehemaligen Sitz desselben noch durch Jahre hindurch kennzeichnet.

Erstreckt sich aber die Resorption nur auf einen Theil des Gumma, so verschwindet auch der Knoten nur theilweise; es ver-

1) De morbo Gall. liber, tract. I, cap. IV; — Al. Luisinus, Aphrod. T. I, pag. 43.

kreiden oder verkäsen dann gewöhnlich die zurückgebliebenen Reste, die reizend auf die Umgebung wirken, eine Entzündung einleiten und durch Eiterung nach aussen geschafft werden; oder die Kreide- und Käseherde werden von einer neugebildeten Bindegewebskapsel eingeschlossen und bleiben als Caput mortuum liegen.

Ein anderer Ausgang, der auch im Unterhautgewebe häufiger als sonst beobachtet wird, ist der in Ulceration. In diesem Falle erstreckt sich die Erweichung und Schmelzung des Gumma auch auf die Haut, die es bedeckt; diese verfärbt sich livid, wird immer dünner, bis an der höchsten Wölbung Perforation eintritt, durch welche dünnes, eiteriges Secret und nekrosirte Partien des Gumma zum Vorschein kommen — Verschwärung des Unterhautgumma (Fig. 23). In dem Masse, als der Zerfall des Gumma und der in den Process einbezogenen Haut weiterschreitet, vergrössert sich auch das Geschwür. Seine Ränder erscheinen bläulichroth, verdickt, scharf zugeschnitten und unterminirt; der Grund desselben ist mit nekrosirten Fetzen bedeckt und ebenfalls infiltrirt. Dieses syphilitische Geschwür liefert, je nach der Raschheit, mit welcher das Infiltrat zerfällt, entweder nur sehr spärlich oder aber reichlich fliessendes Secret.

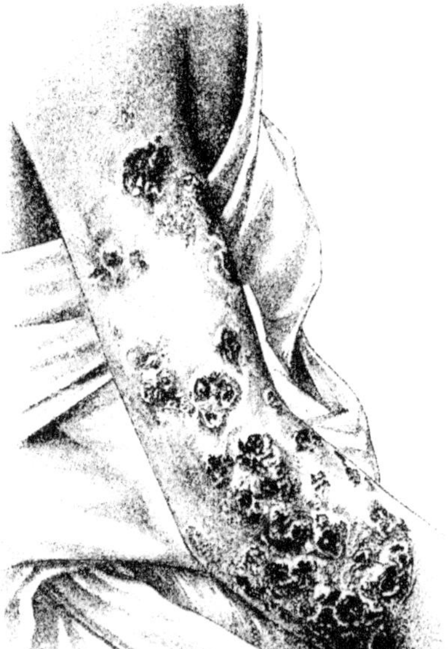

Fig. 23.
Tiefliegende, theilweise ulcerirte Gummata.

Es kommt auch vor, dass während der Verschwärung neue gummöse Infiltrate in der Peripherie gesetzt werden, wodurch der

Krankheitsprocess sich zeitlich und örtlich sehr in die Länge zieht und ausbreitet.

Die Infiltration des Geschwürsrandes und -grundes vermindert sich dadurch, dass dieselbe theilweise zur Resorption gelangt, theilweise aber der Ulceration anheimfällt. Von dem Augenblicke angefangen, wo keine neue Infiltration mehr zu Stande kommt und die alte vollständig resorbirt, bezw. zerfallen ist, beginnt die Reinigung des Geschwürs, indem der Rand sich abflacht und nicht mehr scharf zugeschnitten, sondern allmälig in die Geschwürsbasis übergehend erscheint, welch' letztere dann statt mit nekrotischem Gewebe, mit schönen, rothen Granulationen bedeckt ist; dem entsprechend nimmt auch das Secret das Aussehen von reinem Eiter an. Je schneller nun die Aufsaugung des Randinfiltrates vor sich geht, um so rascher tritt auch die Verkleinerung des nunmehr gereinigten Geschwüres und schliesslich allmälige Ueberhäutung desselben ein. — Da bei diesem Vorgange irreparable Verödungen in den betroffenen Hautgebieten mit einhergehen, so wird auch immer eine Narbe zurückbleiben, die selten glatt, meist wulstig und in der Umgebung oft reich pigmentirt ist.

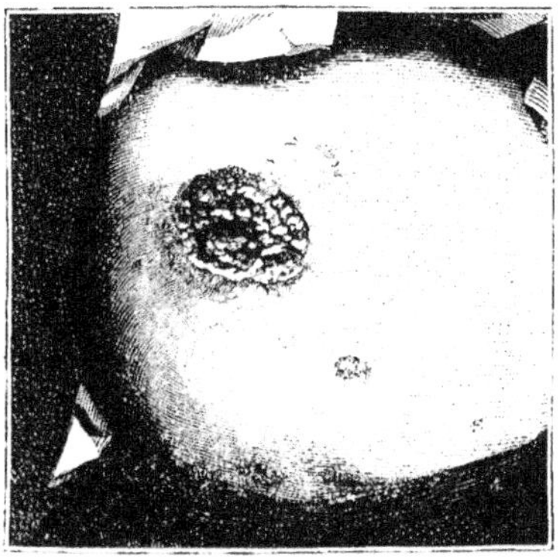

Fig. 24.
Serpiginöses Geschwür eines tiefliegenden Gumma, innen und oben Uebernarbung, unten und aussen frische Ulceration aufweisend.

Seltener als bei dem hochliegenden bildet sich der serpiginöse Charakter bei dem tiefliegenden Gummaknoten aus; doch wird auch hier Vernarbung von der einen, bei fortschreitendem Zerfall von der anderen Seite beobachtet (Fig. 24).

Wenn auch das Unterhautgumma von dem hochliegenden gummösen Hautsyphilid meistentheils deutlich abzugrenzen ist, so gibt es doch auch Fälle, die als Uebergänge der einen Gummaart in die andere anzusehen sind, oder solche, in denen grosse subcutane Gummata mit hochliegenden derart combinirt sind, dass erstere von letzteren kreisförmig umflankt werden, oder dass beide Arten unregelmässig und auf verschiedene Partien vertheilt erscheinen.

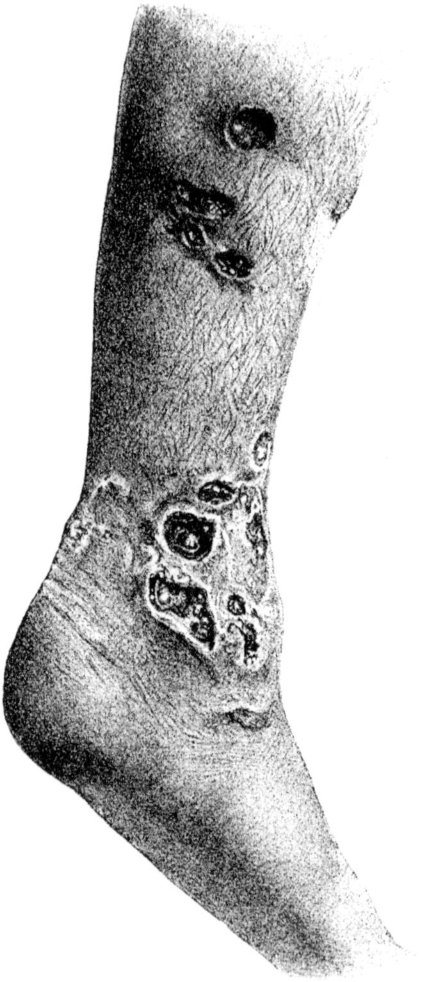

Fig. 25.
Tiefliegende exulcerirte Gummen des Unterschenkels.

Nur sehr selten wird man sowohl die hochliegenden wie die subcutanen Hautgummata über den ganzen Körper zerstreut antreffen, denn selbst das hochliegende gummöse Hautsyphilid, das nur ausnahmsweise in singulären Knoten, sondern nahezu regelmässig multipel vorkommt, ist gewöhnlich auf kleinere Hautgebiete zusammengedrängt.

Das Unterhautgumma wird meistens nur in einzelnen Knoten wahrgenommen, die wohl an beliebigen Stellen angetroffen werden können, besonders gerne jedoch an der Stirne, dem Nacken, über den Schulterblättern und den angrenzenden Partien, an den Unterschenkeln (Fig. 25) zur Entwickelung gelangen, wobei die Gummata des Gesichtes den kleinsten, die des Stammes den grössten Umfang aufzuweisen pflegen.

Achtzehnte Vorlesung.

INHALT: Gummöses Hautsyphilid (Fortsetzung). — Hoch- und tiefliegendes Gumma. — Formen schwereren Verlaufes. — Lupusähnliche, „lupoide" Deposita in nicht resorbirten Gummiresten. Carcinom auf gummösem Boden. — Schilderung einer klinischen Beobachtung. — Ergebniss der histologischen Untersuchung.

Der gewöhnlich langsame Verlauf des Hautgumma schlägt, insbesondere bei der ulcerösen Form, manchmal in einen acuten um, und sind die hiedurch bewirkten Zerstörungen oft ganz enorme. Herabgekommene, verwahrloste, oder unzweckmässigen Therapien ausge-

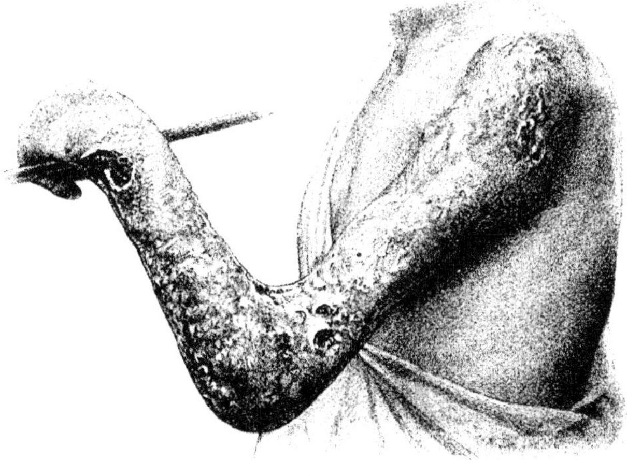

Fig. 26.
Hoch- und tiefliegende Gummata (serpiginös-ulcerös) der oberen Extremität; eine straffe Narbe, zum Theil von Geschwüren durchbrochen, reicht von der Schulter bis zum Carpus und verursacht Ankylose der Gelenke.

setzte Individuen weisen oft das ganze Hautorgan mit Geschwüren beider Gummaarten über und über bedeckt auf. Solche Kranke, die schon in Folge des ausgedehnten Gewebszerfalls und des Säfteverlustes sehr elend werden, erleiden auch noch durch das den Process begleitende Fieber eine erhebliche Consumption ihrer Kräfte: überdies sind gummöse Verschwärungen oft genug von erheblichen Schmerzen begleitet, die dem Patienten die erquickende Ruhe rauben und bei Localisation an Stellen, die der Bewegung ausgesetzt sind, geradezu unerträglich werden. Doch auch unter diesen Verhältnissen ist öfter noch Ausheilung möglich.

Höchst trostlos sind jene Fälle, wo die gummösen Geschwüre sehr zahlreich und so dicht aneinandergedrängt sind, dass grosse Hautgebiete, ganze Extremitätenabschnitte beispielsweise, nicht mehr genügend normale Haut aufweisen, so dass Vernarbung gar nicht oder nur theilweise, und da auch nur unter Verkrümmung der Gelenke oder sonstigen Verunstaltungen möglich wird (Fig. 26). Handelte es sich ausserdem um syphilitische Processe, die auch Fascien, Muskeln, Bänder, Periost oder Knochen ergriffen, und kam es überdies zu Verödungen von grösseren Lymphbahnen, so reihen sich mitunter auch noch elephantiatische Verdickungen der Gliedmassen an.

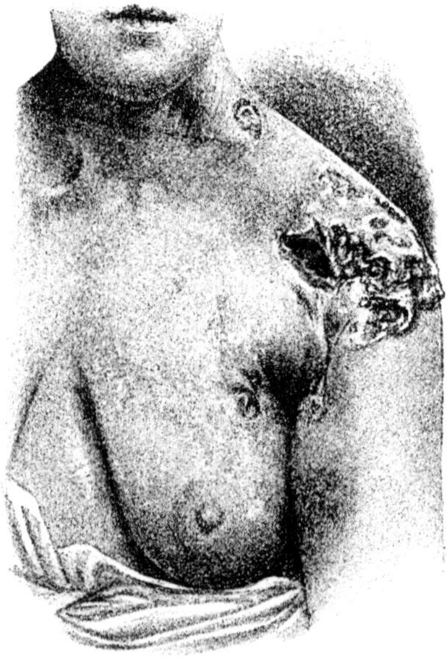

Fig. 27.
Gegen die Haut vorgedrungene serpiginös-ulceröse Gummata des Cucullaris, Deltoides und Pectoralis sowie der Mamma.

In manchen Fällen wieder beginnt der gummöse Process in der Tiefe (in Knochen, Muskeln) und führt beim Weiterschreiten schliesslich auch zu ulcerösen Zerstörungen des subcutanen Gewebes und der Haut (Fig. 27).

Aber auch auf kleinere Gebiete beschränkte Gummata führen, wenn ihr Zerfall unaufhaltsam vorwärts schreitet, zu höchst fatalen Ausgängen; so sieht man die Nasenspitze oder einen grossen Theil der Lippe zum Opfer fallen, durch Blosslegung von mehr oberflächlichen Knorpeln (oder was seltener der Fall) Knochen. Ohrmuschel, Stirn- oder Hinterhauptsbein, Clavicula oder Sternum u. s. w. nekrotisch werden und ausser den scheusslichsten Entstellungen auch noch andere Gefahren herbeiführen: bei einem meiner Patienten (Fig. 28) ist im Verlaufe einer gummösen Zerstörung die Arteria coronaria der Unterlippe arrodirt und dadurch enormer Blutverlust verschuldet worden. — Die geschilderten Gefahren werden noch bedeutungsvoller, wenn der Zerstörungsprocess sich durch erschreckende Acuität auszeichnet und in wenigen Tagen die grässlichsten Verwüstungen zu Stande bringt.

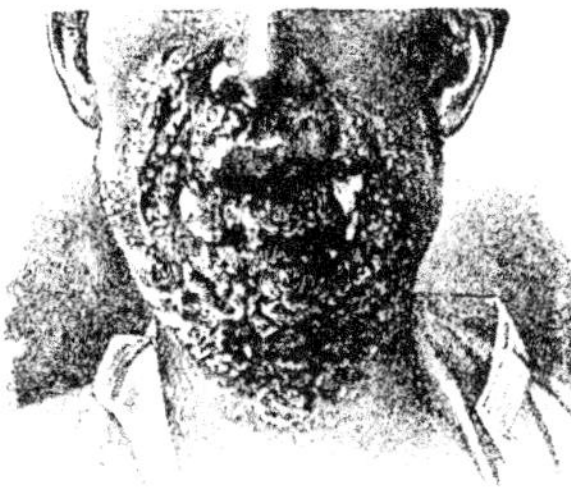

Fig. 28.
Ausgedehnte Substanzverluste in der Haut des Gesichtes und des Halses und grosser Defect der Unterlippe nach gummösen Ulcerationen, die zu Arrosion der Arteria coronaria geführt haben.

Gar nicht selten, besonders bei schleppenden Processen, nimmt man wahr, dass sich gummöse Geschwüre auch über Infiltrationsresten überhäuten; man sieht dann die Gummaresiduen von einer zarten, bläulichrothen Narbe überzogen, welche nicht mit der Zeit immer blässer wird, wie in den vollkommen ausgeheilten Fällen, sondern so lange hyperämisch bleibt, als noch unter ihr Infiltrat vorhanden ist. Man muss dann auch immer gewärtig sein, dass durch Zerfall dieser Residuen, die bereits vernarbten Geschwüre neuerdings aufbrechen — ein Verhältniss, das beim hochliegenden Gumma zwar seltener ist, aber in gleicher Weise vorkommen kann und bei der Initialmanifestation bereits ebenfalls seine Würdigung erfahren hat.

Wenn durch eine Verschwärung, bezw. Resorption das gummöse Infiltrat zur vollständigen Elimination gelangt ist, beobachtet man höchst selten neue Gummaablagerungen in der Narbe; Wiederaufbruch derselben ist somit unter diesen Verhältnissen nicht zu erwarten. Nur in denjenigen Fällen, wo nach umfänglichen Geschwüren Cicatrisation über bedeutende Flächen sich ausbreitet, oder an Stellen zu Stande kommt, welche sehr gedehnt werden, wird die Narbe, wie jede andere, insufficient und zerfällt — auch ohne Intervention von neuen Gummabildungen.

Ist ein gummöses Infiltrat nicht zur vollständigen Resorption gelangt und persistiren Residuen desselben durch viele Jahre, ohne, wie das ja beim Hautgumma gewöhnlich ist, zu verkreiden, so wird man durch eine ganz eigenthümliche Aenderung des Krankheitsprocesses überrascht. Man nimmt nämlich wahr, dass in den persistirenden Infiltraten selbst, wie auch in der narbigen und normalen Umgebung kleine miliare, oder auch grössere, blassbräunliche oder braunröthliche Herde auftauchen, welche in Allem und Jedem an Lupusinfiltrate erinnern, und auch im weiteren Verlaufe den Lupus-Charakter bewahren. Solche lupusähnliche (lupoide) Deposita habe ich zu wiederholten Malen auch in anderen Infiltraten, die während einer jahrelangen Dauer nur theilweise ausheilten, am häufigsten bei ebenso gearteten „scrophulösen" Infiltraten, gesehen und bin darum geneigt anzunehmen, dass es sich in solchen Fällen klinisch um eine langsame Umwandlung des Krankheitsproductes in Tuberkel handle, d. h. anatomisch um Ablagerung von Tuberkel in dem alten Infiltrate.

Ein anderer Ausgang des gummösen Processes ist sehr selten, dafür aber auch um so ernster. Verfällt nämlich ein Gumma in Ulceration und schleppt sich die Verschwärung, sei es nun durch Verwahrlosung, sei es durch andere uns nicht bekannte Umstände, lange Zeit hin, so ist, wie überhaupt nach lange bestehenden Irritationszuständen, ein Umschlagen des gummösen Geschwüres in Carcinom zu besorgen.

Das „entartete syphilitische Geschwür", das manche Schriftsteller „krebsartig" genannt haben, kann hier freilich kaum in Frage kommen, weil nach der Schilderung Rayer's[1]) in demselben wahrscheinlich ein Carcinom zu suchen ist, das für ein syphilitisches Geschwür gehalten wurde; „die Ruthe sieht aus, wie ein flaches Stück Blumenkohl, das an der Schamgegend haftet". Die Annahme, dass hier eine Verwechselung vorliege, gewinnt an Wahrscheinlichkeit, wenn Rayer[1]) sich der Ansicht einiger Chirurgen anschliesst, „dass es Fälle gibt, in welchen die Wegnahme aller afficirten Theile mittelst des Messers nothwendig wird"; Devergie, Boyer und Gilbert haben dieserhalben auch den Penis amputirt; ja die Vermuthung erlangt noch mehr an Con-

1) l. c. III, pag. 28.

sistenz, wenn Rayer[1]) sich vernehmen lässt, dass ihm keinerlei Fälle bekannt geworden sind, „in welchen man nach ihrer Heilung secundär venerische Zufälle beobachtet hätte". — Lagneau, Devergie, Rayer wollen aber auch Fälle gesehen haben, in denen es sich um Uebergänge von syphilitischen Geschwüren in Krebs gehandelt haben soll. — Doch liegen, wie früher (pag. 160) erwähnt, auch verlässliche Beobachtungen über Carcinom vor, das aus einer Initialmanifestation hervorgegangen, zum mindesten am Orte der Initialmanifestation entstanden ist (von mir, J. Doutrelepont).

Carcinomatöse Entartung von Gummaknoten der Zunge sind einigemal beobachtet worden (Hutchinson); Langenbeck[2]) theilte zwei Fälle mit, in denen Zungencarcinome neben und in Gummata sich entwickelt hatten. Ich selbst habe Entwickelung von Krebs auf früher luetischem Boden mehr als einmal gesehen[3]); so auch bei einem Manne von 46 Jahren, den ich schon früher an frischer Syphilis behandelt hatte; als er bei mir vorsprach, fand ich bei ihm ein syphilitisches Infiltrat, am Boden der Mundhöhle, unter der Zunge, ausserdem verschiedene syphilitische Infiltrate auf dem Hinterhaupte und sonst am Körper. Sämmtliche Formen bildeten sich unter antiluetischer Behandlung zurück, nur das Infiltrat am Boden der Mundhöhle widerstand und wandelte sich schliesslich in Carcinom um, dem der Kranke erlag. Eine 58jährige Kranke mit gummösen Geschwüren an beiden Unterschenkeln und Narben am weichen Gaumen und in der Vagina fand ich mit einem ausgedehnten (11 cm langen, 9½ cm breiten) Carcinom der Stirne behaftet, welches das Stirnbein so weit consumirt hatte, dass nicht nur der Sinus frontalis eröffnet, sondern auch Pulsation des Gehirn über einer 5 cm^2 breiten Fläche im Grunde des Geschwüres bemerkbar wurde; gegen die linke Seite hin stiess der Krebs an bogig begrenzte (10½ cm lange 2½ cm breite) Narben, welche die Entwickelung desselben aus serpiginösen Gummen, bez. aus Narben nach solchen, nahe legten. — Carcinom neben Syphilis beobachtete auch J. Doutrelepont[4]) an der Wange

1) l. c. III, pag. 29.
2) Ueber Gummigeschwülste, Arch. f. klin. Chir. Bd. XXVI, pag. 274 u. ff.
3) Syph. u. Krebs, Wien. med. Blätter 1886, pag. 1250; — ibid. 1888, pag. 290; — Wien. klin. Woch. 1889, pag. 242.
4) Deutsche med. Woch. 1887, pag. 1016.

und am harten Gaumen. Esmarch[1]) vermuthet bezüglich des Ulcus rodens oder Cancer rodens geradezu, dass dasselbe „in manchen Fällen nichts Anderes ist, als eine Form der inveterirten Lues“.

Indessen ist nicht zu übersehen, dass Carcinom sehr wohl bei Kranken auftreten kann, die zufällig auch luetisch sind. So habe ich[2]) einmal bei einer syphilitischen Person Flächenkrebs wahrgenommen, konnte aber eine Beziehung zur Lues nicht feststellen. Ein andermal sah ich einen mit serpiginösem Syphilid am Unterschenkel behafteten Patienten, der an der Zunge beginnendes (auch anatomisch sichergestelltes) Carcinom aufwies, das augenscheinlich aus Leukoplakie hervorgegangen war (der Kranke rauchte leidenschaftlich). Hierher dürfte auch J. Hutchinson's[3]) Beobachtung zu zählen sein, der zufolge bei einem mit frischer Lues Behafteten in beiden Testikeln Carcinom auftrat.

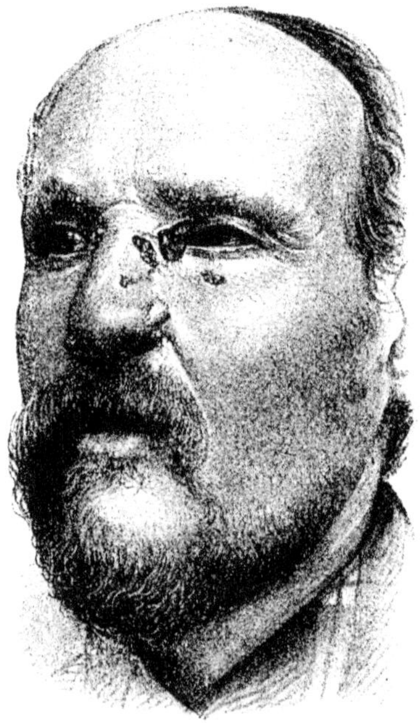

Fig. 29.
Gummöse Geschwüre im Gesichte (siehe Fig. 30).

Bekanntlich geben mitunter auch Narben den Sitz für Krebs ab, und so wäre es ja ganz gut denkbar, dass Krebs in einer nach syphilitischer Ulceration zurückgebliebenen Narbe entsteht. Um so bemerkenswerther ist folgender Fall, in welchem sich auf meiner Klinik der allmälige Uebergang eines gummösen Geschwüres (unter mehreren) in Carcinom vollzog.

Am 5. März 1883 wurde in meine Klinik (ich befand mich damals noch in Innsbruck) ein 46 Jahre alter, schlecht genährter

1) Aphorismen über Krebs, Arch. f. klin. Chir. Bd. XXII, pag. 459.
2) Wiener Klinik, 1876, pag. 184.
3) l. c. pag. 576.

Mann, Schuster, aufgenommen, dessen Gesicht eine Reihe von schmerzhaften Geschwüren aufwies. Dieselben umlagerten sämmtlich eine äusserst derbe, zwischen der linken Wange und dem gleichseitigen Theile der knorpeligen Nase befindliche Narbe. An ihrem unteren Ende, in der linken Nasenflügelfurche, befand sich ein Geschwür, das bereits den äusseren (hinteren) Theil des Nasenflügels zerstört hatte; an strahligen, derben Ausläufern der Narbe sass links am Nasenrücken und an der Wange, unter dem Augenlide, je ein bohnengrosses und am linken inneren Augenwinkel ein doppelt so grosses Ulcus, dem schon die angrenzen den Theile der Lider zum Opfer gefallen waren (Fig. 29 [1]). Die Geschwüre hatten nur einen schmalen Infiltrationsrand, welcher, buchtig und scharf zugeschnitten, die theils speckig belegte und unebene, theils geröthete und mehr glatte Geschwürsbasis umsäumte und in dem der Narbe zugekehrten Theile sich verflachte. Die linke Nasenhälfte war besonders in ihrem knorpeligen Antheile geröthet und durch ein Infiltrat verbreitert, das stellenweise sich noch hart anfühlte, an anderen Stellen aber wieder weichere Vorwölbungen darbot, welche da und dort oberflächlich zerfallen und mit Borken bedeckt waren. Die knorpelige Nasenscheidewand wies eine fingerspitzengrosse, noch in Erweiterung begriffene Perforation auf. Oberhalb derselben obturirte ein mit der äusseren Wand zusammenhängendes, ziemlich hartes Infiltrat die linke Nasenhöhle fast vollständig. — Ausser einem frischen Belage an der hinteren Rachenwand fand man die rechte Pupille von alten Exsudatresten verlegt; ferner Narben und Pigmentirungen am Nacken, dem Schulterblatt und Rücken, sowie eine derbere Narbe im Sulcus retroglandaris an der Rückenfläche des Penis. Ueberdies bemerkte man Narben von Blutegelstichen und einen überhäuteten Zipfel an der Oberlippe, der von einer Schnittwunde herrührte. — Ueber das Vorleben des Patienten, dessen Ehe kinderlos geblieben, war nur zu eruiren, dass er vor 20 Jahren einen „Schanker" acquirirte, der ohne besonderes Hinzuthun heilte. Bald darauf stellte sich ein Ausschlag am Halse ein, der auf den Gebrauch einer Salbe sich besserte, und eine Entzündung des rechten Auges, die das Sehvermögen dauernd herabsetzte. Vor etwa 10 Jahren begann an der

1) Dem Umstande, dass ich zu jener Zeit charakteristische Bilder für die 1. Auflage meines Buches sammelte, habe ich die Anfertigung eines Photogrammes dieser Geschwüre zu danken.

linken Nasenflügelfurche ein Geschwürsprocess, der trotz therapeutischer Proceduren allmälig um sich griff und erst vor 4 Jahren zur Heilung gelangte. Im Juli 1882 brach die Narbe am Eingange der linken Nasenöffnung auf; auch am inneren linken Augenwinkel etablirte sich Geschwürsbildung; es wurden zwei kleine Tiegel grauer Salbe zum Theile auf die Geschwüre verbraucht, zum Theile am Körper verschmiert; Heilung blieb aus, der Schmerz nahm zu. — In meiner Klinik erhielt Patient in den ersten sieben Wochen 25 Grm. Jodkalium, das später wegen Jodismus ausgesetzt werden musste; dann inungirte er mit Unterbrechungen (wegen Salivation) 56 Grm. Unguentum hydrargyri und consumirte zum Theile während der Inunctionen noch 18 Grm. Jodkalium; die Infiltrate in der Nasenhöhle und am Nasenrücken und sämmtliche Geschwüre wurden mit Emplastrum cinereum bedeckt. Die Ulcerationen an der Wange, dem Nasenrücken und der Nasenscheidewand wurden nur ab und zu mit Lapis touchirt, die am Augenwinkel eine Zeitlang auch mit Sublimat-Collodium bestrichen und schliesslich mit Jodkalilösung verbunden. — Bei dieser Behandlung schritten sämmtliche Geschwüre und Infiltrate wohl langsam aber stetig einer Heilung, bezw. Resorption entgegen, und zwar unter Bildung von ziemlich derben Narben, von denen die am Augenwinkel das untere Augenlid nahezu eben spannte. Nur das Geschwür der Nasenflügelfurche breitete sich sowohl nach oben, als gegen den Boden der Nasenhöhle aus, ohne jedoch einen anderen Charakter dargeboten zu haben, als den eines in einer derben callösen Schwiele eingebetteten Ulcus gummosum; es wurde darum überdies auch mit Pyrogallussalbe verschorft. Am 20. Juli sah ich den Patienten das letzte Mal, bevor ich in die Ferien ging. Bei meiner Rückkehr am 22. August bot der Process ein vollkommen verändertes Aussehen dar und weckte sofort den Verdacht auf Flächenkrebs. Die linke Nasenhälfte erschien nämlich vom unteren Ende bis nahe an die Narbe des Augenwinkels von einem markstückgrossen Geschwüre (Fig. 30) occupirt, dessen rosenrother Grund zart granulirt war und sich ebenso wie der dasselbe lippenförmig umsäumende schmale Wulst hart infiltrirt anfühlte; das Geschwür, das in seinen unteren Abschnitten den Verlust eines grossen Theiles des Nasenflügels verschuldet hatte, erstreckte sich nicht in die Nasenhöhle und beruhte im Uebrigen nur auf einer oberflächlichen Infiltration. Die anderen Geschwüre blieben nicht nur verheilt, sondern es wurden auch die ursprünglich callösen Narben weicher und geschmeidiger; die Ränder der Perforation in der Nasenscheidewand waren überhäutet und das Infiltrat, das die Nasenhöhle obturirt hatte, war verschwunden.

Wegen der Seltenheit der Beobachtung und des hohen Interesses, welches die pathologisch-anatomische Untersuchung über die Entwickelung von Hautkrebs auf dem Boden eines gummösen Geschwüres bietet, sehe ich mich veranlasst, den histologischen Befund dieses Falles etwas näher zu schildern.

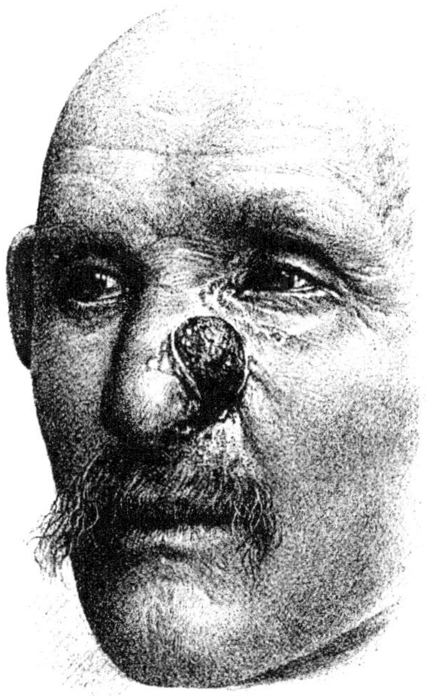

Fig. 30.
Carcinom aus einem gummösen Geschwüre (Fig. 29) hervorgegangen.

Schon die ersten Probeschnitte der auf der chirurgischen Klinik exstirpirten und mir überlassenen Geschwulst haben mich deutliche Carcinombilder innerhalb eines von kleinen Rundzellen reich infiltrirten faserigen Gewebes erkennen lassen. Ueber den Ausgangspunkt des Carcinoms und über das Verhältniss desselben zum Gumma wurde man in sehr instructiver Weise durch mikroskopische Präparate belehrt, die dem wallartig aufgeworfenen Rande und seiner nächsten Umgebung entnommen waren. In Fig. 31 findet man bei a die Epithelschichte noch ganz normal; von da gegen b hin verdickt sich dieselbe ungefähr um das Vierfache, ohne jedoch irgendwo eine Atypie aufzuweisen. Das gummöse Infiltrat dringt hier überall bis an die Papillenspitzen, und nur einzelne Rundzellen schieben sich zwischen den Epithelien vor; bei b jedoch durchbricht die Gummosität das epitheliale Lager und gelangt an die Oberfläche, zahlreiche Epithelnester in der Tiefe zurücklassend. Bei c nehmen bereits die epithelialen Wucherungen das vollendete Bild eines Carcinoms an.

In der Cutis ist der gummöse Charakter entsprechend der Partie a b (Fig. 31), wo das Stratum epitheliale nur grössere Mächtigkeit aufweist, vorherrschend; bei b scheint zwar das kleinzellige Infiltrat ein noch grösseres Uebergewicht erlangt zu haben, aber die ausser jeden Zusammenhang gerathenen Epithelhaufen in der Tiefe der infiltrirten Cutis bilden schon die unmittelbare Vorstufe des Carcinoms, das von c seinen Anfang nimmt und gegenüber dem Gumma in den Vordergrund tritt.

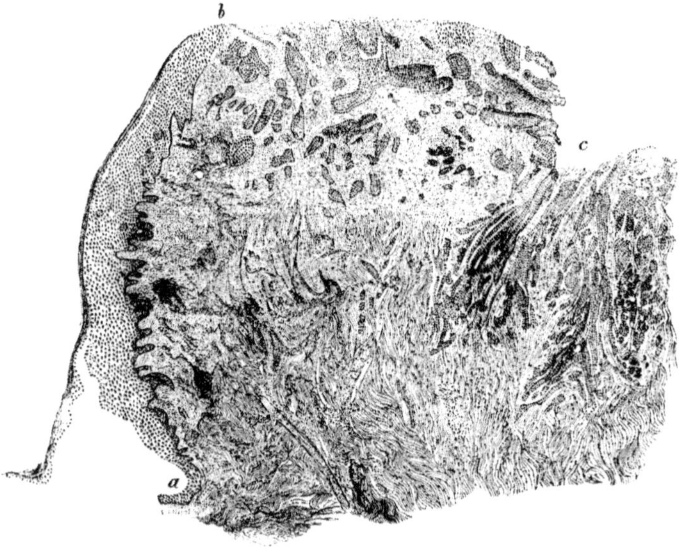

Fig. 31.
Schnitt durch den Wall des Geschwürsrandes; Vergrösserung beiläufig 20 linear.

Eine genauere Untersuchung der Cutis zeigte, dass die kleinzellige Wucherung vornehmlich von den Wänden der kleinsten Blutgefässe ausgieng und sich denselben entlang bis in die Papillen hinaufzog. Das kleinzellige Infiltrat gruppirte sich an einzelnen Stellen zu grösseren Herden, die gleichfalls in der Nähe von Blut- und Lymphgefässen am häufigsten angetroffen wurden (Fig. 32). Die jüngeren Herde waren zahlreich und repräsentirten sich als Zellenhaufen, die gegen die Mitte zu immer dichter wurden und darum auch dunkler erschienen; auch retrograde Vorgänge waren an ein-

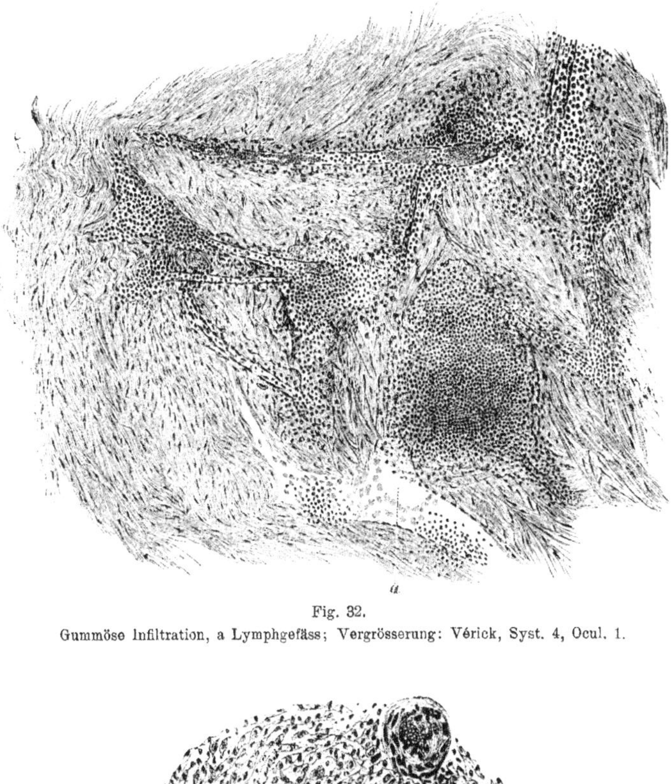

Fig. 32.
Gummöse Infiltration, a Lymphgefäss; Vergrösserung: Vérick, Syst. 4, Ocul. 1.

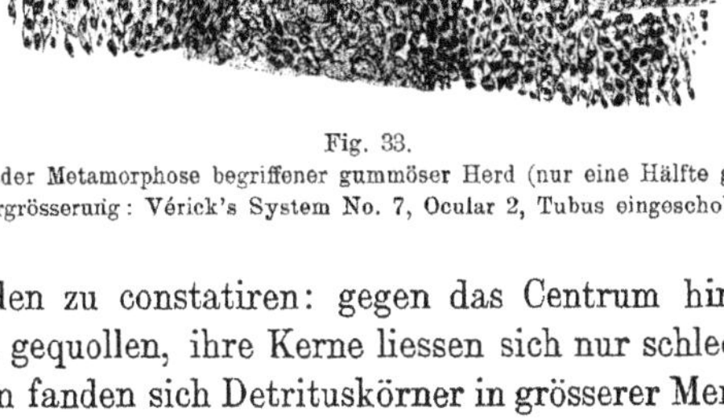

Fig. 33.
In retrograder Metamorphose begriffener gummöser Herd (nur eine Hälfte gezeichnet); Vergrösserung: Vérick's System No. 7, Ocular 2, Tubus eingeschoben.

zelnen Herden zu constatiren: gegen das Centrum hin waren die Zellen dann gequollen, ihre Kerne liessen sich nur schlecht tingiren, und daneben fanden sich Detrituskörner in grösserer Menge (Fig. 33).

Man sieht also, dass Gummositäten und Carcinomlager nebeneinander hergiengen, wobei bald dem einen, bald dem anderen pathologischen Producte die Prävalenz zukam; vollends zurückgedrängt erschien aber das gummöse Infiltrat nur selten, denn nahezu überall concurrirte kleinzellige Infiltration zwischen faseriger Intercellularsubstanz mit deutlichen Carcinombildern (Fig. 34). Krebswucherung gegen ein Bindegewebe, das keine Zellenneubildung aufwies, wurde nur selten wahrgenommen.

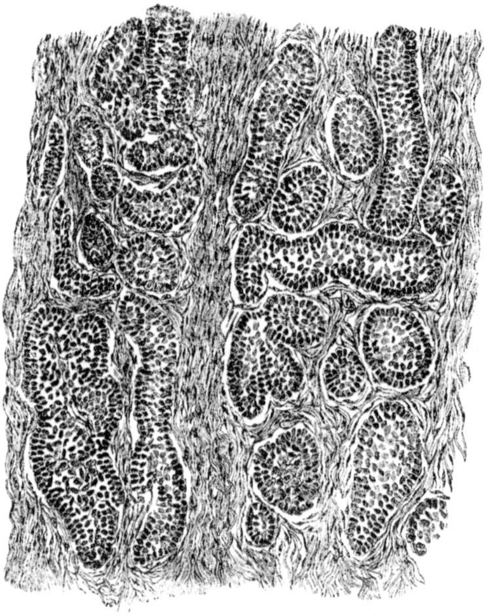

Fig. 34.
Carcinomherde innerhalb des Gumma (die kleinzellige Infiltration des Bindegewebes ist in der Zeichnung nicht genügend zum Ausdrucke gekommen). Vergrösserung: Vérick's System No. 4, Ocular 2, Tubus eingeschoben.

Ueber die Bedeutung einer solchen Coincidenz von Gumma und Krebs belehren die bisherigen klinischen Beobachtungen und die anatomischen Befunde dahin, dass Adjuvantia in einem ähnlichen Falle theilweise Rückbildung (des Gummaantheiles) erzielen lassen und dass Recidive nach etwaigen Operationen zwar auch von Seite der Syphilis, mehr aber noch von Seite des Carcinoms zu besorgen sind.

Neunzehnte Vorlesung.

Inhalt: Gummöses Hautsyphilid (Fortsetzung). — Zeit des Erscheinens: coincidirende Symptome. — Diagnose und Differentialdiagnose; papulöses und gummöses Syphilid; Ulcerationen nach Papeln. Pusteln, Sklerosen einerseits und Gummen anderseits; scrophulöse Infiltrate und Processe der Haut gegenüber von gummösen; Gumma und Lupus Willani; Syphilis combinirt mit Lupus, mit Tuberculosis verrucosa cutis und Scrophuloderma; Miliartuberculose der Haut; Lupus erythematodes; Carcinom.

Die Hautgummata, wie Gummata überhaupt, erscheinen wohl gewöhnlich in späteren Stadien der Lues, doch gelangen dieselben in manchen Fällen auch während des Bestandes eines Hautsyphilides mit irritativem Charakter zur Entwickelung; einzelne Syphilidologen gehen jedoch zu weit, wenn sie behaupten, dass Gummata neben nässenden Papeln an einem und demselben Individuum nicht vorkommen und sich demgemäss für berechtigt halten, ein „papulöses" Stadium von einem „gummösen" strenge zu trennen. Ich habe schon nach ersten Roseola-Eruptionen wohlcharakterisirte Gummata sich entwickeln sehen; auch Gummata neben nässenden Papeln kann man beobachten, sei es, dass die letzteren der Gummaproduction vorausgegangen oder nachgefolgt sind. Die hereditäre Syphilis lässt übrigens ein solches Zusammentreffen häufiger wahrnehmen. Doch ist es richtig, dass die Ausbildung des Gumma im Allgemeinen nur selten in die ersten Monate nach der Infection fällt; etwas häufiger sieht man dasselbe nach dem ersten halben Jahre; am allerhäufigsten jedoch ist sein Auftauchen an die ersten 5 Jahre der Syphilis geknüpft; nach dieser Zeit nimmt die Häufigkeit dieses Hautsyphilides wohl in etwas ab, doch liegen von mir und Anderen genug Beobachtungen vor, in denen das Hautgumma (wie das Gumma überhaupt) 20 und 30, ja noch 40 und 50 Jahre nach der Ansteckung zum Vorschein gekommen ist.

Hiermit übereinstimmend werden wir an Haut und Schleimhäuten neben dem Hautgumma frische irritative Syphilissymptome selbst nur selten, wohl aber die nach ihnen zurückgebliebenen Pigmentirungen und Narben wahrnehmen; ebenso sind Residuen von Sklerosen, entsprechend ihrem langen Bestande, manchmal noch sehr deutlich nachweisbar. Nicht ungewöhnlich ist das gleichzeitige Vorhandensein von gummösen Ablagerungen im Knochensystem, in der Mund-, Nasen-, Rachen- oder Kehlkopfhöhle, von syphilitischen Erkrankungen der Eingeweide, des Nervensystems u. s. w.; oder von Narben, ausgeheilten Perforationen und Defecten, zurückgebliebenen Lähmungen etc. nach abgelaufenen, mehr oder weniger schweren syphilitischen Processen. — Zahlreiche Lymphadenitiden bilden wohl auch einen häufigen Befund, doch sind dieselben entweder als selbstständige Erkrankungen oder als Ueberbleibsel der irritativen Periode aufzufassen; Lymphdrüsen, die bis dahin gesund geblieben, schwellen durch gummöse Infiltration in der Peripherie nur selten an, hingegen pflegt eine und die andere Lymphdrüsengeschwulst bei Rückfällen oft in empfindlicher Weise zuzunehmen. Auf gummöse Processe in den Lymphdrüsen werden wir später zu sprechen kommen.

Obzwar somit die gummösen Hautinfiltrationen schon an und für sich durch die Schwere des eigenen Processes sich zu ganz ernsten Erkrankungen gestalten können, wie schon Almenar[1]) wusste: „et qui nodos habent, qui gummi vulgariter appellantur, difficilius caeteris curantur", so eröffnen dieselben noch mehr durch event. Mitergriffensein von anderen Organen die traurigste Perspective; nichts desto weniger sind jedoch sehr oft günstige Ausgänge, wenn auch hie und da mit Zurücklassung von entstellenden Narben, lästigen Defecten und anderen bleibenden Störungen, unschwer zu erzielen.

Wenn auch das Erkennen des gummösen Hautsyphilides nach der gegebenen Schilderung mit besonderen Schwierigkeiten nicht verknüpft ist, so muss denn doch zugegeben werden, dass manches Mal eine Verwechselung mit anderen Krankheitsprocessen leicht unterlaufen kann; ja selbst die Unterscheidung des Hautgumma von anderen Syphilisproducten in der Haut ist nicht immer ohne Schwierigkeit.

Fassen wir zunächst das in kleinen Herden auftretende Hautgumma, das hochliegende Knotensyphilid, in's Auge, so werden die

[1]) De morbo Gall. libell., prognostica; — Al. Luisinus, l. c. T. I, pag. 362.

bläulich-rothen, schuppenden, scharfbegrenzten, linsengrossen Gummaerhebungen, wenn sie nicht zerfallen sind, von manchem papulösen Syphilide wohl schwer zu trennen sein: man muss dann darauf achten, dass eine gleichmässige, symmetrische Vertheilung wohl für Papeln spricht, dass diese aber auch, wenn sie als Recidiv erscheinen, ebenso unregelmässig zu Gruppen gehäuft und oft in Bogenform angeordnet sind, wie die hochliegenden Gummaknoten. Zwar nehmen bei dem papulösen Syphilide einzelne Efflorescenzen, die an feucht gehaltenen macerirten Stellen situirt sind, das wohlcharakterisirte Aussehen der nässenden Papeln an; beim Mangel einer solchen Localisation der Erkrankung, sowie dem Fehlen manches anderen Begleitsymptomes kann es trotzdem schwer werden, sich sofort für eine Spät- oder Frühform des pathologischen Productes zu entscheiden. Aber selbst in einem solchen Falle bringt weitere Beobachtung die erwünschte Aufklärung mit aller Sicherheit: Papeln werden, wenn es sich nicht um sehr herabgekommene Individuen handelt, höchst selten zerfallen und darum nur mit Zurücklassung von Pigmentirungen, möglicherweise auch kleiner Närbchen ausheilen; Hautgummata hingegen zerfallen mitunter auch bei Wohlgenährten nicht ungerne und hinterlassen vertiefte Narben oder narbenartig veränderte Stellen, selbst wenn Ulceration nicht eingetreten ist.

Sehr wichtig ist auch die Entscheidung, ob ein vorliegendes Geschwür aus einem Gumma, einer Pustel, einer Papel oder gar aus einer Initialsklerose hervorgegangen ist. — Verschwärende Papeln und Pustelsyphilide — hauptsächlich wohl Acne syphilitica und Varicella syphilitica — gehören früheren Stadien an, werden zumeist an schlecht ernährten Subjecten beobachtet und sind gewöhnlich in grosser Zahl über den Körper zerstreut; die aus Gummata entstandenen Geschwüre befallen auch wohlgenährte Kranke und werden häufig auch vereinzelt angetroffen. Bei dem aus einer Papel hervorgegangenen Geschwüre ist die Grösse desselben in der Regel durch den Umfang der Papel vorgezeichnet; bei dem Geschwüre, das nach einer Pustel zurückgeblieben, sehen wir dasselbe oft genug sich in der Weise peripher vergrössern, dass der infiltrirte, geröthete, scharf zugeschnittene, da und dort wie eingebissene Rand ebenfalls dem Zerfalle entgegengeht und einen Pustelwall ansetzt, welcher der weiteren peripherischen Ausbreitung des Geschwüres vorausgeht. In denjenigen Fällen, wo nur vereinzelte syphilitische Pusteln vorliegen, werden die Geschwüre als aus diesen hervorgegangen daran erkennbar, dass sie sich selten in die Tiefe, doch oft genug nach der Fläche ausbreiten, und das stets nach vorheriger Bildung eines Pustelwalles. Sieht man das Geschwür zu einer Zeit, wo Pustelbildung nicht mehr vorliegt, dann ist die Unterscheidung von einem oberflächlichen Ulcus gummosum schwer, oft unmöglich. — Ein Geschwür, das auf einer Initialsklerose aufsitzt, ist nur in der Mitte vertieft und wird gegen den Rand hin immer seichter; aber selbst, wenn die Ränder steil ansteigen und scharf zulaufen, werden die charakteristische Sklerosirung der Basis und der Peripherie und die selten fehlende Mitaffection der benachbarten Lymphdrüsen wichtige Erkennungszeichen abgeben; überdies sind Sklerosen meist singulär. — Gummöse Geschwüre erscheinen oft in einigen wenigen Exemplaren, sind von infiltrirten, scharf zugeschnittenen, manchmal unterminirten, bläulich-rothen aber nicht sehr derben Rändern umgeben und weisen mitunter serpiginösen Charakter auf; wenn Lymphdrüsenschwellungen in der Nachbarschaft vorkommen, so bestanden sie meist schon früher; durch Gummata werden dieselben nur selten veranlasst. Dass die begleitenden Symptome auch hier sehr in's Gewicht fallen, ist selbstverständlich.

Zu anderen Krankheitsprocessen übergehend, sind hier zunächst scrophulöse Infiltrate und Geschwüre der Haut (Scrophuloderma) in's Auge zu fassen, da auch diese einzeln oder mehrfach zur Beobachtung zu gelangen und, ähnlich wie Gummaverschwärungen, sehr lange Zeit zu bestehen pflegen. Hier wird nun die Beachtung folgender Momente vor Verwechselung schützen. Subcutane scrophulöse Infiltrate erweichen, selbst wenn sie sich ursprünglich ziemlich derb anfühlten, sehr bald und führen in der Regel zu sehr grossen Verdünnungen der überliegenden Cutis, so dass, wenn eiterige Schmelzung erfolgt, die Haut an einer oder an mehreren Stellen Lücken bekommt, durch welche der dünne Eiter abrinnt; die Sondenuntersuchung stellt dann ein Abgehobensein der verdünnten Decke von ihrer Unterlage in grossem Umfange fest. Selbst in denjenigen Fällen, wo mehrere Lücken ineinander fliessen und weite, runde oder schlitzförmige Oeffnungen entstehen, wird man die Haut in grösserer Ausdehnung unterminirt, verdünnt und flottirend antreffen. Geht der sich selbst überlassene Process der Ausheilung entgegen, so wird Anlöthung der verdünnten Haut an die Unterlage in den seltensten Fällen wahrgenommen. Die Hautränder rollen sich vielmehr sehr oft ein und kehren dem Geschwürsgrunde eine epithelbedeckte Fläche zu, wodurch die Farbe naturgemäss von verschieden gestalteten Hautwülstchen bedeckt oder umringt wird. Geschieht der Eiterdurchbruch in der Weise, dass die Haut über dem scrophulösen Geschwüre in Form einer Brücke stehen bleibt, so bildet sich nach Einrollung der freien Brückenränder und selbstständiger Ueberhäutung des Geschwürsgrundes eine Brückennarbe aus, unter welcher die Sonde frei passiren kann. Flottirt der verdünnte Hautrand eines scrophulösen Geschwüres in Form eines Zipfels und rollen sich da die freien Ränder ein, so bleiben, nach selbstständiger Ueberhäutung des Geschwüres, verschieden aussehende, vernarbte Spitzen, Pyramiden und Zipfel neben dem überhäuteten Geschwüre zurück — Zipfelnarben. Ausserdem werden die charakteristischen Lymphdrüsenschwellungen, sowie andere Zeichen einer torpiden oder asthenischen Scrophulose genügende Anhaltspunkte bieten, um die scrophulösen Geschwüre und Narben als solche zu erkennen.

Mehr noch wie mit dem scrophulösen Infiltrate kann in einzelnen Fällen die Aehnlichkeit des gummösen Hautsyphilides mit Lupus sich aufdrängen. Verschieden grosse, dunkelbläuliche, bläulich- oder braunrothe Knötchen, die theils zerfallen, theils, ohne Dazwischenkunft von Ulceration, die Haut gleich dem Lupus narbenartig verändern; vornehmliche Localisation im Gesichte, Defecte und entstellende Narben, die bei einem meist chronischen Verlaufe beiden Processen zukommen, lassen für den Ungeübten schwer das Richtige herausfinden. Die diagnostische Schwierigkeit pflegt sich in einzelnen Fällen so zu steigern, dass selbst gewiegte Praktiker zu einem Auskunftsmittel griffen, das immerhin nur als ein Zeichen ihrer Verlegenheit angesehen werden musste und das zur genaueren Distinction gewiss nicht beitrug. Dieses Auskunftsmittel beruhte darin, dass sie in so zweifelhaften Fällen sich der Bezeichnung „Lupus syphiliticus“ [1]) bedienten und sich dadurch nach beiden Seiten hin, sowohl gegen Lupus als auch gegen Syphilis, deckten. Wenn auch der Wahrheit gemäss zugestanden werden muss, dass einzelne Male in der That bedeutende Schwierigkeiten für die Erkennung des Leidens bestehen, so halte ich es doch für gerathener,

1) Siehe meinen Aufsatz: Lupus, Syphilis etc. Wiener med. Presse 1878, No. 6 und 8; Auspitz, ibid. No. 3 und 4; Kaposi, Wiener med. Woch. 1877.

die Diagnose so lange in suspenso zu lassen, bis die weitere Beobachtung Klarheit gebracht hat. Es dürfte dann wohl kaum ein Fall übrig bleiben, wo auch im weiteren Verlaufe die Natur des Leidens unerkannt bleiben würde. Im Allgemeinen jedoch werden folgende Anhaltspunkte ausreichen, um zwischen Lupus und Syphilis mit Sicherheit zu entscheiden.

Der lupöse Process beginnt gewöhnlich in der frühesten Kindheit (selten im Pubertätsalter, noch seltener in vorgerückten Jahren), beobachtet ausnahmslos einen äusserst langsamen Verlauf und occupirt in der überwiegenden Mehrzahl der Fälle die Haut in symmetrischer Weise. Die Infiltrate treten beim Lupus gewöhnlich nur in ganz kleinen Herden auf, die eher durch das Gesicht als durch das Getast wahrgenommen werden. Wenn auch manchmal nussgrosse oder auch grössere Infiltrate zu Stande kommen, so erreichen sie doch nie den Umfang von grossen Unterhautgummen; sie fühlen sich auch, wenige Ausnahmen abgerechnet, gleich anfangs weich an und zerfallen fast immer. Nach Ausheilung des Lupus bleiben entstellende, stringente, meist wulstige Narben zurück. Infiltrate und Narben lassen darum bei Lupus oft genug die scharfe Abgrenzung gegen die gesunde Umgebung, wie sie bei Hautgummen besteht, vermissen (Fig. 35). Sehr gewöhnlich wiederholen sich selbst bei fortschreitender Heilung die lupösen Infiltrate, so dass bereits narbig veränderte Partien neuerdings lupös erkranken; man wird also auch bei einem lupösen Individuum da Infiltration, dort Zerfall, hier Narbenbildung und dort wieder neue Infiltration in Narben wahrnehmen. Spontane Ausheilung des Lupus kommt zwar vor, ist aber im Ganzen nur selten; vielmehr zieht sich diese Krankheit, insbesondere wenn sie sich selbst überlassen bleibt, kleinere oder grössere Hautpartien occupirend, durch das ganze Leben des Patienten hindurch; ein Umschlagen des langsamen Zerstörungs-

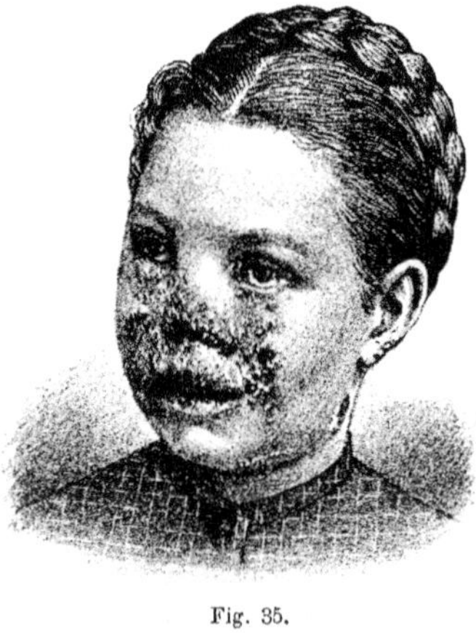

Fig. 35.
Lupus Willani.

processes in einen rapiden wird bei Lupus nur von dem Augenblicke an wahrgenommen, wo Carcinom hinzugetreten ist; Hebra Kaposi[1]), Volkmann[2]), J. Doutrelepont, ich[3]) und Andere haben mehrere solche Fälle gesehen. Der Lupus beginnt zu allermeist auf der Haut; benachbarte oder nicht zu weit entlegene Schleimhäute betheiligen sich an dem Krankheitsvorgange gewöhnlich erst in zweiter Linie; doch kommt auch selbstständiger Lupus der Mucosa vor. In seltenen Fällen wird ein Weiterschreiten des lupösen Processes selbst auf Muskeln, Knochen, Knorpel wahrgenommen, aber nur an denjenigen Stellen, wo diese Gebilde nicht tief unter der Haut liegen, so dass der Lupus sie ebenfalls infiltriren konnte — wenn dies auch erst nach Jahre langem Bestande zu geschehen pflegt.

Ganz anders ist es bei dem gummösen Syphilide der Haut; dieses erscheint, da es als der Ausdruck einer länger bestehenden syphilitischen Erkrankung anzusehen ist, gewöhnlich erst im vorgeschrittenen Alter; die scharfbegrenzten Infiltrate sind meist zu umfangreicheren Herden vereinigt; die Narben, theils dünn und glatt, theils wulstig, sind ebenfalls scharf umschrieben; ausgeheilte Partien nach completer Resorption, bezw. Ulceration des Infiltrates pflegen nicht, wie beim Lupus, neuerdings zu erkranken; nur nach äusserst lange andauernden Infiltrationszuständen nimmt man Tuberkulisirung, bezw. lupusähnliche Erkrankung, auf früher gummösem Boden wahr (siehe pag. 240). Der Verlauf des Syphilisprocesses ist, wenn auch in der Regel ein sehr langsamer, so doch den Lupus in den meisten Fällen weit überholender, und in Folge dessen wird bei dieser Erkrankung eine Consumtion der Gewebe sich schneller herausstellen, als beim Lupus. Einzelne Male wird ja, wie bereits erwähnt, bei dieser Erkrankung ein geradezu galoppirender Verlauf wahrgenommen. Fügen wir noch hinzu, dass dieses Syphilid in den meisten Fällen die Haut in asymmetrischer Weise ergreift, dass mit demselben auch anderweitige Zeichen von abgelaufenen oder noch floriden Syphilisformen vergesellschaftet sind und dass endlich das in Rede stehende Leiden auf eine antisyphilitische Behandlung hin sich sehr prompt reducirt, so haben wir auf die wichtigsten Merkmale, welche diese Krankheit von einer ähnlich aussehenden, lupösen unterscheiden lehren, aufmerksam gemacht.

1) Viertelj. f Dermatol. u. Syph. 1879.
2) Sammlung klin. Vorträge 1870, No. 13.
3) Viertelj. f. Dermatol. u. Syph. 1874 — und Wiener med. Wochenschr. 1879.

Es sei, da der Lupus am häufigsten die Haut des Gesichtes, in specie der Nase ergreift, noch darauf hingewiesen, dass bei dem in dieser Gegend auch nicht selten sich etablirenden Syphilide eine Perforation der knöchernen Nasenscheidewand, ja Verlust dieses Knochens und eines Theiles des Siebbeins, und in Folge dessen sattelförmiges Einsinken der äusseren Nase beobachtet zu werden pflegt, beim Lupus jedoch nicht. — Allgemein wird auch der Satz als Regel hingestellt, dass bei Lupus Perforationen nur der knorpeligen, während bei Syphilis Perforationen der knöchernen Nasenscheidewand vorkommen. Dem gegenüber muss ich betonen, dass ich Zerstörung des Septum cartilagineum für sich allein im Verlaufe der Syphilis ziemlich oft gesehen habe.

Werden die ausgeführten differential-diagnostischen Momente stets im Auge behalten, so wird die Schwierigkeit der Unterscheidung zwischen Lupus und einer in der Kindheit acquirirten oder gar hereditären Lues, obwohl im letzteren Falle symmetrische Localisation der Gummaablagerungen auch sehr gewöhnlich ist (Fig. 36), ebenfalls meist überwunden. Hutchinson hat überdies für die ererbte Syphilis noch manche charakteristisch sein sollende Veränderungen an den Zähnen, Augen u. s. w. angegeben, die aber nicht so selten auch ohne Syphilis angetroffen werden.

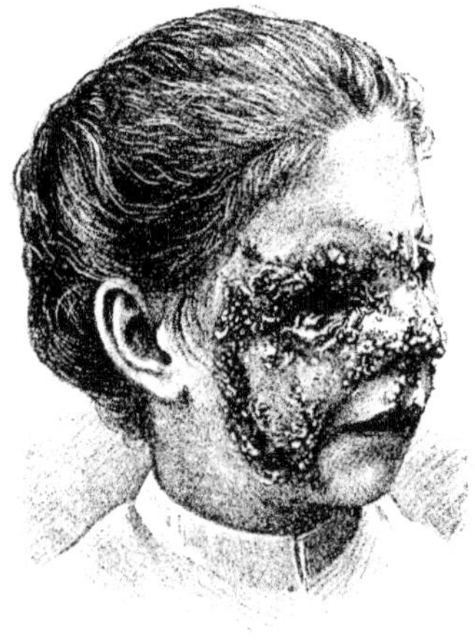

Fig. 36.
Hereditäre Syphilis. — Gummöse Geschwüre.

Nebenher muss ich darauf aufmerksam machen, dass Lupöse auch Syphilis acquiriren können; bei dieser Complication, welche ich bisher etliche Male beobachtet habe, findet man selbstverständlich beide Krankheitsprocesse nebeneinander ausgeprägt.

Noch vielgestaltiger wird das Bild, wenn die Syphilis ein Individuum befällt, welches von früher mit mancherlei anders gearteten chronischen Processen der Haut behaftet ist. So fand ich bei einem herabgekommenen, seit Jahren an Scrophulose leidenden

Manne, der Lues acquirirt hatte, syphilitische Papeln dicht neben Tuberculosis verrucosa cutis und Scrophuloderma (Fig. 37).

Gegenüber dem Lupus — einer chronischen Tuberculose der Haut (und der Schleimhaut) — stellt die acute (miliare) Tuberculose der Haut zwar eine ungleich seltenere Erkrankung dar, nichtsdestoweniger wollen wir die charakteristischen Merkmale derselben kurz hervorheben, weil sie von weniger Erfahrenen leicht für Lues gehalten werden könnte.

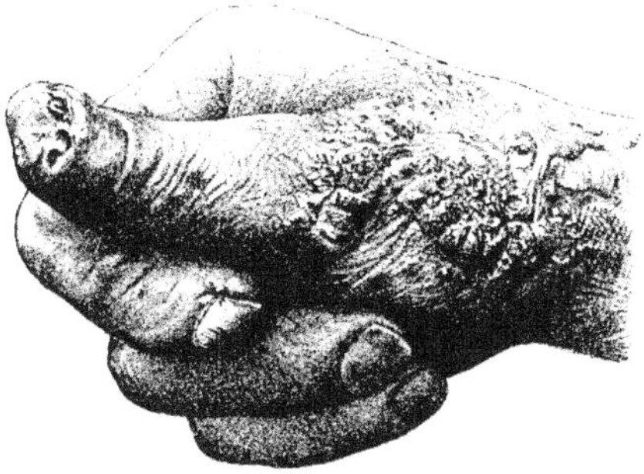

Fig. 37.
Syphilitische Papeln dicht neben Tuberculosis verrucosa cutis und Scrophuloderma.

Die miliare Tuberculose der Haut stellt stets einen acuten Process dar, der rasch zu Zerfall führt; man kommt darum kaum in die Lage, die ersten Anfänge zu studiren und steht regelmässig vor einer ausgebildeten Ulceration. Das Geschwür ist flach, der Grund blassroth oder gelblich, der Rand wie fein ausgenagt und mitunter miliäre weissliche Knötchen aufweisend, nach deren Herausfallen ebenso grosse Buchten zurückbleiben. Die Umgebung ist nicht besonders geröthet, erhebliche Infiltration fehlt gewöhnlich. Im Secrete, besonders aber in den Knötchen finden sich Tuberkelbacillen; mitunter jedoch misslingt dieser Nachweis. Die Schmerzhaftigkeit des tuberculösen Geschwürs ist manches Mal geradezu excessiv. Die Gesammtconstitution ist meist elend, weil sehr häufig nebenher auch Lungentuberculose besteht, welcher die Kranken bald erliegen. Bei milderem Verlaufe kann es wohl auch zur Uebernarbung im Centrum kommen; in der Peripherie schreitet jedoch die Tuberculose ungehindert vor.

Wir müssen aber noch darauf aufmerksam machen, dass die Tuberculose der Haut auch unter andern klinischen Bildern erscheinen kann. Manchmal führt der tuberculöse Process zu Infiltraten in der Subcutis, die erst später an die Oberfläche vorrücken, hier pilzförmig vorwuchern oder geschwürig zerfallen;

Knötchenbildung fehlt (Tuberculosis fungosa — G. Riehl[1]). Oder die Hauttuberculose nimmt die Form von (singulären oder multiplen) Geschwülsten an (J. Doutrelepont[2]), deren Charakter erst die mikroskopische Untersuchung klarlegt.

Die Unterscheidung zwischen gummösem Hautsyphilid und einem Lupus erythematodes ist für den Geübteren meist kein Gegenstand einer Frage; der weniger Erfahrene könnte jedoch leicht schwankend werden und einen Lupus erythematosus wegen der scharf begrenzten, oft scheiben- oder ringförmigen Infiltrate, nach deren Involution sehr häufig narbenartige Veränderungen an der Haut zurückbleiben, für ein Syphilid nehmen. Das lebhaftere Roth der Lupus erythematosus-Efflorescenzen, ihr Bedecktsein mit einem fettig sich anfühlenden Krüstchen, von dessen unterer Fläche ein dünner Zapfen sich gegen eine Talgdrüsenmündung fortsetzt, der gewöhnlich oberflächliche Sitz der Infiltration und das nahezu regelmässige Ausbleiben einer Ulceration bei diesem Processe werden, zusammengehalten mit dem Mangel anderer für Syphilis zu verwerthenden Zeichen, lauter wichtige Anhaltspunkte für die Diagnose bieten.

Ziemlich häufig kommt man in die schwierige Lage zwischen einem gummösen Syphilide der Haut und einem Flächenkrebse[3]) (Ulcus rodens) unterscheiden zu müssen, und zwar wird sich die Frage gerade dann zu einer verfänglichen gestalten, wenn neben dem gummösen Syphilide sonst kein Zeichen, das auf Syphilis hinweisen würde, besteht, wenn dasselbe ferner durch eine jahrelange Dauer, sowie durch Zerstörungen der ergriffenen Partien sich auszeichnet und darum an jene Formen des Flächenkrebses erinnert, die einige Aehnlichkeit mit diesem Syphilide darbieten. Folgende Momente dürften genügen, um einen Unterschied festzustellen. Das Flächencarcinom beginnt zumeist in Form einer pergamentartigen Umwandlung der Haut, und findet man letztere an der so veränderten Stelle gelblich oder blassbraun, vertieft und von einer

---

1) Wien. klin. Woch. 1894.

2) Beitrag zur Hauttuberculose, Arch. f. Dermatol. u. Syph. 1894, Bd. XXIX, pag. 211.

3) Siehe meinen Aufsatz „Ueber den flachen Hautkrebs und die ihn vortäuschenden Krankheitsprocesse", Wiener Klinik 1876 — und „Lupus, Syphilis und Flächenkrebs", Wiener med. Presse 1878.

linienbreiten, derben, das Niveau überragenden Leiste umringt. Die Leiste hat entweder dieselbe Farbe wie die umringte Fläche, oder sie ist röthlich, wenn die sie durchziehenden Gefässe ausgedehnt sind. Gar nicht selten verbirgt sich der Beginn des Hautkrebses unter dem Bilde einer Seborrhagie. — Die epithelialen Auflagerungen pflegen anfangs sehr innig aneinander zu haften, so dass längere Zeit hindurch keine Epithelabstossung beobachtet wird, tritt aber einmal Ablösung des Epithels ein, so erfolgt gleichzeitig Blosslegung der saftigeren unteren Zelllage, die sich dann nur in den seltensten Fällen mit einer bleibenden verhornten Epithelschicht bedeckt. Es wird somit auf diese Weise der erste Substanzverlust gesetzt, welcher eine sparsame, dünne, klebrige Flüssigkeit secernirt, die zu einem ephemeren Häutchen oder einem dünnen, gelben Börkchen eintrocknet. An dieser Stelle kommt es zu Zerfall und es tritt ein Geschwürchen zu Tage, dessen Grund in den meisten Fällen schön hellroth glänzend ist, wie eine granulirende Fläche, sich aber dabei derb anfühlt und immer von einem härtlichen Saume oder einem knotigen Walle, der mit der Zeit an Breite zuzunehmen pflegt, umgeben ist. Im weiteren Verlaufe des carcinomatösen Geschwüres lassen sich aus demselben oft reichliche Epithelpfröpfe ausdrücken. Manchmal wuchern die Krebselemente in die Höhe, ohne dass in gleichem Maasse auch Zerfall derselben eintreten würde; dadurch erreicht die Geschwürsbasis das Niveau der Hautoberfläche, ja überragt es sogar und erscheint dann in Form eines derb sich anfühlenden, hellroth aussehenden Ulcus elevatum. Obwohl

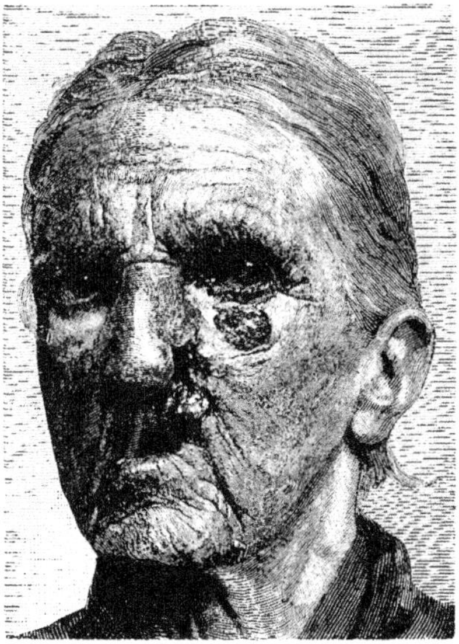

Fig. 38.
Carcinom der Oberlippe und des angrenzenden Nasenflügels und der Wange.

nun der Verlauf und das Wachsthum des Flächencarcinoms äusserst langsam sind, so pflegen Consumtionserscheinungen nichtsdestoweniger schon sehr früh beobachtet zu werden, indem die Haut an das Carcinom immer mehr herangezogen wird und in Folge dessen wie in weitreichenden, radiär gestellten Falten um das Neugebilde gelegt erscheint. Wenn also auch ein Fortschreiten der Erkrankung nach der Peripherie vorkommt, so wird die Consumtion der Haut doch noch in erheblicherem Grade dadurch bedingt, dass dieselbe von dem Carcinom zu diesem Behufe gleichsam aus der Umgebung attrahirt wird (Fig. 38). Daher rühren die oft bedeutenden Verziehungen von Mundwinkel, Lippe, Nasenflügel, Augenlid oder irgend einem anderen Theile zu einem entfernter liegenden Carcinom hin. Zudem reiht sich mit der Zeit carcinomatöse Infiltration der benachbartrn Lymphdrüsen an. — Wenn man also darauf Rücksicht nimmt, dass das gummöse Syphilid bei oberflächlichem Sitze zu einer glatten Narbe führt und, selbst wenn eine strahlige, wulstige Narbe zurückbleibt, wie bei tiefer greifenden gummösen Geschwüren, dieselbe nur bei sehr grosser Ausdehnung weiter reichende Verziehungen veranlasst, so wird man, zusammengehalten mit etwaigen anderen Erscheinungen der Syphilis, diese nur höchst selten mit Carcinom verwechseln. — Indessen ist nicht zu übersehen, dass beide Krankheiten sehr wohl zufällig nebeneinander bestehen können, ja dass selbst Uebergänge von Gumma in Carcinom beobachtet worden sind (pag. 241 ff.).

Zwanzigste Vorlesung.

INHALT: Gummöses Hautsyphilid. — Diagnose und Differentialdiagnose (Fortsetzung). — Rhinosklerosen oder Syphilis? — Dermatomycosis sycotica. — Erfrierung.

Mastitis syphilitica simplex et gummosa — Tuberculose der Mamma.

Erkrankungen der Haare und Nägel.

Bei der Differentialdiagnose zwischen den Hautsyphiliden und anderen sie vortäuschenden Processen ist bezüglich der letzteren nur auf die häufiger vorkommenden Rücksicht genommen worden. Die Möglichkeit einer Verwechselung von Atherom, multiplen Lipom, Neurom, Cysticercus cellulosae (Georg Lewin[1]), Sarcom, Aktinomykosis mit Hautgummen sei hier nur berührt, und ebenso möge beachtet werden, dass seltene Male auch Rotz und Lepra für Syphilis imponiren könnten. — Es lässt sich aber nicht leugnen, dass überdies noch manch' andere Krankheitsformen, die sonst leicht zu erkennen sind, mitunter durch besondere Umstände ihren Charakter so sehr verändern, dass über ihre Natur Zweifel aufsteigen können. Dem weniger Erfahrenen drängt sich dann unwillkürlich der bekannte Satz auf: in dubiis suspice luem, und lenkt seinen Verdacht auf Syphilis. Nach der Richtung kann das Detail unmöglich in Vorlesungen erschöpft werden, dazu bietet nur das klinische Studium Gelegenheit. Das Gesagte möge an zwei solchen Fällen seine Illustration finden.

Das Rhinosklerom wird gewöhnlich leicht zu erkennen sein an seinen starren, scharf begrenzten, verunstaltenden Infiltraten, die von der Nase aus an der Haut sowohl (Oberlippe, Wange u. s. w.), als an der Schleimhaut (Gaumen, Rachen, Kehl-

---

[1]) Siehe dessen eingehenden Aufsatz: Ueb. Cysticerc. cellul. Arch. f. Dermat. u. Syph. 1894.

kopf) nur nachbarliche Partien, selten auch den Knochen erfassen (in einem Falle sah ich das Sklerom die Orbita ausfüllen), die ferner, sich selbst überlassen, nur ausnahmsweise zu tieferen Substanzverlusten, wohl aber nach Jahren zu Destructionen, bedingt durch narbenartige Atrophie, führen; wenn aber zu dem Krankheitsprocesse andere Störungen hinzutreten, wie z. B. wiederholte, aber doch nicht ausreichende Cauterisationen, so könnten Substanzverluste in dem stark infiltrirten Nasenflügel zu Stande kommen, die ganz geeignet wären, im ersten Momente irre zu leiten (Fig. 39).

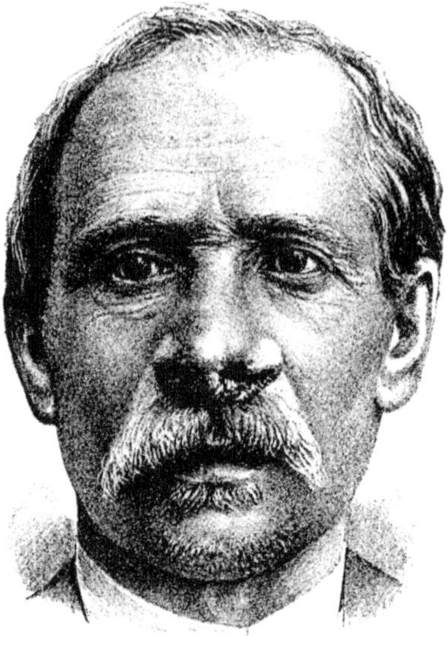

Fig. 39.
Rhinosklerom, durch Cauterisation theilweise zerstört.

Andererseits wieder könnte gummöse Infiltration der Nasenöffnungen das Bild eines Rhinoskleroms imitiren (Fig. 40); zum Glück bringt, ausser der Beachtung der früher erwähnten Momente, der Erfolg einer zweckmässig eingeleiteten antiluetischen Behandlung sehr bald die gewünschte Entscheidung.

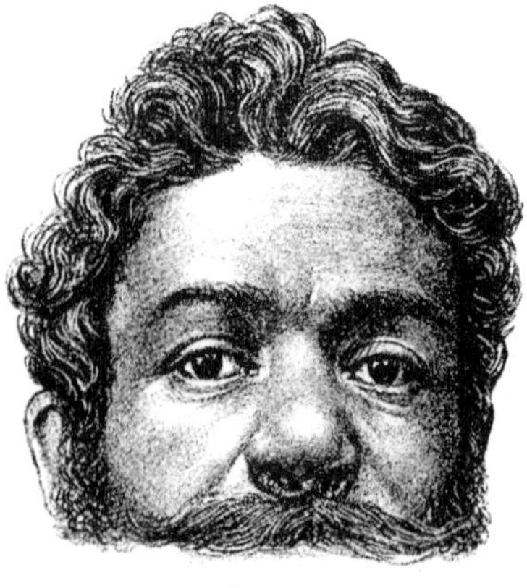

Fig. 40.
Gummöse Infiltrate der Umrandung der Nasenöffnungen (Rhinosklerom vortäuschend).

Die Dermatomycosis circinata (trichophytina) ist manchmal, wie bereits angeführt (pag. 206), einem Hautsyphilide sehr ähnlich; liegt jedoch die Pilzaffection in Gestalt einer Dermatomycosis sycotica vor, so besteht für den Mindergeübten die Gefahr, die Erkrankung für ein Syphilisproduct, speciell für ein Gumma anzusehen. In dessen ist eine Verwechslung sehr leicht zu vermeiden. Die parasitäre Sycosis wird gewöhnlich im Gesicht, aber auch am Kopfe beobachtet (in letzterem Falle als Kerion Celsi bezeichnet) und führt zu scharf umschriebenen, erbsen- bis thalergrossen, einige millimeter- bis centimeterhohen, teigigweichen Geschwülsten, aus welchen da und dort leicht ausziehbare Haarstoppeln hervorragen (Fig. 41). Nach Ausfallen der Haare oder nach Entfernung derselben bleiben nadelspitzgrosse Lücken zurück, bei welchen oft genug auf Druck

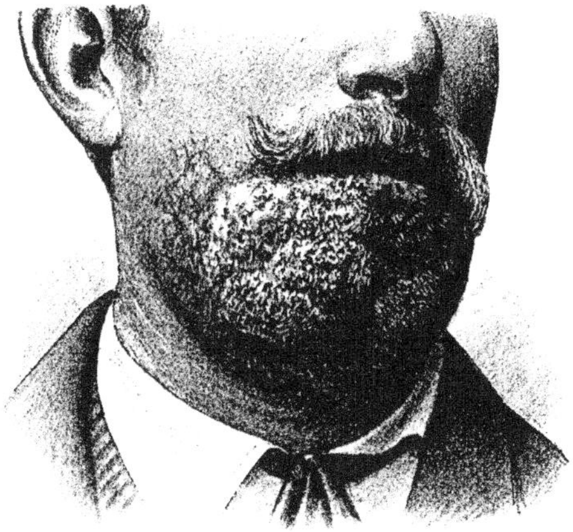

Fig. 41.
Dermatomycosis sycotica.

Eitertropfen zum Vorschein kommen. In den Haaren lassen sich, falls die Eiterung den Pilz nicht abgetödtet — was nicht ungerne zu geschehen pflegt, die charakteristischen Pilzelemente des Trichophyton nachweisen. Manchmal findet man an andern Stellen des Körpers deutlich entwickelte Scheiben und Ringe von Dermatomycosis circinata (tonsurans) vor.

Mancherlei Zufälle können dazu führen, auch anderen Erkrankungen, die sonst nicht leicht mit Syphilis zu verwechseln sind, ein luetisches Gepräge aufzudrücken. So sah ich einmal einen Geschwürsprocess an der Nase, der beim ersten Anblick nur an Syphilis denken liess. Durch die objective Untersuchung wurde jedoch alsbald festgestellt, dass die vorhandene bläulichrothe Farbe und das teigig weiche Oedem der entzündlichen Umgebung von einer Erfrierung herrühren musste, welche in Folge ungeeigneter Therapien zu Geschwüren führte, deren Umgebung im Zustande entzündlicher Reizung sich befand und übermässige Talgabsonderung aufwies; einzelne der Geschwüre nahmen sogar dadurch, dass sie an der Basis und am Rande mit kleinen, papillären Wucherungen besetzt waren, ein bedrohliches Aussehen an, so dass man durch die Framboesiebildung ebenso an Syphilis, wie an Carcinom erinnert wurde (Fig. 42). Eine einfache, mässig antiphlogistische Behandlung führte hier zur Heilung.

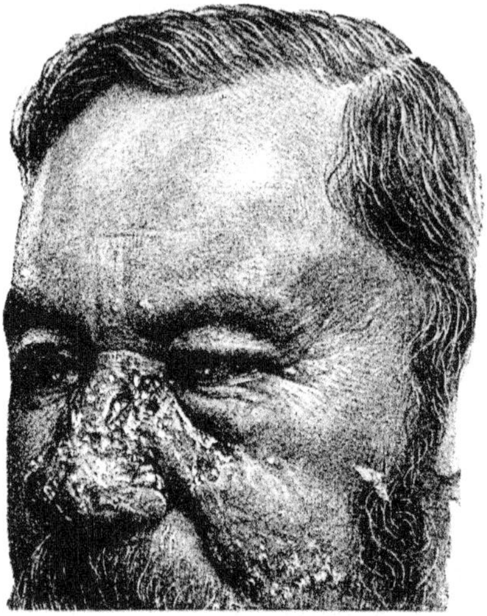

Fig. 42.
Nach einer Erfrierung entstandene und maltraitirte Geschwüre.

*

* *

Mastitis syphilitica simplex et gummosa.

Insoferne als die Brustdrüse im, bezw. unter dem Panniculus adiposus ihren Sitz hat, und Erkrankungen derselben, die im Verlaufe der Syphilis sowohl bei männlichen wie bei weiblichen Individuen angetroffen werden können, sich am leichtesten während der Untersuchung der Haut und des subcutanen Gewebes feststellen lassen, wollen wir die syphilitischen Affectionen dieses Organes gleichfalls hier erörtern.

In der grossen Mehrzahl der Lehrbücher begnügte man sich damit, der von uns bereits berührten syphilitischen Initialmanifestationen oder der Papeln an der Brustwarze zu erwähnen, ohne im Uebrigen der Erkrankungen der eigentlichen Brustdrüse zu gedenken; oder es wurden sogar direct, ausser Sklerosen und Papeln an der Mamilla, anderweitige Alterationen der Mamma in Abrede gestellt, trotz der von Ambrosoli im Jahre 1864 veröffentlichten drei Fälle von Brustdrüsenanschwellungen (bei einem Mann und zwei Mädchen), die durch Jodkalium geheilt wurden. Nun unterliegt es aber gar keinem Zweifel, dass die Brustdrüse in Folge von Syphilis erkranken kann; Lancereaux[1]) gebührt das Verdienst, auf die Brustdrüsensyphilis neuerdings aufmerksam gemacht zu haben.

Sauvages[2]) erzählt: Ein Mädchen von 30 Jahren hatte an beiden Brüsten je eine hühnereigrosse, feste, höckerige Geschwulst, von lancinirenden Schmerzen begleitet, welche gegen die Achselhöhle längs einer Reihe gleichmässig harter, höckeriger Drüsen ausstrahlten. Patientin klagte über Verschwärungen des Mundes und der Vagina, die von einer vor 10 Jahren erworbenen Syphilis herrührten. Eine entsprechende innere Behandlung machte die schmerzhaften Geschwülste und die übrigen syphilitischen Erscheinungen für immer verschwinden.

Maisonneuve[3]) hält die syphilitischen Affectionen der weiblichen Brust für gar nicht selten; eine gute Zahl von Krebsen, die als durch Jodpräparate geheilt angeführt erscheinen, rechnet er hierher. Auch Lancereaux ist dieser Ansicht, obgleich er zugibt, dass auch von Gummata verschiedene Geschwülste auf Anwendung von Jodpräparaten weichen mögen.

In Fällen, wo andere auf Syphilis hinweisende Symptome bestehen, wird es immerhin nicht schwer sein, die wahre Natur einer vorliegenden Brustdrüsenerkrankung festzustellen; dahin gehört der bereits mitgetheilte Fall von Sauvages, sowie der folgende von Icard: Eine 50 Jahre alte Frau, die vor 10 Jahren Syphilis acquirirt hatte und nebst anderen syphilitischen Zeichen viele Narben in der Haut aufwies, hatte an einer Brustdrüse unten aussen eine harte, höckerige, auf Druck sehr schmerzhafte Geschwulst mit einem erweichten, fluctuirenden Punkte und drei mandelgrosse Lymphdrüsen in der Achselhöhle. Auf eine antisyphilitische Behandlung kräftigte sich die Kranke und es trat Heilung ein.

---

1) Traité historique et pratique de la Syphilis, Paris 1873, pag. 186 u. ff.
2) Nosologie méthodique, T. IV, pag. 344.
3) Leçons cliniques sur les maladies cancreuses, Paris 1854.

Auch in einem Falle von W. Boeck[1]), der syphilitische Geschwülste in der Mamma 2 Mal gesehen hat, konnte über das Wesen der Erkrankung kein Zweifel obwalten. Es handelte sich um „eine ältere Frau, die 1 Jahr vorher an einer Geschwulst an der Maxilla superior gelitten hatte, welche man als maligne angesehen und exstirpirt hatte. Als sie wieder in Behandlung kam, waren ausser der Geschwulst in der Mamma Gummata der Extremitaten vorhanden. Die Diagnose wurde somit leicht und Alles verschwand auf Jodkalium."

Cheever[2]) behandelte einen Mann, der neben anderen Gummata eine harte, knotige Anschwellung hinter der linken Brust hatte, mit grossen Dosen Jodkalium und erzielte nach 3 Wochen Schwinden der Geschwulst unter der Mamma.

Schwieriger ist das Erkennen einer Mammaerkrankung als einer syphilitischen, wenn gleichzeitig keine anderen Syphilissymptome bestehen; oder, wenn nach solchen nicht gesucht wird, weil die Brustdrüsenaffection einen Skirrhus vortäuscht. Nach Richet[3]) weisen nämlich die unter der syphilitischen Diathese sich entwickelnden Geschwülste der Brust in der That alle Charaktere eines Skirrhus auf. Er war selbst daran, in einem solchen Falle die Exstirpation der Brust vorzunehmen, als ihn die Auffindung einer zweiten nicht unähnlichen Geschwulst an der Wade nachdenklich machte; das gleichzeitige Verschwinden beider Geschwülste unter einer geeigneten Behandlung öffnete ihm die Augen.

Fügen wir noch hinzu, dass Verneuil[4]) der anatomischen Gesellschaft pathologische Präparate von einem Manne demonstrirte, der multiple Gummata hatte neben einer von Verneuil für Gumma gehaltenen Geschwulst der Brustdrüse, sowie einen von Hennig[5]) mitgetheilten Befund von Gumma in beiden Brüsten bei einer zur Section gelangten 55jährigen Frau, die „wegen syphilitischer Knochengeschwüre am Knie 4 Jahre zu Bett gelegen hat", und eine Mittheilung desselben Autors[6]) von „Lues beider Mammae bei einem neugeborenen Knaben, der kurz nach der zu früh er-

---

[1]) Erfahrungen über Syphilis, pag. 165.

[2]) Boston med. and surg. Journ. Vol. C., pag. 384, 1879; — Viertelj. f. Dermatol. u. Syph. 1879, pag. 648

[3]) Traité d'anatomie chirurgicale, 1. Édit., 1857, pag. 513.

[4]) Bulletin de la Société anatomique, 30. Année, pag. 96.

[5]) Arch. f. Gynäkol. 1871, pag. 350.

[6]) Tagblatt d. 45. Vers. deutscher Naturf. u. Aerzte, Leipzig 1872, pag. 201.

folgten Geburt starb und Schwellungen und Milchgehalt beider Mammae zeigte", dann ist die Existenz dieser Brustdrüsenkrankheit genügend erwiesen.

Ich selbst habe die syphilitische Mastitis zuerst im Jahre 1879 beobachtet[1]. — Eine 39 Jahre alte Frau, die bis vor 4 Jahren nichts Auffälliges an sich bemerkt hatte, fing seit jener Zeit zu kränkeln an. Zuerst stellten sich Kopfschmerzen ein, die einen ganzen Winter hindurch anhielten; bald darauf bildeten sich am Nacken eiternde und borkige Stellen, die nur wenig Tendenz zur Heilung zeigten. Während eine ähnliche Verschwärung an der Oberlippe nach 2 Monaten auf Touchirungen mit Lapis zuheilte, währte der verheimlichte Ausschlag am Nacken ein volles Jahr. Vor 2 Jahren erkrankte die linke Nackenhälfte, wo sich noch grössere und tiefere Geschwüre ausbildeten; Heilung ohne Therapie im Sommer 1878. Anfangs November 1878 stellten sich Halsschmerzen ein, die auf Leberthran sich besserten. Acht Tage vor ihrem Eintritte in meine Klinik klagte Patientin über Magenschmerzen, die bald nachliessen. Einige Tage darauf wurde die rechte Brustdrüse schmerzhaft. — Bei der Untersuchung der schlecht genährten und verwahrlosten Patientin fand man die linke Brustdrüse schlaff und welk, die rechte prall gespannt, vergrössert und von einer mässig gerötheten Haut bedeckt. Durch Befühlen, das bedeutende Schmerzen verursachte, gewahrte man in der Drüsensubstanz der kranken Seite eine eigrosse Schwellung, die bis gegen die Peripherie hin mit den zu Erbsengrösse und darüber verdickten Acinis zusammenhing. Die linke Parotisgegend unbedeutend geschwollen — was von der Patientin bisher ganz unbemerkt blieb. Am weichen Gaumen und an der hinteren Rachenwand verschieden grosse Narben erkennbar, der linke Arcus palato-glossus infiltrirt, geröthet und gewulstet; links von der Uvula war ein Geschwürchen sichtbar. Der Kehldeckel wies links einen übernarbten Defect auf. In der Nackengegend theils pigmentlose, theils noch pigmentirte zarte Narben in grosser Ausdehnung. — Während die Schmerzen in der Brustdrüse bei uns auf Einreibungen mit Ung. cin., dem Extr. Bellad. zugesetzt war, bald nachliessen, wurde die linke Parotis schmerzhaft und schwoll an unter einem mässigen, bis 38,6° C. hinanreichenden Fieber, das 3 Tage anhielt. — Inunctionen von 2 Grm. Ung. cin. jeden 2. Tag; dieselbe Salbe wurde ausserdem noch über der

[1] Ueber Mastitis und Parotitis syph., Wien. med. Wochenschr. 1880, No. 9.

Parotisgeschwulst eingerieben. Nach einigen Tagen erweichte eine Stelle der Parotisgeschwulst. Auf eine Incision kam Eiter zum Vorschein. In der nächsten Woche floss nur noch klebriges Serum aus; die nunmehr (bis zum Schlusse der Behandlung) mit Jodtinctur bepinselte Parotisgeschwulst war noch so bedeutend, dass der Mund nur sehr wenig geöffnet und der weiche Gaumen daher local nicht behandelt werden konnte. Erst in der 3. Krankheitswoche trat merkliche Verkleinerung der Parotisgeschwulst ein und ermöglichte die Anwendung der Nasenrachendouche. Nach weiteren 2 Wochen, bis zu welcher Zeit die locale Anwendung der grauen Salbe unausgesetzt beibehalten wurde, war in der Brustdrüse gar kein Infiltrat mehr nachweisbar, und auch die Geschwulst der Parotis schien nahezu ganz geschwunden. Nach einem Vierteljahre wurde die Kranke auf ihr dringendes Verlangen noch mit einem Infiltrate am linken Gaumenbogen entlassen, nachdem sie von der Mastitis, Parotitis und dem Geschwürchen neben der Uvula geheilt worden war und im Ganzen 48 Grm. Ung. cin. eingerieben und innerlich 7 Grm. Jodkalium genommen hatte.

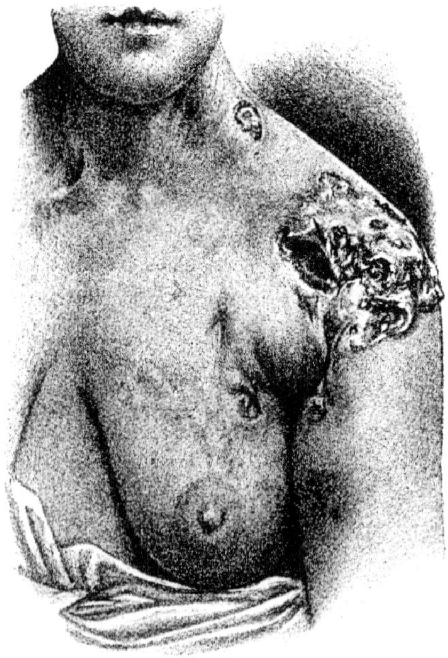

Fig. 43.
Gegen die Haut vorgedrungene serpiginös-ulceröse Gummata des Cucullaris, Deltoides und Pectoralis sowie der Mamma.

Seit jener Zeit habe ich syphilitische Mastitis wiederholt wahrgenommen. Führt dieselbe zu Durchbruch in der Haut und finden sich auch sonst Zeichen von Lues vor (Fig. 43), so wird die syphilitische Natur der Brustdrüsenaffection wohl nicht übersehen werden. Um im Allgemeinen den Typus zu markiren, führe ich aus meiner Beobachtungsreihe nur folgende Fälle an. Ein 18 Jahre alter Schreiber zeigte 10 Wochen nach Manifestation einer Sklerose (die auf meiner

Klinik local behandelt worden war) ein spärliches, jedoch deutlich entwickeltes maculöses Syphilid; die linke Brustdrüse, etwas mehr vorgewölbt als die rechte, liess ein scharf begrenztes, etwa vierkreuzerstückgrosses, mässig hartes, lappig-körniges Infiltrat nachweisen, über welchem die Haut unverändert war: bei Druck auf die vergrösserte Drüse entleerte sich ein Tropfen klarer, glasiger Flüssigkeit. Patient bemerkte die Geschwulst seit 2—3 Wochen und empfand auf Druck geringen Schmerz.

Ein 32 Jahre alter Ambulant meiner Klinik, der mit 19 Jahren wegen frisch acquirirter Syphilis im Krankenhause mit Einreibungen behandelt und nach 13 Wochen als geheilt entlassen wurde, fühlte sich immer gesund, bis vor einem halben Jahre an seiner linken Brustdrüse eine kleine, auf Druck schmerzhafte Geschwulst auftrat, die sich im Verlauf merklich vergrösserte, während die Schmerzen sich allmälig verloren. Der mässig genährte Mann — ein Potator — zeigte an der allgemeinen Decke des Stammes linsen- bis kreuzergrosse Efflorescenzen, die theils vereinzelt, theils mehr in Gruppen beisammen standen und namentlich an der Streckseite der oberen und unteren Extremitäten placirt waren; die Haut daselbst wenig infiltrirt und wenig über das Niveau erhaben, nicht lebhaft geröthet und mit spärlichen schmutzigweissen Schuppen bedeckt. Die linke Brust zeigte sich merklich vorgewölbt, die Brustwarze stand höher als rechts; beim Zufühlen erschien unter den Fingern eine ziemlich derbe, abgeplattete, scharf begrenzte rundliche, etwa hühnereigrosse Geschwulst, die sich von den unterliegenden Gebilden abheben liess und höckerige, wahrscheinlich den vergrösserten Drüsenläppchen entsprechende Umrandung aufwies; die Haut darüber faltbar, nur die Warze selbst nicht mehr von der unterliegenden Geschwulst abhebbar. Die Lebergegend war vorgewölbt, die Leber selbst enorm vergrössert, hart. Die wegen Vergrösserung der Leber eingeleitete antisyphilitische Behandlung hat nicht nur Verkleinerung dieses Organes, sondern auch Rückbildung des Hautsyphilides und der Brustdrüsengeschwulst bewirkt, die überdies mit Emplastrum cinereum bedeckt worden war.

Bei einem 30 Jahre alten Zimmermann habe ich ein erbsengrosses, gekörntes, leicht verschiebliches Infiltrat am Warzenhofe sich entwickeln sehen, das unter Schmerzen sich allmälig vergrösserte und schliesslich auch zur Fixirung der Brustwarze führte.

Der Mann war schon ein Vierteljahr nach der Infection von einem hartnäckigen gummösen Syphilide befallen worden.

Die immerhin seltene syphilitische Erkrankung der Brustdrüse mag manchmal übersehen, andere Male wieder, wenn auch nicht so oft wie Maisonneuve glaubt, verkannt und den Carcinomen zugezählt worden sein; man erinnere sich nur an die Leberbefunde, die von Oppolzer und Bochdalek[1]) für geheilte Krebse gehalten worden waren, bis Dittrich zum Theil aus denselben Präparaten die syphilitische Natur des Processes demonstrirte. Es ist darum nicht unwahrscheinlich, dass manche „cicatrisirende, atrophirende Carcinome", die so milde zu verlaufen pflegen, dass sie oft nur am Obductionstische zur Beobachtung gelangen, also nicht einmal Gegenstand ärztlicher Behandlung geworden sind, und die von Manchen sogar nur zu den chronischen Entzündungen gezählt werden, in einer syphilitischen Diathese begründet sein mögen. Die Wahrscheinlichkeit für diese Annahme rückt noch näher, wenn man sich an Richet's bereits erwähnte Erfahrung erinnert und ferner im Auge behält, dass nach den vorliegenden Beobachtungen die Syphilis der Brustdrüse bald als Gumma, bald als interstitielle Induration auftreten kann. — Noch vor nicht gar langer Zeit ist eine Mastitis gummosa für ein Carcinom angesehen und operirt worden[2]).

Nun beginnt sich die Aufmerksamkeit auch von Anderen (M. v. Zeissl[3]) der Mastitis syphilitica zuzuwenden.

In den letzten Jahren wurde man auch auf Tuberculose der Mamma aufmerksam. Da die Affection gewöhnlich von der Haut ausgeht und erst später auf die Drüse übergreift, hat man auf die p. 257 geschilderten Characteristica der tuberculösen Geschwüre zu achten, um einer Verwechselung mit Brustdrüsensyphilis zu entgehen.

---

1) Prager Viertelj. 1845.

2) Charles C. J. Gay, New-York med. Record 1883; — Centralbl. f. Gynäkol. 1884, pag. 109.

3) Ueb. d. Erkrank. d. Brustdrüse in Folge v. Syph., Allg. Wien. med. Zeit. 1885, pag. 73 ff.

* * *

Erkrankungen der Haare und Nägel.

Im Verlaufe der Syphilis kommen entweder als Theilerscheinung der allgemeinen Ernährungsstörung, oder als Ausdruck eines Localprocesses verschiedene Erkrankungen der Haare zu Stande.

Schon sehr früh, bald nach dem Auftauchen der ersten constitutionellen Symptome und auch in späteren Stadien der Lues kann man oft genug beobachten, dass das Haar trocken und glanzlos und in seiner Wurzel gelockert wird, wodurch entweder nur an kleineren Stellen oder über den ganzen Kopf ein Ausfallen der Haare — Defluvium capillorum — sich bemerkbar macht, zumeist derart, dass die Haare nur schütterer vertheilt erscheinen. Seltene Male aber steigert sich die Lichtung bis zur vollständigen Kahlheit — Alopecie —, von der gewöhnlich wohl nur der Kopf, ab und zu jedoch auch Augenbrauen, Lider, Achselhöhle, Pubes, kurz alle Partien, die sonst eines Haarschmuckes sich erfreuen, betroffen werden; „. . . . . et quod mirum omnibus visum est, capillorum et reliquorum pilorum casus homines fere ridiculos facit, aliis sine barba, aliis sine superciliis aliis glabro capite in conspectu venientibus . . ." (Fracastori[1]). Der so geartete Haarverlust, der zumeist mit irgend einem Hautsyphilid einhergeht, pflegt oft das letztere zu überdauern und lange Zeit als alleiniges Symptom fortzubestehen; dabei ist in der Regel an der behaarten Kopfhaut eine auffälligere krankhafte Veränderung nicht wahrzunehmen, insbesondere keine Desquamation, keine Röthung und Entzündung. In den meisten Fällen sistirt endlich nach Wochen oder Monaten das Defluvium und es spriessen wieder neue Haare hervor, die freilich die ursprüngliche Ueppigkeit nicht immer erreichen; nur selten etablirt sich die Kahlheit zu einer dauernden. — Es ist nicht unwahrscheinlich, dass bei der Alopecie trophoneurotische Störungen, sei es nun syphilotoxischer (pag. 99) oder anderer Natur, mitspielen.

Ausser dieser Alopecie wird bei Syphilitischen auch noch eine solche mit Desquamation und sogen. Seborrhoea sicca gepaart angetroffen, von der es jedoch schwer hält, für Lues charakteristische Zeichen hervorzuheben.

Der im Gefolge von syphilitischen Efflorescenzen, als Flecken, Papeln, Pusteln und Gummata an behaarten Theilen, insbesondere

---

1) De Syphilide, seu morbo Gall. lucubratio (ex lib. II. de morb. contag. descripta) cap. 1; — Al. Luisinus, Aphrod. T. I, pag. 200.

am Kopfe, einhergehenden Alopecie ist an den betreffenden Stellen schon gedacht worden, wobei ich noch einmal betonen will, dass diejenigen Syphilisprocesse, die zur Verödung des von ihnen infiltrirten Bodens führen, irreparabeln Haarverlust setzen, was nach gummösen und pustulösen Geschwüren sehr oft, nach Papeln seltener zutrifft.

Erkrankungen der Nägel, die sich durch Glanzlosigkeit, Missfärbung, höckerige Verunstaltung, Splitterung und Auffaserung manifestiren, finden sich als selbstständige Affection nur selten vor; sie reihen sich, wenn Syphilis die Ursache ist, gewöhnlich an eine bis gegen die Finger, bezw. Zehen hin sich erstreckende, oder hier sich vornehmlich localisirende Syphilis palmaris oder plantaris an (pag. 195) und verharren noch längere Zeit nach Schwinden des Hohlhand- oder Fusssohlensyphilides im gleichen Zustande; nur sehr allmälig nähern sich so erkrankte Nägel in ihrem Aussehen der Norm, ohne sie jedesmal ganz zu erreichen.

Ist das Nagelbett der Sitz eines syphilitischen Productes — einer Papel oder eines Gumma — so spricht man von einer Onychia syphilitica: dieselbe entwickelt sich unter Röthung und Schwellung eines mehr oder weniger grossen Theiles des Nagelgliedes, wobei der Nagel entsprechend dem Infiltrate abnorme Färbung aufweist. Durch den enormen Widerstand des unnachgiebigen Gewebes wird der ganze Process äusserst schmerzhaft.

Bei Localisation des Syphilisproductes an der Matrix oder dem seitlichen Nagelfalze nennt man die Affection Paronychia syphilitica, die je nach der Natur des Processes bald auf einer Initialmanifestation, bald auf einer im Verlaufe der constitutionellen Syphilis sich entwickelnden Papel oder Pustel, oder auf einem Gumma beruhen kann.

Die Initialmanifestation sowohl, wie die constitutionelle Papel und Pustel zerfallen am Nagelfalze sehr gerne; noch gewöhnlicher ist die Ulceration des Gumma dieser Gegend. Im letzteren Falle ist der Nagelwall verdickt, infiltrirt und gegen den Nagelfalz mit einem scharfen Geschwürsrande versehen. Auch die Paronychia syphilitica geht, insoferne ein Theil des pathologischen Processes auf dem Nagelbett sich abspielt, mit heftigen Schmerzen einher, die so lange anhalten, bis Resorption des Infiltrates, bezw. Ausheilung des Geschwüres erfolgt.

Die Nagelerkrankungen treten meist nur an wenigen Finger oder Zehen auf, doch habe ich die Affection auch an mehrere gleichzeitig beobachtet. Auch Bergh[1]) hat die verschiedenste Krankheitsformen an sämmtlichen Nägeln einer Patientin sich entwickeln sehen.

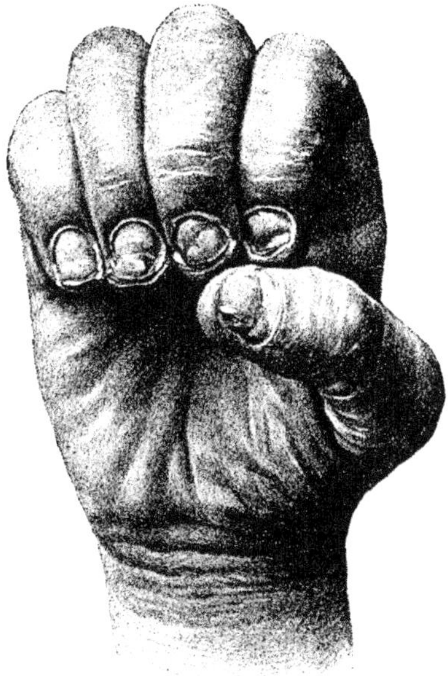

Fig. 44.
Dauernde Veränderung sämmtlicher Nägel einer Hand nach Onychia syphilitica.

Je nach der Mitaffection der Matrix und des Nagelbettes geht der Nagel oder ein Theil desselben verloren. Der Ersatz geschieht nur selten in ganz tadelloser Weise. Waren mehrere Finger von der Erkrankung befallen, so prägt sich die Nagelalteration multipel aus (Fig. 44).

1) Schmidt's Jahrb. 1881, Bd. 189, pag. 40.

Die syphilitischen Erkrankungen der Verdauungsorgane.

Einundzwanzigste Vorlesung.

INHALT: Syphilitische Erkrankungen der ersten Theile des Verdauungstractes. — Initialmanifestationen. — Schleimhauterytheme; Angina syph. erythematosa; Zeit des Auftretens; Erosionen; Fissuren; Recidive. — Schleimhautpapel; Plaques opalines; Papeln an Uebergangsstellen von Haut in Schleimhaut; exulcerirte Papel, Schrunden; Erscheinungszeit; Dauer; recidivirende Papeln; Serpigines; Infectionsgefahr der Papeln. — Gummöse Processe; Ulceration; Verlauf der Geschwüre. — Gumma der Oberlippe. — Grosser Lippendefect; Blutung aus der Arteria coronaria. — Gumma der Zunge; Verlauf desselben. — Gumma des mucös-periostealen Ueberzuges; Perforation des harten Gaumens; Epulis syphilitica; syphilitische Erkrankung der Kiefer. — Gummata des weichen Gaumens; Destructionen und weiterer Verlauf. — Gummöse Geschwüre der Mandeln. — Diffuse und herdförmige Gummositäten des Pharynx; Blosslegung der Knochen; Hämorrhagien durch Arrodirung grosser Gefässe; Erkrankung der Tuben.

Die syphilitischen Erkrankungen der ersten Anfänge des Verdauungstractes, der Lippen sowie der Mund- und Rachenhöhle, zeichnen sich in allen Stadien durch eine mit der allgemeinen Decke rivalisirende Prädilection für diese Theile aus. Die volle Würdigung der sich hier abspielenden pathologischen Vorgänge ist darum von dem grössten Interesse sowohl für die Beurtheilung der localen Veränderungen als auch der Allgemeinerkrankung. — Wohl sind auch die übrigen Theile der Verdauungswege, wenn auch nicht so häufig, gummösen Ablagerungen, syphilitischen Schwielenbildungen und vielleicht auch irritativen Zuständen unterworfen; doch ist ihre Diagnose viel schwieriger, und werden insbesondere die letzteren, die gewöhnlich leichterer Natur sind und höchstens vorübergehende Störungen veranlassen, in den verborgener gelegenen Partien nur ab und zu vermuthet werden können. Dies ist der Grund, warum wir über die syphilitischen

Erkrankungen in den Anfängen des Ernährungstractes am besten orientirt sind.

Bei den mannigfachen Gelegenheiten[1]) zur Uebertragung des Syphiliscontagiums finden wir auch Initialmanifestationen an den Lippen (Fig. 45), der Zunge u. s. w. ziemlich häufig. Die Ansteckung erfolgt entweder unmittelbar durch Küsse, Saugen u. dergl. oder mittelbar durch Ess- und Trinkgeräthe, Pfeifenrohre, Instrumente oder andere Objecte, welche von Syphilitischen benützt worden sind. So erzählt Spillmann[2]) von einem 13jährigen Tapeziererlehrling, der auf der Unterlippe einen indurirenden rothen Fleck von einem an Mundsyphilis leidenden Manne bekam, mit dem er zusammen arbeitete und die Nägel aus demselben Beutel holte; es pflegen nämlich Tapezierer eine Quantität Nägel zwischen die Lippen zu nehmen und die nicht gebrauchten später wieder zurückzulegen. Offenbar wird der Lehrling einen solchen von dem Manne zurückgelegten Nagel zwischen seine Lippen gebracht und sich inficirt haben.

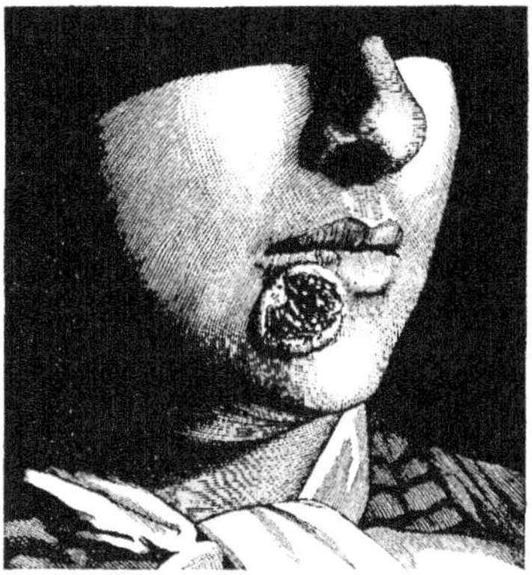

Fig. 45.
Exulcrirte Initialsklerose der Unterlippe.
(Beobachtet an einer Virgo.)

Am Zahnfleisch des Oberkiefers (aussen und gegen den harten Gaumen) habe ich die Initialmanifestation zweimal, beide Male bei jungen Leuten, als charakteristisches exulcerirtes Infiltrat, mit Scleradenitis am Unterkiefer und Allgemeinerscheinungen gesehen; Aehnliches theilen A. Cayla[3]), A. Pospelow[4]) und Rudolf

1) Eine meiner Patientinnen acquirirte eine Initialsklerose der Oberlippe während eines „Polstertanzes"; darum so genannt, weil die Schöne vor ihrem Auserwählten einen Polster hinlegt, auf den sich beide niederlassen und abküssen und dann den Tanz aufnehmen.

2) Viertelj. f. Dermatol. u. Syph. 1879, pag. 635.

3) Annales de dermatol. etc. 1887, pag. 341.

4) Ueb. extragen. Syphilisinfect. Arch. f. Dermatol. u. Syph. 1889, pag. 76.

Krefting[1]) mit. Am harten Gaumen beobachtete ich einmal deutliche Sklerose bei einer Virgo.

Manchesmal erfolgt die Einimpfung an einer entfernter gelegenen Partie. Speciell an den Tonsillen[2]) kommen nach meiner Erfahrung syphilitische Initialmanifestationen ziemlich häufig vor, wenngleich sich die Art der Infection nicht immer so klar verfolgen lässt, wie im nachstehenden von Spillmann mitgetheilten Falle. Eine 59jährige Frau hatte ein hereditär-syphilitisches Kind adoptirt, das an Mundgeschwüren litt. Die Frau pflegte ab und zu die Milch in der Saugflasche zu versuchen, indem sie das Guttapercha-Mundstück ansetzte. Es stellten sich nun Schmerzen beim Schlingen ein, und Patientin bemerkte auch Anschwellung der rechten Submaxillardrüse; 14 Tage darauf fand man bei der Untersuchung ein Geschwür an der rechten Mandel und einige Tage später trat eine Roseola auf. — L. v. Schrötter[3]) erwähnt auch einer Initialmanifestation an der hintern Fläche des Velums und am Tubenwulste; die Infection ist durch einen Itard'schen Katheter beigebracht worden[4]).

Die Initialmanifestation erscheint in den ersten Theilen des Verdauungstractes, wie wir dies auch von anderen Orten erwähnt haben, entweder in Form einer mehr oder weniger deutlich ausgeprägten Sklerose, die unter Umständen erodirt oder exulcerirt sein kann, oder in Form einer Papel, welche die ihr auch sonst zukommenden Umwandlungen durchmacht. Die Incubationsdauer ist dieselbe wie für andere Gegenden des Körpers und auch Anschwellungen einer oder mehrerer von den nächst gelegenen Lymphdrüsen sind, so wie anderwärts, als constante Begleiter der Initialmanifestation zu constatiren. Die Erkennung einer Sklerose oder einer Papel in den Anfangstheilen des Verdauungstractes als Initialmanifestation wird somit leicht, wenn man

---

1) Ueb. extragen. Syphilisinfect. Arch. f. Dermatol. u. Syph. 1894, pag. 180.

2) Desnos (Dict. de Méd. et de Chir. prat. Vol. II, pag. 149) und Diday (Comptes rend. de la Soc. de Méd. de Lyon 1861—1862, Vol. I, pag. 45) ergehen sich genauer in den verabscheuungswürdigen Methoden und Acten, die zu ersten Ansteckungen an diesen Orten führen.

3) Ueb. d. Vorkommen d. Syph. in d. oberen Luftwegen, Wien. klin. Woch. 1890, pag. 712.

4) Das mit dem Alvarenga-Preis bedachte Werk L. Duncan Bulkley's — Syphilis in the innocent (syphilis insontium) etc. 1894 — bringt eine Fülle hiehergehöriger Détails.

auf die Incubationsdauer und auf die allmälige Entwickelung des Initialaffectes, sowie auf die begleitende indolente Lymphadenitis und endlich auf den in den meisten Fällen nicht ausbleibenden nachträglichen Ausbruch einer universellen Syphilis Rücksicht nimmt.

Zeichen der constitutionellen Erkrankung im Verlaufe der Syphilis werden in den ersten Theilen der Ernährungswege vielleicht eben so häufig, wie an der Haut angetroffen; naturgemäss prävaliren auch da die irritativen Anfangsformen gegenüber den Spätsymptomen der Krankheit.

Als leichteste Formen des irritativen Processes haben wir zu verzeichnen einfache hyperämische Röthungen, Schleimhauterytheme, welche an der nur sehr wenig infiltrirten Mucosa sich zeigen und entweder grössere Flächen oder nur kleinere linsen- bis pfenniggrosse Partien occupiren. Sehr oft findet man die Hyperämien scharf begrenzt und von dem Gesunden deutlich abgehoben.

Die linsen- bis pfenniggrossen Röthungen erscheinen gewöhnlich an der Lippen- oder Wangenschleimhaut oder auch an der oberen Fläche der Zunge, während die über grössere Flächen ausgebreiteten zumeist den weichen Gaumen einnehmen und sich auch weiter auf die Gaumentonsillen, die Zungenmandel und die hintere Rachenwand erstrecken. In letzterem Falle hat man ein der katarrhalischen Angina nicht unähnliches Bild, nur ist bei den durch Syphilis bedingten Schleimhautröthungen des Gaumens und Rachens, die man ganz gut auch Angina syphilitica erythematosa nennen kann, in der Regel keine intensive Schwellung vorhanden und sind die Erytheme, besonders des weichen Gaumens, nach vorne sehr scharf begrenzt.

Dieses Schleimhaut-Erythem, das mit dem erythematösen Hautsyphilid in Parallele gestellt werden kann, erscheint am allergewöhnlichsten als Begleiterscheinung eines ersten Syphilisausbruches an der allgemeinen Decke, entweder gleichzeitig mit dem Hautsyphilid oder wenige Tage vor Eruption desselben; gar nicht selten repräsentirt es das erste wahrnehmbare Zeichen der constitutionellen Erkrankung, dem dann die übrigen nachfolgen.

Das Schleimhauterythem für sich allein wird mitunter auch von Fieber eingeleitet; in den überwiegend häufigeren Fällen, in denen die Angina syphilitica erythematosa mit den ersten Zeichen der Verallgemeinerung des Syphiliscontagiums zusammenfällt, ist es selbstverständlich, dass das Invasionsfieber dem Auftreten derselben meist vorausgeht.

Die Belästigung des Patienten von Seite des Schleimhauterythems ist anfangs eine sehr geringe; zuerst prävalirt die Empfindung der Trockenheit, dann die einer übermässigen Schleimbildung an den erkrankten Partien. Nur selten tritt Rückbildung der Angina nach einigen Tagen ein, zumeist hält sie wochenlange an und breitet sich über das ganze Velum, das Zäpfchen, die Gaumenbögen, die Tonsillen und den Rachen aus. Im weiteren Verlaufe stosst sich da und dort das Epithel bis auf den Papillarkörper ab, es entstehen scharf gezeichnete, rothe oder weisslich belegte Erosionen, von einer schmäleren Infiltrationszone umsäumt. Ein etwas erheblicheres Infiltrat macht den Gaumen und die Rachenwände starr; die Bewegungen beim Schlingen und Sprechen werden mühsam, ja sie führen sogar zu leichten Einrissen der Schleimhaut, Fissuren, besonders da, wo der vordere Gaumenbogen sich an die Zunge anheftet und an anderen exponirten Stellen, die dann gegen die geringfügigsten Reize äusserst empfindlich werden. Nach mehrwöchentlichem Bestande nimmt das Infiltrat ab, die Erosionen und Fissuren bedecken sich mit Epithel, die bläulich-rothe Schleimhaut wird rostbraun und erscheint von Gefässreisern durchzogen, welcher Zustand nach erfolgter Heilung noch einige Zeit anhält.

Die Rückbildung des Schleimhauterythems fällt entweder mit der Involution eines gleichzeitig erschienenen Hautsyphilids zusammen, oder die Schleimhauterkrankung macht ihre Processe unabhängig von den Zuständen an der Haut durch.

Sehr charakteristisch ist das häufige Recidiviren der Angina syphilitica; innerhalb des ersten Jahres nach der Infection ist man darum vor Rückfällen nie sicher, welche allein, oder mit solchen an anderen Orten vergesellschaftet, zu Tage treten.

Anschwellungen der Lymphdrüsen am Halse bleiben bei Schleimhauterythemen selten aus.

So wie wir an der allgemeinen Decke manchmal die allmälige Umwandlung einer Roseola-Efflorescenz in eine Papel wahrnehmen, bemerken wir auch, dass mitunter manche Stellen des Schleimhauterythems sich in Papeln umbilden, welche in Folge ihres Sitzes auf der Schleimhaut manche Unterschiede von denen auf der allgemeinen Decke aufweisen.

Die syphilitische Schleimhautpapel stellt eine flache, rothe Erhebung von dem Umfange einer Linse oder darüber dar; sie ist scharf begrenzt und weist in der ersten Zeit nur eine sehr geringe Infiltration auf, erhebt sich also in Folge dessen auch nur sehr wenig über das übrige Niveau. Die Röthe weicht aber bald einer opaken Trübung, indem die Epithelschichte über der erkrankten Stelle sich zu einem bläulichweissen, perlfarbigen, mehr oder weniger lose anhaftenden Häutchen umwandelt; die syphilitischen Schleimhautpapeln heissen darum auch Plaques opalines.

Die Plaques opalines pflegen an der Lippen- oder Wangenschleimhaut, an der Zunge, und da besonders gegen Rand und Spitze hin, ihren Sitz aufzuschlagen und auch an der Zungentonsille, am weichen Gaumen, den Mandeln, oder an den meisten dieser Orte gleichzeitig (Fig. 46) und in selteneren Fällen auch an der hinteren Rachenwand zu erscheinen.

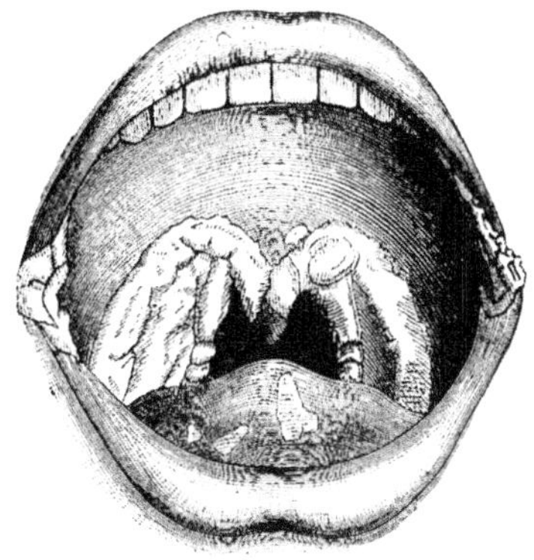

Fig. 46.
Papeln an den Mundwinkeln, der Zunge, dem weichen Gaumen und an der rechten Tonsille.

Sind die Papeln so situirt, dass sie, wie an Lippen und Mundwinkeln, theilweise der Haut, theilweise der Schleimhaut angehören, so gestaltet sich auch ihr Aussehen derart, dass sie in dem der Schleimhaut angehörenden Theile den Charakter der Schleimhautpapeln tragen, während sie in den der allgemeinen Decke zukommenden Partien das Aussehen von Papeln an der Haut annehmen; man wird also an Lippen und Mundwinkeln saftige Elevationen finden, welche gegen die Haut zugekehrt mit steilen Rändern versehen sind, gegen die Mucosa aber flach abfallen und auch im Uebrigen die Doppelnatur von Haut- und Schleimhautpapeln aufweisen.

Involvirt sich die Plaque opaline, so wird das bläulichweisse Häutchen zunächst in der Mitte abgestossen, es tritt dann die rothe Papillarschicht, von einer nur geringen Epithellage bedeckt, zu

Tage und am Rande erhält sich der scharf begrenzte, weissliche Saum noch durch längere Zeit, bis auch dieser vergeht und einer normalen Epithelbekleidung Platz macht.

In vernachlässigten Fällen jedoch pflegt das Infiltrat der Schleimhautpapel zuzunehmen, sie wird voluminöser und ragt über die Oberfläche bedeutend hervor. Man findet dann umfangreichere, theils drusige, gekörnte und hellroth schimmernde, theils weisslich belegte Knötchen, die am Zungenrande und den Tonsillen oft dicht aneinandergedrängt sind und, durch ihre grosse Neigung zur Zerklüftung an diesen Theilen, sehr schmerzhaft werden. Ueberdies kann sich auch hier, wie bei der nässenden Papel der allgemeinen Decke, auf der Oberfläche Zerfall einstellen, wodurch Geschwüre zu Stande kommen, welche bei fortschreitender Ulceration an Tiefe und Umfang zunehmen und erheblichere Substanzverluste bedingen.

Schon in Folge der mannigfachen Insulte beim Kauen, Rauchen u. dergl. müssen die Schleimhautpapeln ihres Epithels, das ja schon wegen seiner natürlichen Feuchte sich leichter macerirt, lockert und abstosst, verlustig werden. Die von Epithel entblösste Papel schimmert dann roth durch, die Oberfläche zerfällt ziemlich rasch, so dass sehr bald ein Geschwürchen zu Tage tritt, dessen Grund von nekrotisirtem Gewebe gebildet wird. Mit dem sich immer mehr vertiefenden Zerfall vertieft sich auch das Geschwür und man wird, namentlich an den Tonsillen, neben erheblich grossen, saftigen Papeln auch solche finden, die durch Zerfall zu ganz umfangreichen und tiefen Geschwüren geführt haben.

Eine weitere Veränderung im Aussehen der Schleimhautpapeln pflegt dadurch zu Stande zu kommen, dass sie an denjenigen Stellen, die häufigeren Bewegungen ausgesetzt sind, eingerissen werden und Schrunden bekommen, wie dies an den Mundwinkeln, dem Zungenrande, zwischen Zungengrund und vorderem Gaumenbogen u. s. w. häufig der Fall ist. Diese Schrunden und Einrisse, welche auch an den durch geringe Infiltration ausgezeichneten Papeln vorkommen, verursachen beim Kauen und Sprechen, sowie bei Berührung mit reizenden Speisen oft ganz erhebliche Schmerzen. Fliessen dichter gehäufte Papeln ineinander, so bieten sie das Bild ganz erheblicher Anschwellungen dar; die Zunge hat dann hinter den Zähnen, die sich in ihre Ränder eindrücken, kaum Platz und die Tonsillen prominiren oft bis gegen die Medianebene vor, berühren sich gegenseitig und geben ein ganz ernstliches Hinderniss für die Passage der Speisen ab. Eine derart geschwollene Zunge oder Tonsille lässt die dicht gedrängten, theils opalinen, theils geklüfteten und geschwürigen Papeln sehr deutlich erkennen. Am weichen Gaumen, namentlich aber an dem Zäpfchen und den Gaumenbögen, pflegen dieselben so dicht gehäuft zu sein, dass beispielsweise der vordere Gaumenbogen als eine geschwollene, starr aussehende, an ihrem freien Rande scharf zugekantete, bläulichrothe oder opaline Leiste gegen die Mundhöhle hereinragt. Umfangreichere, dicht aneinander gedrängte Schleimhautpapeln platten sich aber auch gegenseitig so ab, dass sie ebenfalls das Aussehen von geschwollenen, gerötheten, mit getrübtem Epithel bedeckten Leisten annehmen.

Die Schleimhautpapeln der Mund- und Rachenhöhle sind ebenfalls oft von mässigen Anschwellungen der Lymphdrüsen in der Gegend des Unterkiefers und des Halses begleitet, die nur in der ersten Zeit Schmerz veranlassen.

Seltene Male stellen die Papeln innerhalb der Mund- und Rachenhöhle die ersten sichtbaren Symptome einer Verallgemeinerung der Syphilis dar und führen sich zuweilen unter Fieber ein. Am gewöhnlichsten gehen sie aus Schleimhauterythemen hervor und werden neben ersten Hautsyphiliden wahrgenommen, so zwar, dass sie sich an diese anreihen. Der fernere Bestand der Schleimhautpapeln ist jedoch an die syphilitischen Producte der Haut nicht strenge gebunden.

Bei reinlichem Verhalten schwinden die Plaques opalines nach 2—4 Wochen, ohne eine Spur zurückzulassen, während die zerklüfteten, exulcerirten, nicht rein gehaltenen, sowie die durch Rauch- und Schnupftabak, durch Zahnstümpfe und andere Irritamente insultirten Papeln nicht nur Wochen und Monate andauern, sondern in Folge dieser Anlässe auch sehr häufig recidiviren.

Papelrecidive an den Lippen, der Zunge, der Mundhöhlenschleimhaut, dem weichen Gaumen und den Tonsillen gehören überhaupt — wahrscheinlich durch die mannigfachen Irritationen, denen diese Theile ausgesetzt sind — zu den alltäglichen Symptomen und wiederholen sich bei einigen Individuen im ersten Jahre nach der Infection, manchmal auch noch später, mit einer besonderen Hartnäckigkeit, selbst wenn an anderen Orten jedes Zeichen von Syphilis schon längst geschwunden ist. Seit man durch E. J. Moure und V. Raulin[1]), Labit, Newcomb, Lewin darauf aufmerk-

[1]) Revue de laryngol. 1891; — Monatsschrift f. Ohrenh., Kehlkopf-, Nasen-, Rachenkrankh. XXV. 1891, pag. 341.

sam wurde, insbesondere aber seit den hierauf bezüglichen Untersuchungen O. Seifert's [1]) weiss man, dass die Zungentonsille ziemlich häufig, meist gleichzeitig mit den Rachengebilden, an Syphilis, speciell an Plaques, erkrankt. Nach G. Lewin und J. Heller [2]) wird glatte Atrophie des Zungengrundes bei Syphilitischen sehr häufig gefunden. Der Zungengrund erscheint glatt, atrophisch, das Epithel ist wesentlich verdünnt, die Balgdrüsen und das adenoide Gewebe sind viel spärlicher als in normalen Zungen, die Papillen fehlen bei hochgradiger Atrophie vollständig.

Bei älterer Syphilis beschränken sich die Recidive gewöhnlich auf einzelne Papeln, ja oft nur auf eine Plaque, die manchmal zwar sehr schnell verschwindet, dafür aber ebenso schnell von einer Plaque an einem neuen Standorte ersetzt wird. Die Papeln im späteren Verlaufe der Syphilis weisen geringere Infiltration und fortschreitende Entwickelung nach der Peripherie auf, neben Rückbildung im Centrum; dadurch kommen niedere, ringförmige Plaques zu Stande, mit einem weisslichen, opaken Epithelsaum um eine normale oder geröthete Mitte, die durch Confluenz zu den sonderbarsten Serpigines sich aneinanderreihen. An der Zunge und den Lippen sind diese Recidive am häufigsten bemerkbar, man sieht sie aber auch am harten Gaumen, dem Velum u. s. w.

Wegen ihrer Localisation haftet den Papeln dieser Regionen eine grosse Gefahr für Personen, die in Gesellschaft solcher Kranken leben, an; denn es ist gar nicht zu vermeiden, dass die Secrete dieser Producte Ess- und Trinkgefässen und anderen Gegenständen, die an und in den Mund gebracht werden, anhaften und das gefährliche Contagium Anderen zuführen; oder die Ansteckung wird direct veranlasst durch einen Begrüssungskuss, eine Liebkosung u. Ä. Die Uebertragungsgefahr wird geradezu eine permanente, wenn häufige Recidive die Papeln immer wieder an anderen Stellen der Mundschleimhaut auftauchen lassen.

Die ersten Wege des Nahrungscanals gehören aber auch zu den Praedilectionsstellen der gummösen Ablagerungen, so dass wir bei der grossen Mehrzahl der Syphiliskranken an diesen Orten

1) Ueb. Syph. d. Zungentonsille, Münchener med. Woch. 1893, pag. 101.

2) Die glatte Atrophie d. Zungenwurzel u. ihr Vorkommen bei Syphilis. Virchow's Archiv, Bd. 138, pag. 1.

charakteristische Veränderungen, die auf bestehende oder abgelaufene Processe hinweisen, kaum vermissen werden.

Auch hier kommen diffuse Gummainfiltrationen neben circumscripten Gummaherden in Betracht. Letztere präsentiren sich als Knoten von der Grösse einer Linse, einer Erbse, einer Bohne und noch darüber und betreffen zumeist das submucöse Gewebe, bezw. den mucös-periostalen Ueberzug, seltener die eigentliche Schleimhaut oder tiefer eingebettete Gebilde.

Der Gummaknoten macht sich durch eine entsprechende Hervorwölbung bemerkbar, über welcher die Schleimhaut deutlich geröthet erscheint. Im Anfang fühlt er sich ziemlich hart an, später jedoch erweicht er und führt in der Regel zu Ulceration, wobei die Zerfallsproducte, da die Epitheldecke schon früh macerirt wird, durch die verdünnte Schleimhaut sehr bald nach aussen durchbrechen.

Es mag vielleicht in der geringeren Resistenzfähigkeit der Schleimhäute liegen, dass die gummösen Ablagerungen in und unter ihnen meistentheils zerfallen und zu Geschwüren verschiedener Ausdehnung und Tiefe führen; Thatsache ist es, dass Gummainfiltrate hier viel seltener zur Resorption gelangen, als an anderen Orten; die Gummata gehen hier somit zumeist in Ulceration über.

Die Geschwüre bieten, je nach dem Sitze und der Anordnung der Infiltrate, verschiedene Eigenthümlichkeiten dar: sie sind oberflächlich oder vertieft, isolirt oder ineinanderfliessend, rundlich oder elliptisch, länglich oder vielfach buchtig. Meist ist der Rand des Geschwüres so wie auch sein Grund starr, zottig, mit einem missfarbigen Belage behaftet; die Umgebung wird oft durch ein Infiltrat gebildet, das in der Regel scharf begrenzt ist und die Schleimhaut, soweit das Infiltrat reicht, leicht geröthet erscheinen lässt.

Diese Geschwüre pflegen in der Regel sehr lange zu bestehen, ja mit der Zeit sich auch noch immer zu vergrössern, bezw. zu vertiefen, weil die Infiltrate meist lange Zeit andauern, oder sich auch noch in die Umgebung und in die Tiefe ausbreiten.

Erst bei einem zweckmässigen Regime macht der Process Halt, und in dem Maasse, als die Infiltration sich nicht mehr erneuert und die bestehende theils der Resorption, theils dem Zerfalle anheimfällt, wird eine Vergrösserung und Vertiefung des Geschwüres nicht mehr beobachtet. Es bleibt dann stationär, reinigt sich und geht schliesslich einer Heilung entgegen. Die hierdurch gesetzten

Narben und Defecte werden. je nach der Grösse des Substanzverlustes, zu oft erheblichen Verziehungen und Verunstaltungen führen.

Gemeiniglich ist der gummöse Process in cavo oris et pharyngis ein äusserst schleppender, sowohl in Rücksicht der einzelnen Infiltrationsherde als auch bezüglich der Etablirung neuer Gummaknoten während des Bestandes oder nach Abheilung der alten. Seltene Male nur gestaltet sich der Verlauf zu einem acuten, so dass in wenigen Tagen erschreckende Zerstörungen zu Stande kommen, die sonst in Wochen und Monaten sich nicht ausbilden.

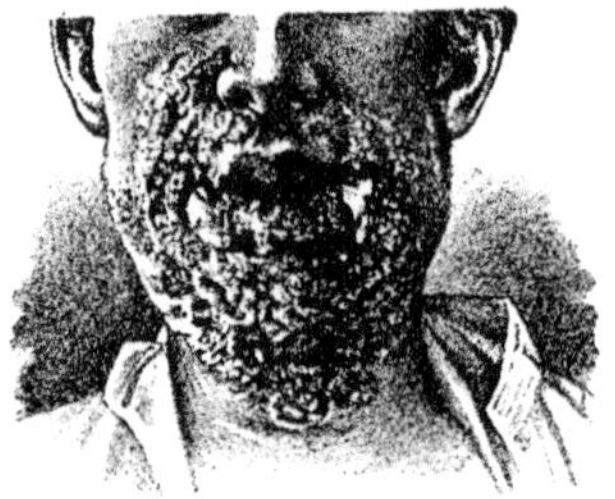

Fig. 47.
Ausgedehnte Substanzverluste in der Haut des Gesichtes und des Halses und grosser Defect der Unterlippe nach gummösen Ulcerationen, die zu Arrosion der Arteria coronaria geführt haben. (S. Fig. 48.)

Mundwinkel, Lippen und Wangenschleimhaut geben nicht häufig den Sitz für Gummata ab. Einmal etablirt, führen sie mitunter auch hier zu ausgedehnten Destructionen, so dass ein Mundwinkel zerstört, eine Lippe dahingerafft werden kann (Fig. 47). In einem solchen Falle sind die Patienten kaum mehr im Stande sich vor Ueberfliessen des Speichels und Auslaufen der eingenommenen Nahrungsmittel zu schützen; nur mühselig und bei entsprechender Kopfhaltung gelangen Speisen und Getränke weiter, wobei ein Mitschlürfen von Eiter und Zerfallsproducten kaum zu vermeiden ist. Die Kranken kommen auf diese Weise sehr herunter und sind zudem auch durch eine Blutung aus der arrodirten Arteria coronaria gefährdet; bei dem in Fig. 47 gezeichneten Falle war vor seiner Aufnahme auf die Klinik Hämorrhagie bis zur Ohnmacht erfolgt.

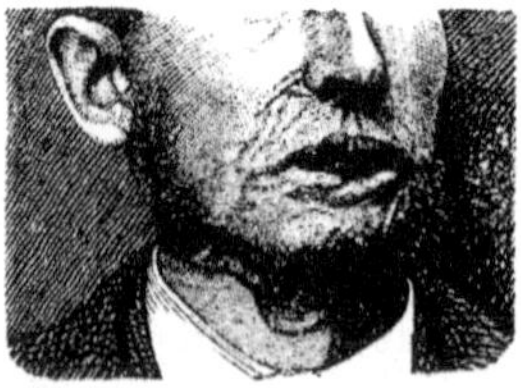

Fig. 48.
Uebernarbung des in Fig. 47 dargestellten grossen Substanzverlustes der Unterlippe.

Obwohl nun diese Gummageschwüre sich gerne mit der gleichen Uleration im Gesichte und am Halse vergesellschaften und das Abstossende des Aussehens nur noch vermehren, so pflegen bei zweckmässig eingeleitetem Heilverfahren bedeutendere Entstellungen selbst nach erheblicheren Defecten nicht zurückzubleiben (Fig. 48).

Noch seltener sind von der Nachbarschaft unabhängige gummöse Zerstörungen an der Oberlippe zu beobachten. In einem hierhergehörigen Falle sah ich an Stelle dieses Organs, das in toto zu Grunde gegangen war, einen kurzen schmalen Narbenstreifen, gegen welchen einerseits das Septum narium herab-, anderseits die Mundwinkel hinaufgezogen erschienen; hiedurch wurde die Mundspalte in eine kirschengrosse runde, nur wenig erweiterbare Oeffnung umgewandelt, zu der die unbedeckten mittleren Schneidezähne hervorsahen (Fig. 49). — Gummöse Processe der Oberlippe, die sich an solche der benachbarten Nasenpartien anreihen, kann man öfter sehen (Fig. 50, Fig. 51).

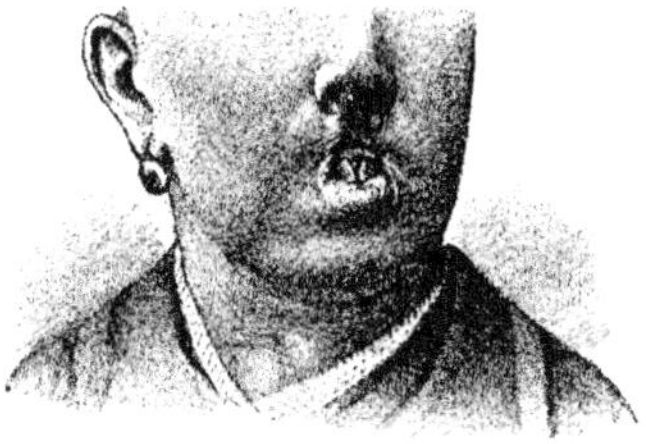

Fig. 49.
Narbe nach totaler Zerstörung der Oberlippe (siehe den Text).

Gummata in der Zunge gelangen ziemlich häufig zur Wahrnehmung; die Infiltration ist selten diffus, meist erscheint sie in

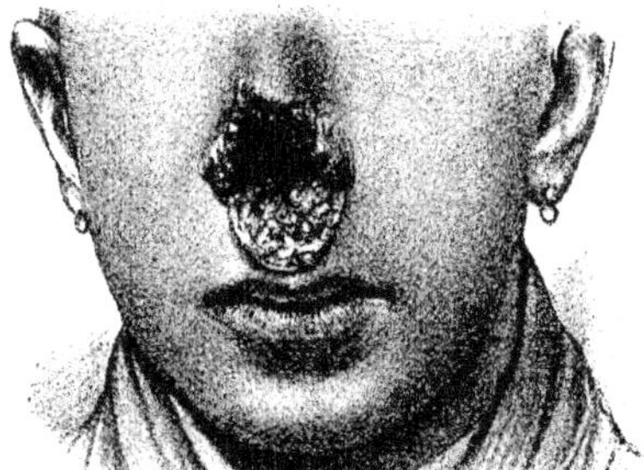

Fig. 50.
Gummose Zerstörung fast der ganzen knorpligen Nase und gummöses Geschwür der Oberlippe.

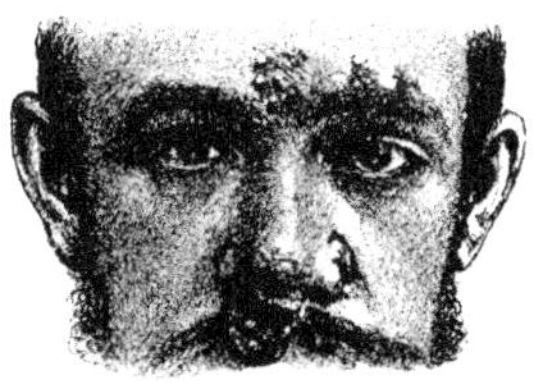

Fig. 51.
Tiefliegende ulceröse Gummata der Oberlippe und der Nase; hochliegende Gummata der Stirne und der linken Augenbraue.

Form von Herden. Ein oder mehrere Knoten werden in der Zungensubstanz, näher der oberen Fläche, als harte Geschwülste gefühlt, die von einer glatten Schleimhaut bedeckt sind; im weiteren Verlaufe erweichen die Herde, entleeren nach dem Aufbruche eine dünne, klebrige, mehr oder weniger flockige Flüssigkeit und lassen ein starrwandiges Geschwür zurück, dessen Grund mitunter die Umgebung in Form eines Ulcus elevatum überwuchert. Die Oberfläche der übrigen Zunge ist manchmal uneben, höckerig und geklüftet, andere Male glatt. Die Affection ist bei Berührung und bei Bewegungen oft sehr empfindlich. — Anschwellung der benachbarten Lymphdrüsen wird durch Zungengummata seltener veranlasst.

Auf eine entsprechende Behandlung tritt Rückbildung des Infiltrates, bezw. Ausheilung des Geschwüres, ziemlich prompt ein; sich selbst überlassen, wird der Process äusserst schleppend, ja er kann geradezu zu Carcinom führen, wie ich, Hutchinson und B. v. Langenbeck[1]) beobachtet haben (pag. 241).

Gummata des mucös-periostalen Ueberzuges im Bereiche eines Alveolarfortsatzes habe ich, insbesondere am Oberkiefer, einige Male beobachtet; gewöhnlich werden die betreffenden Zähne locker und fallen heraus; indessen beeile man sich mit deren Extraction nicht, da sie sich bei Rückbildung des Processes noch befestigen können. Tritt Nekrose der Fächer ein, sind die Zähne selbstverständlich verloren.

Am harten Gaumen sind die Gummata viel gewöhnlicher und kommt es da zumeist auch zu einer Blosslegung des knöchernen Gewölbes, welches oft perforirt wird, wodurch dann mehr oder weniger weite Communication der Mund- mit der Nasenhöhle entsteht.

An den Zahnfächern sieht man manches Mal das Infiltrat pilzförmig hervorwuchern und dadurch gleichsam eine Epulis syphilitica darstellen.

Den Oberkiefer habe ich von dem syphilitischen Processe einigemale ergriffen gefunden; seltener den Unterkiefer. Doch soll nach einer Bemerkung von Downes[2]) die Erkrankung des Unterkiefers bei der Bevölkerung von Kashmir, die nahezu ausnahmslos an Syphilis leidet, gar nicht ungewöhnlich sein, doch erscheint aus den in Kürze mitgetheilten durch die Operation geheilten sechs Fällen von Nekrose dieses Knochens die syphilitische Natur des Leidens nicht erwiesen.

---

1) Ueber Gummigeschwülste etc., Arch. f. klin. Chir. Bd. XXVI, pag. 275.
2) The Lancet 1881, II, pag. 871.

Die den weichen Gaumen darstellende Schleimhautduplicatur sammt dem dünnen Muskellager, sowie die Gaumenbögen und das Zäpfchen geben sehr oft den Sitz für Gummata ab, die als starre, plattenförmige Infiltrate oder als verschieden grosse Geschwulstknoten, von einer blauröthlichen Schleimhaut bedeckt, in scharf begrenzten Umrissen sich von der Umgebung abheben. Zerfall ist bei der Dünnheit der betroffenen Gebilde ein sehr häufiger Ausgang, Perforationen und Defecte demgemäss ganz gewöhnlich.

Die Gummata an der Rückseite des weichen Gaumens können längere Zeit auch unbeachtet bestehen, weil sie oft nur in Form ganz kleiner Herde auftreten und somit auch den Patienten nur geringfügige Beschwerden verursachen. Bei einem etwas rapideren Verlaufe tritt aber alsbald Zerfall ein, worauf mit einem Male das dünne Gaumensegel in irgend einem seiner Theile durchlöchert erscheint. Gewöhnlich bleibt aber der Verlauf nicht so ganz unvermerkt; doch spielt sich die Destruction, wenn eine zweckmässige Behandlung nicht bald eingeleitet wird, bei der Dünnheit der betroffenen Partien schneller als an anderen Orten ab.

Sehr frühzeitig, schon zwei Monate nach Entwickelung der Initialmanifestation, sah ich eine ulceröse erbsengrosse Perforation der rechten Velumhälfte bei einer 32 Jahre alten Kranken, die auf meiner Abtheilung wegen Initialsklerose des linken grossen Labiums und an der rechten Tonsille durch anderthalb Monate local behandelt worden war. Drei Wochen später erschien sie im Krankenhause mit der erwähnten Geschwürslücke im weichen Gaumen; ausser ihres anämischen Aussehens konnte man an der Patientin sonst nichts Krankhaftes constatiren; erst nach weiteren drei und vier Wochen kam es an der Unterlippe zu einer und dann noch zu zwei Plaques und zu beiderseitiger Parotitis mit ziemlich langer Dauer der rechtseitigen; nebenher bildete sich am rechten Fussrücken (über dem Kahnbein) ein kastaniengrosses Infiltrat aus, welches alsbald hämorrhagisch wurde. Die Kranke erhielt, da der Verlauf an Syphilis maligna praecox mahnte, innerlich Jodkalium ausser örtlichen Mitteln. Erst fünf Wochen später entschloss ich mich zu einer milden Mercurtherapie. — Es ist sehr wahrscheinlich, dass hier rigionäre Contagiumswanderung (pag. 163) von der Initialsklerose der Tonsille zum Velum stattfand und da zu einem Infiltrat Anlass gab, welches bei dem anämischen Individuum malignen Verlauf nahm.

Ausser der bereits erwähnten Durchlöcherung entsteht auch Ulceration am freien Rande, so dass der hintere oder der vordere Gaumenbogen mehr oder weniger ausgezackt erscheint; oder es ist, beim Sitze des gummösen Geschwüres in der Nähe des Zäpfchens, das letztere an seiner Basis angefressen, so dass die Uvula einseitig herunterbaumelt (Fig. 52); oder das Zäpfchen ist am Rande oder an der Spitze ulcerös. Nehmen die gummösen Infiltrationen eine grössere Ausdehnung an, so kommen oft ganz ausgebreitete Zerstörungen zu Stande. Es kann Verlust des einen oder anderen Gaumenbogens, des Zäpfchens, ja des ganzen weichen Gaumens eintreten. Erfolgt endlich Heilung, so bleibt das Gaumensegel nach ausgebreiteten Infiltrationen und oberflächlichen Verschwärungen als dünne Membran, das Zäpfchen als schmaler Streifen zurück, mit verödetem Muskelgewebe und ohne Bewegungsfähigkeit; oder es sind übernarbte Perforationen und Defecte oder Verziehungen am weichen Gaumen und Knickungen des Zäpfchens nach der Seite hin, wo früher die Ulceration sass — oder es bestehen mehrere der Veränderungen nebeneinander, die von den Vorgängen, die sich hier abgespielt haben, Zeugniss ablegen. Kleinere Lücken des harten Gaumens und grössere im Velum können übrigens, wenn eine zweckentsprechende Behandlung nicht zu spät platzgreift, noch zum vollen Verschlusse gelangen.

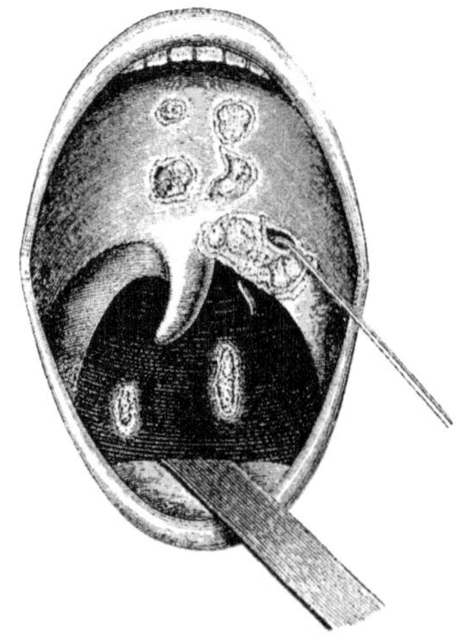

Fig. 52.
Gummöse Geschwüre der hinteren Rachenwand, des harten und weichen Gaumens und an der Basis des Zäpfchens; Perforation des linken Arcus palato-pharyngeus.

Ziemlich häufig kommen gummöse Geschwüre an den Mandeln vor und bedingen hier mitunter recht ausgedehnte Zerstörungen, so dass nur kleine Reste zwischen tief eingezogenen Narben stehen bleiben, oder es gehen die Tonsillen ganz zu Grunde.

Diffuse gummöse Infiltration wird an der hinteren Pharynxwand öfter als anderwärts wahrgenommen. Es erscheinen dann die Wände des Rachens bläulichroth, leicht geschwollen, mit zähem, festhaftendem, eitrigem Schleime bedeckt, hier und da eine Erosion oder oberflächliche Ulceration darbietend; in leichteren Graden bemerkt man nur eine rothe, glatte, glänzende, wie lackirte Schleimhautfläche. Dieser Zustand ist für den Patienten wegen des Gefühls der Trockenheit und des Kratzens um so lästiger, als Anfeuchtungen und Gurgelungen nur für wenige Augenblicke Erleichterung bringen.

Viel häufiger sind herdförmige Infiltrate und die aus ihnen hervorgehenden gummösen Geschwüre im Rachen, insbesondere in der hinteren Rachenwand, wo diese meist ulcerativen Vorgänge am ausgedehntesten zur Beobachtung gelangen.

Einzelne Male dringt dann der gummöse Process bis zu den Körpern der Halswirbel vor und veranlasst Blosslegung des Knochens, der mitunter cariös zerfällt. Auch Denudirung der Schädelbasis ist wahrgenommen worden, wenn zerfallende Gummata an der hier angehefteten Stelle des Rachensackes zur Entwickelung kamen, was sich viel gefährlicher gestalten kann, weil die Schädelbasis dünner ist und bei einer Vertiefung des gummösen Geschwüres die Gehirnhäute und das Gehirn viel leichter erreicht werden und rasch tödtende Complicationen eher eintreten.

Andere Gefahren drohen, wenn in den gummösen Process grössere Gefässe einbezogen werden, wie in dem Falle Landrieux'[1]), in welchem eine tödtliche Blutung aus der Carotis interna erfolgte. „Bei einem Kranken, der mehrfache Gummata zeigte, hatten sich nach lange bestehender ulcerativen Pharyngitis zwei grosse hypertrophische Wälle in der Gaumenrachengegend entwickelt. Plötzlich trat Haemoptoë auf, und zwar zweimal mit einem Zwischenraume von 2 Tagen. Im zweiten Anfall starb der Kranke. Die Section ergab Gummata in verschiedenen Organen, Periostitis und Geschwüre der vorderen Flächen der Halswirbelkörper. Links am Pharynx, der allenthalben mit Geschwüren und Narben besetzt war, eine lineare Ulceration, welche mit dem Raume der Carotis interna communicirte.“ In einem Falle hatte Morell Mackenzie[2]) eine Hämorrhagie beobachtet, bei der mehr als ein Liter Blut verloren

1) Bull. de la Soc. Anat. de Paris, Juli 1874; — Viertelj. f. Dermatol. u. Syph. 1875, pag. 371.

2) Die Krankheiten des Halses und der Nase, Deutsch v. Felix Semon, I, Berlin 1880, pag. 117.

ging, und da die Kranke „kurz nachher den Processus transversus des Epistropheus expectorirte, so stammte die Blutung wahrscheinlich aus der Arteria vertebralis".

Haben sich gummöse Ulcerationen an der seitlichen Rachenwand localisirt, dann stehen die angrenzenden Theile der Ohrtrompeten in Gefahr, in den Geschwürsprocess mit einbezogen zu werden, wodurch eine bedeutende Beeinträchtigung des Gehörs folgen und, wenn bei der späteren Vernarbung Verengerungen oder gar Verschliessungen des Ostium pharyngeum tubae resultiren, selbst bleibende Taubheit sich ausbilden kann.

Zweiundzwanzigste Vorlesung.

INHALT: Syphilitische Erkrankungen der ersten Theile des Verdauungstractes (Fortsetzung). — Verwachsung des weichen Gaumens mit der hinteren Pharynxwand; frische Ulcerationen neben alten Narben. — Ringnarben zwischen Zunge und Velum, zwischen Zunge und hinterer Pharynxwand. — Syphilis der Speicheldrüsen; Speichelfistel.

Diagnose der Initialmanifestation, des Schleimhauterythems, der Papeln, der Gummata. — Differentialdiagnose zwischen syphilitischen und nicht-syphilitischen Processen in der Mundhöhle. — Acute Stomatitis und Angina; Tonsillarabscess; chronischer Katarrh; Stomatitis herpetica; Angina herpetica; recidivirender Blasenausschlag im Munde und am Genitale; Pemphigus papillaris vegetans; Stomatitis materna, uterina. — Soor. — Venerisches Geschwür. — Stomatitis ulcerosa. — Stomatitis epizootica. — Stomatitis mercurialis; Mercurialgeschwüre. — Leukoplakia. — Benigne Plaques der Zunge. — Langue noire. — Gefaltete Zunge (Lingua plicata). — Lupus. — Tuberculöse Geschwüre. — Lepra. — Neubildungen. — Glossitis cicatrisans. — Ulcerationen unbekannter Natur. — Zungenabscess. — Aktimokyse.

In denjenigen Fällen, bei denen gummöse Verschwärungen der hinteren Rachenwand gleichzeitig mit solchen am weichen Gaumen entstehen und der Zustand verwahrlost wird, kommt es bei eintretender Uebernarbung gar nicht selten zu einer theilweisen oder completen Anwachsung des weichen Gaumens an die hintere Rachenwand. Sind die Verwachsungen ausgedehnt, so sieht man an Stelle des Zäpfchens eine dreieckige Lücke — die einzige Communication mit dem oberen Rachenraume von Seite der Mundhöhle aus —, oder es ist das Zäpfchen als unförmlicher Wulst erhalten und verlegt die eben genannte Lücke; oder Nasenhöhle und oberer Rachenraum sind durch eine complete Anlöthung des Velum an die hintere Pharynxwand vom unteren Rachencavum und dem Cavum oris vollständig getrennt.

Da das Cavum oris et pharyngis durch Jahre hindurch als bevorzugter Schauplatz des Syphilisprocesses auserkoren zu sein pflegt, ist es darum nicht ungewöhnlich, Spuren abgelaufener Lues neben frischen Gummositäten anzutreffen; also z. B. vielfache Narbenbildung an der hinteren Rachenwand und Verlust des Zäpfchens neben frischen, gummösen Geschwüren und Infiltraten am harten Gaumen und den Resten des weichen; oder es handelt sich um alte Anlöthungen des Gaumensegels an die hintere Rachenwand und übernarbten Defect der Uvula, wobei man durch die Lücken hindurch eines frischen Geschwüres im oberen Pharynxraume ansichtig wird und hinter dem Arcus palato-pharyngeus einen neuen Gummaknoten bemerkt (Fig. 53).

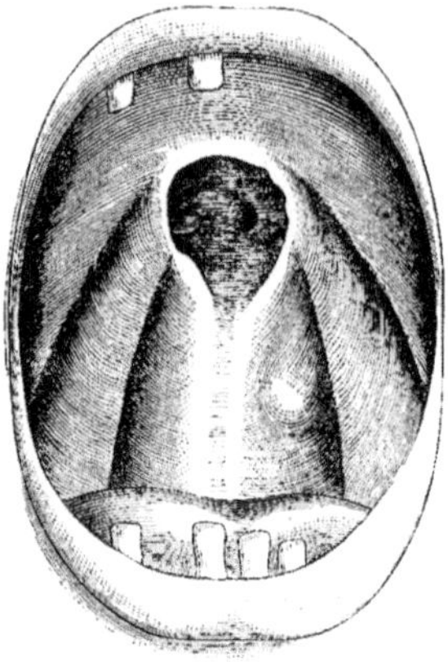

Fig. 53.
Anlöthung des weichen Gaumens an der hinteren Rachenwand; übernarbter Defect der Uvula, durch den sich im oberen Antheile der hinteren Rachenwand ein frisches, gummöses Geschwür erblicken lässt; in der Nähe des hinteren Gaumenbogens der linken Seite befindet sich ein frischer Gummaknoten.

Tief unten im Pharynx sitzende Gummaknoten sind nur mit Zuhilfenahme des Kehlkopfspiegels zu entdecken (Fig. 54); dabei ist es zweckmässig, den Larynx durch verschiedene Phonationen in Bewegung zu bringen, um eine Verschiebung desselben an den Infiltraten zu bewerkstelligen, denn sonst könnten die Gummata leicht als der hinteren Wand des Larynx angehörend betrachtet werden.

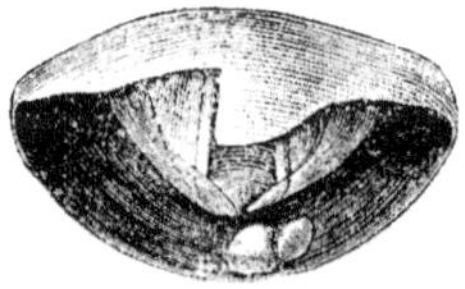

Fig. 54.
Zwei Gummaknoten des unteren Pharynxabschnittes im laryngoskopischen Bilde, die beim Anlauten des Vocales „i“ sich vom Kehlkopf abgehoben; übernarbter Defect der Epiglottis. Hereditäre Syphilis.

Die Beschwerden, welche die im Anfangstheile des Verdauungstractes vorkommenden Gummata veranlassen, sind demnach sehr verschieden; so können dieselben bei geringer Ausdehnung der gummösen Infiltrate ganz unerheblich sein und kaum in Betracht kommen; die Behinderungen jedoch sind um so empfindlicher, je mehr der Theil, wo sich Gummata befinden, beim Sprechen und Kauen in Anspruch genommen ist. Von diesem Gesichtspunkte aus sind die Gummata an der Zunge, dem weichen Gaumen, an den Tonsillen und der hinteren Rachenwand oft sehr lästige Vorkommnisse. Sehr unangenehm sind die Störungen. welche aus einer Durchlöcherung des harten oder des weichen Gaumens oder aus einer theilweisen oder vollkommenen Verlöthung des letzteren mit der hinteren Rachenwand resultiren. Die genossenen Nahrungsmittel gelangen dann zum grossen Theile in die Nasenhöhle und die Sprache erhält einen Timbre, der bleibendes Zeugniss für die überstandene Krankheit abgibt. Andererseits wieder zwingt die aufgehobene Communication zwischen Nasenhöhle und den Cavitäten des Mundes und des Pharynx mit offenem Munde zu respiriren, was dem Individuum einen blöden Ausdruck verleiht und überdies zur lästigen Austrocknung des Cavum oris et pharyngis führt.

Sehr gefahrdrohend gestaltet sich die Cicatrisation in denjenigen Fällen, wo es nach wiederholten Recidiven und schleppendem Verlaufe von gummösen Ulcerationen am weichen Gaumen, der hinteren Rachenwand und dem Zungengrunde zur Ausbildung eines Narbenringes zwischen weichem Gaumen und Zungenwurzel, oder zwischen letzterer und der hinteren Rachenwand kommt; es ist dann zu besorgen, dass durch fortwährende Constriction des Narbengewebes der Ring sich immer mehr verengert und dabei die Weichgebilde an seiner äusseren Peripherie (Schleimhaut und etwa in ihr eingebettete Muskeln) an sich heranzieht. Dadurch kommt eine diaphragmaartige Membran zu Stande, die entweder zwischen Mund- und Rachenhöhle ausgespannt ist, oder den oberen Pharynxraum von dem unteren und dem Kehlkopfeingange abtheilt. Die Lücke im Diaphragma ist bald länglich, bald rund, im ersteren Falle liegt sie gewöhnlich in der Medianebene, im letzteren mitunter seitwärts. Ist die Lücke weit genug, etwa noch für einen Finger durchgängig, so ist für Luft und Nahrung noch genügend weite Communication vorhanden; man kann dann einzelne Male wahrnehmen, dass die Oeffnung durch Muskelcontractionen an der äusseren Peripherie des Diaphragmas sogar noch Verengerungen und Erweiterungen zulässt. In der Folge zieht sich jedoch die Oeffnung in der membranösen Strictur meistens immer mehr zusammen, ja sie verkleinert sich bis auf Stecknadelkopfgrösse, wie in dem Falle von der Oertelschen[1]) Klinik, und bedroht durch die äusserste Behinderung von

[1]) Georg Langreuter, Syphil. Pharynxstrictur., Deutsch. Arch. f. klin. Med. Bd. XXVII, pag 329.

Nahrungs- und Luftaufnahme jeden Augenblick das Leben. Solche Narben, die bei Berührung auch schmerzhaft und mitunter selbst Brechbewegungen auszulösen im Stande sind, finden sich bald nur als Residuen einer abgelaufenen Syphilis, bald sind sie mit frischen Ulcerationen in der Nachbarschaft vergesellschaftet. Mitaffectionen des Kehlkopfes finden sich ziemlich häufig, aber selbst in denjenigen Fällen, in welchen der Larynx vollkommen intact vorgefunden wurde, erschien die Sprache aphonisch, sie bekam jedoch nach Erweiterung der Strictur sofort ihren Klang wieder. In verschiedenen Zeitschriften sind bisher eine ganze Anzahl solcher Pharynxstricturen bekannt geworden; sie finden sich bei Schech[1]), Langreuter[2]) und W. Lublinski[3]) zusammengestellt. — In einem von A. v. Sokolski[4]) mitgetheilten Falle schien die narbige Verengerung des Pharynx in Folge von hereditärer Lues entstanden.

Erkrankungen der Speicheldrüsen im Verlaufe der Syphilis sind einzelne Male beobachtet worden. E. Lancereaux[5]) fand bei einer Kranken, die an Erysipel nach syphilitischen Geschwüren des Rachens starb, die linke Glandula submaxillaris wie geschrumpft (flétrie) und beim Berühren härter, aber nicht geringer an Volumen; gelblich gefärbt in Folge von verfetteten Granulationen; zwischen den Drüsenläppchen zahlreiche Furchen; die interacinösen, fibrösen Septa verdickt; die benachbarten Lymphdrüsen vergrössert, weich, von markigem Aussehen. Ausserdem fanden sich vor: Narben in der Umgebung des Anus und im Rachen; Gummata in den Lungen und im Pericard; Erweiterungen und Verengerungen mehrerer Bronchialzweige; Narben in der Leber; krankhafte Veränderungen der tiefgelegenen Lymphdrüsen. — Fournier[6]) beobachtete bei einem 30jährigen Manne, den er 11 Jahre vorher an Syphilis behandelt hatte, eine innerhalb 14 Tagen zu Stande gokommene Geschwulst der Glandula sublingualis, die auf den Gebrauch von Jodkalium nach einem Vierteljahre

1) Stenosirung d. Pharynx. in Folge v. Syph. Deutsch. Arch f. klin. Med. Bd. XVII, pag. 259.

2) l. c.

3) Ueb. syph Pharynxstrict. Berl. klin. Wochenschr. 1883, pag. 361.

4) Deutsche med. Wochenschr. 1882.

5) l. c pag. 253.

6) Centralbl f. Chir. 1876, pag. 597.

schwand. M. Verneuil[1]) sah bei einem 40 Jahre alten Manne eine ähnliche Erkrankung der linken Glandula sublingualis. die er anfänglich nicht zu deuten wusste, später aber für syphilitisch hielt.

Erkrankung der Parotis habe ich zuerst bei einer mit unzweideutigen Syphilissymptomen behafteten Person beobachtet und dieses Falles auf pag. 267 ausführlicher gedacht. — Bei einer anderen Patientin habe ich neben gummösen Processen an anderen Orten auch solche der rechten Parotis gesehen, die zu einer Speichelfistel führten. Die linke Parotis derselben Kranken (einer 44jährigen Frau) war in ihrem, den Unterkiefer deckenden Antheile, wie aus der glatt über den Knochen gespannten dünnen Narbe ersichtlich war, vollkommen zerstört (angeblich seit 8 Jahren); aus den erhaltenen Partien liess sich durch den Ductus stenonianus Speichel ausdrücken. — Einmal bestand die Parotisgeschwulst neben Nasensyphilis und gelangte unter einer gewöhnlichen antisyphilitischen Behandlung zur Resorption. — In der Folge stiess ich noch öfter auf unzweifelhafte Fälle von Parotitis syphilitica; fast stets handelte es sich um eine schwerere Luesform.

Affection der (nahe der Zungenspitze liegenden) Nuhn'schen oder Blandin'schen Drüse beschrieb J. Neumann[2]); dieselbe war fast haselnussgross, ihr Ausführungsgang erweitert und zeigte vermehrte Secretion.

Wenn man die von den verschiedenen Processen gegebene Schilderung im Auge behält, so ist das Erkennen der im Munde und im Rachen localisirten Syphilis bei weitem in den zahlreichsten Fällen keinen besonderen Schwierigkeiten unterworfen.

Initialmanifestationen repräsentiren sich auch hier bald als Papeln, bald als deutlich entwickelte Sklerosen mit Erosion oder Exulceration, oder auch nur als Flächenerosionen auf wenig oder kaum infiltrirter Basis. Weiter rückwärts von den Mandeln werden sie nur noch an der hintern Fläche des Velums und am Tubenwulst zu suchen sein, an letzteren Orten mit Hilfe des Rhinoskops. Die Initialaffecte sind, ebenso wie an anderen Orten, von indolenten Anschwellungen der benachbarten Lymphdrüsen, und

[1]) Centralbl. f. Chir. ibid.

[2]) Ueb. Syph. d. Parotis u. d. Gland. sublingual. Arch. f. Dermatol. und Syph. 1894. Bd. XXIX, pag. 1.

später von constitutioneller Syphilis gefolgt. Wird nun neben den Veränderungen in loco die Reihenfolge der Erscheinungen im Auge behalten, so ist der initiale Charakter der Erkrankung leicht festzustellen, und es gelingt dann auch oft die Art der Ansteckung zu eruiren.

Das syphilitische Schleimhauterythem ist durch seinen vornehmlichen Sitz am weichen Gaumen, den Tonsillen und dem Pharynx, durch die oft scharfe Begrenzung der hyperämirten, wenig infiltrirten und am Rande bläulich schimmernden Stellen genügend charakterisirt.

Die Papeln der Mucosa sind an dem scharfen Umschriebensein der Erhebung, an der gerötheten oder bläulich weisslichen, wie durch Lapis verschorften Epitheldecke leicht zu erkennen, so wie auch daran, dass sie bald einzeln, bald dichter gehäuft, da zu Schrunden und oberflächlichen Ulcerationen, dort zu tiefen Geschwüren führen, und überdies mitunter sehr gerne recidiviren.

Die Gummata endlich zeichnen sich durch ihre meist scharf isolirten, oft aber auch diffusen Infiltrate aus, die häufig Zerstörung und Durchlöcherung, nahezu immer aber Narben veranlassen, welche je nach der Destruction zart oder strahlig sind und in letzterem Falle die Weichtheile verziehen.

Da die Symptome aber doch nicht immer deutlich genug ausgeprägt sind, so müssen wir auch derjenigen Erkrankungen gedenken, die gelegentlich zu einer Verwechselung mit Syphilis führen könnten.

Acute Stomatitis und Angina catarrhalis weisen diffuse Röthung und erheblichere Schwellung auf und sind gewöhnlich, selbst die unter Fieber erscheinenden schwereren Formen, von kürzerer Dauer.

Tonsillarabscesse sind ausserdem noch ungemein schmerzhaft und lassen deutliche Fluctuation nachweisen. Uebrigens habe ich solche Abscedirungen neben Syphilis der Mandeln öfter gesehen; es liegt nahe, die acute Entzündung in diesen Fällen als Folge der ulcerösen Vorgänge hinzustellen, indem an den offenen Stellen Gelegenheit zu Invasion Entzündung erregender Keime gegeben ist.

Chronische Katarrhe, wie sie etwa bei Säufern, Rauchern, Tabakschnupfern angetroffen werden, lassen bei einiger Aufmerksamkeit das veranlassende Moment leicht erkennen.

Herpes der Mundschleimhaut (Stomatitis herpetica) führt zu kleinen, Stecknadelkopfgrösse selten übersteigenden, scharf geränderten, oberflächlichen Geschwürchen, die, meist zu Gruppen angeordnet, auf gerötheter Schleimhaut sitzen: die Herpesgeschwürchen werden an der Lippen- und Wangenschleimhaut, an der Zunge und auch weiter nach rückwärts bis an die hintere Rachenwand angetroffen (Angina herpetica). Ferner ist zu beachten, dass Herpes an der Mucosa ebenso kurze Dauer aufweist, wie der an der allgemeinen Decke, und ebenso gerne häufig recidivirt; gleichzeitiges Auftreten mit einer analogen Eruption an der Haut erleichtert die Diagnose erheblich. — Es bleibe nicht unerwähnt, dass Individuen, die venerische Affectionen überstanden, gar nicht selten Herpeseruptionen am Genitale oder in seiner Nachbarschaft aufweisen (s. meine Vorles. üb. d. ven. Geschwür, 1887, pag. 10). Bei etwaigem gleichzeitigem Auftreten von Herpes im Munde und am Genitale, wird man auf die klinischen Charaktere dieses Bläschenausschlages um so sorgfältiger zu achten haben.

In einzelnen wenigen Fällen habe ich bald an der Zunge, bald an den Lippen, Wangen und Gaumen linsengrosse und noch grössere Erosionen beobachten können, welche auf schwach infiltrirter Basis ruhend, lebhaft roth oder mit einem weisslichen Belage behaftet waren und um so eher zur Annahme von erodirten Papeln verlockten, als die ganz gleichen Veränderungen auch am Genitale (Glans, Praeputium, Scrotum) zu sehen waren; nur liessen sich am Rande einzelner Erosionen (des Scrotum) nebenher Blasenreste constatiren. Dieser Umstand sowie die Wahrnehmung, dass Recidive immer in der gleichen Form erschienen und — was ausschlaggebend ist — dass die Affection genau in derselben Weise auch bei Individuen getroffen wurde, die nie eine Syphilisinfection erlitten, bestimmten mich einen local recidivirenden Blasenausschlag anzunehmen, der mit Syphilis nichts zu thun hat. Ob derselbe als Erythem, wie O. Rosenthal [1]) meint, oder als benigner Pemphigus aufzufassen ist, mag ich vorläufig nicht entscheiden.

Ausser dem letztgenannten Blasenausschlag könnte der Pemphigus papillaris vegetans, der sogar mit einer gewissen Vorliebe zu allererst an den Lippen, im Munde, den Nasenflügeln und gleichzeitig auch am Anus, dem Genitale oder in den Genitocruralfalten auftaucht, von flüchtigen Untersuchern für Syphilis gehalten werden,

---

1) Beitrag zu d. blasenbildend. Affect. d. Mundschleimhaut. Berl. klin. Woch. 1894, No. 26.

weil der Blasengrund oft plaqueartig vorquillt und wie papillomatös gewuchert erscheint. Dem aufmerksamen Beobachter wird es aber nicht entgehen, dass die Plaques von Blasensäumen umgeben sind und dass wohlcharakterisirte Pemphigusefflorescenzen auch an andere Stellen des Körpers sich entwickeln. Ein Irrthum wäre verhängnissvoll: denn der Pemphigus vegetans endet meist lethal.

Bei Frauen pflegt eine benigne Stomatitis mit seichten Geschwürchen während der Lactation (Stomatitis materna der Alten) oder während der Gravidität, der Periode zu erscheinen, oder manche pathologische Zustände des Uterus zu begleiten (man könnte da von einer Stomatitis uterina sprechen).

Soor bei Kindern ist durch die punktgrossen bis flächenformigen, weissen Membranen, die unter dem Mikroskope Thallusfäden und Sporen zwischen den Epithelien aufweisen, und durch die saure Reaction des Secretes leicht zu erkennen; Erwachsene werden von dieser Pilzansiedelung nur bei weit vorgeschrittener Kachexie, welche das nahe Ende bald ahnen lässt, angetroffen.

Venerische Geschwüre an den Lippen und im Bereiche der Mund- und Rachenhöhle sind äusserst selten; auf der Zunge hatte sie Ricord[1]) in seiner 40jährigen Praxis nicht gesehen.

Sehr wichtig für die Differentialdiagnose sind noch folgende Krankheitsformen.

Unter Fieber entwickelt sich, manchmal sporadisch, manchmal epidemisch und die Charaktere der Contagiosität an sich tragend, eine Stomatitis mit bedeutender Schwellung und Schmerzhaftigkeit des grössten Theiles der Mundschleimhaut; nach wenigen Tagen treten an der Wange, der Zunge, dem Lippenroth ausgedehnte, aber seichte Ulcerationen auf, die in der Mundhöhle weisslich belegt, am Lippenroth mit dünnen, braunen Borken bedeckt sind; die Secretion ist vermehrt, anfangs serös schleimig, später eitrig; der Geruch aus dem Munde ein übler — Stomatitis ulcerosa (Stomacace, Mundfäule). Eine entsprechende Localbehandlung führt gewöhnlich schnell zum Ziele.

Eine der ulcerösen Stomatitis ähnliche Affection der Mundhöhle kann bei Individuen zu Stande kommen, die mit dem Contagium der Maul- und Klauenseuche, sehr oft nach Genuss von ungekochter Milch kranker Thiere, inficirt worden sind. Diese Stomatitis aphthosa epizootica ist dann öfter mit einem

1) L'Union méd. 1874, No. 56.

Ausschlag an den Händen und Füssen und manchmal auch an anderen Theilen des Körpers vergesellschaftet.

Die Aufnahme von Mercur in den Organismus, am gewöhnlichsten nach medicamentöser Application des Quecksilbers (sei es in Form von Inunctionen, subcutanen Injectionen, innerlich gereichten Präparaten etc., sei es nach Aetzungen), führt bei sehr vielen Individuen, bei einigen früher, bei anderen später, zu einer mit stark vermehrter Speichelsecretion einhergehenden Entzündung der Mundschleimhaut — Stomatitis mercurialis —, die vornehmlich Schwellung des Zahnfleisches und Lockerung seiner Pyramiden am Unterkiefer, mitunter aber auch entzündliche Schwellung der Wange und der Zunge in dem Maasse veranlasst, dass die Zahnreihen sich in ihnen abdrücken. Schon früh macht sich bei den Patienten metallischer Geschmack und objectiv foetor ex ore geltend, der sich steigert, wenn am Zahnfleische, der Zunge, der Lippe oder Wange Ulceration hinzugetreten ist. Diese Ulcera — Mercurialgeschwüre — sind seicht, mehr oder weniger belegt, von einer verschwommen auslaufenden, entzündlichen Röthe umgeben. Nur Missbrauch des Quecksilbers führt zu ausgedehnten Mortificationen des Gewebes und zu Blosslegung und Nekrosirung des Kiefers (siehe später).

An dieser Stelle sei auch einer Mittheilung R. Volkmann's[1]) gedacht, der zufolge die Glandulae labiales an einer katarrhalischen Entzündung theils mit, theils ohne Abscedirung erkrankten; die Unterlippe, manchmal auch die angrenzenden Partien der Oberlippe schwollen an, wurden hart und fest, ohne besonders zu schmerzen. Obwohl drei von fünf Kranken syphilitisch waren, glaubt Volkmann doch, dass die Krankheit nur in einer Fortleitung des gleichzeitig bestandenen Mund- und Rachenkatarrhs — somit nur indirect in Syphilis — begründet war; eine mercurielle Behandlung mag die Gelegenheit zu solchen Katarrhen nur erhöhen.

Bisweilen bekommt man an der Wangen- und Lippenschleimhaut, seltener am harten Gaumen, opake, milchweisse, wie mit einem Lapisschorfe bedeckte (manchmal auch stahlgraue), punktgrosse, streifen- oder flächenförmige Stellen zu sehen, die gegenüber der sonst glatten und geschmeidigen Mucosa durch die Runzelung und das derbere, schwielige und schwartenartige An-

1) Cheilitis gland. apostemat. Virchow's Arch. Bd. L, pag. 142

fühlen abstechen und den Eindruck des Gegerbten machen. Aehnliche Veränderungen finden sich, mit diesen combinirt oder selbstständig, an der Zunge, und zwar am Rücken und den Rändern, vor, mit der Modification, dass die eigentlich kranken Stellen in verschiedener Form und Ausdehnung bald glatt, bald geklüftet sind und ohne Papillen, während die übrige Zunge etwas verdickt, mit verlängerten und aufgefaserten Papillae filiformes besetzt und mit schmierigem Schleim bedeckt erscheint; die Papillae fungiformes ragen mitunter als geschwollene und des Epithels verlustige, roth punktirte Knötchen hervor. Schrundungen und Zerklüftungen, die bei dieser Krankheit an der Zunge selten fehlen und an der Wangen- und Lippenschleimhaut weniger häufig wahrgenommen werden, verursachen oft sehr grosse Schmerzen und geben zu seichten Ulcerationen Anlass. Dieser Zustand, der als Ichthyosis linguae (Samuel Plumbe) — Tylosis (D. Ullmann[1]) — Psoriasis (Bazin, Sigmund, Kaposi, M. Nedopil[2]) und Keratosis (Kaposi[3]) linguae — Plaques lisses (Fournier[4]) — Leukoplacia (Ernst Schwimmer[5]) beschrieben wurde, zeichnet sich durch einen äusserst chronischen Verlauf aus und ist bisher nur ausnahmsweise bei Frauen angetroffen worden. (Robert F. Weir[6]) fand einmal die kleinen, Schwimmer einmal die kleinen und grossen Labien bei einer Patientin in ähnlicher Weise verändert.) — Ein und das andere Mal hat die so veränderte Schleimhaut den Ausgangspunkt zu einer carcinomatösen Neubildung abgegeben, wie die Beobachtungen von Neligan, Henry Morris, Weir, Billroth-Nedopil, Hebra-Kaposi u. A. lehren, und wie auch ich gesehen habe.

Nach meiner Erfahrung pflegen diese Plaques am häufigsten im Verlaufe von habituellen Verdauungsstörungen und bei Rauchern, nach J. Seegen auch bei Diabetikern wahrgenommen zu werden. Das Tabakrauchen erscheint von einigen Autoren als hervor-

1) Schwielenbildung auf der Zunge, Bayer. ärztl. Intellig.-Bl. 1858, pag. 198.

2) Ueb. d. Psoriasis der Zungen- und Mundschleimhaut etc. Arch. f. klin. Chir. Bd. XX, pag. 324.

3) l. c. pag. 201 u. 205.

4) Leçons sur la Syphilis, Paris 1873, pag. 567.

5) Ueb. d. idiopath. Schleimhautplaques der Mundhöhle etc. Viertelj. f. Dermatol. u. Syph. 1877 u. 1878.

6) Reprint. from the New-York med. Journal, March 1875.

ragendes ätiologisches Moment aufgeführt (Plaques des fumeurs — Buzenet), und Nedopil ist der Ansicht, dass die von Ernst Ludwig[1]) im Tabakrauche nachgewiesenen Substanzen, kohlensaures Ammoniak und Carbolsäure, den Reiz auf die Schleimhaut ausüben. — Nach der Anschauung vieler Autoren soll Syphilis das Auftreten dieser Schleimhautschwielen direkt veranlassen, oder doch begünstigen. Kaposi hebt mit aller Entschiedenheit hervor, dass die „Psoriasis mucosae oris“ als „eine Folge vorausgegangener Syphilis“ anzusehen sei. Schwimmer fasst sie als idiopathische Plaques auf, führt aber gleichfalls die syphilitische Diathese unter den ätiologischen Momenten an. Auch ich kann mich des Eindruckes nicht erwehren, dass abgelaufene oder noch bestehende Lues bei den oben erwähnten Schädlichkeiten prädisponirend für die Entwickelung der Leukoplakie ist.

Sehr oft mag folgende an der Zunge beobachtete Veränderung für Syphilis imponiren. Am Zungenrande und an der Zungenspitze, weniger häufig am Rücken und an der unteren Fläche dieses Organes, gewahrt man manchmal verschieden grosse, einzeln stehende oder ineinander fliessende, rothe, nur sehr wenig oder gar nicht infiltrirte Flecke, die von einem scharf gezeichneten, schmalen, schmutzigweissen oder lehmgelben Epithelsaume umgeben sind. Diese Plaques beobachten nach Einigen (Gubler, Wilhelm Hack[2]) ein continuirliches Fortschreiten, nach Anderen verharren sie selten längere Zeit im gleichen Zustande, sondern wechseln sehr häufig Form und Sitz; oder sie verschwinden ganz, um, wie ich wiederholt beobachtet habe, nach längerer oder kürzerer Zeit wieder sichtbar zu werden; Beschwerden veranlassen sie nicht, ausgenommen sie führen zu Erosion und Ulcerationen. Ich habe solche Flecke an der Zunge bei Kindern und Erwachsenen, einzelne Male neben Verdauungsbeschwerden, gesehen. Alterationen des Intestinaltractes und herabgesetzte Ernährung (Anämie) scheinen thatsächlich in den meisten Fällen zu diesen Plaques in Beziehung zu stehen (Möller[3]), J. Caspary[4]), P. G. Unna[5]), V. Gau-

---

[1]) Ueb. einige Bestandtheile des Tabakrauches. Arch. f. kl. Chir. Bd. XX, pag. 363.

[2]) Monatsh. f. prakt. Dermatol. 1882, pag. 33.

[3]) Deutsche Klinik 1851.

[4]) Ueber flüchtige, gutart. Plaques der Zungenschleimhaut, Viertelj f. Dermatol. u. Syph. 1880, pag. 182.

[5]) Ueb. kreisf. Exfol. d. Hohlhand u d. Zunge etc. ibid. 1881, pag. 296 u. ff.

tier[1]). J. Parrot[2]) hat dieselben bei 31 Kindern beobachtet, und bringt sie mit hereditärer Syphilis in Zusammenhang, daher auch seine Bezeichnung als: Syphilis desquamative de la langue. Die sonstigen Benennungen beziehen sich zumeist auf das äussere Aussehen und lehnen sich mitunter an analog sein sollende Vorgänge der allgemeinen Decke an, als: Psoriasis, Pityriasis linguae — Desqaumation lichenoïde — Lingua geographica, Landkartenzunge — Exfoliatio areata linguae — Desquamation épitheliale de la langue. — Nach dem blossen Aussehen wird es immer schwer sein, Syphilis sofort auszuschliessen; man wird hierzu erst nach längerer Beobachtung und nach Würdigung der anderen Symptome berechtigt.

Von einer antisyphilitischen Behandlung werden diese Desquamationen ebensowenig wie die vorhin erwähnten Schwielen influencirt.

Wegen ihrer Sonderbarkeit und der nicht vollkommen aufgeklärten Aetiologie sei auch noch eine von A. Mathieu[3]) als „langue noire" bezeichnete, übrigens seltene Zungenaffection, die schon Maurice Raynaud (1869) gesehen hat, erwähnt. Bei derselben kam es zur Bildung eines tintenschwarzen Fleckes auf der Zunge, der sich mit Pottasche beseitigen liess; ausserdem waren schlechtes Aussehen, Appetitmangel und Verdauungsbeschwerden vorhanden. Mathieu fand entsprechend der kranken Partie die Papillen verlängert und Fettkörnchenhäufung in denselben[4]).

---

1) De la Desquamation epithel. de la langue. Genève 1882; — Monatsh. f. prakt. Dermatol. 1882, pag. 53.

2) Progrès méd. 1881; — Annales de Dermatol. et de Syphiligr. 1881, pag. 370.

3) Un cas de langue noire, Progrès méd. 1883, No. 31; — Centralbl. f. Chir. 1884, pag. 725.

4) Uebereinstimmend mit den meisten Fachcollegen, hatte auch ich ein Uebergreifen der Psoriasis auf Schleimhäute in Abrede gestellt (siehe meinen Aufsatz „Ueber Psoriasis" in Volkmann's Sammlung klin. Vortr. No. 208, pag. 9). Seit jener Zeit bin ich aber zweimal in die Lage gekommen, Schleimhautaffectionen zu beobachten, die höchst wahrscheinlich mit der Schuppenflechte in Zusammenhang zu bringen waren. Das eine Mal handelte es sich um eine hartnäckige chronische Conjunctivitis bei einem mit universeller (auch die Lider einnehmenden) Psoriasis behafteten, sonst vollkommen gesunden Manne. Das andere Mal fanden sich ziemlich scharf abgegrenzte weissliche Auflagerungen vor, welche die Zunge und zum Theile auch die Wangen- und Lippenschleimhaut in Form von stecknadelkopf- bis linsengrossen Plaques oder als grosse zusammenhängende Streifen occu-

Schliesslich sei noch hervorgehoben, dass bei manchen Menschen die Zunge an ihrer oberen Fläche und an den Seiten zottig, vielfach gefaltet, mitunter ausglättbar ist, neben sonst vollkommenem Wohlbefinden. Ich bezeichne eine solche Zunge, die von Unerfahrenen für krank angesehen wird, als Lingua plicata. Obzwar es sich hier um keinen pathologischen Zustand handelt, sondern nur um eine Anomalie, so ist es doch begreiflich, dass in die Falten hineingerathene pathogene Keime sich eher dauernd ansiedeln und leichter zu pathologischen Veränderungen führen, als auf einer Zunge mit glatter Oberfläche. Demgemäss etabliren sich hier nicht selten Erosionen und seichte Ulcerationen, die nur schwer heilen, weil die eingenisteten Keime nicht leicht medicamentös zu treffen sind. Auch syphilitische Plaques an einer Lingua plicata widerstehen länger, als sonst.

Ueberdies sind aber auch noch andere schwere Processe zu erwähnen, die ebenso wie Syphilis zu chronischen Infiltrationszuständen, zu Zerfall und Defecten, zu narbigen Verwachsungen und Stricturirungen führen. Am täuschendsten pflegt die Syphilis innerhalb der Mund- und Rachenhöhle durch Lupus imitirt zu werden. Derselbe stellt sich in der Regel als eine blassrothe, oder auch rothe Granulations-, bezw. Geschwürsfläche dar, neben welcher manchmal zapfen- und kolbenförmige Hervorragungen, wie am Zahnfleische und den Tonsillen, zu ansehnlicheren geschwulstartigen Knoten zusammentreten; die mit dünnem Epithel überzogenen Stellen stechen, ebenso wie die noch nicht ulcerirten kleinen Lupusherde der Schleimhaut, durch einen bläulichen Schimmer ab. Die lupösen Infiltrate fühlen sich meist weich an, sie setzen erheblichere Defecte — gewöhnlich erst nach Jahren — nur in den Weichtheilen, während an den Knochen — am häufigsten noch im Processus palatinus unmittelbar hinter der Zahnreihe — blos Usurirung, aber selten Perforation zu Stande kommt. Sehr wichtig für die Diagnose des Lupus ist, dass die Krankheit meist in frühem Alter beginnt und ihren Ausgangspunkt von der äusseren Haut nimmt; man wird also, bei Localisation des Lupus in der

---

pirten; die Plaques waren mit Hinterlassung einer leicht blutenden, gerötheten Stelle abschälbar und erwiesen sich unter dem Mikroskope als aus Epithelien und zwischen ihnen liegenden Pilzfäden und Sporen bestehend; an der Haut lag Psoriasis vor, die seit dem ersten Lebensjahre bestand, nie behandelt wurde und insbesondere Kopf und Gesicht in ungemein schwerer Weise ergriffen hatte.

Mund- und Rachenhöhle im Gesichte deutlich ausgeprägten Lupus oder nach demselben zurückgebliebene Narben antreffen. Indessen ist nicht zu übersehen, dass der Lupus mitunter auch an der Schleimhaut beginnen kann.

Auch acut-(miliar-)tuberculöse Geschwüre, die an der Lippen- und Wangenschleimhaut, der Zunge, dem Gaumen und im Rachen theils primär (B. Fränkel[1]) und allein (Isambert[2]), theils mit Tuberculose der Lungen, des Darmes, der Lymphdrüsen u. a. Organe combinirt, angetroffen werden, können sehr leicht zu Verwechslungen mit Syphilis führen. In den ausgesprochenen Fällen weisen die tuberculösen Geschwüre einen käsigen, speckigen Grund und unterminirte fetzige, blauroth injicirte Ränder auf, in denen graue miliare Knötchen eingestreut sind; ebensolche Knötchen finden sich in der Schleimhaut der nächsten Umgebung vor, die, ursprünglich mit glattem Epithel bedeckt, später den Ausgangspunkt der Ulceration abgeben. Sehr oft lassen sich im Secrete, bez. in den herausgefallenen oder herausgehobenen miliaren Knötchen, Tuberkelbacillen nachweisen. Die Geschwüre, welche öfter an den Mandeln oder der Rachentonsille (am Dache des Schlundes) beginnen, häufig jedoch auch von den Seiten des Pharynx einerseits auf das Velum, anderseits auf die hintere Rachenwand, wo sie oft eine quere Richtung einnehmen, übergehen, zeigen selten die Tendenz in die Tiefe zu greifen, meist breiten sie sich nur in der Fläche aus und begrenzen sich scharf am Oesophagus (Fränkel). Bei Miterkrankung des Velum bleibt die Uvula entweder verschont, in welchem Falle sie dünn, atrophisch erscheint, oder sie wird durch die tuberculöse Infiltration zu einem unförmlichen wulstigen Zapfen umgewandelt; Fränkel hebt auch Neigung zu Hypertrophirung hervor, insbesondere an den Tonsillen, wo polypoide Excrescenzen zu Tage zu treten pflegen. Ein Uebergreifen auf Zungengrund und Zungenrücken wird oft beobachtet; doch sieht man die tuberculösen Geschwüre hier, an dem Zungenrande oder an der Zungenspitze auch zuallererst erscheinen; O. Weber[3]), Isambert, Fränkel, Chvostek[4]) u. A. erwähnen solcher Fälle; einige Male fanden sich neben dem Zungengeschwüre grössere Tuberkelknoten vor. Bei einem

1) Ueb d. Miliartuberculose d. Pharynx, Berl. klin. Wochenschr. 1876.

2) Annales des maladies de l'oreille et du larynx I. u. II.

3) Krankheiten des Gesichtes (Pitha-Billroth's Chir.), pag. 327.

4) Ueb. d. tubercul. Zungengeschw. Allg. Wiener med. Zeitung 1884.

von mir beobachteten Kranken führte ein sehr schmerzhaftes Tukerkelgeschwür der Zungenspitze unter typhusähnlichen Erscheinungen nach wenigen Tagen zum Tode: bei der Obduction fand sich Miliartuberculose in den Lungen, den Nieren, der Leber und der Milz. Die tuberculösen Geschwüre zeichnen sich überhaupt durch enorme Schmerzhaftigkeit aus, die schon spontan besteht, bei Berührung aber sich so sehr steigern kann, dass jede Nahrungsaufnahme zur Qual wird; auch sind sie gewöhnlich von hohem Fieber begleitet. Diese Umstände, sowie etwaige Mitbetheiligungen an Tuberculose von Seiten anderer Organe, als Larynx, Lungen, Testikel u. s. w. bedingen zudem noch sehr raschen Verfall der Kranken, so dass es nicht schwer fällt, die tuberculösen Geschwüre zu erkennen, selbst wenn sie das blühendste Alter befallen und Tuberkelbacillen sich nicht sofort auffinden lassen.

Bei den nahen Beziehungen, die zwischen chronischer (Lupus), acuter Tuberculose und Scrophulose bestehen, und den mannigfachen Uebergängen dieser Zustände ineinander, wird es einzelne Male sehr schwer, die Natur eines acut oder chronisch verlaufenden, in Verschwärung übergehenden Infiltrates an den Schleimhäuten der Mund- und Rachenhöhle richtig zu deuten; der gelungene Nachweis der Tuberkelbacillen (die bei Lupus nur spärlich vorhanden sind) ist für Tuberculose von hoher diagnostischer Wichtigkeit; sonst ist man nothgedrungen auf die Beobachtung des weiteren Verlaufes und die durch die Therapie erzielten Resultate hingewiesen. Die Schwierigkeiten der Diagnose steigern sich noch mehr, wenn syphilitische Infiltrate nachträglich tuberculös werden oder wenn Syphilis eine früher bestandene Tuberculose complicirt.

Bezüglich der bei uns nur höchst selten vorkommenden Lepra sei blos in Erinnerung gebracht, dass sie auf Schleimhäuten viel häufiger syphilisähnliche Processe zu bedingen pflegt, als auf der äusseren Haut.

So leicht es in den meisten Fällen ist, Gummata von Geschwülsten, insbesondere in vorgerückten Stadien, zu unterscheiden, so schwierig gestaltet sich einzelne Male ihre Differenzirung. Carcinome der Lippen könnten nur anfangs für an diesem Orte häufiger wahrzunehmende Initialmanifestationen genommen werden; die letzteren sind aber schon sehr früh von indolenten Lymphdrüsenschwellungen gefolgt und bilden sich sehr auffällig schon auf locale Mercurbehandlung zurück. — An der Lippen- und Wangenschleimhaut finden sich manchesmal gutartige papillomatöse oder zapfenartige, mit einer mehr oder weniger dicken weisslichen, oder bläulich weissen Epithelschichte bedeckte Auswüchse, die gewöhnlich durch Jahre hindurch unverändert persistiren, mitunter aber auf Einpinselungen von schwachen Arsenikal- oder Sublimatlösungen allmälig schwinden: der Unerfahrene verfällt leicht in den Fehler, diese übrigens nur selten beobachteten Excrescenzen für Syphilisproducte zu nehmen.

Weniger selten trifft man an anderen Stellen der Mucosa oris et pharyngis — am häufigsten am weichen Gaumen und den Tonsillen — Papillome an, die gleich den an anderen Orten, insbesondere den Genitalien sich vorfindlichen, nur als Folge eines längere Zeit andauernden Reizes anzusehen sind. Ich habe solche Papillome als venerische bezeichnet, weil sie am gewöhnlichsten neben venerischen Katarrhen, mitunter aber doch auch neben und nach abgelaufenen Syphilisprocessen — also im Allgemeinen auf venerischem Boden zur Entwickelung gelangen. Dieselben erscheinen in Stecknadelkopf- bis Erbsengrösse und darüber, sitzen gestielt oder breitbasig auf und erweisen sich bei der Untersuchung mit der Sonde entweder aus dendritisch verzweigten Auswachsungen oder aus gleich hohen palissadenartigen Zapfen bestehend; ihre Oberfläche ist roth oder mattweiss, je nachdem die Epithellage nur dünn ist oder in dickeren Schichten sich vorfindet; sie bluten leicht, ulceriren aber nicht.

Am häufigsten sieht man sich der Frage gegenübergestellt: Zungencarcinom oder Zungensyphilis? Syphilitische Initialmanifestationen an der Zunge werden sehr schnell von Anschwellungen der benachbarten Lymphdrüsen begleitet, bei Carcinom stellen sich diese Mitaffectionen gewöhnlich erst später ein. — Gummata dieses Organes entwickeln sich meist in der Tiefe und oft in mehreren Herden, gleichzeitig oder auf einander folgend; das Carcinom nimmt gewöhnlich von der Oberfläche, meist nur als eine Geschwulst, seinen Anfang; Uebergreifen in das sublinguale Gewebe ist bei Gumma selten[1], für Krebs aber geradezu charakteristisch. Wuchert die Neubildung pilzförmig über die Oberfläche, so ist die Annahme einer carcinomatösen Erkrankung mehr gerechtfertigt;

---

[1]) G. Fischer (Deutsche Zeitschr. f. Chir. XIX, pag. 127) hat eine gummöse Geschwulst im sublingualen Raume (ein anderes Mal in der Wange) für eine Neubildung gehalten und operirt.

doch zeigt eine Erfahrung B. v. Langenbeck's[1]), dass das Gumma auch unter diesem Bilde erscheinen kann. Schliesslich sei noch einmal darauf verwiesen, dass, wie bereits (pag. 241) erwähnt, Hutchinson, Langenbeck und ich auch Uebergänge von Gumma in Krebs oder Nebeneinanderbestehen beider Processe in der Zunge gesehen haben. F. Bowreman Jesset[2]), welcher die Syphilis ebenfalls unter den Ursachen des Zungencarcinoms aufführt, betont gleichzeitig die Schwierigkeiten der Differentialdiagnose und empfiehlt dringend operatives Einschreiten, wenn nach einer 14tägigen Behandlung keine Besserung erzielt wurde.

Auch an anderen Stellen wird es trotz sorgfältigster Erwägung aller Verhältnisse einzelne Male doch nicht möglich, zwischen Geschwulst und Gumma zu unterscheiden, und erst die fortgesetzte Beobachtung wird Klarheit darüber bringen, ob beispielsweise eine Infiltration der Tonsille als sarcomatöse oder syphilitische oder ob eine Wucherung am Zahnfächer als Epulis oder Gumma zu gelten hat. Am längsten lässt man sich durch Flächencarcinome (an der Wangenschleimhaut, dem harten Gaumen u. s. w.) hinhalten, die in der ersten Zeit zwar gewöhnlich unter dem Bilde eines gutartigen Geschwüres erscheinen, nach 1—2 Jahren aber die Maske ihrer Harmlosigkeit abwerfen und — leider zu spät! — ihre volle Malignität verrathen. Ich könnte manchen Fall anführen, in welchem die günstige Zeit für eine radicale Entfernung des Flächenkrebses in unnützen antisyphilitischen Behandlungsversuchen verloren ging.

Von den selteneren Zungenaffectionen will ich hier nur solche erwähnen, welche Anlass zu Verwechselung mit Syphilis geben könnten. Zunächst führe ich die Glossitis cicatrisans an. Hierunter verstehe ich eine mit Narbenbildung einhergehende schleichende Erkrankung dieses Organs, bei welcher es zu Verlust der Papillen, der Schleimhaut in ihrer ganzen Dicke, ja stellenweise selbst zu Verödung von Muskelsubstanz kommt; die Zunge erscheint an einzelnen Partien vollkommen glatt, an anderen narbig eingezogen und, so weit das erkrankte Gebiet reicht, wie von einer spinngewebdünnen Membran bedeckt, welche nur ab und zu eine Erosion aufweist; dabei ist selten ein deutlicheres Infiltrat nachzuweisen,

---

1) Ueb. Gummigeschwülste (Granulome, Syphilome), Arch. f. klin. Chir. Bd. XXVI, pag. 274.

2) The Lancet 1885, I, pag. 207.

die Zunge fühlt sich vielmehr fast durchgehends weich an. Manchmal ist nur ein kleiner Theil, etwa eine mandelgrosse Stelle des Zungenrandes, ein anderes Mal wieder eine grössere Partie, selbst die gesammte Zunge in der geschilderten Weise ergriffen. Solange Erosionen vorliegen, ist die Affection ungemein schmerzhaft; jede Bewegung, jede Berührung mit Speisen, insbesondere wenn sie gewürzt oder etwas wärmer sind, steigern den Schmerz in enormer Weise; während dieses Zustandes läuft gewöhnlich sehr viel Speichel im Munde zusammen; die ängstliche Besorgniss des Patienten vor Bewegung einerseits, anderseits aber die Speichelfluth führt zu einer eigenartigen Unbeholfenheit beim Sprechen, welche sofort

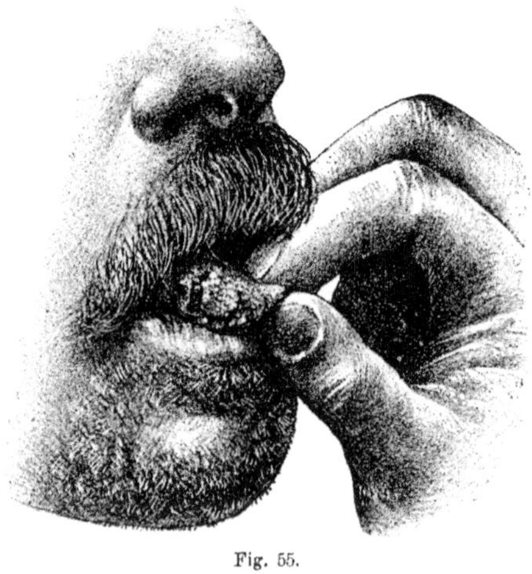

Fig. 55.
Ringförmiges (vielleicht coccogenes) Ulcus der Zunge.

auffällt. Wenn keine Erosion besteht, ist die Empfindlichkeit nur gering, selbst null. Ueber die Aetiologie dieser Glossitis liess sich Sicheres nicht feststellen; möglich, dass vorausgegangene Lues ein disponirendes Moment abgibt, doch habe ich die gleiche Erkrankung auch bei Individuen gesehen, die nie eine Syphilisinfection erlitten hatten.

Manchmal kommt man in die Lage seichte Ulcerationen an der Zunge zu wahrzunehmen, über deren Natur uns noch nähere Aufklärung fehlt; am wahrscheinlichsten dürfte es sich da um Ansiedelung von bisher nicht näher studirten Mikroorganismen handeln.

So wenigstens musste ich ein oberflächliches fast ringförmiges Ulcus an der Zunge (Fig. 55) bei einem Manne deuten, welches weder für Tuberculose, noch für Lues irgend welchen Anhaltspunkt gewinnen liess.

Acute, zu Abscess führende Entzündungen dürften nur durch die besondere Localisation in der Zunge und wegen der relativen Seltenheit Anlass zu Täuschungen geben; der Zungenabscess bleibt aber nicht lange unerkannt, die Beurtheilung würde nur dann schwieriger, wenn der weitere Verlauf in einen chronischen umschlägt. — Auch Aktinomykose ist an der Zunge beobachtet worden und darum nicht zu übersehen.

Dreiundzwanzigste Vorlesung.

Inhalt: Syphilitische Erkrankungen der Verdauungsorgane (Fortsetzung). — Syphilitische Erkrankung des Oesophagus; Dysphagie; Gummöse Processe; Stricturen.

Syphilitische Erkrankung des Magens. — Anatomische Befunde und klinische Mittheilungen.

Syphilitische Erkrankung des Darmkanals. — Frühere Vorstellungen; anatomische Befunde und klinische Mittheilungen.

So häufig syphilitische Processe im Anfangstheile des Verdauungstractes vorkommen und so mannigfaltig sich dieselben gestalten, so selten lassen sich syphilitische Erkrankungen in der weiteren Fortsetzung des Intestinaltractes — mit Ausnahme des später zu erwähnenden Mastdarmes — constatiren.

Ueber irritative Erkrankungsformen wissen wir so gut wie gar nichts; wenn auch Oesophagus und Magen durch die Bemühungen der Neuzeit (Oesophagoskop und Gastroskop von Mikulicz) der directen Untersuchung näher gebracht worden sind, so findet man sich durch das Fehlen von belästigenden Symptomen doch nicht veranlasst, Explorationen dieser Theile bei beginnender Syphilis vorzunehmen. Aber auch nach längerem Bestand der Lues kommt man nur selten in die Lage Beschwerden von Seite des Oesophagus zu constatiren. Zwar erwähnen frühere Schriftsteller, wie Jean Astruc und Carmichael (W. Lublinski[1]), dass Syphilitische in Folge von Dysphagie marantisch zu Grunde gegangen sind; ob aber Veränderungen im Oesophagus vorlagen, ist weiter nicht angegeben.

Bei den mannigfachen Anlässen zu Schlingbeschwerden, die theils auf reflectorischem Wege, theils durch benachbarte Krankheitsherde zu Stande kommen können, ist es immerhin möglich,

---

1) Stenosen d. Oesoph., Berl. klin. Wochenschr. 1883, pag. 499.

dass syphilitische Processe am Pharynx oder Larynx ebenfalls zu Erscheinungen der Dysphagie führen; auch neurotische Dysphagien — Lähmungen des Oesophagus — sollen im Verlaufe der Syphilis beobachtet und nach einer antisyphilitischen Therapie (Wilson) geheilt worden sein.

Doch sind auch einige wenige Fälle von narbigen Verengerungen und gummösen Infiltrationen und Geschwüren durch anatomische und klinische Beobachtungen sichergestellt. — Schon Jos. Lieutaud[1]) (1703—1780) „einer der Begründer der pathologischen Anatomie in Frankreich" führt eine Beobachtung von Marc' Aurelio Severino (1580—1656) mit folgenden Worten an: Cultro anatomico tradita cadavera variorum syphilide exstinctorum exhibebant exulcerationes, tum in oesophago, tum in trachea. Virchow[2]) fand bei einem Manne, der im Laufe einer constitutionellen Syphilis hydropisch geworden war und an Dysenterie und Pleuritis starb, „vollständige Atresie der Choanen und narbige Stenose des oberen Oesophagustheiles, während das untere Ende hämorrhagische Erosionen zeigte"; das andere Mal[3]) waren „neben dem sich retrahirenden Geschwür noch die in fettiger Metamorphose begriffenen gelben Gummistellen zu sehen, aus denen die Verschwärung hervorgeht". Nach Wilks wird im Museum des Guy-Hospital ein Oesophagus aufbewahrt, der unmittelbar unter dem Pharynx eine durch syphilitische Ulceration hervorgerufene Strictur aufweist. Weniger klar ist die Deutung des Präparates, das Klob[4]) der Gesellschaft der Aerzte zu Wien vorlegte und den Oesophagus einer nach Syphilis anämisch gestorbenen jungen Frau betraf, „dessen Eingang durch Narbenbildung verengt ist. Die eine Strecke weit losgelöste hintere Rachenwand ist durch die Narbe an die Giessbeckenknorpel herangezogen worden. Die Erkrankung wurde als Oesophagusstrictur aufgefasst. Klob deutet den Befund als Rest eines Retropharyngealabscesses, welcher durch Senkung des Eiters die hintere Rachenwand loswühlte, später zu einem Durchbruch nach vorne führte und nach längerem Bestand sogar eine schleimhautähnliche Auskleidung dieses Pseudodivertikels zur Entwickelung brachte, welche die Diagnose des Falles erschweren musste".

---

[1]) Hist. an. med. T. II, lib. IV, obs. 105. — Lancereaux l. c. pag. 246.
[2]) Ueb. d. Nat. d. constit.-syph. Aff., Fall IV.
[3]) Geschwülste, II, pag. 415.
[4]) Wien. med. Wochenschr. 1875, pag. 210.

Von besonderer Wichtigkeit sind die Fälle von James West[1]), weil sich bei ihnen Obductionsbefund und klinische Beobachtung ergänzen. Eine 21 Jahre alte Patientin, die im Queen-Hospital (Birmingham) wegen Syphilis mehrmals behandelt worden war, bot die Erscheinungen einer completen Dysphagie dar mit Regurgitiren der gewaltsam geschluckten Speisen; Mandeln und Gaumenbögen waren mit syphilitischen Geschwüren besetzt. Auf Kalium jodatum und Chinadecoct wurde das Schlucken etwas leichter, das Sondiren gelang aber nicht; auf Inunctionen bis zur Salivation trat abermals Erleichterung ein; durchgreifend war jedoch der Erfolg nicht, denn nach 11wöchentlichem Aufenthalte im Spitale ging die Patientin marantisch zu Grunde. Bei der Obduction fand man den oberen Theil des Oesophagus in einer Strecke von etwa 4″ sehr dilatirt, die Schleimhaut verdickt und mit frischen Narben versehen; dann verengerte sich die Speiseröhre in der Länge von $2^1/_2$″ bis zur Dünne eines schwachen Katheters, auch hier war die Schleimhaut verdickt, und, ähnlich wie bei Urethralstricturen, von fibrösen Zügen durchsetzt; an der Leber fanden sich Erscheinungen von interstitieller Hepatitis und Perihepatitis. — Eine andere Kranke, die constitutionell-syphilitische Erscheinungen dargeboten, starb ebenfalls an Schwäche und Anämie; die Autopsie hat auch hier Ulcerationen und Stricturirungen im unteren Theile des Oesophagus nachgewiesen. Ein wohl charakterisirtes syphilitisches Geschwür mit gummösen Rändern, das vom Oesophagus auf den Magen überging, hat F. V. Birch-Hirschfeld[2]) neben gummösen Plaques im Dünndarm und anderen Syphilisproducten bei einem 35jährigen Manne, der seit vier Jahren an Lues gelitten, gesehen.

Neben dem sind aber auch noch Fälle (West, Follin, Clapton, Mackenzie[3]), Lublinski, Lewin) bekannt worden, in denen Schlinghindernisse in der Speiseröhre durch innerlich dargereichte Mittel, Jodkalium, Jodeisen u. ä. geheilt, oder doch gebessert wurden. Haben sich jedoch einmal narbige Contractionen ausgebildet, so wird durch dieselben der Besserung eine Grenze gezogen (Follin, Lublinski); oder die Erscheinungen der cicatrisirenden Verengerung stellen sich erst längere Zeit nach Aus-

---

1) Dubl. Quart. Journ. 1860, u. Lancet 1872, Aug. 31, pag. 291.

2) Lehrb. d. path. Anat. 3. Aufl. Bd. II, 1887, pag. 518.

3) The Lancet, May 1874 u Krankheiten des Halses u. der Nase. Deutsch v. Felix Semon, II. Bd., Berlin 1884, pag. 148.

heilung der Lues ein, wie das in einem von Weinlechner[1]) mitgetheilten Falle zu sein scheint. Ein 10 Jahre alter Knabe litt seit seinem zweiten Lebensjahre an Schlingbeschwerden, die sich in der letzten Zeit bedeutend verschlimmerten. Neben Narben am rechten Mundwickel und am weichen Gaumen, welcher mit der hinteren Rachenwand verwachsen war, bis auf eine erbsengrosse Oeffnung, die in den Nasenrachenraum führte, constatirte man drei Stricturen der Speiseröhre (am Anfange, in der Mitte und knapp ober der Cardia). Obwohl nun der Kranke nach Angabe seiner Angehörigen im zweiten Lebensjahre an Scharlach und Diphtherie gelitten haben soll, so ist Weinlechner doch der Ansicht, dass es sich hier nur um einen syphilitischen Process gehandelt hat, weil Defecte und Narbenbildung ganz und gar den syphilitischen ähnelten.

In einigen Fällen (Maury[2]), Bryant[3]) hatte die syphilitische Stenose sogar die Gastrostomie nöthig gemacht.

Man wird somit bei einer Behinderung der Passage in der Speiseröhre eines Individuums, das nachweislich an Syphilis gelitten oder noch leidet, an einen Zusammenhang mit dieser constitutionellen Krankheit um so eher denken müssen, je weniger Anhaltspunkte für eine andere Veranlassung der Schlingbeschwerden auffindbar sind.

Die Diagnose kann jedoch einzelne Male mit sehr grossen Schwierigkeiten verknüpft sein. Podrazki sah sich in einem Falle durch die concommittirenden Erscheinungen und die Antecedentien veranlasst, eine syphilitische Strictur des Oesophagus anzunehmen, und doch wies die Obduction Carcinom nach (A. Weichselbaum[4]); ob hier ursprünglich ein gummöses Infiltrat vorlag, das den Boden für das Carcinom abgegeben (pag. 241)?

Gelingt es schon früh die Syphilis der Speiseröhre zu erkennen, so ist günstiger Ausgang zu erhoffen. Viel schlimmer gestaltet sich die Prognose, wenn grössere Zerstörungen Platz gegriffen, da ja selbst nach Ausheilung derselben dauernde Narbenstenosen zu Stande kommen.

---

1) Wien. med. Wochenschr. 1880, pag. 58.

2) Am. Journ. of med. Sc., April 1870.

3) The Lancet 1877, II, pag. 9; — Morell Mackenzie, l. c. II, pag. 148 u. 149.

4) Wien. med. Wochenschr. 1873.

Bei congenitaler Lues sind syphilitische Erkrankungen der Speiseröhre gleichfalls beobachtet worden (Steffen[1]) u. A.).

In der letzten Zeit ist man auch auf syphilitische Erkrankungen des Magens etwas häufiger aufmerksam geworden. Abgesehen von den Beobachtungen Virchow's[2]), der in Leichen von Syphilitischen die „Schleimhaut des Magens etwas dick, stark geröthet", oder die „Magenschleimhaut leicht schieferig und am Pylorus verdickt" fand, und ähnlichen Wahrnehmungen von Lancereaux[3]), nach dessen Ansicht es sich dabei nicht um eine blosse Coincidenz. sondern um einen Zusammenhang mit Syphilis handelt, liegen auch Fälle von erheblicheren Veränderungen im Magen vor, die man wohl den syphilitischen Processen anreihen darf. So hat Fauvel[4]) der anatomischen Gesellschaft einen Magen demonstrirt, dessen Wände, insbesondere in der Nähe des Pylorus, hypertrophirt waren und dessen Schleimhaut an mehreren Stellen Ulcerationen aufwies; das Präparat stammte von einer Frau, die Syphilis-Attaquen durchgemacht und an einer Tibia eine Exostose hatte. E. Wagner[5]) hat im Jahre 1861 eine Leiche mit syphilitischen Wucherungen am Larynx secirt, wobei der normal grosse Magen Folgendes darbot: „Schleimhaut nicht verdickt, gleichmässig grob injicirt. 2½" vom Pförtner entfernt, an der hinteren Magenwand eine ovale, 1" lange, scharf umschriebene, grösstentheils 1‴ über die Umgebung vorragende Stelle, an welcher die Schleimhaut wenig oder nicht verschiebbar ist und die auf dem Durchschnitte alle Magenhäute, besonders die Muscularis und Serosa, verdickt zeigt. In der Mitte zwischen Pförtner und Cardia zeigen sich auf der Schleimhaut zwei hirsekorn- und eine linsengrosse, scharf begrenzte, zackige, grauweisse, fein punktirte Stellen". Im Jahre 1863 constatirte Lancereaux[3]) bei einem im Hôtel Dieu verstorbenen, 66 Jahre alten Manne neben einer Summe von syphilitischen Veränderungen in anderen Organen an dem übrigens nicht vergrösserten Magen, 2 cm vom Pylorus, an der kleinen Curvatur, eine 3 cm grosse Ulceration, welche die Wand nahezu

1) Jahrb. f. Kinderh. Bd. II, pag. 144.
2) Ueb. d. Nat. d. constit.-syph. Aff., dessen Arch. Bd. XV, Fall VII u. VIII.
3) l. c. pag. 248.
4) Bull. de la Soc. anat. 1858.
5) Das Syphilom, Arch. d. Heilk. 1863, Bd. IV, pag. 226.

ganz zerstört hatte; der Durchbruch wurde nur durch verfettete, hinter der Ulceration angereihte Knoten verhindert: die Ränder des Geschwüres waren graulich, faserig, indurirt und schräg zugeschärft; die benachbarten Lymphdrüsen nicht verhärtet. Klebs[1]) beschreibt ein syphilitisches Magengeschwür an der hinteren Fläche, neben der kleinen Curvatur, 2″ von der Cardia entfernt, wo die Schleimhaut in der Ausdehnung eines Frankstückes netzartig durchbrochen war; die übrigen Schichten erschienen verdickt; von der Serosa her erstreckte sich eine scharf begrenzte sehnige Verdichtung, die gegen den Geschwürsgrund in speckige gelbe Massen überging. In demselben Cadaver (von einem Manne) fanden sich neben deutlichen Syphiliszeichen an anderen Orten an der Ileocoecalklappe und einen Fuss höher grössere, quer gestellte, fast ringförmige Ulcerationen, dann im Dünn- und Dickdarme vereinzelte, runde, 1—2 cm grosse Geschwüre, das unterste 2″ über der Aftermündung. — Auch Weichselbaum[2]) sah an der hinteren Wand des Magens, da wo der Fundus in die Pars pylorica übergeht, zwei Geschwüre und eine Narbe bei einem 25jährigen Manne, neben anderen Zeichen von Lues. — Bemerkenswerth ist ferner die Mittheilung Birch-Hirschfeld's[3]), weil es sich um einen (45jährigen) Mann handelte, der sechs Jahre vorher inficirt worden war und in den letzten vier Jahren an heftigen Magenbeschwerden gelitten hatte; später entwickelte sich eine harte Geschwulst entsprechend dem linken Leberlappen; unter hochgradiger Kachexie trat schliesslich der Tod ein. Die Section ergab ein charakteristisches Gumma des linken Leberlappens und ein ulceröses Schwielengumma der vorderen Magenwand. — Ausserdem fand derselbe Autor[4]) bei einem Manne ein gummöses Geschwür an der Cardia neben Gummositäten in Lymphdrüsen und gummösen Platten im Jejunum; auch in dem p. 312 citirten Falle bestand Magensyphilis.

Dom. Capozzi[5]) war in der Lage, die klinische Beobachtung durch die Autopsie zu ergänzen. Eine 40jährige Frau, die seit Jahren wiederholte Rückfälle syphilitischer Affecte erlitten und Zerstörungen im Munde und Schlunde durch weit

1) Handb. d. path. Anat., Berlin 1869, Bd. I, pag. 262.
2) Bericht d. Rudolf-Stiftung in Wien 1883, pag. 383.
3) l. c. pag. 538.
4) l. c. pag. 589.
5) Il Morgagni IX, 2, pag. 89, 1867. — Schmidt's Jahrb. Bd. CXXXV, pag. 41.

verbreitete syphilitische Geschwüre darbot, klagte seit einem Jahre über Erbrechen und über epigastrische Schmerzen, die der Einführung von Nahrungsmitteln alsbald folgten und auf Druck zunahmen; Hämatemesis war nicht vorhanden, wohl aber bestanden zeitweise Durchfälle. Nach rascher Abmagerung und Oedemen erfolgte der Tod. Bei der Obducction fand man den Magen verkleinert, die Cardia dem Pylorus genähert, die Wandungen verdickt; die Schleimhaut im Zustande des chronischen Katarrhs; grosse, unregelmässige, nur die Schleimhaut betreffende, vom Pylorus bis zur Cardia sich ausdehnende Substanzverluste mit buchtigen, wulstigen, dunkel gefärbten Rändern und graulich-weissem Grunde.

Wie der von Cornil[1]) mitgetheilte Fall lehrt, sind jedoch syphilitische Processe im Magen nicht immer von so prägnanten Symptomen begleitet. Bei einem 39 Jahre alten anämischen Frauenzimmer, das im 25. Jahre hysterische Anfälle dargeboten hatte, stellten sich seit einiger Zeit Störungen des Allgemeinbefindens ein mit Verfall der Kräfte und Schmerzen im Hypogastrium; der Appetit verlor sich, die Verdauung war gestört; dann traten Aphonie und Erbrechen hinzu. Mit Ausnahme von leichten Blasegeräuschen am Herzen, einer Empfindlichkeit des Unterleibes bei der Palpation und einer vollständigen Hyperästhesie in der Gegend beider Fossae iliacae fand sich nirgends eine Abnormität und auch kein Zeichen von Syphilis vor. Die Kräfte verfielen schnell, und nach wenigen Tagen starb Patientin in einem Anfalle von Dyspnoe und Suffocation. Bei der Section fand man Oedem der Stimmbänder, die Epithelbekleidung weisslich getrübt, die Schleimhaut verdickt, die Lungenlobuli von den zu knotigen Strängen umgewandelten Lymphgefässen, die mit einer grauen käsigen Masse erfüllt waren, abgegrenzt; diese Lymphangoitis fand sich auch in der Tiefe der Lunge vor; an der Leber Einsenkungen, die gegen haselnussgrosse Gummata hinzogen; abgeplattete Geschwülste und submucöse Indurationen am Pylorus und der kleinen Curvatur und harte strahlige Narben an der Oberfläche des Magens. Der Dickdarm war durch das Epiploon mit dem Ligamentum latum sinistrum verwachsen, an der Oberfläche des Mesenteriums lag eine Induration und eine strahlige Narbe vor; an der Peritonealoberfläche des Uterus mehrere kleine, harte Massen.

---

1) L'Union 1873. — Viertelj. f. Dermatol. u. Syph. 1875, pag. 372.

Von hervorragendem Interesse ist der eingehend untersuchte Fall H. Chiari's, welchen dieser Anatom in seiner kritischen Arbeit „über Magensyphilis [1])" mittheilt. Ein 23 Jahre alter tuberculöser Mann hatte zwei Jahre vor seinem Tode Syphilis acquirirt: vor einem Jahre hatte er Iritis überstanden und seit der Zeit häufig erbrochen; in den letzten Wochen hatte er an Recidivpapeln gelitten, später war es zu Magenschmerzen nach jeder Mahlzeit und zu Diarrhoen gekommen. Auf der Abtheilung constatirte man Dämpfung und Bronchialathmen über der oberen Hälfte der rechten Lunge, Schmerzhaftigkeit in der Magengegend, geringe Albuminurie und Tuberkelbacillen im Sputum. Die pathologisch-anatomische Untersuchung liess nun in der rechten Hälfte der hinteren Magenwand deutliche gummöse Infiltration mit (peptischem) Substanzverlust nebst einer Reihe platter Gummata an anderen Stellen dieses Organs nachweisen. Ueberdies fand sich gummöse Hepatitis und Nephritis vor; ferner Coincidenz von drei Gummiknoten im rechten Ober-, Mittel- und Unterlappen mit Tuberculose im gleichen Oberlappen, sowie typische tuberculöse Geschwüre im Ileum neben beetartig vorspringenden, gummösen, mitunter central nekrosirten Infiltraten, und nach gummösen Ulcerationen zurückgebliebene Narben, die vom oberen Jejunum bis in die Nähe der Valvula Bauhini zerstreut waren.

Ausheilung hat E. Wagner[2]) bei einem 54jährigen Manne neben syphilitischen Narben in anderen Organen gesehen; an der hinteren Wand des Magens, circa 7″ von der Cardia entfernt, befand sich eine 1/2□″ grosse, flache Narbe und im unteren Dünndarm eine circuläre gummöse Infiltration.

Von klinischem Gesichtspunkte ist eine Erfahrung Andral's[3]) sehr interessant; bei einem abgemagerten Manne mit bleifarbener Haut, der über Appetitmangel, schmerzhafte Empfindung unter dem Processus xyphoideus, häufiges Aufstossen und Zurückgeben der Nahrung einige Stunden nach ihrer Einführung klagte, hatte Andral aus dem Vorhandensein einer Ulceration an der hinteren Rachenwand Verdacht auf Syphilis geschöpft und durch Mercurialien Heilung erzielt.

Ueber gummöse Magensyphilis bei hereditärer Lues,

---

1) Festschrift für Rudolf Virchow, Berlin 1891, II, pag. 305.
2) l. c. pag. 369.
3) Clinique médicale, T. IV, pag. 122. — Lancereaux, l. c. pag. 251.

zum Theil mit Gummen im Darme und den Gallenwegen vergesellschaftet, berichten Birch-Hirschfeld[1]), H. Chiari[2]), Franz Bittner[3]) u. A.

Dass bei Lues auch Erkrankungen des Darmcanals angetroffen werden, ist schon von älteren Syphilis-Schriftstellern deutlich hervorgehoben worden. Leonardus Botallus[4]) gibt Anweisungen für den Fall „si vero ad rectum intestinum irrumpentes humores dysenteriam faciant . . . “. Alexander Trajanus Petronius[5]) handelt im XVI. Cap. des sechsten Buches seines Tractates: De morbo Gallico „De importuna nimisque molesta per os vacuatione, de cibi impedimento, de alvi fluore, dysenteria“. Antonius Chalmeteus[6]) erwähnt der „Intestinorum erosio“ in folgenden Worten: „Saepe etiam accidit, ut intestina ob humorum acrimoniam erodantur et excorientur, unde tormina et dolores intolerabiles oriuntur . . . “. Es wird jedoch mit Recht vermuthet, dass übermässiger Gebrauch von Quecksilberpräparaten und Holztränken die meisten Krankheiten des Darmcanals verschuldet haben möchten; lesen wir ja bei Benedictus Victorius[7]), indem er Abhilfe nicht nur gegen die Krankheit, sondern auch gegen die durch Medicamente erzeugten Schäden lehrt, „Decimum symptoma, quod ex Gallico morbo ex unctione ex argento vivo confecta contingere solet, sunt tormina intestinorum, seu dysenteria . . . “. Indessen scheint es, dass einzelne Autoren des XVI. Jahrhunderts auch Geschwürsprocesse im Darmtracte supponirten; denn nur so ist das Bestreben des Guillelmus Rondeletius[8]), Narbenbildung herbeizuführen, zu verstehen. „Aliquando etiam dysenteria huic morbo supervenit . . . . . Haec dysenteria curanda est ut alia . . . . . Utendum etiam erit adstringentibus, detergentibus et cicatricem inducentibus“.

---

1) l. c.
2) l. c.
3) Zur Kenntniss d. gummösen Magensyph. Prag. med. Woch. 1893, Nr. 48.
4) Luis venereae curandae ratio, cap. XXIII. — Al. Luisinus, Aphrod. T. II, pag. 891.
5) Al. Luisinus, Aphrod. T. II, pag. 1298.
6) De morbo Gallico liber, cap. X. — Al. Luisinus, Aphrod. T. II, pag. 857.
7) De morbo Gallico liber, cap. X. — Al. Luisinus, Aphrod. T. I, pag. 647.
8) De morbo Gallico liber. — Al. Luisinus, Aphrod. T. II, pag. 948.

Gegenüber den syphilitischen Affectionen des Magens sind solche des Darmes in der That etwas häufiger, und es steigt die Häufigkeit noch erheblicher, wenn man auch die bei hereditärer Syphilis beobachtete Enteritis syphilitica in Betracht zieht. Anatomisch ist die Darmsyphilis, ausser in den bereits erwähnten Fällen, wo dieselbe neben der gleichen Erkrankung im Magen sich vorfand, noch einige Male, u. a. auch von E. Wagner[1]) festgestellt worden. Die Doctoren Warfvinge und Blix[2]) beschreiben eine Darmsyphilis bei einem 37 Jahre alten Manne, der vor langer Zeit an Syphilis gelitten (über deren Symptome leider nichts zu eruiren war) und in den letzten 2 Jahren durch Koliken, Stuhlzwang und schmerzhafte Entleerungen, wobei Eiter aus dem Mastdarm abfloss, sehr heruntergekommen war; aussen am After konnte man ein Geschwür, das sich in den Darm hineinzog, und höher oben ein zweites constatiren. Bei der Obduction fanden sich im Dünndarme nicht weniger als 35 Geschwüre, die der Beschreibung nach als gummöse zu gelten haben; in den Lungenspitzen käsige Herde, zwischen denselben feine Bindegewebsstränge. Eugen Hahn[3]) sah bei einer 33jährigen Frau aus Lues hervorgegangene Ulcerationen und Verengerung des Ileums, neben syphilitischer Mastdarmstrictur. In einem Falle glaubt Lancereaux[4]) eine Ausheilung vor sich gehabt zu haben; er fand nämlich die Intestinalwand in der Ausdehnung eines Frankstückes in eine dünne Membran umgewandelt, die nur aus der Serosa und einem Theile der Mucosa zu bestehen schien, und hält dafür, dass zwischen den violett gefärbten Häuten ein gummöses Dépôt bestanden hatte, welches in Resorption übergegangen war. — A. F. A. Cullerier berichtet über folgenden Fall, der zur Section kam: bei einer Frau, die im 9. Schwangerschaftsmonate sich befand und mit Geschwüren am Gaumen und Periostosen behaftet war, musste wegen Diarrhöen die Behandlung mit Jodkalium öfter unterbrochen werden; nach ihrer Entbindung von einem elend aussehenden Kinde, das nach einigen Tagen starb, erlag auch die Frau den sie ungemein schwächenden Diarrhöen. In sämmtlichen serösen Höhlen fand sich seröser Erguss vor;

---

1) l. c. pag. 367.

2) Hygiea XL, 2, 3. — Schmidt's Jahrb. 1879, Bd. CLXXXI, pag. 141.

3) Ueb. syph. Mastdarmerkr. .... mit ausgedehnten Geschwürsbildungen im Dünndarm. Deutsch. med. Woch. 1892, pag. 69.

4) l. c. pag. 250.

Magen und Dünndarm waren gesund; im Dickdarm sah man eine grosse Menge rundlicher Ulcerationen der verschiedensten Stadien, die einen noch frisch auf einer harten breiten Basis aufsitzend, die anderen mit degenerirtem Grunde grau-gelblich und livid; einige der Geschwüre betrafen nur die Schleimhaut, andere reichten bis auf die Muskelschichte, diese aufwühlend.

Die Erscheinungen sind jedoch nicht immer so deutlich ausgebildet; so berichtet Franz Meschede[1]) von einem 36 Jahre alten Tischlergesellen, der nach wiederholten Syphilis-Attaquen auch von anhaltender Gastrodynie befallen wurde, die keinem Mittel weichen wollte; die Magenschmerzen steigerten sich vielmehr, der Kranke verfiel in Hypochondrie, magerte zusehends ab und starb an Pleuropneumonie; bei der Obduction fanden sich Gummata ähnliche Bildungen in der Lunge, im Dünndarm 54 Geschwüre von 2 Linien bis 2 Zoll Länge und an der Serosa, den Geschwüren entsprechend, kleine, derbe, fibröse Knötchen. Noch weniger ist man am Krankenbette auf erheblichere Processe im Darme in dem Falle von L. Oser[2]) hingeleitet worden. Es handelte sich um einen 51 Jahre alten Mann, der mit Ausnahme von Syphilis stets gesund war; in den letzten Monaten bot er die Erscheinungen von Tabes dar, an der allgemeinen Decke und der Mundschleimhaut fanden sich Zeichen von Syphilis vor. Die Verdauung war ziemlich gut, Stuhl angehalten, keine Unterleibsschmerzen. Patient verstarb plötzlich. Der Obductionsbefund lautet: Sämmtliche Schichten des Darmes sind vom unteren Theile des Jejunum an bis an die Cöcalklappe, entsprechend den Peyer'schen Plaques, ringförmig durch eine grauröthliche Masse infiltrirt, an diesen Stellen von pergamentartigem Anfühlen, die Schleimhautfalten breiter, starr, nicht ausgleichbar. In der Mitte der Infiltration findet sich ein fast kreuzergrosser, polygonaler, mit dem längeren Durchmesser der Längsachse des Darmes paralleler Substanzverlust, dessen Basis die verdickte, glatte, speckigen Glanz zeigende submucöse Schichte bildet, dessen Ränder nicht steil, sondern flach in die Geschwürsbasis übergehen, jedoch scharf abgesetzt sind.

Peritonitiden und Perforationen des Darmes durch syphilitische Geschwüre kommen selten zu Stande; ob die Beobachtung von

---

1) Virchow's Arch. Bd. XXXVII, pag. 565.
2) Arch. f. Dermatol. u. Syph. 1871, pag. 27.

Fr. Björnström[1]) hier herangezogen werden kann, ist sehr fraglich, da weder die Anamnese Syphilis festgestellt hat, noch die Obduction andere Merkmale überstandener Lues nachweisen liess.

Eine bei einer 48jährigen Kranken meiner Klinik beobachtete Enteritis glaube ich nach den begleitenden Erscheinungen und nach dem charakteristischen Verhalten gegenüber der Therapie für eine syphilitische halten zu sollen. Die stark abgemagerte Patientin war vor Schwäche kaum zu sitzen im Stande. Am Hinterhaupte rechts befand sich eine schmerzhafte Stelle, die beim Zufühlen wie von einer Knochenleiste umgeben erschien; an beiden Augen wiesen Synechien und Pupillarexsudatreste auf abgelaufene Iritiden hin; die vorgestreckte Zunge wurde nach rechts abgelenkt, der rechte Mundwinkel war gegen die Mitte verzogen, der rechte Masseter atrophisch. Die Gaumenbögen, insbesondere die hinteren, waren geröthet, verdickt, stark infiltrirt, der übrige weiche Gaumen überdies uneben höckerig, geschwürig angenagt, Uvula vollständig zerstört, am harten Gaumen flache Geschwüre; an der hinteren Fläche des Velum reichte dieselbe Infiltration und Ulceration bis gegen die Choanen hin; der hintere Theil der Nasenscheidewand fehlte; aus der Nase floss stinkender Eiter; die hintere Rachenwand war mit strahligen Narben besetzt. Die Haut oberhalb des linken Warzenhofes zarte, pigmentlose Narben darbietend; ebensolche, nur mit Pigmentsäumen umgebene Narben an beiden Unterschenkeln. Linkerseits bestand ein bis zur Spina scapulae hinaufreichendes pleuritisches Exsudat, das nach der Probepunction sich als seröses herausstellte; Katarrh; rechts hinten oben war der Schall etwas kürzer; das Herz nach rechts verschoben. Lymphdrüsen fand man allenthalben vergrössert; Hymen intact. Der sedimentirende Urin enthielt Eiweiss. Stühle wässerig, schaumig, mit Schleim untermengt, von bräunlicher Farbe, bis 6 Mal täglich sich einstellend; dabei war der Unterleib meist mässig empfindlich, manchmal jedoch steigerten sich die Schmerzen bis zu schweren Kolikanfällen. Kopf wüst; Husten quälend; Schlaf schlecht; Appetit herabgesetzt; Temperatur: Morgens zwischen 37 und 38°, Abends öfter über 38, doch 39° C. selten erreichend. Da bei dem Vorhandensein des Hymens und dem Fehlen von Krankheitsspuren an den Genitalien die Möglichkeit einer ererbten Syphilis in's Auge gefasst werden muss, sei aus der Anamnese noch erwähnt, dass von acht Ge-

[1]) Schmidt's Jahrb. Bd. CLXIX, pag. 145.

schwistern sechs starben (zumeist im frühen Kindesalter), und dass aus der zweiten Ehe des Vaters sieben Kinder hervorgingen, von denen sechs nur ein Alter von 14 Tagen bis 12 Jahren erreichten. Unter einer regelrecht eingeleiteten antisyphilitischen Behandlung hatten sich sämmtliche Erscheinungen zurückgebildet; die Gaumengeschwüre vernarbten, der Nasenschleim wurde normal, die Kopfschmerzen liessen nach, aus dem Urin verlor sich das Eiweiss bis auf Spuren, das pleuritische Exsudat resorbirte sich bis auf eine einen Querfinger unter dem Schulterblattwinkel beginnende Schwarte, nur die Diarrhöen und das Fieber hielten hartnäckig an; auf Darreichung von Calomelpillen wurden endlich die Stühle normal und gleichzeitig wich auch das Fieber. Patientin hatte 38 Grm. Ung. hydrarg. inungirt, 17 Injectionen von Formamid-Quecksilber bekommen, 24 Grm. Jodkalium und 24 Stück Calomelpillen consumirt und verliess nach einer $4^1/_2$ monatlichen Behandlung das Spital in gekräftigtem Zustande.

Hartnäckige Diarrhöen, welche den gewöhnlichen Mitteln trotzen und erst nach innerlicher Anwendung von Quecksilberpräparaten geheilt werden, sind bei früher Syphilis nicht selten. Man übersehe indessen nicht, dass Enteritis (wie wir später noch darthun werden) sich auch im Verlaufe der Mercurtherapie — als Symptom der Hydrargyrose — entwickeln kann. Wir werden somit andererseits sehr darauf zu achten haben, ob im speciellen Falle die Diarrhoe nicht die Folge des Quecksilbergebrauches ist — was übrigens schon Einigen der ersten Syphiligraphen nicht entgangen war (pag. 318).

Vierundzwanzigste Vorlesung.

INHALT: Syphilitische Erkrankung der Verdauungsorgane (Fortsetzung). — Syphilitische Processe im Rectum; Initialmanifestation; Papeln; Gummata; Periproctitis gummosa; Schwiele des Mastdarmes.

Syphilis der Leber. — Diffuse Infiltration; Cirrhose. — Gummata; Schwiele; Perihepatitis; Milztumor und amyloide Entartungen. — Icterus und Lebererkrankung bei früher Syphilis. — Syphilotoxischer Icterus; acute gelbe Leberatrophie. — Symptome der Lebersyphilis; Differentialdiagnose zwischen Cirrhose, Lebersyphilis und Krebs; operative Eingriffe in Folge diagnostischer Schwierigkeiten.

Syphilis des Pankreas, des Peritoneums.

Gegen Rectum und Anus nähern wir uns wieder einem Bereiche, in welchem der Darmcanal der Untersuchung leichter zugänglich ist; krankhafte Veränderungen sind hier auch eher zu constatiren. In der That gelangten in der unteren Partie des Mastdarmes die meisten Veränderungen zur Wahrnehmung, die auch sonst beobachtet werden.

Initialmanifestationen sind am After und weiter hinauf im Rectum einzelne Male festgestellt worden, und zwar sowohl bei Männern, die der passiven Päderastie, als auch bei Weibern, die der Venus praepostica sich hingegeben hatten. Initialaffecte habe ich hier nur als Sklerosen gesehen; diese exulceriren sehr früh und führen durch die an diesem Orte unvermeidliche Verunreinigung und Dehnung während jeder Defäcation zu schmerzhaften Spaltgeschwüren, die beim Stuhlabsetzen ebenso qualvoll wie gewöhnliche Analfissuren sind. Unter einem zweckmässigen Regime ist meist vollkommene Heilung zu erwarten; doch ist es auch ganz gut denkbar, dass eine die Circumferenz des Analringes oder der Mastdarmschleimhaut zum grossen Theile oder in toto occupirende Initialsklerose ebenso mit einer Verengerung enden kann, wie die analoge Erkrankung am Präputium oft genug Phimose zurückzulassen pflegt.

Gosselin[1]) geht aber gewiss zu weit, wenn er syphilitische Rectalstricturen immer nur durch eine Localinfection entstehen und nie als Ausdruck der constitutionellen Krankheit gelten lässt; er sieht sich auch zu der Annahme genöthigt, dass die hier stattgehabte Infection zu einer eigenartigen, von den Autoren nicht namhaft gemachten Modification des Contagiums führe. — Wie bei extragenitalen Initialmanifestationen überhaupt, wird auch hier nicht nur der positive Nachweis der exulcerirten Sklerose und die nachfolgenden Symptome der constitutionellen Erkrankung, sondern auch das Fehlen eines jeden Initialaffectes an anderen Orten, insbesondere an den Genitalien, für die Diagnose massgebend sein. Doch soll die freilich nur seltene Coincidenz von genitaler und extragenitaler Initialmanifestation bei solchen Erwägungen nicht übersehen werden (pag. 131).

Bei einer 42jährigen Wittwe, welche der Schwangerschaft entgehen wollte und darum Coitus per rectum zuliess, beobachtete ich je eine syphilitische Initialsklerose am linken grossen Labium und im Rectum neben unzweifelhafter Rectalblennorrhoe.

Constitutionelle Irritativerkrankungen des Mastdarmes werden als seltene bezeichnet; dieselben kommen aber gewiss häufiger vor, als man vermuthet. In denjenigen Fällen, in welchen nässende Papeln das Mittelfleisch und die Umgebung des Anus einnehmen, sieht man öfter eine und die andere Efflorescenz sich gegen die Schleimhaut hinziehen, oder Rhagaden und Exulcerationen an den mit Papeln besetzten Analfalten auf die Mucosa überschreiten. v. Bärensprung[2]) hat weiter hinauf an der Mastdarmschleimhaut syphilitische Papeln bemerkt; nach Desault, Cayol, Vidal und Benoit sollen dieselben zu einem so grossen Umfange gedeihen können, dass durch sie Beschwerden zu Stande kommen, wie bei krebsiger Mastdarmstrictur; in solchen Fällen haben sie auch Heilungen auf eine antisyphilitische Behandlung beobachtet, wie früher schon Morgagni. A. Muron[3]) bezieht sogar, gleich Massez, die Mastdarmstricturen zumeist auf Papeln und ihre Umwandlung in Narbengewebe.

1) Recherches sur les rétrécissements syphilitiques du rectum, Arch. gén. de méd. 1854.

2) Charité-Annal. 1855, Bd. VI, pag. 57.

3) De la nature des rétrécissements du rectum, Gaz. méd. 1873; — Virchow und Hirsch's Jahresber. 1873, II, pag. 496.

Um mich von der Häufigkeit der syphilitischen Papeln im Rectum zu überzeugen, sind einige mit irritativen Syphilissymptomen behafteten Patienten meiner Klinik in Innsbruck hierauf methodisch untersucht worden. Unter 110 Kranken (45 Männern und 65 Weibern) fanden sich im Rectum 16 Mal (bei 3 Männern und 13 Weibern) Plaques vor. Dieselben sassen meist an der hinteren Wand, manchmal auch an der rechten oder linken Seite; in drei Fällen hatten sie die ganze Circumferenz eingenommen. Trotzdem die Papeln fast ausnahmslos exulcerirt waren, so empfanden doch nur drei Kranke Schmerzen beim Absetzen des Stuhles, der mitunter blutig erschien; in einem Falle bestand Tenesmus neben Ausfluss von reichlichem Schleim und Eiter. Die Plaques, welche einige Male weit hinaufreichten, konnten bei entsprechender Aufmerksamkeit stets durch die Digitaluntersuchung allein entdeckt werden, was die Exploration mittelst Gorgeret oder anderer Instrumente jedes Mal sicherstellte. Meist hingen die Papeln in der Umgebung des Anus mit den im Rectum nicht zusammen; einige Male waren solche im Rectum für sich allein anzutreffen.

Gummöse Erkrankungen des Mastdarmes sind häufig constatirt; sie führen sehr oft zu Verschwärungen und Verlust der gesammten Schleimhaut, legen auf diese Weise die Musculatur vollständig bloss, welch' letztere überdies ulcerös durchwühlt und kolossal verdickt erscheint. — Bei zwei syphilitischen Weibern fand v. Bärensprung[1]) hämorrhagische Exsudation in dem Drüsenapparat des Dickdarmes mit Ulceration, der Krankheitsprocess hatte gegen den Mastdarm hin an Intensität zugenommen und in der Gegend des Sphincter internus zu vollständigem Verluste der Schleimhaut und Blosslegung des Muskellagers geführt; im Leben bestanden wässerige, blutige Stühle, neben mässigem Tenesmus und Unempfindlichkeit des Unterleibes bei dem einen und unwillkürlichem Abgange des Stuhles bei dem anderen; die Digitaluntersuchung liess bei dem ersten aus der Auflockerung der Schleimhaut und den wulstigen Unebenheiten auf einen Geschwürprocess schliessen. Bei der Gelegenheit wird auch eines ähnlichen Falles von Avery gedacht. — E. Huët[2]) hat bei zwei syphilitischen Weibern mit erheblich stricturirtem Mastdarm ähnliche Veränderungen

---

1) l. c. pag. 59.

2) Ueb. syph. Aff. d. Mastdarms, Behrend's Syphilidol. 1860, Neue Reihe, Bd. II.

wie v. Bärensprung angetroffen; bei einem bestand ausserdem ein Abscess in der unteren Commissur der grossen Labien und fanden sich bei der Obduction auch noch eine Menge warzenähnlicher Geschwülste, welche der Mastdarmschleimhaut bald gestielt, bald breitbasig aufsassen. Die Erscheinungen während des Lebens waren: Proctorrhoe und Schmerzen im Mastdarm, einerseits Tenesmen, anderseits unwillkürlicher Stuhlabgang mit Obstipation abwechselnd; die eine Patientin ging hektisch zu Grunde, die andere starb an Hydrothorax und Hydropericardium. — Wie in diesen, fand sich der Prozess auch in den Fällen von Klebs, Warfvinge und Blix auf andere Partien des Darmes ausgedehnt; oder es lag noch amyloide Degeneration des Oesophagus und des atrophischen Dünndarmes (P. Hedenius[1]) oder des Colon und Ileum vor (Eugen Hahn[2]). — Heilt der ulceröse Process aus, so wird eine Strictur des Mastdarmes mit den an eine solche sich anreihenden Erscheinungen nur selten ausbleiben; so fand Dittrich[3]) bei der Obduction eines Weibes „ungewöhnliche Schrumpfung und Vernarbung des Mastdarmes in Folge von syphilitischen Geschwüren mit Strictur des Lumens und dadurch bedingter Hypertrophie und Erweiterung des Darmes, besonders des Dickdarmes mit endlicher Paralyse desselben"; auch v. Bärensprung gedenkt eines Präparates von Meckel, das von einer Syphilitischen stammte und schiefergraue Färbung der mit Narben besetzten Mastdarmschleimhaut darbot, die in der Höhe des Sphincter internus zu einer ringförmigen Strictur führten. — Sehr bemerkenswerth ist der von Vito Zappulla[4]) mitgetheilte Fall: Bei einem Manne von 36 Jahren entwickelte sich unter ischio-analen Schmerzen, Koliken und Empfindlichkeit des Unterleibes bei Druck eine Strictur, so dass die Einführung des kleinen Fingers durch den Anus die heftigsten Schmerzen verursachte; die Anusstrictur wurde nach Récamier operirt. Mit Ausnahme der Strictur kehrten die Beschwerden wieder; Patient magerte ab und bekam Schüttelfröste und Fieber; die Digitaluntersuchung des Rectum ergab glatte, elastische Erhebungen der Schleimhaut in Form von Falten; in

---

1) Schmidt's Jahrb. 1876, Bd. CLXIX, pag. 34.

2) Zur Behandlung d. syph. Mastdarm-Ulcer. etc., Arch. f. klin. Chir. Bd. XXIX, pag. 395.

3) Prager Viertelj. 1850, Bd. XXVI, pag. 43.

4) Annali univers. Bd. CCXIII, pag. 157, Luglio 1870. — Schmidt's Jahrb. Bd. CXLVIII, pag. 167.

der Höhe von 11 cm wurde ein für die Sonde unüberwindliches Hinderniss constatirt. In den letzten 19 Jahren waren andere Zeichen von Syphilis nicht aufgetreten; man schwankte in der Diagnose zwischen Krebs und Lues. Auf Darreichung von Jodkalium erzielte man nach 3 Monaten vollständige Heilung.

Haben die Gummata im periproctitischen Gewebe ihren Sitz und gehen dieselben dem Zerfalle entgegen, so können Perforationen in den Mastdarm, die Scheide oder nach der äusseren Umgebung des Anus hin erfolgen und auf diese Weise verschiedene Fistelbildungen zu Stande kommen. Ed. Lecorché[1]) theilt den Obductionsbefund eines Weibes mit, das neben anderen Syphilissymptomen zwei Rectoperineal- und vier Rectovaginalfisteln, die mit jauchiger Secretion aus dem Mastdarm vergesellschaftet waren, aufwies; oberhalb der Fistelöffnungen im Rectum befand sich eine Strictur; Dittrich[2]) sah bei einer Frau eine „syphilitische Rectovaginalfistel mit ausgebreiteter Narbenbildung und Schrumpfung der Mastdarmhäute"; Samuel Wilks[3]) beobachete gleichfalls zwei fistulöse Oeffnungen des Mastdarmes, die in die Vagina führten; in einem der Hahn'schen Fälle von Proctitis ulcerosa syphilitica zerfielen periproctitische Infiltrate und perforirten ins Rectum. — Hoch hinaufreichende Geschwürsprozesse können überdies Anlass zu Peritonitis (L. Gold[4]), Zwicke[5]) geben. In einem Falle Samuel Wilks[6]) kam es neben Dysenterie und Mastdarmstrictur zu einem Abscess an der Crista ilei, welcher mit dem Darmcanale communicirte; bei der Section fanden sich Narben in der Flexura iliaca. Bei einer Patientin meiner Klinik gelangte man durch mehrere um den Anus und die äusseren Genitalien gelagerte Fistelgänge in eine grosse, gemeinsame periproctitische Höhle; ausserdem bestand Strictur und hoch hinaufreichende ulceröse Mastdarmsyphilis.

Der Mastdarm pflegt aber auch der Sitz desjenigen in Retraction endigenden Infiltrationsprocesses zu sein, den wir bereits

---

1) Gaz. méd. de Paris 1856.

2) l. c. pag. 42.

3) Guy's Hosp. Rep. 1863, 3. Ser. Bd. IX. pag. 1; — Schmidt's Jahrb. Bd. CXXIII, pag. 178.

4) Viertelj. f. Dermatol. u. Syph. 1880, pag. 469 u. 470.

5) Ber. aus Bardeleben's Klinik, Charité-Annalen Jahrg. VIII, Berlin 1883, pag. 452.

6) l. c. pag. 179.

an anderen Orten als syphilitische Schwiele kennen gelernt haben und der wahrscheinlich identisch ist mit dem, was Fournier „Syphiloma ano-rectale" nennt. Nach ihm handelt es sich um ein die anorectalen Wände occupirendes Infiltrat, welches, in schrumpfendes Fasergewebe übergehend, das Rectum in einen starren, engen, bis 4 cm hohen Cylinder umwandelt; die Verdickung der Wände kann hierbei 1 cm betragen und betrifft hauptsächlich den ampullären Theil; die Gegend des Sphincter bleibt gewöhnlich verschont. Miterkrankung des Anus wird nur durch Uebergreifen des Processes von der Mastdarmhöhle her wahrgenommen; in diesem Falle weist die anale Partie eine gelappte Configuration auf. Die Krankheit verläuft in der ersten Zeit unvermerkt, erst wenn die Retraction auffälliger geworden, stellen sich Zeichen der hartnäckigsten Strictur ein.

Zum Schlusse erachte ich es für nothwendig, zu erwähnen, dass Rectalstricturen, zweifelsohne viel häufiger als man bisher angenommen hat, als Folge einer durch Jahre bestandenen Rectalblennorrhoe vorkommen, und es ist sehr wahrscheinlich, dass unter den früher diagnosticirten Verengerungen des Mastdarms, die auf Syphilis bezogen wurden, sich mancher Fall befunden haben mag, wo das ätiologische Moment in Blennorrhoe lag. Es ist darum bei Diagnose dieser Affection Vorsicht zu empfehlen. (Siehe übrigens meine Vorles. üb. d. vener. Katarrh, pag. 109.)

Schon beim ersten epidemischen Auftauchen bez. beim allgemeimen Bekanntwerden der Syphilis wurde der Leber eine bedeutende Rolle in dieser Krankheit insoferne zugewiesen, als entsprechend der damals herrschenden Galen'schen Vorstellung die Ursache der Syphilis in der „congestio excrementorum" lag, für welche aber nur ein Organ, die Leber, angeschuldigt wurde: „hoc est hepar, in quo tanquam in propria parte oritur morbus" lehrt noch Fallopio[1]) und beruft sich dabei weiter auf namhafte Autoren: „Hujus opinionis fuit Antonius Musa praeceptor meus Brassavolus, Montanus, Antonius Gallus qui scripsit de ligno Guajaco libellum, Nicol. Massa medicus Venetus, Petrus Andreas Matthiolus". Mit dieser Auffassung verknüpfte man die Annahme, dass die erste Erkrankung der Leber von einem (flüchtigen) Contagium herrühre. „Dico quod est mala intemperies

[1]) De morb. Gall. tract cap. 13; — Al. Luisinus, Aphrod. T. II, pag. 771.

calida et sicca in hepate per contagium impressa" lehrt Montanus[1]). — Manche Schriftsteller jener Zeit vertraten aber auch eine der unserigen sehr nahe kommende Vorstellung bezüglich der Betheiligung der Leber an Lues; so schrieb Ferro[2]): „Morbus Gallicus est multiplex morbi genus, quum mala qualitas contagione per coitus, vel aliqua siderum causa inficit pudibunda, quibus infectis vitiantur venae capillares, deinceps magnae venae atque arteriae nec non et hepar ipsum, et reliqua principalia membra". Der älteste Syphiligraph, der die Lebertheorie bekämpfte, war Torella (1499). — Noch Andere stellten jede Erkrankung der Leber im Verlaufe der Syphilis in Abrede.

Jede dieser Auffassungen hat in den folgenden Jahrhunderten — im XVII. Jahrhundert selbst auch noch die, dass die Syphilis ihren Sitz in der Leber habe — ihre Anhänger gefunden, und wurde zum Theil durch Obductionsbefunde zu erhärten versucht.

Die breiteste Grundlage für die Kenntniss der Lebersyphilis ist von Dittrich 1849 geschaffen und später durch Gubler, Virchow, Rokitansky, Bamberger, Frerichs u. s. w. theils durch anatomische, theils durch klinische Untersuchungen erweitert worden.

Wir unterscheiden eine diffuse und eine herdförmige gummöse Erkrankung der Leber.

Bei der diffusen Infiltration wird eine Zellenneubildung überall im interlobulären Bindegewebe, den Gefässen entlang, angetroffen; an Stellen, wo die neugebildeten Zellen sehr dicht liegen, verdrängen sie die um die Capillaren herum angeordneten Leberzellen im Innern der Acini vollkommen, und veranlassen so deren Zerfall. Die Leber ist nahezu immer vergrössert, schwer, zeigt sich auf dem Durchschnitt blutleer und mehr oder weniger gleichartig in Folge Undeutlichkeit der Acini. Geht das Individuum nicht zu Grunde, so ist die Umwandlung des zellenreichen Gewebes in ein schrumpfendes und die Entwickelung einer Cirrhose nicht unwahrscheinlich. Es mag also die diffuse Hepatitis, die bei hereditärer Syphilis häufiger vorkommt, einzelne Male die Veranlassung von Cirrhose bei jugendlichen Individuen werden (Rindfleisch); Dittrich[3]) hat bei einem 15- und einem 18jährigen

---

1) De morb. Gall. tract; — Al. Luisinus, Aphrod. T. I, pag. 554.

2) De morb. Gall. lib. tertius, cap. 1; — Al. Luisinus, Aphrod. T. I, pag. 433.

3) Prager Viertelj. 1849, Bd. XXI, pag. 30 u. 31, u. 1850, Bd. XXVI, pag. 35.

Mädchen und bei einem 11jährigen Knaben hierauf zielende Leberbefunde constatirt. Fried. Theod. Frerichs[1]) glaubt zwischen Lebercirrhose Erwachsener und Syphilis gleichfalls einen Zusammenhang annehmen zu dürfen.

Die Gummata kommen in der Leber einzeln oder in sehr grosser Anzahl als hirsekorn- bis wallnussgrosse und noch grössere Geschwülste vor, die entweder oberflächlich oder am Rande oder im Bindegewebe der Capsula Glissonii um grössere Gefässstämme (Ferdinand Schott[2]) situirt sind. Das gummöse Product ist in den meisten Fällen von einem vielfach verästigten Bindegewebe umgeben, welches das Organ in weiten Strecken durchsetzt und mit ähnlichen Zügen aus der Umgebung oberflächlicher oder tiefliegender Gummata zusammenhängt. Das Lebergumma erweicht und gelangt zur Resorption oder — was am allerhäufigsten der Fall ist — es verkäst; das die Gummata umgebende faserige Gewebe retrahirt sich im Laufe der Zeit immer mehr und mehr und führt zu Höckern an der Oberfläche, Einkerbungen des Randes, Lappung oder Schrumpfung des ganzen Organes oder eines Theiles desselben; Franz Riegel[3]) und Chvostek[4]) haben vollkommen abgeschnürte mit der Leber nur durch einen Narbenstrang zusammenhängende Partien beschrieben. In vielen Fällen ist, kleine verkäste Herde ausgenommen, von den gummösen Ablagerungen kaum eine Spur zurückgeblieben, so dass man nur von einer syphilitischen Schwiele sprechen kann. Das zwischen den schwieligen Faserzügen befindliche Lebergewebe ist entweder amyloid entartet oder fettig degenerirt; sehr oft erscheint dasselbe normal oder, wie Frerichs in Uebereinstimmung mit Virchow gefunden, in Form von Vergrösserung der Acini und Leberzellen hypertrophirt. Bezüglich ihres Umfanges bewegt sich die Leber selten in der Nähe der normalen Grenzen; bei vorgeschrittener Schrumpfung der bindegewebigen Züge sind oft erhebliche Verkleinerungen — bis zu Faustgrösse herab — zu verzeichnen; andererseits aber treten neben amyloider Degeneration oft bedeutende Vergrösserungen des Organes zu Tage.

---

1) Klinik d. Leberkrankh., Braunschweig 1861, 2. Aufl., Bd. II, pag. 34.

2) l. c. pag. 226.

3) Zur Casuistik d. Missbildung d. Leber, Deutsche Zeitschr. f. klin. Med. Bd. XI.

4) Ueber syph. Hepat., Viertelj. f. Dermatol. u. Syph. 1881, pag. 349.

Zeichen von Perihepatitis in Form von mehr oder weniger dicken schwartigen Bindegewebsauflagerungen sind an der convexen Fläche gewöhnlicher, demgemäss auch Verlöthungen mit dem Diaphragma häufiger, mit dem Colon oder Magen seltener.

Milztumor, amyloide Entartung der Nieren, Lymphdrüsen u. s. w. und damit zusammenhängende Kachexie finden sich neben anderen Zeichen schwerer Lues mit Lebersyphilis oft vergesellschaftet.

Dass Erkrankungen der Leber manchmal schon bei beginnender Syphilis vorkommen, dürfte kaum mehr bezweifelt werden. Schon Gubler und Leudet vertraten die Ansicht, dass einzelne Fälle von Icterus in frühen Syphilisstadien als erstes Zeichen einer syphilitischen Hepatitis anzusehen seien. Auch J. M. Moulard[1]) sprach sich für einen der frühen Syphilis eigenthümlichen Icterus aus. Nach L. Laporte[2]) spielt die Syphilis bei Icterus nur insofern eine Rolle, als die Diathese durch Schwächung des Organismus für den Icterus empfänglicher macht; die Intensität der Diathese scheint jedoch dabei nicht zum Ausdrucke zu kommen. Biermer erwähnt eines Icterus neben Roseola syphilitica und Vergrösserung der Leber und Milz. Icterus (manchmal gepaart mit Empfindlichkeit der Leber auf Druck) habe ich bei recenter Syphilis öfter beobachtet und (gleich Engel-Reimers und O. Lasch[3]) constatirt, dass demselben Verdauungsstörungen nicht vorausgiengen. Mit dem Syphilid schwand gewöhnlich auch die Gelbsucht. Es ist sehr wohl denkbar, dass in manchen Fällen erythematöse Schwellung der Schleimhaut der Gallengänge Ursache des Icterus ist (Senator). Nach unserer Auffassung über die Beziehungen der pathologischen Veränderungen zu dem Syphiliscontagium (pag. 92 ff.) erscheint eine solche Annahme wohl zulässig; auch Virchow[4]) hält es für wahrscheinlich, „dass die einfacheren Formen im Allgemeinen die früheren sind und dass die gummöse sich in der Regel auf dem durch jene vorbereiteten Boden entwickelt“; die Beobachtung von Key[5]), nach welcher bei einem an Tuberculose verstorbenen Mädchen, das 7 Monate früher an einem Genitalgeschwür behandelt worden war, ein wallnussgrosses und

1) Virchow u. Hirsch's Jahresb. 1879, Bd. II, pag. 542.
2) Ibid. pag. 540.
3) Berl. klin. Woch. 1894, pag. 906.
4) Geschwülste Bd. II, pag. 429.
5) Schmidt's Jahrb. 1874, Bd. CLXI, pag. 142.

dicht daneben ein erbsengrosses Gumma im rechten Leberlappen angetroffen wurde, stellt ja die frühe Erkrankung der Leber an Syphilis ausser Zweifel. Von Interesse ist auch die Mittheilung Fleischhauer's[1]) über Icterus eines jungen Mannes, der mit Syphilis behaftet war; als Ursache des Icterus ergab sich bei dem Patienten, der an einer intercurrenten Krankheit starb, Gumma an der Porta hepatis. In manchen Fällen mögen wohl Lymphdrüsenschwellungen der Pforte Ursache des Icterus abgeben (Engel-Reimers). Es ist aber auch denkbar, dass ein selbstständiger oder vom Gastroduodenaltract fortgeleiteter Katarrh der Gallenwege, gleich anderen Schleimhauterkrankungen, als Ausdruck eines irritativen Syphilisprocesses einen einfachen Icterus im Gefolge hat, ohne eigentliche Erkrankung der Leber.

Nebenher müssen wir aber auch die Möglichkeit gelten lassen, dass, wie irgend ein Infectionsstoff, auch das Syphiliscontagium, vielleicht durch seine Stoffwechselproducte (pag. 98—100), derart auf das Parenchym der Leber (und anderer Organe) einwirkt, dass hieraus Icterus hervorgeht; man könnte da ganz gut von einem toxischen und zwar von einem syphilotoxischen Icterus sprechen; möglich, dass derselbe in eine gewisse Analogie mit jener Form des Icterus zu bringen wäre, welchen einige Kliniker mit Infection (Kelsch, M. Heitler[2]), Weil[3]), N. P. Wassilieff[4]), Arthur Hennig[5]) u. A.), andere mit Intoxication (Chauffard, Ptomaine) in Zusammenhang bringen.

Die unter dem Bilde der acuten gelben Leberatrophie einhergehende diffuse Erkrankung dieses Organes gelangte bei früher Syphilis (Oppolzer[6]), Henry F. A. Goodbridge[7]) und bei Syphilis überhaupt (Frerichs[8]), E. Neusser[9]) etliche Male zur Beobachtung. Julius Engel-Reimers[10]) hat in drei Fällen mit

---

1) Verh. d. XII. Congr. f. inn. Med. Wiesbaden 1893, pag. 185.

2) Zur Klinik d. Icterus catarrh., Wien. med. Woch. 1887, pag. 957.

3) Ueb. eine eigenth., mit Milztumor, Icterus u. Nephritis einhergeh. Infectionskrankh. Deutsch. Arch. f. klin. Med. 1886. Bd. 39, pag. 209.

4) Ueb. infect. Icterus, Wien. Klinik 1889.

5) Ueb. epid. Icterus, Volkmann's Samml. klin. Vortr. 1890, Nr. 8.

6) Zeitschr. d. k. k. Ges. d. Aerzte zu Wien 1858, pag. 624

7) Brit. med. Journ., June 1871; — Schmidt's Jahrb. Bd. CLXII, pag. 140.

8) l. c. Bd. I, pag. 244.

9) Ueber Icterus, Wien. klin. Woch. 1889, pag. 33.

10) Ueb. viscer. Erkr. in d. Frühper. d. Syph. Monatshefte f. pr. Dermat. 1892, XV, pag. 481.

frischer Syphilis acute gelbe Leberatrophie gesehen; aus den colossalen Drüsenschwellungen an der Leberpforte, welche der Phosphorvergiftung fremd sind, glaubt er an einen Zusammenhang mit Lues denken zu sollen. Auch Senator[1]) berichtet über zwei gleiche Beobachtungen und hebt auffallende Verkleinerung der Leber, Vergrösserung der Milz, Cerebralerscheinungen und namentlich Nachweis von Tyrosin im Harn (welche Substanz bei Phosphorvergiftung viel seltener und nur in geringen Mengen gefunden wird) hervor.

Im grossen Ganzen machen sich aber wohl charakterisirte syphilitische Leberaffectionen erst nach längerem Bestande der Seuche bemerkbar. Unter Chvostek's Kranken sind die ersten Symptome meist sehr spät nach der Initialmanifestation, am frühesten 2 Jahre, am spätesten 40 Jahre nach der Ansteckung, aufgetreten; ähnlich lauten die Angaben der meisten Beobachter. Hieraus lässt sich jedoch durchaus nicht folgern, dass die ersten Anfänge der krankhaften Veränderungen nur in vorgeschrittene Phasen der constitutionellen Erkrankung zu verlegen sind; vielmehr ist die Annahme gestattet, dass die ersten klinischen Erscheinungen oft genug an einer Leber zu Tage treten, die schon seit längerer Zeit afficirt ist; denn in der grossen Mehrzahl der Fälle sind die Anfangssymptome sehr mangelhaft und unbestimmt ausgeprägt, und einzelne Male läuft sogar der gesammte Syphilisprocess in nahezu unvermerkter Weise ab, so dass man die Lebersyphilis nur als zufälligen Obductionsbefund antrifft. Die Symptome pflegen jedoch auch deutlicher ausgeprägt zu sein, und dann sind sie je nach dem Sitze, der Ausdehnung und dem Stadium der Krankheit verschieden.

Sehr oft klagen die Kranken über ein Gefühl des Unbehagens oder der Schwere in der Lebergegend, insbesondere bei Volumszunahme des Organes. Schmerzen derselben Region pflegen nicht so selten die Krankheit einzuleiten; sie sind mässig und dumpf, oder sie steigern sich bis zur Unerträglichkeit; ihre Dauer erstreckt sich mit manchen Unterbrechungen oft auf mehrere Monate, um im weiteren Verlaufe ganz zu erlöschen. Ausstrahlungen der Schmerzen gegen die Schulter sind selten.

---

1) Ueb. Icterus u. acut. gelbe Leberatrophie bei Syph. Verh. d. XII. Congr. f. inn. Med. Wiesbaden, 1893, pag. 182; — u. Charité-Annal. XVIII, 1893. pag. 322.

In den meisten Fällen beruhen die Schmerzen auf Perihepatitis; es gelingt dann auch manches Mal, in der Lebergegend ein Reiben zu fühlen oder zu hören, welches die rauhen Peritonealflächen bei den respiratorischen Verschiebungen des Organes veranlassen; oder es erscheinen die letzteren vollkommen sistirt, wenn die Perihepatitis zu Anlöthungen der Leber geführt hat.

Der Umfang der Leber ist selten in den normalen Grenzen. Da, wo die Beobachtung sich auf den ganzen Krankheitsverlauf erstreckt, kommt man in die Lage die anfangliche Vergrösserung und später die allmälige Volumsabnahme des Organs zu constatiren.

Am bezeichnendsten für die Lebersyphilis ist das Erkennen von Unebenheiten und Höckern an der Oberfläche und von Einkerbungen am Rande durch das Tastgefühl. Icterus fehlt bei der Lebersyphilis sehr häufig; sind grössere Verzweigungen der Gallenwege oder der Ductus hepaticus selbst durch Gummaablagerungen oder Narben constringirt, so macht sich Gelbsucht bemerkbar, die einige Zeit — wohl gewöhnlich bis zur Verödung der secernirenden Partie — anhält. Ascites wird häufiger wahrgenommen, sehr oft bei verkleinertem, aber auch bei vergrössertem Organ; derselbe erscheint in Folge von Compressionen im Pfortadergebiete. Ein und das andere Mal haben die Stauungen im Bereiche der Pfortader auch zu Blutungen aus Magen und Darm geführt. Diarrhoen pflegen in amyloider Entartung der Darmschleimhaut begründet zu sein.

Abgesehen von einer erdfahlen, blassbräunlichen Färbung der Haut ist die Lebersyphilis — so lange Störungen der Circulation und Gallenabsonderung nicht vorliegen und andere schwere Complicationen fehlen — von besonders üblen Rückwirkungen auf den Gesammtorganismus nicht begleitet, daher die oft Jahre lange Dauer der Krankheit; es scheint in der That, dass die parenchymatöse Hypertrophie und Hyperplasie zwischen den verödeten Partien der Leber ausgleichend für die Functionirung des Organes eintreten (Virchow, Frerichs). In vielen Fällen sind jedoch Milz und Nieren erkrankt: in der Milz befinden sich einzelne Male gummöse Deposita, häufiger ist sie gleich den Nieren amyloid entartet; Milztumor und Albuminurie und hiervon abhängige Kachexie sind darum häufige Begleiter der Lebersyphilis. Neben all dem sind Zeichen noch bestehender oder bereits überstandener Syphilis an anderen Orten für die Diagnose von besonderer Wichtigkeit.

Fehlen andere Zeichen der constitutionellen Krankheit, so kann bei Lebersyphilis, je nach dem Befunde, die Unterscheidung von Cirrhose einerseits und von Carcinom andererseits oft ihre Schwierigkeiten haben. Eine gleichmässige Vertheilung von kleineren Protuberanzen über die ganze Oberfläche der Leber und schrittweises, nicht innehaltendes Sichverkleinern des Organes sprechen für Cirrhose; verschiedene Grösse der Höcker, die ungleich vertheilt sind oder gar nur dem einen oder anderen Leberlappen zukommen, und hiermit zusammenhängende, ungleichmässige oder nur einen Theil der Leber betreffende Verkleinerung sind der Syphilis eigenthümlich. Bei der Differentialdiagnose zwischen Carcinom und Gumma werden fortschreitendes Wachsthum der Knoten, andauernde Schmerzen, rascherer Verfall der Kräfte, Fehlen von Milztumor und Albuminurie, vorgerücktes Alter des Kranken auf Krebs — Stationärbleiben der Protuberanzen (Bamberger), Vergrösserung der Milz, Eiweiss im Harn auf Syphilis hinweisen.

In manchen Fällen ist aber die Feststellung des Krankheitscharakters gar nicht leicht, und es darf nicht Wunder nehmen, das einigemale in Folge diagnostischer Schwierigkeiten Lebergummen exstirpirt wurden. So operirte H. Tillmanns[1]) eine 40jährige Frau, bei der die Diagnose auf Magencarcinom gestellt wurde; man fand ein faustgrosses Lebergumma, dass zum Theil exstirpirt, zum Theil mit dem Paquelin zerstört wurde, es erfolgte Heilung. Wagner[2]) entfernte einen drei Mannsfäuste grossen Tumor des Abdomens, der sich als ein durch interstitielle syphilitische Hepatitis veränderter rechter Leberlappen erwies; die Patientin gieng an Nachblutung zu Grunde. Julius Hochenegg[3]) berichtet von einem kugeligen 8 cm im Durchmesser haltenden Gumma der Leber, welches vom gesunden Parenchym durch eine derbe Kapsel getrennt war und sich leicht ausschälen liess. Die Patientin wurde geheilt; vor der Operation war man sich nicht klar darüber, ob es sich um einen Tumor der Gallenblase, um Echinococcus, Aktinomykose etc. handelte.

Erkrankungen des Pankreas im Verlaufe der acquirirten Lues sind selten. Rokitansky[4]) beschreibt neben Schwielenbildungen

1) Schmidt's Jahrb. 1889, Bd. CCXXIII, pag. 221.

2) Centralbl. f. Chirurg. Bd. XVII, 1890. Beilage zu No. 25, pag. 69.

3) Ein weiterer Beitrag zur Leberchirurgie, Wiener klin. Woch. 1890, pag. 1008.

4) Path. Anat. Bd. III, pag. 254 u. 255.

in der Leber, die gemeinhin in Individuen mit constitutioneller Syphilis vorkommen, auch Schwielen in anderen Organen, in seltenen Fällen im Pankreas. Lancereaux[1]) hat in mehreren Fällen von visceraler Syphilis das Pankreas fest, indurirt und sklerosirt gefunden. Chvostek[2]) berichtet über einen Fall von Syphilis der Haut, der Lungen, der Leber, der Nieren und Nebennieren, wo narbige Einziehungen am Schweife des Pankreas sich vorfanden. — Doch kommen in diesem Organe auch Gummata vor. So erzählt Lancereaux von einem Manne, bei welchem Rostan multiple Gummata in den Muskeln, eine gummöse Geschwulst in der Regio mammaria und zwei andere im Pankreas vorgefunden hatte; alle diese Tumoren erwiesen sich nach einer von Verneuil und Robin vorgenommenen Untersuchung von ganz gleicher Structur[3]).

Syphilitische Erkrankung des Pankreas dürfte im Leben schwer zu erkennen sein. Fettstühle, Melliturie und epigastrische Schmerzen bei einem mit Syphilis behafteten Individuum werden für die Diagnose am ehesten zu verwerthen sein.

Selbstständige Erkrankung des Peritoneums im Verlaufe von syphilitischen Processen dürfte zu den grössten Seltenheiten zählen. Häufiger ist partielle Mitbetheiligung dieser serösen Membran, wenn in ihr eingehüllte Organe zum Sitze eines Syphilisprocesses werden, wie bei der syphilitischen Leber-, Darm- oder Milzaffection; ausnahmsweise reiht sich an Ulceration des Dünn- oder Dickdarms mit oder ohne Dazwischenkunft von Perforation diffuse eiterige Peritonitis an.

---

1) l. c. pag. 255.
2) Wiener med. Wochenschr. 1877, No. 33.
3) Bull. de la Société anatomique 1855, pag. 26.

Syphilitische Erkrankungen des Athmungs-apparates.

Fünfundzwanzigste Vorlesung.

INHALT: Syphilitische Affectionen der Nase. — Initialmanifestation. — Irritative Erkrankung; Rhinitis catarrhalis syphilitica erythematosa, papulosa. — Gummata der äusseren Nase; Erkrankung der Nasenknorpel, des Septum cartilagineum, der Nasenbeine. — Gummata der inneren Nase; Passive und active Erkrankung der Knochen und Knorpel. — Rhinitis gummosa. — Symptome der Rhinitis gummosa. — Nekrose der Knochen. — Entstellungen durch dieselbe. — Uebergreifen der Krankheit auf die Nachbarschaft; Cerebralsymptome; Erkrankung der pneumatischen Nebenräume; der Tuba, des Pharynx, Larynx. — Syphilitische Schwiele; Rhinitis syphilitica atrophica (Ozaena syphilitica). — Diagnose und Differentialdiagnose. — Syphilis und Scrophulose. — Lupus; „Perforirendes Geschwür der Nase; Rhinosklerom; Carcinom.

Von dem Respirationstracte erkrankt der Anfangstheil desselben, die Nase und ihre Höhle, ziemlich häufig in Folge des syphilitischen Processes, und zwar kann man Affectionen dieses Theiles in jedem beliebigen Stadium der Syphilis wahrnehmen.

Am seltensten ist hier die Initialmanifestation constatirt; sie ist an der Nasenspitze, den Nasenflügeln und im Naseninnern beobachtet worden. Ich sah eine solche in Form einer münzengrossen scharf umschriebenen, erodirten Sklerose an der Lippen-Nasengrenze bei einem siebenjährigen Mädchen; die Drüsen am Kieferwinkel und am Halse waren geschwollen; in der Mundhöhle befanden sich Plaques, an der Haut Maculae; die Art der Infection liess sich nicht eruiren. Eine Initialmanifestation des linken Nasenflügels bei einer mit Exanthem behafteten Frau hat J. Neumann demonstrirt. In dem aus E. Lesser's Poliklinik mitgetheilten Falle von M. Krelling[1]) scheint die Initialmanifestation am rechten

1) Extragenit. Localis. d. Primäraff. Arch. f. Dermat. u. Syph. 1888, pag. 13.

Nasenflügel dadurch beigebracht worden zu sein, dass sich die Kranke ihre Gesichtsrose von einer Frau „besprechen“ liess, wobei letztere ihren mit (syphilitischem?) Speichel benetzten Daumen über die Nase der Patientin strich. Spencer Watson[1]) und Enrico Rasori[2]) berichten über Initialaffectionen im Innern der Nase. A.-B. Marfan[3]) beschreibt eine Initialmanifestation, die an der Nasenscheidewand sitzt. Gewöhnlich sind die submaxillaren, seltener die präauricularen Lymphdrüsen miterkrankt.

Bezüglich der irritativen Formen wurde schon bei Betrachtung des erythematösen und papulösen Hautsyphilides darauf aufmerksam gemacht, dass die Nasenflügelfurche gar nicht so selten der Sitz von desquamirenden Flecken oder gar von nässenden und ulcerösen Papeln zu sein pflegt; ausserdem aber macht sich in den ersten Stadien an der Nasenschleimhaut eine katarrhalische Erkrankung bemerkbar, welche zwar nicht sehr oft vorkommt, aber ähnlich wie an der Mund- und Rachenschleimhaut entweder durch ein einfaches Erythem oder durch daselbst localisirte Papeln bedingt ist. Ein solcher syphilitischer Katarrh der Schleimhaut, Rhinitis catarrhalis syphilitica erythematosa und papulosa, Coryza syphilitica (*Κόρυζα*-Schnupfen) macht sich nicht so sehr durch Kitzel und Niesen auffällig als durch gesteigerte Secretion und in höheren Graden, wenn die Schleimhaut erheblicher infiltrirt ist, durch eine für kürzere oder längere Zeit bestehende Behinderung des Luftdurchtrittes in einer oder in beiden Nasenhöhlen. Indessen ist zu beachten, dass Schwellung und Secretion manchesmal nur sehr wenig ausgesprochen sind, dass der Katarrh somit auch ein trockener sein kann.

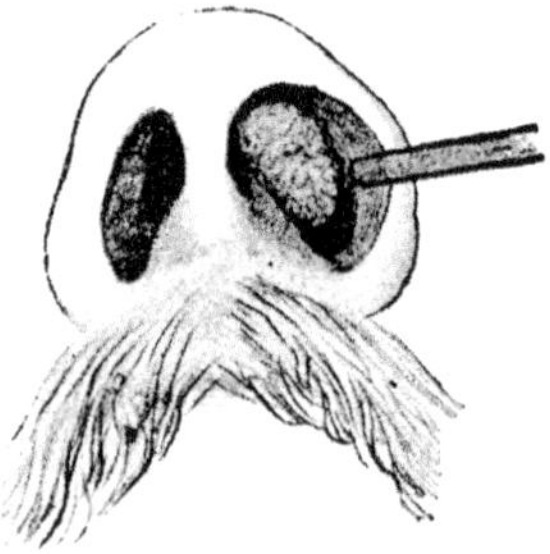

Fig. 56.
Luxurirende Papel in der Nasenhöhle.

---

1) Med. Times and Gaz. 1881, Vol. I, pag. 428; Morell Mackenzie, Krankh. des Halses u. der Nase, Deutsch von Felix Semon, Berlin 1884, II, pag. 566.

2) Gaz. degli ospit. 1884; — Deutsche Medizinal-Zeitg. 1885, I, pag. 137.

3) Chancre syphil. de la cloison des fosses nasales, Annales de dermatol. et de syphiligr. 1890, pag. 499.

Bezeichnend für den syphilitischen Charakter des Katarrhs ist das Persistiren desselben durch Wochen und Monate und, wenn die katarrhalische Affection Theile betrifft, welche der Untersuchung zugänglich sind, der Nachweis von erythematösen Flecken oder Schleimhautpapeln. Ausserdem wird das Secret dieses Nasenkatarrhs eine grössere Beimengung von Eiterkörperchen enthalten, ja selbst ausgesprochen eiterig sein. Durch Zersetzung des in den vielen Nischen und Buchten der Nasenhöhle stagnirenden Secretes kommt es ferner zur Bildung von übel riechenden Massen, was, wegen der behinderten Luftcirculation, mehr von dem Kranken selbst, als von dem untersuchenden Arzte constatirt zu werden pflegt (Cacosmia subjectiva).

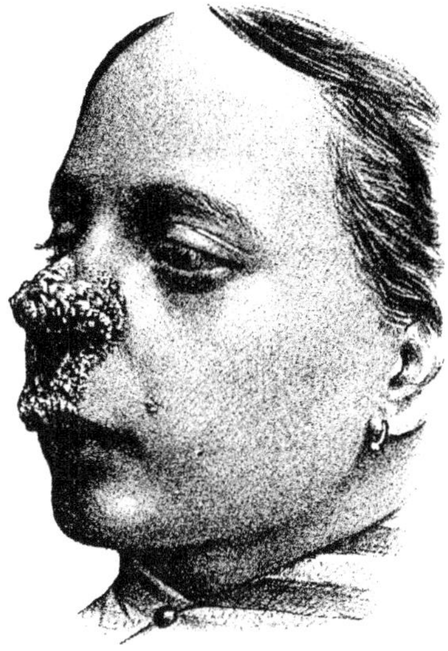

Fig. 57.
Dicht gruppirte gummöse Infiltrate der Nase und der Oberlippe.

Gar nicht selten findet sich in der Nasenhöhle nur eine vereinzelte Papel vor, die mitunter (pag. 197) luxurirend wird (Fig. 56).

Zerfällt eine Schleimhautpapel ulcerös, so wird es selbstverständlich zu einer noch vermehrteren Eiterbildung und Steigerung der genannten Symptome kommen; überdies aber kann der weiter fortschreitende Zerfall von syphilitischen Schleimhautpapeln selbst zu Blosslegung der hier befindlichen dünnen Knochen- oder Knorpelblättchen und schliesslich zu Nekrosirung und Ausstossung derselben führen. Doch wird dieser Ausgang des papulösen Nasenkatarrhs nur selten beobachtet, und man kann sagen, dass die Rhinitis syphilitica erythematosa oder papulosa in den meisten Fällen bleibende Störungen nicht zurücklässt.

Die Gummata der Nasenhaut erscheinen im Allgemeinen in denselben Formen, wie die Hautgummen (Fig. 57 u. 58); es gilt darum von ihnen das Gleiche, was bereits von diesem pathologischen Producte, insbesondere von dem hochliegenden Gummaknoten (pag. 226 ff.) gesagt wurde.

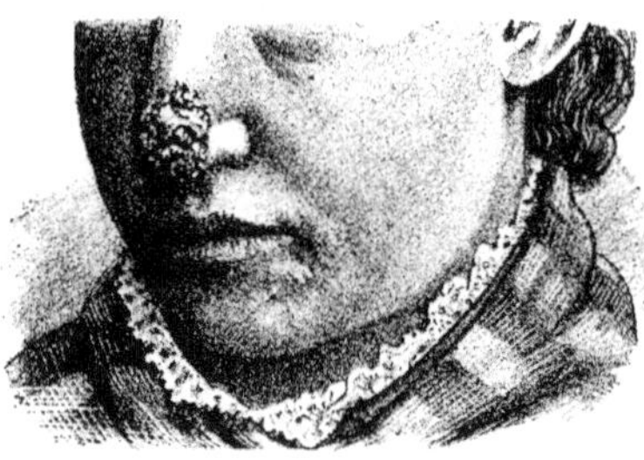

Fig. 58.
Serpiginös exulcerirte Gummata der Nasenspitze.

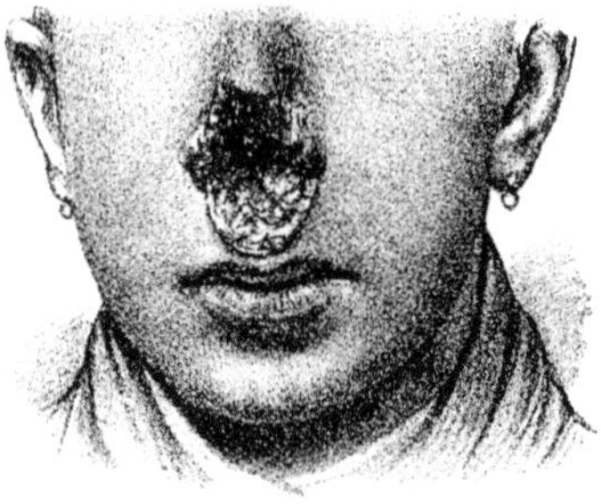

Fig. 59.
Gummöse Zerstörung fast der ganzen knorpligen Nase und gummöses Geschwür der Oberlippe.

Bei längerem Bestande pflegt das gummöse Nasensyphilid zu Destructionen und Verödungen nicht nur der Haut, sondern auch des Nasenknorpels zu führen. Die Entstellung fällt je nach der Ausdehnung des Verlustes verschieden aus; höchst selten kommt es zu einer Destruction der gesammten knorpeligen Nase (Fig. 59); gewöhnlich werden nur kleinere Partien defect, und der ausgeheilte Rest weist dann die mannigfachsten Knitterungen und Verbiegungen auf.

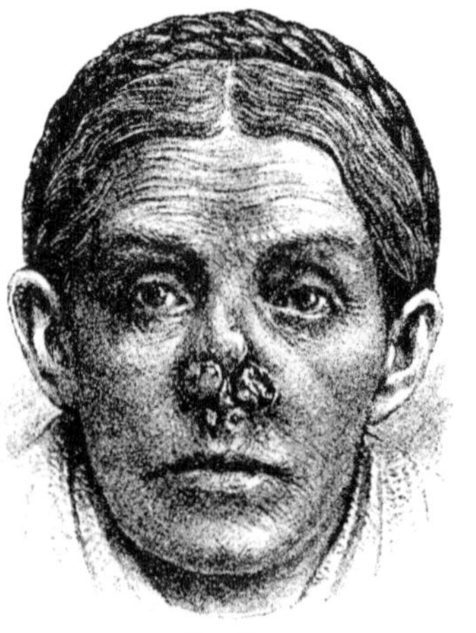

Fig. 60.
Destruction der Nasenknorpel durch gummöse Prozesse der Haut.

Seltener ist **Atrophie und Schrumpfung der Nasenflügel** ohne vorausgegangene Ulceration.

Eine durch Syphilis bedingte Erkrankung der **Nasenknorpel** ist zwar ein selteneres Vorkommniss; keineswegs jedoch ist die Behauptung vieler Autoren aufrecht zu erhalten, dass eine vorliegende Zerstörung der Nasenknorpel Syphilis ausschliesse und auf einen anderen — etwa lupösen — Process zu beziehen sei. Auch die allgemeine Annahme, dass der Knorpel nicht selbstständig an Syphilis erkranke, sondern dass es von der Haut oder Schleimhaut ausgehende Verschwärungsvorgänge sind, welche den Knorpel blosslegen und dadurch der Nekrose preisgeben, hat durch die jüngsten Untersuchungen eine Erschütterung erfahren (p. 344). Immerhin aber ist es richtig, dass die Nasenknorpel etwas seltener an Syphilis erkranken und dass sie viel häufiger auf passivem Wege, d. i. im Anschluss von gummösen Processen der sie deckenden Haut (Fig. 60 und 61), bezw. Schleimhaut, zerstört werden.

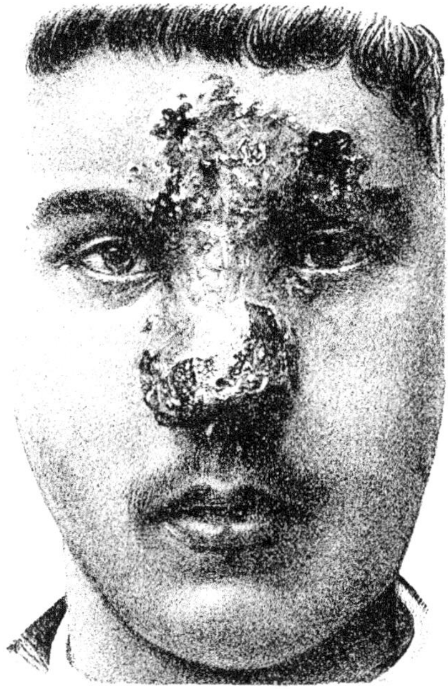

Fig. 61.
Ulcera gummosa serpiginosa der Nase und Stirne (Knochen und Knorpel bedrohend).

Am allerhäufigsten betrifft eine solche Zerstörung die knorpelige Nasenscheidewand; die dadurch bedingte Perforation besteht entweder für sich allein oder sie ist noch gewöhnlicher mit ausgedehnten Defecten der Nasenknochen combinirt. Eine bloss das Septum cartilagineum betreffende Perforation zieht oft gar keine Entstellung nach sich und ist für den Patienten kaum von Beschwerden begleitet, indem solche Zustände (siehe unten: Ulcus perforans septi cartilaginei) manchmal so symptomlos verlaufen, dass der Kranke erst von dem untersuchenden Arzte auf den Defect aufmerksam gemacht werden muss, führt der totale Mangel des Septum mobile eine widerliche Entstellung herbei. Beide Nasenöffnungen fliessen nämlich in ein grosses Loch zusammen, welches durch Niedersinken der frei herunterhängenden

Nasenspitze von oben nach unten etwas eingeengt und in die Breite verzogen erscheint (Fig. 62). Geht auch die Nasenspitze verloren, dann nimmt das gemeinsame Loch die Form eines Dreieckes an (Fig. 63).

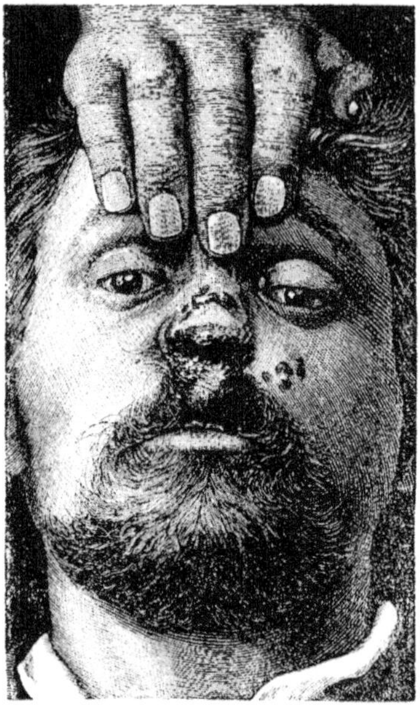

Fig. 62.
Defect des Septum mobile nach gummöser Ulceration.

Von den Knochen sind durch gummöse Processe in der Haut nur die Nasenbeine gefährdet; doch führen selbst tiefer greifende Geschwüre der Haut selten zur Blosslegung und weiter zu Nekrosirung und Abstossung der genannten Knochen. In einem meiner Fälle war in Folge eines guldenstückgrossen gummösen Geschwüres des linken Nasendaches Nekrose des darunterliegenden Knochens verursacht worden und eine erbsengrosse Lücke im linken Nasenbein entstanden, durch welche man direct in die Nasenhöhle blicken konnte (Fig. 64); die eingeleitete Local- und Allgemeinbehandlung brachte das Geschwür derart zur Heilung, dass die Narbe auch den Knochendefect tadellos deckte (Fig 65).

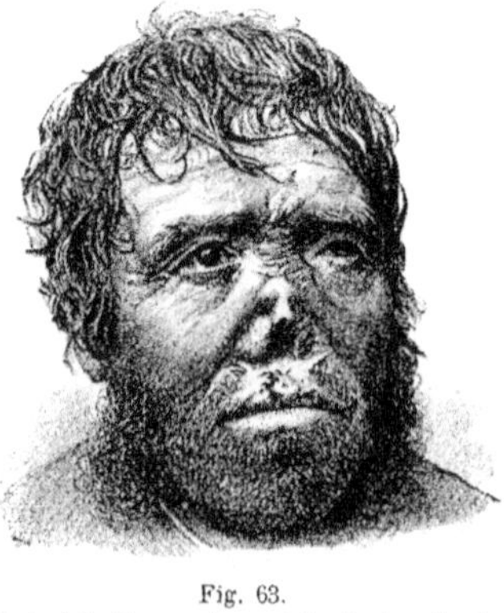

Fig. 63.
Verlust der Nasenspitze und des Septum durch gummöse Zerstörung.

Ganz anders verhält es sich diesbezüglich mit der gummösen Erkrankung im Innern der Nase. Dieselbe führt hier, gleichviel ob das Gumma in der Schleimhaut allein oder auch im Periost und den Knochenblättchen seinen Sitz aufgeschlagen hat, unendlich häufig, jedenfalls viel häufiger als an anderen Orten, zu einem Zerfall, i. e. zu einem Geschwüre und sofort auch zur Blosslegung des Knochens, welcher, seines ernährenden Ueberzuges beraubt, abstirbt, sodann von der gesunden Umgebung durch einen Demarcationsprocess losgelöst und schliesslich ausgestossen wird. Dieser Hergang ist nach einer allgemein gewordenen Vorstellung von vielen Klinikern als der allein zulässige angenommen worden, indem allseitig gelehrt wurde, dass die oft sehr ausgedehnten Zerstörungen des Nasengerüstes nur secundär nach ulcerösen Processen des Schleimhautüberzuges zu Stande kommen. Die anatomischen Untersuchungen von M. Sänger[1]) sowie auch die von E. Fränkel[2]) haben jedoch auf das Unzweifelhafteste erwiesen, dass die Nasenknochen nicht nur auf passivem Wege, sondern auch durch in denselben sich abspielende active Vorgänge erkranken, ja dass Periost und Knochen sehr oft primär den Sitz des gummösen Processes abgeben und ohne Mitbetheiligung der Schleimhaut der Zerstörung anheimfallen. Wir haben somit, abweichend von den bisherigen Vorstellungen, gummöse Vorgänge so-

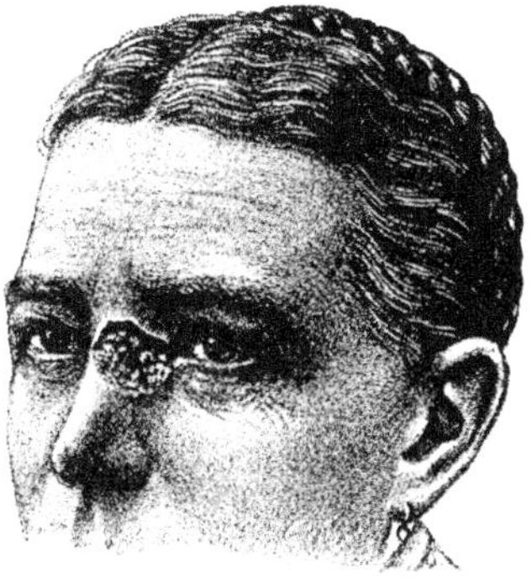

Fig. 64.
Perforation des Nasendaches in Folge eines ulcerösen Hautgumma, das zur Nekrose des linken Nasenbeines geführt hatte (s. Fig. 65).

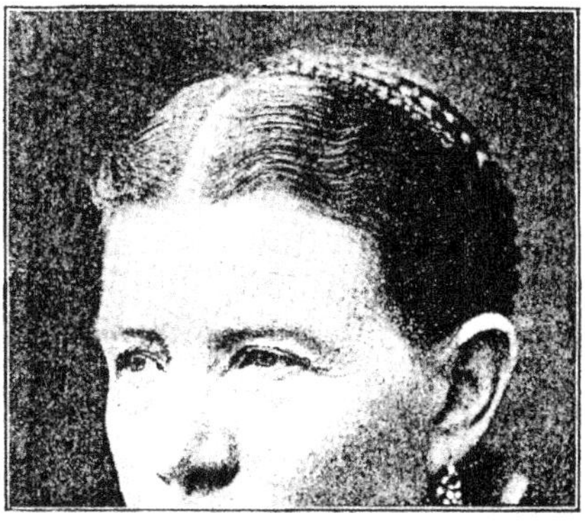

Fig. 65.
Narbe nach gummöser Ulceration, auch den Defect im Nasenbein (s. Fig. 64) deckend.

1) Schuster u. Sänger, Beiträge zur Pathol. u. Therap. d. Nasensyphilis, Viertelj. f. Dermatol. u. Syph. 1877 u. 1878.
2) Pathol.-anat. Untersuch. üb. Ozäna, Virchow's Arch. 1879, Bd. LXXV, pag 66.

wohl an der Schleimhaut, als auch an dem Periost und den Knochen innerhalb des Nasenraumes in Betracht zu ziehen. Auch die allgemein herrschende Annahme, dass die Nasenknorpel nur nach ulcerösen Processen der Schleimhaut und des Perichondriums blossgelegt werden und gleichsam auf passivem Wege der Verderbniss anheimfallen, ist durch den Nachweis einer activen Erkrankung dieser Theile widerlegt.

Der gummöse Process innerhalb der Nasenhöhle, die gummöse Rhinitis, wird ziemlich oft und, mit wenigen Ausnahmen, erst nach längerem Bestande der Krankheit beobachtet. Dieselbe zieht sich auch viel mehr in die Länge, als der erythematöse und papulöse (einfach syphilitische) Nasenkatarrh und erstreckt sich manchmal die Krankheitsdauer auf Monate und Jahre hinaus. Das Ernste der Erkrankung liegt überdies auch in den Zerstörungen, die in mehr oder weniger ausgedehntem Maasse die Gebilde betreffen, welche die Nase constituiren.

Das erste Auftreten der Gummata kündigt sich in einzelnen Fällen durch Schmerzen an; gewöhnlich aber ist der Beginn nur von ganz unscheinbaren Symptomen begleitet. Die Anschwellung macht sich darum dem Patienten meist erst dann fühlbar, wenn durch dieselbe eine Behinderung des Luftdurchtrittes veranlasst wird. Sehr bald stellt sich freilich auch eine gesteigerte Secretion ein und, wenn Zerfall des Gumma erfolgt ist, wird eine Beimengung von Eiter zu dem Secrete oder geradezu die totale Umwandlung des schleimigen Secretes in ein eiteriges bemerkbar.

Bei fortschreitender Erkrankung nimmt die eiterige Secretion in der Nase — da Zerfall der Knoten hier nur selten ausbleibt — immer mehr überhand. Ein Theil des purulenten Secretes, dessen Wassergehalt in Folge der vorbeistreichenden Luft schnell verdunstet, trocknet zu einer Kruste ein, welche oft in grosser Ausdehnung die Wandungen des Naseninnern austapezirt. Neugebildeter Eiter führt theilweise zur Verdickung dieser Krustenauflagerungen, theilweise zur Lockerung und Abschwemmung derselben, so dass mitunter eine ganze Menge missfärbiger, schaliger Borkenmassen herausbefördert wird. Hierin findet man den Grund, dass das purulente Secret bald reichlich fliesst, zu anderen Zeiten wieder zu versiegen scheint. Ein anderer Theil des flüssigen Krankheitsproductes wieder stagnirt und zersetzt sich, wodurch übelriechende Gase entstehen, welche, je nachdem sie sich mehr der ein- oder vornehmlich der austretenden Luft beimengen, Cacosmia subjectiva oder objectiva bedingen.

Nekrose der Knochen (die Mauriac schon im 7. Monate der Syphiliserkrankung beobachtet hat) bleibt bei Gummabildung in der Nase nur selten aus; sei es nun, dass das gummöse Infiltrat im mucös-periostalen Ueberzuge Platz gegriffen und durch Ulceration zur Blosslegung und Mortification des Knochens geführt hat; sei es, dass die Destruction durch einen gummösen Process in den Knochen selbst veranlasst wurde; immer sind die letzteren in höchstem Maasse gefährdet. Man stosst darum auch ganz gewöhnlich bei der Sondenuntersuchung auf entblösste Knochenlamellen, welche sich in seltenen Fällen wohl noch zu bedecken pflegen, zumeist aber im weiteren Verlaufe gelockert und ausgestossen werden. Es ist darum auch nichts Ungewöhnliches, dass solche Patienten beim Schneuzen und Räuspern der Nase neben anderen Krankheitsproducten mehr oder weniger grosse Knochenlamellen herausbefördern. Sind es nur kleine Knochenstückchen, welche auf diese Weise zu Grunde gehen, so ziehen die hierdurch gesetzten Verluste keine unangenehmen Folgen nach sich. Es wird darum, wenn Theile des Siebbeines, ein Stück der Muschel oder gar eine ganze Concha ausgestossen werden, der hieraus resultirende Nachtheil für das Individuum kaum von Belang sein; ja selbst der Abgang eines nicht zu grossen Stückes der Nasenscheidewand führt zu keinen weiteren Störungen, indem bei Verlust des Pflugscharbeines, z. B. die Stütze des Nasendaches durch die intacte Lamina perpendicularis des Siebbeines und das Septum mobile narium noch ganz gut besorgt wird. Nur wenn die Nekrose grössere Ausdehnung annimmt, finden in die Augen springende Entstellungen dadurch statt, dass die Nase ihres knöchernen Gerüstes beraubt wird. Schon der Verlust der perpendiculären Siebbeinplatte veranlasst,

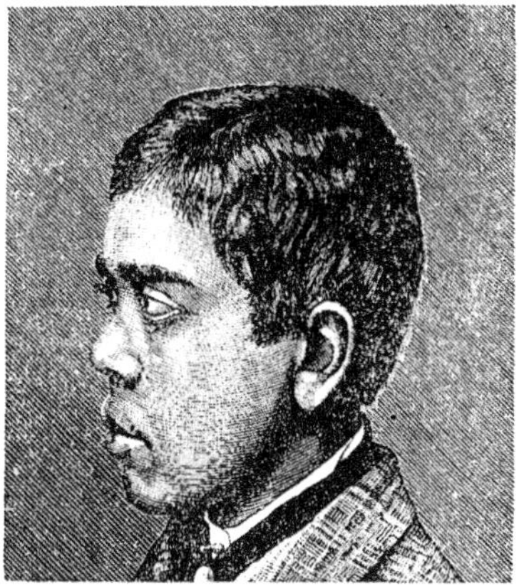

Fig. 66.
Sattelförmig eingesunkene Nase nach Verlust der perpendiculären Siebbeinplatte.

wenn die Ausheilung mit narbiger Schrumpfung einhergeht, Einsinken der Nasenbeine; der Nasenrücken erscheint dann sattelförmig eingebogen, die Nasenspitze nach aufwärts verschoben und die Ebene, in welcher die Nasenöffnungen liegen, mehr der perpendiculären Lage genähert (Fig. 66). Diese Entstellung wird ziemlich häufig angetroffen und gibt eine nicht misszuverstehende Verrätherin für die innerhalb der Nasenhöhle abgelaufenen Vorgänge ab. Gesellt sich hiezu partielle Zerstörung des Vomer und des Septum cartilagineum mit nachfolgender Schrumpfung der Schleimhaut, so findet man das Aeussere der knorpeligen Nase wie unter den knöchernen Theil hinaufgeschoben (Fig. 67).

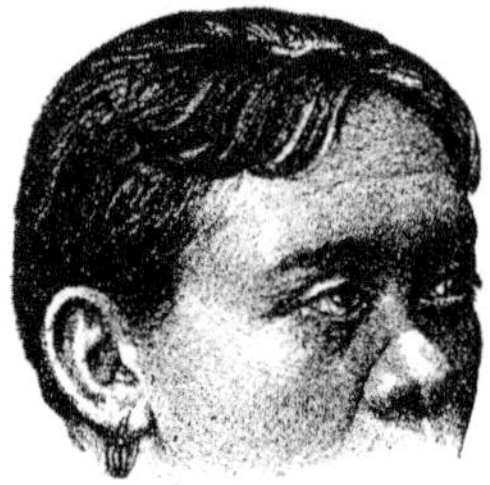

Fig. 67.
Entstellung der Nase nach schrumpfender Uebernarbung eines Defectes im Septum.

In einzelnen Fällen ist neben Mangel dieser Scheidewand auch Zerstörung beider Nasenbeine zu beklagen, dann findet man die häutige Nase, weil jeder knöchernen Stütze baar, wie in die Apertura pyriformis hineingefallen: die Stelle der Nase nehmen dann ein paar Hautwülstchen ein, die, immer mehr sich retrahirend, schliesslich die Nasenöffnungen in zwei kleine rundliche Lücken umwandeln (Fig. 68). In seltenen Fällen sieht man sogar sämmtliche Knochen des Nasenraumes allmälig zu Grunde gehen; dass auf diese Weise durch Schrumpfungen der Weichtheile nicht allein Verunstaltungen, sondern auch die mannigfachsten Störungen des Luftdurchtrittes durch die Nase und in weiterer Folge behindertes Athmen und entstelltes Sprechen zu Stande kommen, ist selbstverständlich.

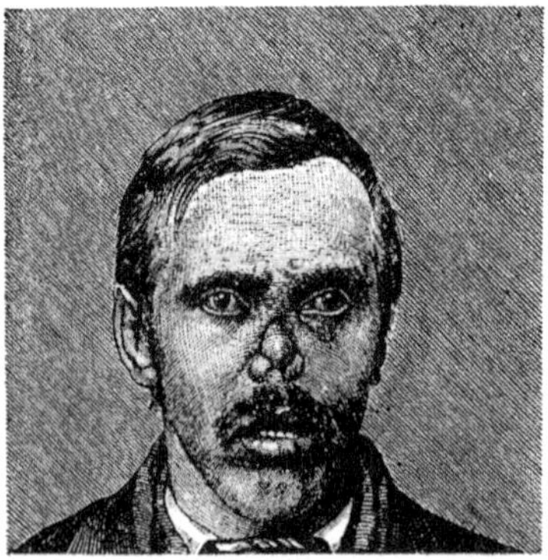

Fig. 68.
Entstellung der Nase nach Verlust des knöchernen Nasengerüstes.

Mitunter greift der gummöse Process auf benachbarte

Theile, wie auf den Nasenfortsatz des Oberkiefers, über, oder er schreitet auf dem Boden der Nasenhöhle weiter, entweder die horizontalen Platten des Gaumenbeines oder den Gaumenfortsatz des Oberkiefers zu Nekrose führend und im harten Gaumen Lücken setzend. Die Perforationsöffnung gestattet dann bei einiger Ausdehnung die Architektonik der Nase von der Mundhöhle aus zu überblicken und in der Nase sich abspielende Processe mit Leichtigkeit zu beobachten (Fig. 69). Für den Patienten gesellen sich zu den früher genannten Störungen auch noch solche während des Kaugeschäftes hinzu, indem Speiseantheile aus der Mund- in die Nasenhöhle gelangen.

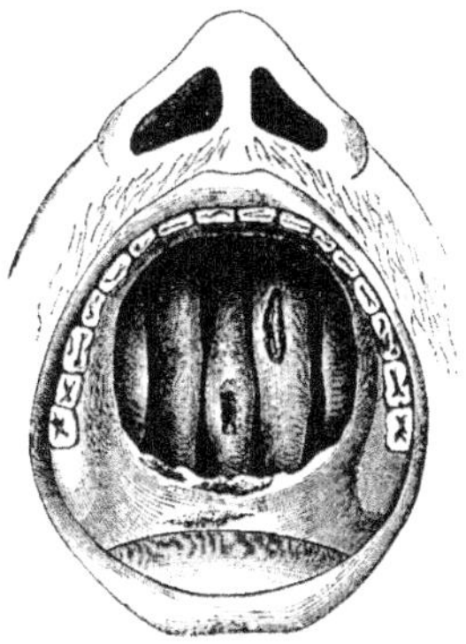

Fig. 69.
Grosser Defect im harten Gaumen, an seinem hinteren Rande Ulcerationen; durch den Substanzverlust sieht man die perpendiculäre Siebbeinplatte und die Nasenmuscheln, sowie gummöse Infiltrate und Geschwüre an denselben.

Sehr bedenklich gestaltet sich der Verlauf, wenn die Erkrankung sich auch auf die Lamina cribrosa erstreckt; ich habe in einem solchen Falle Meningitis mit tödtlichem Ausgange entstehen sehen. E. Fränkel[1]) hat bei einem 30jährigen Dienstmädchen, das neben Ozäna an Kopfschmerzen und Doppeltsehen gelitten, bei der Obduction den „Clivus Blumenbachii in seiner ganzen Ausdehnung wie angenagt, von grösseren und kleineren Lücken durchsetzt" gefunden. Uebrigens ist Schuster[2]) geneigt, die Cerebralsymptome neben Nasenleiden in einem seiner Fälle als Reflexwirkung aufzufassen.

Der syphilitische Process des Cavum nasale kann sich auch in die pneumatischen Nebenräume erstrecken, so in das Antrum Highmori, die Keilbeinshöhlen (Fig. 70) und in den Sinus frontalis. Namentlich in den Letzteren hinein scheint mir die Krankheit sich nicht selten auszudehnen, weil ich öfters wahrgenommen habe, dass neben einer lange andauernden Ozäna syphi-

1) l. c. pag. 50 u. 66.
2) Viertelj. f. Dermatol. u. Syph. 1878, pag. 233.

litica sehr hartnäckige Schmerzen in der Stirne bestanden, die kaum auf einen anderen Process bezogen werden konnten.

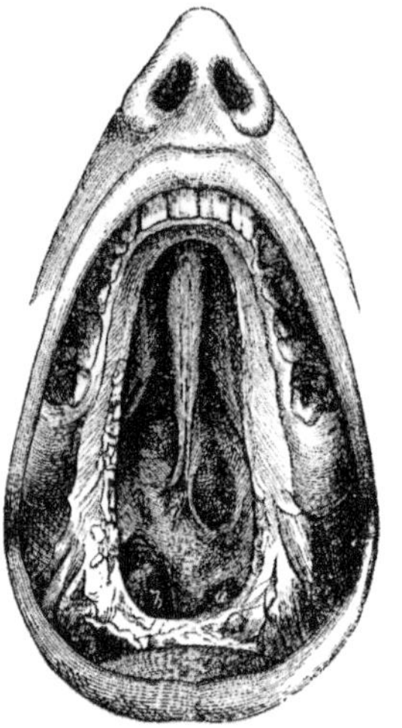

Fig. 70.
Grosser Defect im harten und weichen Gaumen, durch den die Nasenscheidewand und die Muscheln und bei a und b eröffnete Sinus des Keilbeines zu sehen sind. Hereditäre Syphilis.

Aber auch gegen Tuba, Pharynx und Larynx schleicht der syphilitische Process vor, um hier zu jenen Veränderungen zu führen, deren wir noch zu gedenken haben werden und zum Theile bereits gedachten.

Andererseits wieder ist eine nicht geringe Anzahl von Erkrankungen des Naseninnern auf ein Fortscheiten des Syphilisprocesses von den Nachbarhöhlen aus zurückzuführen.

Ausser den erwähnten Vorgängen haben wir in der Nasenhöhle auch solche hervorzuheben, bei denen es nur zu einer diffusen (gummösen) Infiltration, hauptsächlich des mucös - periostalen Ueberzuges, kommt. Stellt sich Ulceration ein, so kann die Vernarbung sehr leicht mit breiten Synechien benachbarter Partien, am gewöhnlichsten zwischen Septum und Concha, enden. Der weitere Ausgang in Schrumpfung, Atrophie, Schwielenbildung bleibt nur selten aus. Als hervorstechendes Symptom ist die Production einer höchst widerlich riechenden, purulenten Masse anzuführen, die zeitweise zu ausgedehnten schmutzigbraunen, im Innern der Nase meist fest anhaftenden Krusten eintrocknet. So lange Infiltration vorherrscht, ist die Permeabilität der Nase behindert; beginnt einmal Schrumpfung, so wird das Nasencavum immer weiter, weil mit der Atrophirung auch Consumtion und Schwund der in dem Mucosa-Periost eingehüllten Knochen (Muscheln etc.) einherzugehen pflegt. Dieser oft Jahre hindurch andauernde Zustand wäre am zweckmässigsten als Rhinitis syphilitica atrophica zu bezeichnen; man nennt ihn gewöhnlich syphilitische Stinknase, Ozaena syphilitica (ὄζειν = stinken); bei den Franzosen, welche den Gestank mit dem Geruche nach Wanzen (la punaise) vergleichen, heisst die Krankheit punaisie. — Es ist jedoch nicht ungewöhnlich, den Ausdruck Ozäna auch für andere Formen der ulcerösen Rhinitis anzuwenden, deren Krankheitsproducte ebenfalls zu stinkenden Massen zersetzt werden.

Bezeichnend für eine jede, lange Zeit andauernde Rhinitis ist, dass der üble Geruch von dem Patienten selbst nicht, oder nicht in dem Maasse wie von der Umgebung, empfunden wird (Cacosmia objectiva). Diese Erscheinung kann auf einer Verödung der Pars olfactoria der Schleimhaut [1]) oder darauf beruhen, dass der Kranke gegen den bestimmten in seiner Nasenhöhle erzeugten Gestank abgestumpft ist; im ersten Falle ist die Geruchsperception überhaupt erloschen, es besteht Anosmie, im letzteren wird Empfindung für andere riechende Substanzen noch vorhanden sein. Es darf aber nicht ausser Acht gelassen werden, dass bei erhaltener Functionsfähigkeit der im oberen Theile der Nasenhöhle befindlichen Pars olfactoria eine Anosmie auch zu Stande kommen kann, wenn durch Schwellung und Infiltration der die mittlere Muschel überziehenden Schleimhaut die zwischen der letzteren und der Nasenscheidewand bestehende Fissura olfactoria verlegt wird; in diesem Falle wird aber das Riechvermögen in dem Maasse wieder hergestellt, als durch Abschwellung der Schleimhaut die Riechspalte leichter passirbar wird.

Alle diese an der Nase und innerhalb der Nasenhöhle geschilderten Vorgänge sind von so markanten Erscheinungen begleitet, dass die Erkennung derselben mit gar keinen Schwierigkeiten verknüpft ist, überdies aber sind diese Processe sehr oft auch dem Augenscheine leicht zugänglich zu machen, wobei man sich je nach dem Sitze der Erkrankung der Rhinoscopia anterior oder posterior bedient. Sehr vervollständigt wird die Untersuchung des Nasenrachenraumes durch Einführung des hakenförmig nach aufwärts gekrümmten Zeigefingers hinter das Velum. In denjenigen Fällen jedoch, in welchen der Erkrankungsherd in einer der vielen Nischen der Nasenhöhle seinen Sitz hat, bleibt man blos auf die übrigen bereits geschilderten Symptome angewiesen; Entblössungen der Knochen mag die Sondenuntersuchung auch an solchen Stellen unschwer feststellen.

---

[1]) E. Fränkel hat (l. c. pag. 55 und 67) in seinem 4. Falle Atrophie der Schleimhaut in der Regio olfactoria constatirt.

Für gewöhnlich sind die syphilitischen Processe nicht leicht mit anderen Krankheiten zu verwechseln. Der erythematöse und papulöse Schleimhautkatarrh der Nasenhöhle findet sich zwar selten vor, etwa bei 1,5% der Luetischen (L. v. Schrötter[1]), gewöhnlich aber neben anderen syphilitischen Affectionen der Haut und der Schleimhäute, dass man die Zusammengehörigkeit der Krankheitserscheinungen nicht leicht übersehen kann. Sind jedoch andere Zeichen von Syphilis nicht vorhanden und ist ein Nasenkatarrh ohne vorausgegangene Erkältung zur Entwickelung gelangt, so wird man bei langer Dauer desselben und bei einer reichlichen Entwickelung eines schleimig-eiterigen Secretes entweder an einen scrophulösen oder syphilitischen Ursprung zu denken haben. Die mitbegleitenden bezw. nachfolgenden Erscheinungen sind dann, wie an anderen Orten bereits auseinandergesetzt, in aufmerksame Berücksichtigung zu ziehen.

Noch weniger können schwere syphilitische Erkrankungen innerhalb der Nasenhöhle verkannt werden. Es gibt nicht leicht andere Krankheitsvorgänge, bei denen die oben ausführlich entwickelten Zerstörungsprocesse sich ausbilden würden. In seltenen Fällen von Scrophulose kann man zwar ebenfalls Caries und Nekrose an einem oder dem anderen Knochen der Nasenhöhle constatiren, doch trifft man bei solchen Individuen ausserdem noch so deutliche Zeichen allgemeiner Scrophulose, dass diese zusammengehalten mit dem Mangel anderweitiger syphilitischer Erkrankungen meistentheils zu der richtigen Erkenntniss hinleiten.

Auch der Lupus pflegt sich einzelne Male von der äusseren Nasenbedeckung gegen die Nasenhöhle auszubreiten und hier Verwüstungen anzurichten. Schon bei den Hautsyphiliden ist auf die differentialdiagnostischen Momente zwischen diesen und dem Lupus in ausführlicher Weise hingewiesen worden (pag. 251); bei dem Umstande, als dem lupösen Processe in der Nasen-, Mund- und Rachenhöhle gewöhnlich Lupus der äusseren Bedeckungen vorausgeht, wird eine sorgfältige klinische Betrachtung des Hautorganes zur richtigen Deutung der Vorgänge auch innerhalb der Nasenhöhle am meisten beitragen. Wenn aber, wie ich das einmal gesehen habe, der Lupus an der Nasenhaut sein Zerstörungswerk vollendet hat, und überdies der Versuch gemacht worden ist, die durch

---

1) Ueb. d. Vorkommen d. Syph. in d. oberen Luftwegen, Wien. klin. Woch. 1890, pag. 740.

Lupusnarben verunstaltete Nase durch eine plastische Operation zu ersetzen — die nebenbei bemerkt als vollkommen missglückt sich herausstellte — ferner wenn der lupöse Process inzwischen die Mundschleimhaut ergriff und über den harten Gaumen gegen das Gaumensegel und die Tonsillen sich erstreckte und hier massige Infiltrate setzte, die theilweise in Ulceration übergingen, so wird grosse Aufmerksamkeit dazu gehören, um einen solchen Process nicht mit einem syphilitischen zu verwechseln. Hat sich der Lupus von vornherein auf der Schleimhaut localisirt, so beachte man die bereits (pag. 303) geschilderten Veränderungen.

Hier sei auch noch des „perforirenden Geschwürs" der Nasenscheidewand gedacht, auf welches man eigentlich zuerst durch E. Zuckerkandl[1]) allgemein aufmerksam wurde. Es handelt sich da um einen Geschwürsprocess in der Cartilago quadrangularis, den Weichselbaum[2]) für diphtheritisch hielt; nach M. Hajek's[3]) Untersuchungen sind es Coccen, und zwar Staphylococcus pyogenes aureus und Streptococcus pyogenes, welche den nekrotischen Vorgang verursachen. Der Process, welcher öfter mit Blutung in der Schleimhaut beginnt — R. Voltolini nennt das Geschwür geradezu ein „hämorrhagisches" —, stellt sich als progressive Nekrose der Schleimhaut und des Knorpels dar und endigt mit Perforation, wonach spontane Heilung erfolgt, ohne dass während des ganzen Verlaufes die Nachbarschaft in besonders merkbare Mitleidenschaft gezogen würde. Als disponirendes Moment gilt E. Zuckerkandl[4]) die Xanthose des Septums, welche sich nach Heilung und Resorption intensiver Blutungen in das Schleimhautstroma auszubilden pflegt. Auf den Verlauf dieser Affection sind weder Quecksilber noch Jod im Stande einen Einfluss zu üben (M. J. Rossbach), was die syphilitische Natur des Leidens, welches übrigens mit anderen Symptomen von Lues nicht combinirt war, ausschliesst. Auch mit Tuberculose liess sich weder histologisch noch bakteriologisch ein Zusammenhang darthun, obzwar bei der Obduction häufig Lungentuberculose, einige Male selbst Tuberculose der Nasen-

---

1) Norm. u. pathol. Anat. d. Nasenhöhle u. ihrer pneumat. Anhänge. Wien 1882, pag. 99.

2) Das perf. Geschwür d. Nasenscheidewand, Allg. Wien. med. Zeitg. 1882, pag. 387.

3) D. perf. Geschwür d. Nasenscheidewand. Virchow's Arch. Bd 120 pag. 532.

4) l. c. II. Bd. 1892, pag. 50 u. 62.

schleimhaut, sich vorfand; übrigens bilden sich bei tuberculösen Processen Granulationsherde aus, die hier fehlen, ebenso wie Infiltration und Auszackung des Geschwürsrandes. — Das Gesagte im Auge behaltend, wird es wohl meist gelingen, das perforirende Geschwür der Nasenscheidewand als solches zu erkennen und nicht mit Syphilis zu verwechseln.

Bezüglich der Differentialdiagnose zwischen Syphilis einerseits, Rhinosklerom und Carcinom andererseits wird auf pag. 258 und pag. 261 verwiesen.

Sechsundzwanzigste Vorlesung.

INHALT: Syphilitische Affectionen des Larynx. — Laryngitis syphilitica erythematosa. — Papeln im Larynx. — Gummata daselbst. — Knorpelnekrosen und andere Störungen. — Nach der Vernarbung zurückbleibende Störungen. — Verwachsungen mit der Nachbarschaft. — Diagnose und Differentialdiagnose. — Tuberculose. — Sklerom. — Lupus; Lepra; Rotz. — Carcinom.

Der Larynx wird im Verlauf der Syphilis ziemlich oft in Mitleidenschaft gezogen.

Am allerhäufigsten trifft man in der ersten Zeit der Verallgemeinerung der Krankheit das Schleimhauterythem (den Katarrh) an; Laryngitis syphilitica erythematosa (catarrhalis). Anderen Schleimhäuten analog, erscheint die erythematöse Erkrankung des Kehlkopfes in verschiedenen Graden. Am gewöhnlichsten liegt nur Röthung und Infiltration ohne erhebliche Secretion vor; seltener besteht auch gesteigerte Absonderung mit oberflächlichen Substanzverlusten (Erosionen) und nebenbei so hochgradige, bis auf die Muskeln vorgedrungene seröse Durchfeuchtung, dass Paresen zu Stande kommen. Zwischen diesen beiden Extremen finden sich alle Grade des Schleimhauterythems. Bei verminderter Secretion bedingt die vorbeistreichende Luft rasche Verdunstung der flüssigen Bestandtheile und Eintrocknung des Secretes zu Borken, die den Stimmbändern aufliegen oder letztere auf kurze Strecken verkleben. Meist ist das Erythem über die ganze Kehlkopfschleimhaut ausgebreitet, doch sieht man die Affection auch nur auf einzelne Theile, als: Epiglottis, aryepiglottische Falten, falsche Stimmbänder u. s. w. beschränkt, oder diese Partien vornehmlich ergreifend. Entsprechend der Ausbreitung und Intensität des Erythems wird die Heiserkeit verschiedene Grade erreichen, ja es wird Klanglosigkeit der Stimme eintreten; Hustenreiz, Gefühl der Trockenheit hängen von der Menge des Secretes ab.

Das syphilitische Kehlkopferythem zählt oft schon zu den ersten Symptomen der Allgemeinerkrankung und ist mit gleichen Affectionen des Gaumens und Rachens, mit Schleimhautpapeln in der Mundhöhle und ersten Eruptionen an der Haut vergesellschaftet; bald verschwindet es vor den anderen Syphilissymptomen — bald überdauert es die letzteren um ein Bedeutendes; Individuen, die ihrem Berufe zufolge der Unbill der Witterung ausgesetzt sind, verlieren das Erythem lange nicht oder sie sind Recidivausbrüchen innerhalb des 1. und 2. Jahres mehr als andere unterworfen.

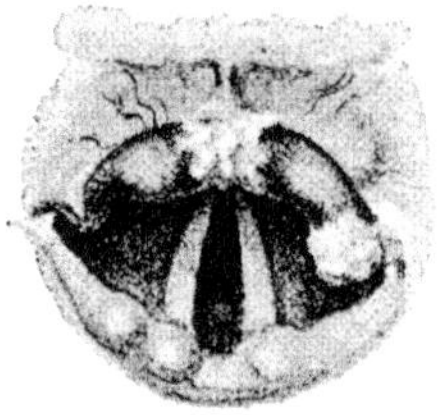

Fig. 71.
Syphilitische Papeln an der hinteren Fläche der Epiglottis.

Viel seltener kommt man in die Lage, Papeln im Larynx — die Laryngitis syphilitica papulosa — wahrzunehmen (in etwa 2—3 % der Syphilitischen — Koritschoner, L. v. Schrötter[1]). Sie erscheinen als linsengrosse oder noch grössere, mehr längliche als runde oder auch walzenförmige (an den Stimmbändern), das übrige Niveau nur wenig überragende Infiltrate, die oft wie mit einem graulich-weissen Epithelschorf bedeckt aussehen; oder die Oberfläche weist nach Abfallen desselben eine rothe Punctirung oder gar Ulceration auf; ihr häufigster Sitz ist der freie Rand des Kehldeckels, von wo sie gegen die hintere Fläche vorzurücken pflegen (Fig. 71); ferner: die aryepiglottischen Falten und die Schleimhaut über den Giesskannen (Fig. 72); an den wahren Stimmbändern werden sie seltener gesehen; die Umgebung der Papeln weist nicht selten gewöhnliches Erythem auf. Die durch die Papeln hervorgerufenen Beschwerden sind oft nicht erheblicher als die des Erythems; nur die in der Interarytänoidealgegend situirten werden leicht rissig und schmerzhaft. Spindelförmige Anschwellung und enorme Verdickung des rechten Stimmbandes haben

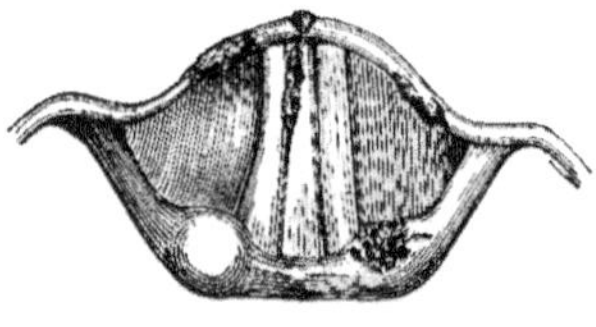

Fig. 72.
Plaques (zum Theil exulcerirt) am freien Rande der Epiglottis, dem vorderen Theile des rechten Stimmbandes und über der linken Giesskanne.

1) l. c. pag. 739.

Ottokar Chiari und Dwořak[1]) bei einem Manne gefunden, der eine Infection an der Lippe erlitten hatte; Chiari und Dwořak sprechen die Vermuthung aus, dass die Nähe der Sklerose eine stärkere Affection des Kehlkopfes in gleicher Weise veranlasst haben mochte, wie in einem Falle Sommerbrodt's[2]), in welchem nach Infection der Oberlippe hochgradige Schwellung und Röthung der Taschenbänder aufgetreten war. In einem von Armand Després[3]) mitgetheilten Falle hatte eine wuchernde Schleimhautplaque am rechten Stimmbande ein so ernstes Athmungshinderniss abgegeben, dass die Tracheotomie gemacht werden musste.

Die Papulose fällt gewöhnlich in die Zeit der ersten Eruptionen und combinirt sich auch mit ihnen; sie involvirt sich viel

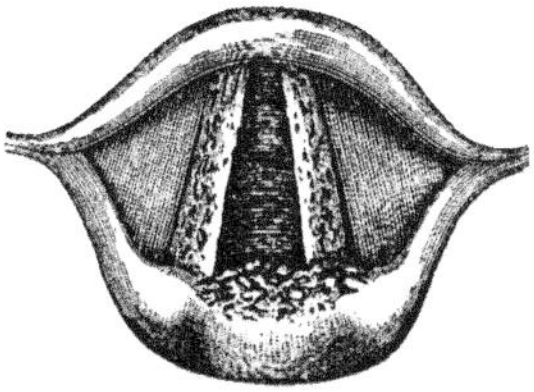

Fig. 73.
Diffuses Infiltrat beider Stimmbänder und erheblichere gummöse Anschwellung zwischen beiden Cartil. aryth., überall zu Erosionen und Geschwürchen führend.

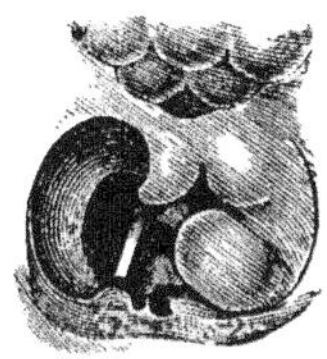

Fig. 74.
Unförmliche gummöse Knoten an der Epiglottis und dem falschen Stimmbande der linken Seite; ausgeheilte Defecte am Kehldeckel und dem falschen Stimmbande der rechten Seite; das rechte Stimmband ziemlich gut erhalten, das linke innerhalb der gummösen Infiltrate nicht zu erkennen. Hereditäre Syphilis.

schneller als das Erythem, die Herstellung der Integrität, selbst nach Zerfall der Plaques, ist das gewöhnlichste.

Nach längerem Bestande der Syphilis bilden sich auch im Kehlkopfe Gummositäten aus, die entweder in Form von vielen kleinen Knötchen oder als diffuse Infiltrate erscheinen (Fig. 73). Der Kehldeckel, die aryepiglottischen Falten, die hintere Fläche der Arytänoidealgegend, die wahren und falschen Stimmbänder geben häufig den Sitz gummöser Erkrankungen ab. Sie bedingen, je nach ihrer Localisation mannigfache Verunstaltungen der Epi-

1) Laryngoskop. Bef. bei Frühformen d. Syphilis., Viertelj. f. Dermat. u. Syph. 1882, pag. 499.

2) Wiener med. Presse 1870.

3) Gaz. des Hôp. 1869; — Schmidt's Jahrb. Bd. CXLVII, pag. 38.

glottis, unförmliche Verdickungen an der aryepiglottischen Falte, dem falschen Stimmbande, dem Giessbeckenknorpel oder Wulstungen des wahren Stimmbandes (Fig. 73), welch' letzteres bei gleichmässiger Infiltration mitunter ein gelatinöses Aussehen annimmt (L. v. Schrötter[1]). Hieran reihen sich Behinderungen der Phonation und bei erheblicher Infiltration beider Stimmbänder bedeutende Stenosirung der Glottis. Die Gummata erscheinen bei ihrer ersten Entwickelung zumeist von einer dunkelrothen Schleimhaut bedeckt, die in dem Maasse blässer wird, als die Resorption des Infiltrates vorschreitet; doch resorbiren sich dieselben im Ganzen langsamer als an anderen Orten; insbesondere gilt dies von grossen, hier übrigens seltener zur Beobachtung gelangenden Gummaknoten. Ziemlich häufig stellt sich Zerfall der Gummata ein, es entstehen dann Geschwüre, deren Ränder infiltrirt, scharf zugeschnitten, manchmal wie ausgenagt sind, deren Basis belegt oder rothgranulirend aussieht, je nachdem ihr noch nekrotische Partikel anhaften oder nicht. An der Basis und am Rande der Ulceration finden sich mitunter papillomatöse Wucherungen vor (Fig. 75), welche auch noch nach Vernarbung der Geschwüre zu persistiren pflegen und mit der Syphilis als solcher wahrscheinlich nichts zu thun haben.

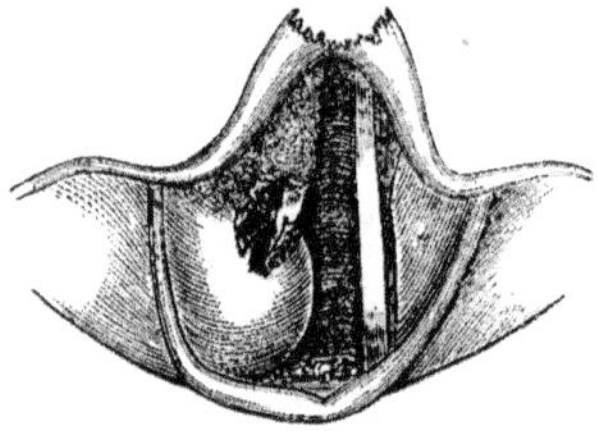

Fig. 75.
Uebernarbter Defect des Kehldeckels mit papillomatösen Wucherungen besetzt; das rechte falsche, gummös infiltrirte Stimmband lässt durch den in der Mitte befindlichen ulcerösen Defect einen Theil des geschwürig angenagten rechten Stimmbandes erblicken.

Ueber gummöse Erkrankung der Larynxmuskeln liegen nur wenig überzeugende Beobachtungen vor. Ob der Fall von Moura, in welchem nach den Untersuchungen Ordonnez' der rechte Musculus thyreo-arythenoideus posticus und die Muskelsubstanz des linken Stimmbandes fibrös entartet waren[2]), hierher gehört, ist zweifelhaft. Ebenso fraglich ist die syphilitische Natur der von Wedl gefundenen Sklerose der Musculi thyreo-arythenoidei, über welche Türck[2]) berichtet; bei der Section des 51 Jahre alten Kranken constatirte

1) Vorles. üb. d. Krankh. d. Kehlkopfes etc. Wien, 1887—1892, pag. 181.
2) Ludwig Türck, Klinik d. Krankh. d. Kehlkopfs u. d. Luftröhre, Wien 1866, pag. 203.

man Tuberkulose der Lungen. Anton Elsenberg[1]), der diese Veränderungen auf Syphilis zu beziehen geneigt ist, fand Aehnliches in beiden Musculi thyreo-arythenoidei. Im Leben dürfte es gewiss schwer fallen die Diagnose praecise zu stellen; in Elsenberg's Falle handelte es sich um eine schwere Syphilisform mit Erscheinungen hochgradiger Stenose; bei der Laryngoskopie gewahrte man unterhalb der Stimmbänder zwei starke Wülste, welche die Glottis verengerten.

Sonst sind die durch Gummata gesetzten Zerstörungen oft sehr bedeutend. An der Epiglottis führen sie alsbald zur Entblössung des Knorpels, der sich nur selten wieder bedeckt und meist nekrotisch wird. Auf diese Weise kann der Kehldeckel zum grossen Theile oder ganz der Verschwärung zum Opfer fallen[2]); oder es veranlasst der gummöse Process Zerstörung der anderen Knorpel. Durch Vermittelung einer Perichondritis kommt es nämlich zur Isolirung der Knorpel, die gewöhnlich partienweise, seltener in toto, nekrotisch werden; gummöse Processe, die von vornherein Perichondrium und Knorpel betreffen, sind seltener. In beiden Fällen bildet sich um den nekrotischen Knorpel eine Abcess-, bezw. Geschwürshöhle, die in Folge ihrer Ausdehnung oder durch hinzugetretenes Oedem Erstickungsgefahr veranlasst. In günstig verlaufenden Fällen löst sich der Sequester los und wird durch einen Hustenparoxymus ausgestossen; Türck, Lewin[3]), Karl Störk, L. v. Schrötter u. A. theilen solche Beobachtungen mit. Wie G. Lewin in einer der Perichondritis laryngea gewidmeten, eingehenden Arbeit[4]) berichtet, war in einem Falle die exfoliirte linke Platte des Ringknorpels derart unter die Stimmbänder dislocirt, dass er sie für einen Gummaknoten hielt und dementsprechend behandelte; der Patient starb plötzlich; erst die Obduction brachte Klarheit.

Gehen die Gummata der wahren Stimmbänder in Ulceration über, so erscheinen diese da und dort wie angenagt, am freien

---

1) Ein Fall v. syphil. Gummata d. Larynxmuskeln, Arch. f. Dermatol. u. Syph. 1894, XXIX, pag. 57.

2) Ueber Narben am Kehldeckel bei einem Greise, der venerisch gewesen, berichtet Morgagni (De sedibus morb. epist. 44, No. 15).

3) Krit. Beitr. zur Therap. u. Pathol. der Larynxsyph., Charité-Annal. 1881. pag. 572.

4) Beiträge zur Lehre v. d. Perichondrit. laryngea etc. Charité-Annalen XII, 1887, pag 733.

Rande gezähnelt oder, am hinteren Ende, ihres Ansatzes am Processus vocalis verlustig.

Sitzt das Geschwür im Winkel zwischen Epiglottis und Arcus pharyngo-epiglotticus, an der hinteren Fläche des Kehlkopfes oder sonst an einer Stelle, die beim Schlingen in Anspruch genommen ist oder beim Sprechen und Athmen bewegt wird, so sind die Schmerzen oft sehr bedeutend, insbesondere während dieser physiologischen Functionen; zudem stellen sich auch Störungen dadurch ein, dass bei Defecten des Kehldeckels oder in Folge von unvollständiger Action der Kehlkopfmuskeln Flüssigkeiten oder Nahrungspartikel in den Kehlkopf gerathen; oder es leidet die Sprache durch Geschwüre am Stimmband. In seltenen Fällen bedingen syphilitische Erkrankungen des Larynx hochgradigen Glottiskrampf, dem die Patienten unterliegen (Mc Dowell[1]), Cartier und Mason[2]), falls sie nicht durch die Tracheotomie gerettet werden (S. Seabury Jones[3]), Mc Dowell, Cartier und Mason); oder es reiht sich an die Larynxsyphilis Glottisödem, das die Tracheotomie nöthig macht (Balassa[4]). Ein syphilitisches Geschwür im Larynx kann aber auch durch tödtliche Hämorrhagie bedrohlich werden (Ludwig Türck[5]). — Andere Male wieder sieht man syphilitische Geschwürsreste durch Jahre hindurch bestehen, ohne besondere Belästigung für den Kranken.

Entsprechend dem Sitze und der Ausdehnung des Substanzverlustes führt auch die Uebernarbung zu ganz verschiedenen Störungen.

Nach Ausheilung kleinerer Geschwüre an indifferenten Stellen bleibt oft nicht die Spur einer Störung zurück. Die Stimmbänder sind in dieser Hinsicht freilich sehr empfindlich, indem schon geringe Narbenbildung die normale Intonation beeinträchtigt.

Man sollte meinen, dass auch nach Uebernarbung grösserer Defecte des Kehldeckels ein mangelhafter Verschluss des Larynx beim Essen und Trinken für immer zurückbleiben müsste; dem ist aber nicht so; selbst gänzlicher Verlust der Epiglottis veranlasst in der Richtung keine Störung; die Individuen lernen es eben,

---

1) Med. Presse and Circular, March 1877; — Schmidt's Jahrb. Bd. CXCII, pag. 146.

2) Lyon. méd. 1876; — Schmidt's Jahrb. ibid.

3) New-York med. Rec., Nov. 1878; — Schmidt's Jahrb., ibid. pag. 145.

4) Wiener med. Wochenschr. 1862, pag. 257.

5) Klin. d. Krankh. d. Kehlkopf. etc. 1866, pag. 413.

mit ihren übrigen Kehlkopfmuskeln das Larynxinnere während des Schlingactes abzuschliessen.

Im Innern des Kehlkopfes bilden sich manchmal im Verlaufe der Vernarbung gitterförmige Stränge oder mannigfache Verziehungen. Sehr bedenklich kann sich die Uebernarbung gestalten, wenn dieselbe gleichzeitig an Geschwüren beider Stimmbänder zu Stande kommt und letztere zur Verwachsung bringt. Bis zum Jahre 1878 hat Julius Sommerbrodt[1]) 21 solche Beobachtungen in der Literatur verzeichnet gefunden. Die Verwachsung beginnt gewöhnlich am vorderen Winkel und scheint ziemlich schnell vorschreiten zu können; innerhalb 1 Monates sah Alex. Haslund[2]) eine Verwachsung der vorderen Commissur zu Stande kommen; 14 Tage nach eingeleiteter Behandlung hat Sommerbrodt das vorderste Drittel, J. M. Rossbach[3]) in der halben Zeitdauer die vorderen zwei Drittel des Glottis verwachsen gefunden. Der hintere Glottiswinkel bleibt dann gewöhnlich in Form einer grösseren oder kleineren, rundlichen oder sichelförmigen Lücke frei; einmal (Navratil) befand sich die Lücke in der Mitte der Stimmbänder; in einem Falle Elsberg's entstand Verengerung der Glottis dadurch, dass vom rechten Stimmbande eine Membran zum hinteren Ende des linken falschen Stimmbandes zog. Auch unterhalb der Stimmbänder hat man diaphragmaartige Narben den Kehlkopfraum verengern sehen; oberhalb der Glottis hat Elsberg Larynxstenose nach Verwachsung der Taschenbänder beobachtet, wobei durch den hinteren, offen gebliebenen Raum die freie Beweglichkeit der wahren Stimmbänder zu sehen war.

Auch Anlöthungen der Epiglottis an die Ligamenta aryepiglottica und die Cartilago arytänoidea sind beobachtet worden[4]).

Es ist selbstverständlich, dass der Lufthunger um so mehr zunimmt, je enger die Lücke ist, die nach der Vernarbung zurückbleibt, und dass in einzelnen Fällen die Athemnoth bis zur Erstickungsgefahr sich steigert und einen chirurgischen Eingriff nöthig macht. Sehr gefährlich ist Glottisödem neben Stenose des Larynx;

---

1) Ueb. Kehlkopfsverengerung durch membranart. Narben in Folge v. Syph., Berl. klin. Wochenschr. 1878.

2) Hosp. Tidende 1881; — Schmidt's Jahrb. Bd. CXCII, pag. 148.

3) Arch. f. klin. Chir. Bd. IX.

4) Störk, Pitha-Billroth's Chir., Art. Laryngoskopie u. Rhinoskopie, pag. 348; Lewin, Krit. Beitr. etc. Charité-Annal. 1881, l. c. pag. 581.

C. C. Schuyler[1]) hat in einem solchen Falle die Tracheotomie ausführen müssen. Wie gross die Lücke in der Narbe sein muss, um noch die Athmung zu ermöglichen, ist nicht leicht anzugeben, indem in einzelnen Fällen noch erheblich scheinende Oeffnungen schwere Suffocationsanfälle bedingten, während in anderen viel kleinere Lichtungen ziemlich gut vertragen wurden; möglich, dass die Schnelligkeit, mit der die Verengerung sich ausbildet, dabei sehr in Rechnung kommt, und der Kranke an eine langsam sich entwickelnde Larynxstenose sich eher gewöhnt. — Beeinträchtigung der Stimme ist bei diesen Zuständen wohl immer vorhanden.

Gar nicht selten besteht neben ulceröser Affection des Larynx auch solche in der Nachbarschaft desselben, in diesem Falle liegt die Möglichkeit von Verwachsungen noch anderer Art vor. Einmal habe ich die obere Epiglottisfläche in ihrer linken Hälfte durch Narbengewebe gegen die Zunge hin fixirt gefunden; trotz der Unmöglichkeit den Aditus ad laryngem zu decken ging auch hier das Schlingen ungestört von statten. Bei gleichzeitiger Geschwürsbildung am Kehldeckel und am Pharynx liegt durch Verwachsung des Epiglottisrandes mit der Rachenwand die Gefahr bedenklicher Dysphagie und Dyspnoe vor[2]).

Bestehen neben den eben besprochenen Veränderungen im Larynx auch in anderen Regionen, z. B. im Rachen, in der Mund- und Nasenhöhle, an der allgemeinen Decke, im Knochensysteme, am Testikel auf Lues zu beziehende Affectionen oder unzweifelhafte Residuen derselben, so hat man es bei Beurtheilung der Processe im Kehlkopfe leicht; man unterlasse darum in diesen Fällen nie, nach Spuren noch vorhandener oder bereits abgelaufener Syphiliszeichen zu suchen. Insbesondere kann die Laryngitis erythematosa nur bei Berücksichtigung des Gesammtverlaufes der constitutionellen Krankheit als syphilitische erkannt werden. Zuverlässiger ist die Beurtheilung der Laryngitis papulosa, weil die bläulich-weissen, da und dort erodirten oder exulcerirten Plaques für Syphilis ziemlich charakteristisch sind. Bei der Laryngitis gummosa und ulcerosa gelangt man noch am ehesten zum Ziele, wenn man auch die anderen im Kehlkopfe vorkommenden Processe

---

1) Philad. med. and surg. Reporter 1878; — Schmidt's Jahrb. Bd. CXCII, pag. 146.

2) Mackenzie, l. c. Bd. I, pag. 482; Störk, l. c.

in's Auge fasst und theils durch Würdigung der gegebenen Veränderungen, theils durch Exclusion die Diagnose zu stellen trachtet.

Am häufigsten kommt der Praktiker in die Nothwendigkeit, zwischen Tuberculose und Syphilis des Larynx unterscheiden zu müssen. Im Gegensatz zu syphilitischen Geschwüren erscheinen tuberculöse mit keinem gerötheten und infiltrirten, wohl aber hier und da mit einem blutig suffundirten und zerfetzten und sehr oft mit blassem Rande und Grunde in einem auch sonst blassen anämischen Larynx; tuberculöse Geschwüre sind auch nicht so tief greifend, führen somit zu keinen so grossen Zerstörungen und veranlassen auch seltener Nekrose der Knorpel, sowie sie überhaupt durch einen schleppenden Verlauf und mangelhaften Heiltrieb ausgezeichnet sind. Wie im Pharynx und an der Zunge pflegen auch hier gelbliche Knötchen in der Umgebung der Geschwüre mit ziemlicher Sicherheit auf Tuberculose hinzuweisen. Ueberdies ist der Nachweis von Tuberculose in anderen Organen, hauptsächlich in der Lunge, für die Differentialdiagnose höchst wichtig. Sodann beachte man, dass das Individuum bei Syphilis ein blühendes Aussehen darbieten kann, was bei Tuberculose nicht der Fall ist. Unter allen Umständen ausschlaggebend ist der positive Nachweis von Tuberkelbacillen; Voltolini empfiehlt das Secret der Larynxgeschwüre direct mit Schwämmchen aufzusaugen und auf Tuberkelbacillen zu untersuchen.

Isolirte Localisation des Skleroms im Larynx dürfte schwer zu erkennen sein; ausschlagend für die Diagnose ist der Nachweis von charakteristischen Rhinosklerombacillen in excidirten Partikelchen. Leichter ist die Diagnose, wenn die gleiche Affection — Rhinosklerom — auch an der Nase und den andern Praedilectionsorten angetroffen wird (pag. 258).

Lupus, Lepra oder Rotz gelangt im Kehlkopfe meist erst dann zur Entwickelung, wenn die betreffende Krankheit schon längere Zeit bestanden hat; man wird darum fast jedesmal auf sie hinzielende Veränderungen auch an der Haut etc. antreffen.

Larynxcarcinome, die gewöhnlich bald in Ulceration übergehen, sind leicht mit verschwärenden Gummiknoten zu verwechseln. Rascherer Zerfall, grosse Schmerzhaftigkeit und Anschwellung der früher nicht vergrösserten Lymphdrüsen in der Nachbarschaft, bei Mangel anderweitiger auf Syphilis hinweisender Symptome, werden für Krebs sprechen.

Mitunter steigern sich aber die Schwierigkeiten so bedeutend, dass man, wenigstens anfangs, die Diagnose als eine zweifelhafte bezeichnen muss. Es ist das insbesondere dann der Fall, wenn die Affection nur auf den Larynx beschränkt ist und die übrigen krankhaften Erscheinungen viel zu wenig ausgeprägt sind, oder wenn ein notorisch tuberculöses Individuum syphilitisch geworden oder wenn Tuberculose sich erst nachträglich an Syphilis angereiht; selbst ex juvantibus ist in einem solchen Falle der Charakter der Krankheit nicht immer festzustellen, weil die antisyphilitische Therapie bei Combination dieser beiden Erkrankungsarten entweder nur in der ersten Zeit Erfolg zu haben pflegt, oder überhaupt nicht vertragen wird.

Ebenso schwierig können sich in einzelnen Fällen die Verhältnisse gestalten, wenn man vor die Alternative: Carcinom oder Syphilis? gestellt ist. Der Zustand der benachbarten Lymphdrüsen ist da auch nicht immer zu verwerthen, weil ja Intumescirungen derselben von früher leicht bestehen mögen. Selbst die fortgesetzte Beobachtung kann einzelne Male das Ziel verfehlen lassen. „Wir kennen mehr als einen Fall — sagt Schrötter[1]) — wo wir bei der genauesten Untersuchung des ganzen Körpers nicht im Stande waren, die Differentialdiagnose zwischen Syphilis und Carcinom zu machen. Als es nun an einzelnen Stellen unter indifferenter oder antisyphilitischer Behandlung zu einer Ueberheilung kam, glaubten wir hieraus den Schluss auf Syphilis ziehen zu dürfen. Als aber nach kurzer Zeit das Ueberheilte wieder zerfallen war, standen wir auf demselben Punkte des Zweifels wie früher, welcher auch bis zum tödtlichen Ende nicht klarer wurde.“ — Zur Illustration des Gesagten will ich hier einen Fall aus meiner Erfahrung mittheilen. Ein 52 Jahre alter, gut genährter Mann hatte zu Weihnachten Schwellung am Gliede bemerkt, die ein Arzt vermittelst Umschläge innerhalb 4 Wochen heilte. Anfangs Februar bekam er „Brustkatarrh“ und bald darauf heftige Schmerzen im Kehlkopfe, die trotz einer eingeleiteten Localbehandlung nicht weichen wollten. Im darauffolgenden Juli begab er sich auf die chirurgische Klinik, von wo der Patient an uns gewiesen wurde. Wir fanden an der Glans rechts vom Bändchen eine verdickte Partie, gegen welche sich die Haut trichterförmig einzog (Sklerosenresiduum?); die Schleimhaut des Mundes und Isthmus faucium

1) Zeissl's Lehrbuch d. Syph. 1882, pag. 497.

geröthet, am rechten Arcus palatoglossus ein seichtes, wie mit einem Schorfe bedecktes Geschwür; am linken Rande des Kehldeckels zwei kleine, leicht belegte Geschwürchen, die linke aryepiglottische Falte stark infiltrirt, glänzend, die Schleimhaut über den Giesskannen geschwollen, die Stimmbänder zum Theil roth. Die Stimme war vollkommen heiser; der Patient empfand Schmerzen beim Sprechen und Schlingen, hatte keinen Appetit, noch Schlaf. Unter einer antisyphilitischen Therapie und entsprechender Localbehandlung sah man Röthung und Infiltration des Kehlkopfes abnehmen, die Heiserkeit schwinden und die Geschwürchen der Vernarbung entgegengehen; Patient blieb nunmehr als Ambulant in Beobachtung. Gegen Ende August stellte sich der Kranke wieder vor; er sah schlecht aus; nach aussen und hinten von der linken Giesskanne gewahrte man eine gangränöse Partie, dem Munde entströmte ein übler Geruch; zur selben Zeit erschien ein flaches Infiltrat über dem Condylus externus des linken Oberarmes. Während das letztere sich auf Application eines Emplastrum hydrargyri verlor, reinigte sich die Gangrän nach Inhalation einer Kali-hypermanganicum-Lösung. In den allernächsten Tagen jedoch bemerkte man an der Stelle, wo früher die Gangrän war, eine lebhafte Wucherung, die mit erschreckender Schnelligkeit um sich griff und ganz den Eindruck eines Krebses machte. Auch College Nicoladoni hielt die Geschwulst für ein Carcinom, setzte aber wegen Vergrösserung der benachbarten Lymphdrüsen in eine Operation keine Hoffnung. Patient verschied nach einigen Wochen, ohne dass man in die Lage gekommen wäre, die anatomische Untersuchung des Larynx vorzunehmen. — Lag hier Carcinom vor? Hatte sich dasselbe auf syphilitischer Basis entwickelt (pag. 241 ff.)?

Siebenundzwanzigste Vorlesung.

Inhalt: Syphilis der Luftröhre. — Papeln. — Gummata. — Perichondritis trachealis; Nekrose von Trachealringen. — Peritracheitis, Peribronchitis syphilitica. — Mitaffectionen des Larynx und der Bronchien. — Verunstaltung der Trachea; Stenosirungen verschiedener Art. — Symptome und Verlauf. — Störk's Blennorrhoe der Nase, des Larynx, der Trachea (Sklerom).

Lungensyphilis. — Wechselnde Entwickelung ihrer Kenntniss. — Anatomische Befunde; Gummöse Herde; hyperplastische Bindegewebswucherung der Bronchialwände; diffuse Infiltration; verschiedene Combinationen. — Erkrankungszeit der Lunge. — Symptome und Verlauf. — Diagnose. — Syphilis und Tuberculose. — Erkrankung der Pleura.

Jenseits des Larynx localisirt sich die syphilitische Erkrankung seltener, doch sind auch hier Processe beobachtet worden, die verschiedenen Syphilisphasen angehören.

An der hinteren Wand der Trachea hat Seidel (als Assistent Gerhardt's) eine grosse Papel gesehen, die auf Mercurbehandlung schwand; Mackenzie[1]) ist in die Lage gekommen, in fünf Fällen ähnliche Erkrankungen der Trachea zu constatiren. Es ist nicht unwahrscheinlich, dass manche Bronchialkatarrhe bei beginnender Syphilis auf analogen irritativen Syphilisprocessen in Trachea und Bronchien beruhen, wie am weichen Gaumen, im Pharynx und Larynx. Nach Mackenzie sind selbst solche milde Fälle schon ernst zu nehmen, denn sie zeigen, „dass eine Prädisposition der Trachea für die Affection vorliegt, und deuten daher darauf hin, dass der Patient mit Wahrscheinlichkeit an jenen späteren Manifestationen zu leiden haben wird, welche zu den gefährlichsten Folgen der syphilitischen Infection zählen“.

Zahlreicher sind sicher constatirte Beobachtungen von schweren Erkrankungen der Trachea, die zum grossen Theile als Gummata oder deren Ausgänge aufzufassen sind. Circumscripte Gumma-

---

1) l. c. Bd. I, Berlin 1880, pag. 715.

knoten scheinen nicht so häufig, als diffuse, über grössere Strecken ausgedehnte, gummöse Infiltrationen; Ulceration derselben, manchmal mit Blosslegung der Knorpel, ist die gewöhnlichste Folge. In letzterem Falle werden die Knorpel unter Concurrenz einer Perichondritis trachealis nekrotisch und durch Expectoration ausgestossen oder einfach consumirt; manches Mal gehen sie eine Verknöcherung ein. In einem Falle von J. Moissenet[1]) waren viele Knorpelringe consumirt, man konnte im Ganzen nur noch 11—12 zählen.

Nach einigen Beobachtungen erstreckte sich der gummöse Process auch auf das die Trachea umgebende Bindegewebe, was bei einer alten von Moissenet[2]) und Bourdon beobachteten Frau der Fall zu sein schien; eine haselnussgrosse Geschwulst an der Seite der Trachea war zu asthmatischen Erscheinungen hinzugetreten und hatte letztere bis zur plötzlichen Athemnoth gesteigert; grosse Dosen von Jodkalium und Quecksilbereinreibungen verminderten die Beschwerden bis zum ursprünglichen Grade. Bei den von Carl Kopp[3]) publicirten Fällen, die zur Obduction kamen, fand Bollinger in dem einen den Knorpel arrodirt und reducirt und in dem peritrachealen Bindegewebe bedeutende Verdickung und Induration (Peritracheitis syphilitica), im anderen einen peritrachealen Abscess, der an zwei Stellen mit der Trachea durch Geschwüre in derselben communicirte. Eugen Fränkel[4]) constatirte bei einer 41jährigen Frau, die seit zwei Jahren heiser war und seit einem Jahre hustete, intra vitam Spitzeninfiltration der linken Lunge und Stimmbandlähmung; bei der Section fand er ausgedehnte gummöse Geschwüre und Infiltrate der Trachealschleimhaut und in den Bronchien und diffuse Peritracheitis und Peribronchitis; überdies war der linke Nervus recurrens grau verfärbt und durch die starre Masse plattgedrückt; ausserdem fand sich im rechten Schilddrüsenlappen ein Gumma, welches mit der Trachealwand verlöthet war und ein haselnussgrosser verkreideter Herd (Gumma?) in der cirrhotischen linken Lungenspitze. Heinrich Wallmann[5]) fand bei einem Syphilitischen im Larynx

---

1) Schmidt's Jahrb. Bd. CII, pag. 99.

2) Ibid. Bd. CXXII. pag. 299.

3) Syph. d. Trach. u. d. Bronch., Deutsch. Arch. f. klin. Med. XXXII.

4) Ueber Tracheal- und Schilddrüsen-Syphilis. Deutsche med. Wochenschr. 1887, pag. 1035.

5) Virchow's Arch. Bd. XIV, pag. 201.

und in der Trachea Geschwüre, die in das umgebende Gewebe perforirten und hier zu Jaucheherden führten. Ab und zu hat man den gummösen Process auch auf andere wichtige Gebilde der Nachbarschaft, als: Aorta, Arteria pulmonalis, Oesophagus sich erstrecken und dieselben in den Zerfall einbeziehen sehen.

Aus einem sehr instructiven Artikel C. Gerhardts[1]) wird man über den vornehmlichen Sitz der syphilitischen Erkrankungen in der Luftröhre dahin orientirt, dass in 4 unter 22 Beobachtungen die gesammte Trachealwand, in 6 der obere Theil, in 12 die untere Hälfte, meist in der Gegend der Bifurcation, betroffen war; der Larynx erschien meist mitbetheiligt, wenn die Erkrankung über den grössten oder über den oberen Theil der Luftröhre ausgebreitet war, ebenso bestand, nur weniger regelmässig, gleichzeitige Mitaffection der Bronchien bei Erkrankung der ganzen Trachea oder ihres unteren Abschnittes. Der Ausgang ist meist ein lethaler. — Zu ähnlichen Resultaten gelangten Alfred Rey[2]) und Anton Vierling[3]), welch' letzterer bereits 46 Beobachtungen (darunter eine eigene) zu sammeln im Stande war. Ueber selbstständige syphilitische Erkrankung der Trachea und der Bronchien ohne Mitbetheiligung des Larynx und des Pharynx liegen im Ganzen nur wenige Beobachtungen vor (Gerhardt, Moissenet, Vierling, Schech, Schuman-Leclerq[4]), Eug. Fränkel).

In einzelnen Fällen gestaltet sich der Verlauf der Trachealsyphilis insoferne günstig, als die nekrotischen Partien ausgestossen, die Infiltrate resorbirt werden und die Ulcerationen heilen. Dabei kommt es aber zu den mannigfachsten Verunstaltungen der Luftröhre: gehen ganze Knorpelringe verloren, so resultirt zum Mindesten eine Verkürzung der Trachea (Moissenet); betraf die Ulceration nur eine Seite der Ringe, so können sie gedreht und geknickt sein, wie in dem auf der Station von Vigla, durch Charnal[5]) publicirten Falle; überdies gehen solche Difformitäten meist auch mit Verengerungen des Lumens einher.

Stenosirungen der Trachea bilden sich aber auch ohne Knorpelerkrankungen. Entweder es sind mehr oder weniger derbe

1) Ueb. syph. Erkrank. d. Luftröhre, Deutsch. Arch. f. klin. Med. Bd. II.

2) Schmidt's Jahrb. Bd. CLXVII, pag. 248.

3) Deutsch. Arch. f. klin. Med. 1878, Bd. XXI.

4) Ueber einen Fall von selbstständiger syphilitischer Ulceration der Trachea und der Bronchien. Prag. med. W. 1885, pag. 32.

5) Schmidt's Jahrb. Bd. CII, pag. 100.

Infiltrate, die an einer circumscripten Partie in das Lumen hineinragen oder solche, die die Luftröhre in der ganzen Ausdehnung verengern, wie in dem Falle von Waller[1]), in welchem eine fibröskuorpelhafte Masse vom Kehlkopf bis zur Theilungsstelle der Bronchien in Spiraltouren sich erstreckte; oder es liegen diaphragmaartige Narben vor, die mitunter wie aus concentrischen, von oben nach abwärts enger werdenden Ringen zusammengesetzt aussehen (Fig. 76); oder es handelt sich um gitterförmig durch das Lumen ziehende Narbenstränge, deren Lücken durch Schleimverlegung gleichfalls Apnoe, freilich meist nur vorübergehende, bedingen (Schrötter). — Vor und hinter der Stenose findet man den Luftcanal regelmässig erweitert.

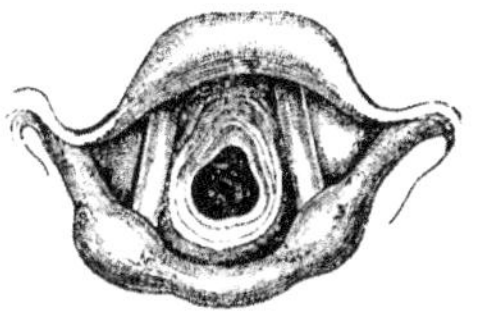

Fig. 76.
Concentrische Strictur der Trachea (nach Mackenzie).

Die Trachealsyphilis ist, insbesondere bei Ausbreitung über eine grössere Partie der Schleimhaut und bei vorhandener Ulceration, von vermehrter Absonderung eines schleimig-eiterigen Secretes, Rasseln und Hustenkitzel, mitunter auch von einem hinter dem Sternum sitzenden Schmerz begleitet; dabei besteht, abhängig von Schwellung und Infiltration, eine Verengerung der Luftröhre, die zu Dyspnoe führt. So lange der Process nicht abgelaufen, ist ein Wechsel in diesen Erscheinungen durch zu- und abnehmende Infiltration, durch weiterschreitenden Zerfall, Nekrosirung von Trachealknorpeln, die allmälig consumirt oder stückweise ausgehustet werden, gegeben; in letzterem Falle bleiben gefährliche Erstickungsanfälle nur selten aus. Schlimme Ausgänge werden auch veranlasst durch Ausbreitung der Krankheit auf die Bronchien, Perforation von Trachealgummen in das Mediastinum oder sonst in das umgebende Bindegewebe, manchmal unter Bildung von Jaucheherden; in dem Falle von Albert Beger[2]), ebenso wie in einem Falle Curschmann's (Eug. Fränkel[3]), wo Durchbruch des Trachealgumma in den Oesophagus erfolgte, war der Tod zunächst der Schluckpneumonie zuzuschreiben. — Ferner sind tödtliche Blutungen mitgetheilt beim Uebergange syphi-

1) Der syph. Krankheitsprocess auf d. Schleimh. d. Respirationsorg., Prager Viertelj. 1848, Bd. II, pag. 112.

2) Trachealsyph., Deutsch. Arch. f. klin. Med. Bd. XXIII, pag. 614.

3) l. c. pag. 1037.

litischer Ulcerationen des rechten Bronchus auf die Arteria pulmonalis (C. Kelly[1]) oder auf einen Ast derselben (Gerhardt[2]); sowie nach Perforation von Luftröhrengumma in den Aortenbogen (Wilks[3]) oder in die Hohlvene (Ch. F. Turner[3]). Aber auch die durch die Krankheit gesetzte Stenose für sich allein ist im Stande, den lethalen Ausgang zu verschulden.

Manche Patienten überleben zwar schwere Formen der Trachealsyphilis, so z. B. Ausstossung einer grösseren Zahl von Knorpelringen, haben aber nachträglich an den Folgen der Narbenstenose zu leiden. Da zeigt sich nun die Eigenthümlichkeit, dass Verengerungen über grosse Strecken der Trachea schon bedeutende Beschwerden verursachen, selbst wenn das Lumen nicht sehr reducirt erscheint, während viel erheblichere Stenosen, wenn sie kürzer sind, verhältnissmässig leichter vertragen werden. Im Laufe der Zeit verengert aber die Narbe die Lichtung immer mehr, so dass es bei den meisten Kranken hieran anschliessend zu Pneumonie oder Lungenödem kommt, welchen Affectionen die Kranken gewöhnlich erliegen, wenn sie nicht früher in einem Anfalle von Apnoe zu Grunde gehen.

Die Erkrankung der Trachea ist aus den aufgezählten Symptomen leicht zu erkennen; mit Zuhilfenahme des Kehlkopfspiegels gelingt es oft, sich auch über die Form des Krankheitsprocesses zu orientiren, die Bestimmung des Sitzes jedoch hat seine optischen Schwierigkeiten.

Bei vorhandener Verengerung der Luftröhre macht sich Dyspnoe, insbesondere während der Inspiration geltend; dabei braucht die Sprache, abgesehen von einer Abschwächung des Klanges, eine Veränderung nicht zu erfahren; Trachealstenosen pflegen sich nur langsam zu entwickeln und nicht, wie die Verengerung des Kehlkopfes, mit Dysphagie und Empfindlichkeit des Larynx einherzugehen; nach Gerhardt beobachtet man überdies viel geringere Excursionen des Kehlkopfes während der Respiration, als bei Larynxstenose; desselben Autors Angabe, dass der Kopf gerade oder etwas nach vorne gebeugt gehalten wird, im Gegensatze zu den Laryngealstenosen, bei denen die Rückwärtsbeugung des Kopfes

---

1) Transact of path. soc. of London, Vol. XXIII pag. 45; Virchow u. Hirsch's Jahresber. 1872, Bd. II, pag. 150.

2) l. c. pag. 541.

3) Nach Eug. Fränkel l. c. pag. 1037.

vorherrscht, gilt gewiss nicht für alle Fälle; in der Beobachtung von J. Moissenet[1]), wo der Kehlkopf vollkommen frei war, ist während der Dyspnoe Neigung des Kopfes nach hinten notirt. Betrifft die Stenose nur einen Hauptbronchus, so dürfte abgeschwächtes oder mangelndes Respirationsgeräusch bei normalem Percussionston auffallen; Verengerung beider Bronchi führt zu denselben Erscheinungen wie Trachealstenosen.

Mitbegleitende Affectionen des Larynx, der Nase[2]) und an anderen Orten werden für die Diagnose werthvolle Hülfen abgeben. Rotzgeschwüre, die mit syphilitischen die meiste Aehnlichkeit haben, finden sich da höchst selten vor, zudem noch die himmelweit verschiedene Anamnese. Handelt es sich um eine Narbenstenose, so kann man in der überwiegenden Mehrzahl der Fälle auf eine syphilitische Ursache recurriren[3]).

* * *

Bei dieser Gelegenheit sei darauf verwiesen, dass Störk[4]) bei Patienten, die aus Galizien, Polen, der Walachei, Bessarabien und (einmal) aus Preussisch-Schlesien stammten, eine chronische Blenorrhoe beobachtete, welche die Nasenhöhle und weiter die Kehlkopf- und Luftröhrenschleimhaut betraf. Diese Krankheit, die mit Syphilis absolut nichts zu thun hat, führt zu Verdickungen und anderen schweren Veränderungen der Schleimhaut, die sich schliesslich auch auf die Trachea erstrecken. „Die Eiterung — schreibt Störk[5]) — localisirt sich zunächst auf der vorderen Wand, greift dann mehr und mehr auf die ganze Trachealschleimhaut über und geht zuletzt ebenso in Bindegewebswucherung über, wie im Larynx. Das Lumen der Trachea wird entweder durch die mehr gleichmässige Verdickung der Innenwand der Luftröhre in toto verengert, oder es bilden sich Stränge mit diaphragmaartigen Membranen, welche die Lichtung durchsetzen, wie etwa in einer Abscesshöhle Stränge entstehen, welche die begrenzenden Wandungen mit einander verbinden. Auch die Knorpel der Trachea werden afficirt; sie verschmelzen mit einander und ossificiren zum Theil, bis sich zuletzt ein förmliches Knochenstratum

1) Schmidt's Jahrb. Bd. CII, pag. 99.
2) Alfred Rey, Schmidt's Jahrb. Bd. CLXVII, pag. 248.
3) Mackenzie, l. c. pag. 718.
4) l. c. pag. 161.
5) l. c. pag. 163.

gebildet hat, welches die Innenwand der Luftröhre gleichsam auspanzert." Die klinischen Beobachtungen Störk's wurden nicht nur bestätigt, sondern auch dahin erweitert, dass die beschriebene Krankheit auch in anderen geographischen Gebieten sich entwickeln kann (Köhler[1]) Semon[2]). Chr. Lemcke[3]) u. A.). Aber auch bezüglich des Wesens dieser Affection besteht jetzt vollkommene Klarheit, indem der Hinweis L. v. Schrötters[4]), dass es sich hier um „einen dem Rhinosklerom identischen oder ähnlichen Process" handeln mag, durch spätere Untersuchungen vollkommene Bekräftigung fand (Chr. Lemcke[5]). Selbstständige Erkrankung der Trachea, sowie auch des Larynx an Rhinosklerom — nach Friedr. Ganghofer[6]) im Allgemeinen richtiger als „Sklerom" zu bezeichnen — steht jetzt ausser Zweifel (Rich. Paltauf[7]), worauf in diagnostisch schwierigen Fällen zu achten sein wird.

* * *

Abgesehen von einigen Andeutungen bei den älteren Autoren über Syphilis (Peter Pinctor, Paracelsus) lesen wir in den Schriften berühmter Aerzte früherer Jahrhunderte zweifellose Angaben über Lungenaffectionen in Folge dieser constitutionellen Krankheit. Der Engländer Christopher Bennet (1617—1655), ein bemerkenswerther Schriftsteller über Schwindsucht, der bereits auf Inhalationscuren grossen Werth legte (Haeser), sowie Théophile Bonet (1620—1689), der Verfasser des berühmten Werkes „Sepulchretum s. Anatomia practica", u. A. haben sogar den anatomischen Nachweis der Lungensyphilis geliefert. Auch der grosse Morgagni konnte syphilitische Processe in den Lungen einige Male constatiren[8]). Angaben von Lungensyphilis sind aber, trotzdem Hunter dieselbe geleugnet, auch noch in den ersten Decennien dieses Säculums in gleich positiver Weise von hervor-

1) Internat. Centralbl. f. Laryngol. etc. III, pag. 62.

2) Ibid. III. pag. 35.

3) Ueb. chron. Blennorrh. d. oberen Luftwege etc. Deutsche med. Woch. 1893, pag. 617.

4) Vorlesungen üb. d. Krankh. d. Kehlkopfes etc. Wien 1887, pag. 71.

5) l. c. pag. 620

6) Ueb. d. chron. stenosir. Entz. d. Kehlkopf- u. Luftröhrenschleimhaut, Zeitschrift f. Heilk. 1880, I, pag. 350.

7) Zur Aetiol. d. Skleroms d. Rachens, des Kehlk. etc., Wien. klin. Woch. 1892.

8) Siehe auch J. K. Proksch, Zur Gesch. d. Lungensyph., Wiener med. Blätter 1879.

ragenden Klinikern wiederholt worden. Als aber Laënnec's anatomische und klinische Forschungen über Tuberculose immer weitere Ausbreitung gewannen, erlangte die Anschauung, dass jede Lungenphthise nur auf Lungentuberculose zurückzuführen sei. allgemeine Annahme. An Lungensyphilis und syphilitische Phtise dachte man somit gar nicht weiter; man hielt dieselbe für ebenso abgethan wie die „Tripperscropheln oder Trippertuberkeln", die einige Zeit als Folgen der „Tripperseuche" gegolten hatten (pag. 50, 51).

Nun kamen die ersten Befunde von unzweifelhafter Lungensyphilis durch Ricord, Lebert, Dittrich, Vidal und nicht lange darauf weitere Mittheilungen und eingehendere Untersuchungen von Hecker, Wilks, Virchow, Wagner. Förster, Oedmansson, Lancereaux, H. Ramdohr[1]), F. W. T. Pancritius[2]), A. Sokolowski[3]) u. A., an die sich fortlaufende Beobachtungen bis in die jüngsten Tage anreihten. A. Hiller[4]) hat in einer vorzüglichen, kritisch gesichteten Arbeit über ein halbes Hundert wohlconstatirter Fälle zusammenstellen können.

Am bezeichnendsten für Lungensyphilis ist der anatomische Nachweis von Gummaknoten. Dieselben erscheinen selten solitär, gewöhnlich werden sie zu mehreren, und zwar häufiger auf einer als auf beiden Seiten angetroffen; der mittlere und die Unterlappen sind wohl bevorzugt, doch finden sich Gummaablagerungen auch in der Spitze vor. — Die meist erbsen- bis nussgrossen, selten grösseren Knoten sind rundlich, oft auch zackig und mit weiter reichenden Strahlen versehen; auf dem Durchschnitte erscheinen sie grauröthlich, trocken oder gelblich und im Centrum erweicht; das zwischenliegende Lungengewebe infiltrirt, verödet. Nach Virchow[5]) entwickelt sich hieraus einerseits eine multiple chronische indurative Pleuropneumonie oder Bronchopneumonie, die entweder an der Oberfläche des Organs, an und dicht unter der Pleura oder im Umfange der mittleren und kleineren Bronchien sehr derbe, schwie-

---

1) Zur Cas. d. Lungensyph. bei Erwachsenen. Arch. d. Heilk. Bd. XIX, pag. 410.

2) Ueb. Lungensyph. etc. Berlin 1881.

3) Ueb. d. luet. Phthise, Deutsche med. Woch. 1883, pag. 539.

4) Ueb. Lungensyph. u. syph. Phthisis, Charité-Annalen, IX. Jahrg. 1884, pag. 184.

5) Die krankh. Geschwülste, Bd. II, pag. 466.

lige Herde erzeugt, welche an der Oberfläche der Lunge häufig den narbenartigen, im Innern des Organs mehr den knotigen oder geradezu knolligen Charakter haben. Sie fühlen sich hart an, schneiden sich schwer und bestehen aus sehr dichten, zuweilen geradezu sklerotischem Bindegewebe, das an sich ganz weiss ist, aber durch Aufnahme von kohligem Pigment häufig ein geflecktes, bläuliches, graues oder fast rein schwarzes Aussehen annimmt. Solche Stellen werden bis über wallnussgross und wenn ihrer viele nahe beieinander liegen, so kann dadurch ein grosser Theil der Lunge unwegsam und der Kranke asthmatisch werden.

Die Hyperplasie des Bindegewebes springt auch hier zunächst in die Augen und geht meist von den Wänden kleinerer oder grösserer Bronchien — also am Hilus — oder von der Adventitia der Lungengefässe aus. Die Bronchialäste sind an dem syphilitischen Processe überhaupt häufig betheiligt; dem entsprechend finden sich oft genug Stenosen derselben vor; aber auch bronchiektatische Höhlen sind nicht selten, die oberhalb der Verengerung oder bei kleinsten Bronchien auch unterhalb der Narbenconstriction sich auszubilden pflegen.

Die Lungensyphilis ist aber auch in Form einer diffusen Infiltration in einem oder beiden Flügeln oder nur in einzelnen Lappen nachgewiesen worden, wobei das Lungengewebe fest, luftleer, homogen, schmutziggelb oder schmutzigroth oder blass ist — „weisse Hepatisation der Lunge" bei hereditär-syphilitischen Kindern. Den Ausgangspunkt des Infiltrates bildet das interstitielle Bindegewebe und die Wandungen der Gefässe und Bronchien. In Folge der weiteren Schrumpfung werden die Alveolen zusammengeschnürt und erscheinen mit desquamirten Epithelien erfüllt.

Bei Erwachsenen ist noch eine zweite, der katarrhalischen Pneumonie ähnliche Form hervorzuheben, bei welcher der ganze Lungenlappen derb, luftleer, blass oder grauröthlich und auf dem Durchschnitt von eigenthümlich sulziger, gelatinöser Beschaffenheit erscheint; A. Hiller[1]) hat in der Literatur mehrere Fälle gefunden, in welchen ähnliche Veränderungen in der Lunge beschrieben worden sind.

Die herdförmigen Erkrankungen, welche bei Erwachsenen häufiger angetroffen werden, combiniren sich aber auch mit der Neugeborenen freilich häufiger zukommenden, diffusen

---

1) l. c. pag. 190.

Infiltration derart, dass die zwischen den Gummata gelegenen Partien gar nicht selten diffuses syphilitisches Infiltrat aufweisen, gerade so wie die diffuse syphilitische Lungenerkrankung oft genug in ihrer Mitte oder an der Peripherie, freilich zumeist kleine, miliare Gummaknötchen birgt. Oder es liegen andere Combinationen vor. In dem Falle von Ph. Schech[1]), wo bei einer 60jährigen Frau, die viele Jahre vorher inficirt worden war, ausgedehnte gummöse Geschwüre der Trachea sich in die Hauptbronchien und von da in die Bronchien der Oberlappen beiderseits fortsetzten, zeigten beide Oberlappen interlobuläre und interalveoläre Bindegewebswucherung und zahlreiche bis wallnussgrosse Cavernen; Schech hält diesen Befund für eine chronisch-interstitielle Pneumonie, bei welcher der Entzündungsprocess von den Bronchien ausgegangen ist, die Cavernen theils für bronchiektatisch theils durch Zerfall der infiltrirten Partien enstanden.

Nach den Erfahrungen der jüngsten Zeit scheint es keinem Zweifel mehr zu unterliegen, dass die Lunge in Folge von Syphilis schon sehr bald nach der Infection und zumeist katarrhalisch erkranken könne. In einzelnen Fällen beobachtete ich, dass während des Bestandes einer ersten oder einer Recidiv-Roseola auch Zeichen eines Lungenkatarrhs sich geltend machten, der mit dem Syphilide schwand oder dasselbe auch um einige Zeit überdauerte. Charakteristische Symptome, die einen solchen Katarrh als syphilitischen erkennen liessen, gibt es zwar nicht, doch gestatten die begleitenden Erscheinungen und der gewöhnlich schleppende Verlauf die Wahrscheinlichkeitsdiagnose. Auch nach Schnitzler[2]) tritt eine katarrhalische Erkrankung der Bronchien und der Lungen, wie die gleiche Affection im Rachen- und Kehlkopfe, oft schon wenige Monate nach der Infection auf.

Aber auch schwerere Lungenerkrankungen sind um diese Zeit beobachtet worden. So hat W. Henop[3]) bei der Obduction eines 18 Jahre zählenden Schiffsjungen, dessen Syphilis acht Monate alt war, beide Lungen von zahlreichen erbsen- bis bohnengrossen Gummen durchsetzt gesehen; und Arnold Beer[4]) rothe Hepati-

1) Beitrag zur Lehre von der Syphilis der Lunge, der Trachea und der Bronchien. Internationale klin. Rundschau 1887, pag. 142.

2) Wiener med. Presse 1879, pag. 1083.

3) Deutsches Arch. f. klin. Med. 1879, XXIV, pag. 250.

4) Eingeweidesyph., Tübingen 1867, pag. 32 u. 56.

sation im rechten unteren Lappen sehr früh nach der Infection neben indurirter Leber und Nierensyphilis gefunden. Ueber schwere Lungensyphilis zwei Monate bezw. ein Jahr nach der Infection berichten auch Gamberini und Charles Mauriac[1]).

Zumeist jedoch beziehen sich die Wahrnehmungen von Lungensyphilis auf Kranke, die schon längere Zeit, gewöhnlich mehrere Jahre, der Syphilis unterworfen waren. Die Patienten klagen in der ersten Zeit über Respirationsbeschwerden, die nach anstrengenden Bewegungen oder bei complicirenden genuinen Katarrhen sich bis zur Dyspnoe steigern; bald stellt sich Husten mit nur sparsamem Auswurf und geringer Schmerzhaftigkeit ein. Diese Symptome, welche am Abend eine Exacerbation zu erfahren pflegen, können längere Zeit bestehen, ohne in dem sonst blühenden Aussehen des Kranken eine Störung hervorzurufen; nur selten werden Klagen über den Digestionsapparat laut, ebenso selten ist Fieber vorhanden. In diesem Stadium wird man physikalisch, dem erkrankten Lungentheile entsprechend, entweder nur sehr unbedeutende Veränderungen oder bereits gedämpften Percussionsschall und abgeschwächte Respiration, bezw. verschärftes bronchiales Inspirium und fast kein Exspirium, wahrnehmen. Je mehr die letzteren Verhältnisse ausgebildet sind, um so deutlicher wird auf der kranken Seite das Zurückbleiben der Respirationsbewegungen des Thorax und das Eingesunkensein des letzteren bemerkbar. Mit dem Weiterschreiten des Processes erfahren alle diese Zeichen mehr Prägnanz, oder es reihen sich bei zunehmender Destruction Symptome von Höhlenbildung an. — Athemnoth, Schmerz und Husten nehmen zu, der Auswurf wird reichlich, eiterig; Hämoptoë ist selten, doch einzelne Male sogar in profuser Weise beobachtet worden (Leudet, Lancereaux[2]); nun beginnen auch die Kräfte des Patienten zu schwinden, sein Appetit nimmt ab, er fiebert; Kachexie und Verfall vervollständigen das Bild einer Lungenphthise.

Neugeborene werden durch eine syphilitische Lungenerkrankung gewöhnlich bald hingerafft; Felix v. Szontagh[3]) fand bei einem $5^1/_2$jährigen Knaben, der Papeln ad anum aufwies, eine ausge-

---

1) Syphilis tertiaire du poumon. Gaz. des Hôp. 1888, pag. 415.

2) l. c. pag. 327.

3) Ein Fall v. weiss. syph. Pneumonie, Jahrb. f. Kinderheilkunde XXVIII, 1888, pag. 172.

dehnte, weisse, syphilitische Pneumonie des linken Unterlappens. Ist die interstitielle Form der Lungensyphilis bei der Geburt gering entwickelt, so können die Kinder am Leben bleiben (Arnold Heller[1]). Bei Erwachsenen ist im Ganzen ein milderer Verlauf zu constatiren. Dadurch, dass Kranke mit einer syphilitischen Pneumonie oder mit Gummaknoten in der Lunge wenig fiebern, werden ihre Kräfte nicht so schnell consumirt, und sie bewahren lange Zeit, trotz eines ausgedehnteren Lungenleidens, ein besseres Aussehen. Ja selbst weitgediehene Lungenaffectionen mit ausgebreiteten Infiltraten und Zerstörungen lassen Heilung auf eine antisyphilitische Therapie erhoffen. Fournier[2]) sowie Joh. Schnitzler[3]) theilen solche Fälle mit.

Bemerkenswerth für syphilitische Lungenaffection ist, dass objectiver Befund und subjective Symptome sich nicht immer decken. Manchmal weist die physikalische Untersuchung auf eine extensive Lungenerkrankung hin, bei relativem Wohlbefinden des Kranken. Mitunter wieder besteht sehr hochgradige Dyspnoe, die durch die Percussion keine Erklärung findet; Pancritius[4]) glaubt darum, dass in solchen Fällen neben Gewebsverdichtung der Lungen eine respiratorische Lähmung des Vagus, bedingt durch Druck auf denselben bei seinem Durchgange durch den Hilus, vorliegt; auch Rosner[5]) hebt den Widerspruch hervor, der zwischen der Kurzathmigkeit bei Lungensyphilis und den entsprechenden physikalischen Erscheinungen besteht, und meint, die erstere beruhe auf Compression der Bronchien durch Drüsen und Infiltrate, bezw. auf Verengerung durch schrumpfende Narben; A. Sokolowski[6]) wieder glaubt sie auf endarteriitische Processe in der Aorta (Asthma cardiacum) zurückführen zu sollen.

Bezüglich des Sitzes werden von vielen Autoren die mittleren Partien der Lunge, und zwar vornehmlich der rechten Seite, als besonders bevorzugt hingestellt; dem entsprechend finden sich auch die physikalischen Zeichen über und unter dem Schlüsselbein, zwischen den Schulterblättern oder in der Gegend des Sca-

---

1) Die Lungenerkrankungen bei angeborener Syphilis. Deutsches Archiv f. klin. Medicin. XLII, 1888, pag. 159.

2) Gaz. des Hôp. 1878; — Viertelj. f. Dermatol. u. Syph. 1879, pag. 455.

3) l. c.

4) l. c. pag. 54.

5) Virchow u. Hirsch's Jahresb. 1881, Bd. II, pag. 510.

6) Viertelj. f. Dermatol. u. Syph. 1883, pag. 405.

pularwinkels der rechten Thoraxhälfte am deutlichsten ausgeprägt (Sacharjin[1]), Pavlinoff[2]), M. v. Cube[3]), Pancritius); oder es wird theils die Einseitigkeit des Processes, theils das Freibleiben der Spitzen (Emil Rollet[4]) als charakteristisch für Syphilis hervorgehoben. Beobachtungen von Gubler, Fournier, Schnitzler, K. Popow[5]), Ph. Schech[6]) u. A., die mit meinen übereinstimmen, lehren jedoch unzweifelhaft, dass auch die Lungenspitzen in Folge von Syphilis erkranken können.

Die Natur der Lungenerkrankung wird ganz besonders durch etwaige auf Syphilis hinweisende Symptome an anderen Orten aufgehellt. Frische Syphilisproducte oder bezeichnende Ulcerationen der Haut, des subcutanen Gewebes, der Knochen; Perforationen und Defecte in der Nasen-, Rachen- und Mundhöhle; frische oder abgelaufene Syphilisprocesse im Nervensystem oder den Sinnesorganen und andere auf Lues zu beziehende Vorgänge, insbesondere das Vorhandensein von Geschwüren im Kehlkopfe (Schnitzler[7]), A. Hiller[8]), A. Haslund[9]), Popow) oder in der Trachea werden wichtige Anhaltspunkte für das Erkennen der Lungensyphilis bieten. Hingegen ist es fraglich, ob sich miliare Gummen manchmal im Sputum erkennen lassen, wie Popow meint, oder ob sonstige nekrotische Partikelchen im Auswurfe anatomische Anhaltspunkte für Lungengumma bieten (Charles Mauriac[10]).

Die begleitenden Syphiliserscheinungen sind jedoch manchmal nur sehr gering, oder leicht zu übersehen. Bei einem 20jährigen, aus gesunder Familie stammenden Manne, der wegen eines Lungenleidens seit 3 Jahren verschiedene Therapien durchgemacht und auch südliche Curorte aufgesucht hatte, fasste ich wegen seines sonst guten Aussehens Verdacht auf Lues. Links bestand Spitzendämpfung, der Auswurf war reichlich, eiterig, die Stimme heiser. Die weitere Untersuchung ergab im Septum cartilagineum nasi

---

1) Syph. Pneum., Berl. klin. Woch. 1878, pag. 35.

2) Diagn. u. Beh. d. Lungensyph., Virchow's Archiv. Bd. LXXV, pag. 162.

3) Ibid. Bd. LXXXII.

4) Ueb. Lungensyph., Wiener med. Presse 1875, pag. 1103.

5) Ueb. Lungensyph. Inaug.-Diss. St. Petersburg; — Virchow u. Hirsch's Jahresber. 1888, II, pag. 661.

6) l. c.

7) l. c. pag. 1205.

8) l. c. pag. 280.

9) Virchow u. Hirsch's Jahresbericht 1890, II, pag. 631.

10) Gaz. des hôp. 1888, pag. 623.

eine zum Theil übernarbte, zum Theil noch ulcerirende Perforation, die, ohne vom Patienten bemerkt zu werden, sich ausgebildet hatte, und zackige Geschwüre am hinteren Theil des rechten Stimmbandes; sonst fanden sich nirgends auf Syphilis deutende Veränderungen. Eine ausgiebige antisyphilitische Behandlung hatte Besserung aller Erscheinungen und erhebliche Gewichtszunahme des Patienten im Gefolge.

Je weniger charakteristisch die übrigen begleitenden Symptome für Lues sind, um so schwerer wird sich die Lungenaffection von einer tuberculösen unterscheiden lassen. Eine scharf umschriebene Dämpfung in der Mitte der Lunge, wie in dem Falle von Vecchi[1]), wird immerhin den Verdacht auf Syphilis lenken, der noch bedeutend unterstützt wird, wenn der Kranke keiner tuberculösen Familie entstammt, noch einen tuberculösen Habitus aufweist und in einem verhältnissmässig guten Ernährungszustande sich befindet. Unter allen Umständen soll das Sputum auf Tubercelbacillen wiederholt geprüft werden; der positive Nachweis derselben ist selbstverständlich entscheidend.

Schwierig wird die Beurtheilung der Krankheit, wenn Syphilis und Tuberculose nebeneinander hergehen (wie in dem auf pag. 317 von H. Chiari mitgetheilten Falle); sei es nun, dass ein tuberculöses Individuum syphilitisch geworden oder, was gewiss auch nicht selten ist, wenn zu Syphilis Tuberculose hinzugetreten ist[2]) (V. F. Colomiatti[3]).

Die Pleura scheint im Verlaufe der Syphilis unabhängig von der Lunge nur ausnahmsweise zu erkranken[4]); dagegen wird eine Mitaffection dieser serösen Membran, insbesondere in ihrem Pulmonalantheile, bei Lungensyphilis nicht selten beobachtet (pag. 371). Als klinisches Beispiel hierfür möge folgender Fall gelten: Ein 50 Jahre alter, kräftig gebauter und aus gesunder Familie stammender Mann hatte seit seiner vor 15 Jahren erlittenen Infection

---

1) Arch. f. Dermatol. u. Syph. 1869, pag. 611.

2) Gewiss, die Wissenschaft würde einen ihrer herrlichsten Triumphe feiern, wenn wir in den Stand gesetzt würden, die Combination beider Processe aus dem Nebeneinanderbestehen von Tuberkel- und Syphilisbacillen zu erkennen.

3) Giorn. ital. delle mallat. ven. etc. 1877.

4) Wladimir Nikulin nimmt, neben einer von der Lunge und den Rippen ausgehenden luetischen Pleuritis, auch eine selbstständige syphilitische Pleuritis an (Ueb. Lues d. Pleura, Berl. klin. Woch. 1891, No. 41).

manche Syphilisattaquen durchzumachen. Vor 14 Wochen bekam er starken Husten, gepaart mit reichem Auswurf; auf Jodkalium erfolgte Besserung. Seit 6 Wochen verschlimmerte sich der Zustand wieder, der Husten wurde quälend, der Auswurf vermehrt und in den letzten 4 Wochen stellten sich überdies Nachtschweisse, Frösteln, vermehrter Durst und Schmerzen im Halse ein; der Patient magerte auffallend ab. Bei der Aufnahme in die Klinik fand man neben alten Narben frische gummöse Zerstörungen am Gaumen, im Rachen und in der Nasenhöhle und diffuse Parotitis. Die linke Thoraxhälfte blieb beim Athmen etwas zurück, die obere Schlüsselbeingrube dieser Seite war leicht eingesunken: der Schall über der linken Lungenspitze vorne und rückwärts (bis zur Spina scapulae) war verkürzt, das In- und Exspirium unbestimmt, sonst überall Pfeifen und Rasseln; überdies hörte man über der linken Lungenspitze rückwärts pleuritisches Reiben, das vorne unter der Clavicula auch zu fühlen war; Patient fieberte. Auf die eingeleitete antisyphilitische Behandlung verlor sich das pleuritische Reiben nach 14 Tagen; nach weiteren 4 Wochen besserten sich auch die anderen Lungensymptome, bis auf eine Schallverkürzung, die noch nach Monaten nachzuweisen war. — Auf pag. 321 haben wir gleichfalls einer schweren Pleuritis neben ausgesprochener Syphilis gedacht[1]). — Auch Dieulafoy[2]) berichtet über einen Fall mit reichlichem haemorrhagischen Erguss in die Pleura, der auf antisypilitische Cur rasch heilte, und Jaquin[3]) über einen Fall, wo man bei der Section nebst Gummen in der Lunge einen haemorrhagischen Erguss von 2 Liter im Pleuraraum fand.

---

[1]) Aus der Tiefe des Mediastinums holte Ernst Küster (Berliner klin. Wochenschr. 1883, pag. 127) nach Resection der rechten Brustbeinhälfte und der zwei anstossenden Rippenknorpel eine mit dumpfen Schmerzen in der Tiefe der Brust einhergehende Geschwulst, welche die nachträgliche Untersuchung als Gumma erkennen liess. Indessen fällt auf, dass der 30 Jahre alte Patient jede Infection in Abrede stellte, dass ferner der Hinweis auf Syphiliszeichen an anderen Orten fehlt und eine vorausgegangene Jodkalibehandlung überdies ohne jeden Erfolg geblieben war.

[2]) Syph. du poumon et de la plèvre, Gaz. hebdom. 1889, pag. 285.

[3]) Jaquin, Thèse de Paris 1884, bei Marfan, La syph. du poumon, Gaz. des hôp. 1892, No. 4.

Syphilitische Erkrankungen des Blutgefäss-systems.

Achtundzwanzigste Vorlesung.

INHALT: Erkrankungen des Herzens. — Anatomische Befunde; gummöse und fibröse Myocarditis; Endo- und Pericarditis; Klappenerkrankungen; Endarteriitis der Kranzarterien; Herzaneurysma. — Klinische Erscheinungen während der Frühperiode, in den späteren Stadien; Verlauf; Asthma syphiliticum; Affection der Herznerven.

Krankheiten der Arterien; Entwickelung der anatomischen Kenntnisse; Aneurysmen, deren haufiges Vorkommen bei Syphilitischen.

Affectionen des Herzens im Verlaufe der Lues finden sich schon bei den ältesten Syphilis-Schriftstellern verzeichnet; nur dachten sie sich dieselben durch Mercurgebrauch entstanden. Lancisi (s. auch pag. 385) beschrieb „Aneurysmen" des Herzens und Morgagni hat Veränderungen des Herzens, und des Herzbeutels an Leichen Syphilitischer mehrmals beobachtet. Die ersten Angaben aus jüngerer Zeit über Erkrankungen dieses Organes rühren von Ricord, Lebert, Virchow und Wagner her. Vordem scheinen solche Affectionen als Tuberculose des Herzens aufgefasst worden zu sein (Virchow).

Die Herz-Gummata sind mehrfach beobachtet worden, sie „können an allen musculösen Theilen des Herzens vorkommen, an den Ventrikeln, wie an den Vorhöfen, am Septum, wie an den Papillarmuskeln. Am umfangreichsten scheinen sie im Septum zu werden, wo sie Knoten von einer solchen Grösse bilden, dass sie gegen beide Herzkammern hervorragen. Ich habe sie — sagt Virchow[1]) — bis taubeneigross gesehen. Sie sitzen bald oberflächlich, dicht unter dem Endo- oder Pericardium, bald ganz im Schoosse der Fleischwand. Im ersteren Falle pflegt eine starke

[1]) Geschwülste, Bd. II, pag. 442.

chronische Endo- oder Pericarditis mit bedeutender Sklerose des Gewebes zugegen zu sein. Meist sind die Knoten multipel und man findet theils einzelne, kleinere, bis erbsengrosse, theils Haufen oder Gruppen dicht aneinander liegender, scheinbar einen einzigen höckerigen oder lappigen Knoten bildender Herde". An den erkrankten Stellen entwickeln sich leicht wandständige Thromben oder es sind selbst partielle Herzaneurysmen die Folge.

Ausserdem gibt es eine einfache, fibröse syphilitische Myocarditis mit multipeln fibrösen Narben im Herzfleisch; wahrscheinlich gehören Dittrich's Beobachtungen von Myocarditis neben anderen Syphiliszeichen auch hierher.

Bei der fibrösen syphilitischen Myocarditis sind die partiellen Herzaneurysmen wiederholt beobachtet worden, so von Virchow[1]), G. W. Mc Nalty[2]), Leyden[3]), Withers Green[4]), Newton Pitt[5]), Mraček[6]).

Die fibröse wie die gummöse Myocarditis gehen gewöhnlich mit einer sklerosirenden Endocarditis oder mit partieller Pericarditis einher. Selbständige syphilitische Erkrankung des Pericards ohne Erkrankung des Herzmuskels ist bisher nur in einem Fall von Lancereaux[7]) beobachtet worden, der neben Gummen der Lungen Gummen im parietalen Blatt des Pericardes fand. Es kann dabei zur Verwachsung beider Blätter des Pericards kommen, doch ist dieselbe fast immer nur eine partielle; indessen berichtet Friedrich[8]) auch über Verwachsung beider Blätter in ihrer ganzen Ausdehnung.

Die Endocarditis kann die Ueberkleidung des Myocards befallen und dehnt sich dann auf nur geringe Strecken aus, oder sie betrifft die Klappen. Es greift dann meist der Process von der Umgebung der Klappen auf die Ansatzstellen derselben, sodass die Klappen verdickt werden oder durch die gummösen Geschwülste abgedrängt erscheinen, wobei die Symptome von Insufficienz oder

---

1) Die constitutionelle Syphilis. Berlin 1859.

2) Case of syph. gumm. in the heart, med. Times and Gaz. 1873; Virchow u. Hirsch's Jahresber. 1873, II, pag. 583.

3) Deutsche med. Wochenschr. 1883, pag. 419.

4) The Lancet, 1887, I, pag. 73.

5) Gumma of heart, Brit. med. journ. 1891, I, pag. 1021.

6) Die Syph. d. Herzens. Arch. f. Dermat. u. Syph. Ergänzungsh. 1893.

7) l. c

8) Lehrb. d. Herzkrankh. 1867, pag. 194, Note.

Stenose der Ostien hervortreten. Auch durch Uebergreifen des fibrösen oder gummösen myocarditischen Processes auf die Papillarmuskeln und Verkürzung derselben, können die Symptome von Herzfehlern erzeugt werden. (Lancereaux, Cayley, Virchow; siehe Franz Mraček's[1]) kritisch gesichtete Arbeit). Auch selbstständige syphilitische Erkrankung des freien Randes der Klappen ist ungemein selten. Doch hat Förster[2]) bei hereditär syphilitischen Kindern auch eine blosse Endocarditis syphilitica an der Mitralis und Tricuspidalis beschrieben und J. Engel-Reimers[3]) über 2 Fälle von verucöser Endocarditis bei recenter Syphilis berichtet.

Endarteriitis syphilitica an der Coronaria dextra hat Birch-Hirschfeld[4]) beobachtet; es handelte sich um einen 25jährigen Mann, der seit 4 Jahren an Syphilis litt und Gummanarben in der Leber aufwies; der Kranke starb an Lungenschwindsucht, litt aber im Leben an häufigen Herzpalpitationen und Angina pectoris. Chvostek-Weichselbaum und P. Ehrlich[5]) haben ebenfalls Gefässerkrankungen des Herzens gefunden; in Folge hiervon kann es auch zu Hypertrophie des ganzen Herzens kommen (Chvostek[6]). In einem von Paul Palma[7]) mitgetheilten Falle hatte luetische Erkrankung eines Astes der linken Kranzarterie zu Aneurysmenbildung des Herzens geführt.

Es ist immerhin denkbar, dass das Herz auch während der Frühperiode der Syphilis ergiffen werden kann (Fournier, Kopp, Mraček) und dass die vorübergehenden Herzpalpitationen und Beklemmungszustände, an denen manche Patienten leiden, mit der Verallgemeinerung der Krankheit zusammenhängen; zum mindesten ist es zulässig, solche Erscheinungen mit der Chlorämie (pag. 402) beginnender Syphilis in Verbindung zu bringen.

Nach den bisherigen Erfahrungen muss man jedoch behaupten, dass sich der Syphilisprocess erst nach mehrjährigem Bestande der constitutionellen Krankheit im Herzen localisirt. Die Erschei-

---

1) Die Syph. d. Herzens. Arch. f. Dermat. u. Syph. Ergänzungsh. 1893.

2) Würzburger med. Zeitschr. 1863, Bd. IV, pag. 7.

3) Festschrift zu Ehren des 25jährigen Jubiläum L. Meyer's in Göttingen. Referat in Münchener med. Wochenschr. 1892, pag. 554.

4) Pathol. Anat. 1877, pag. 380.

5) Ueb. syph. Herzinfarcte, Zeitschr. f. klin. Med. 1880, pag. 378.

6) Beob. üb. Hirnsyph., Viertelj. f. Dermatol. u. Syph. 1882, pag. 235.

7) Prag. med. Woch. 1892, pag. 57.

nungen sind dieselben wie bei chronischer Myocarditis. Sehr oft entwickelt sich die krankhafte Veränderung ohne irgend ein auffälliges Zeichen; die Mehrzahl der Kranken stirbt plötzlich und die Obduction constatirt als Todesursache Herzsyphilis. Manchmal klagen die Patienten über allgemeine Schwäche, Herzklopfen und praecordialen Schmerz, häufig werden sie von Angstgefühl und Brustbeklommenheit und später von ausgesprochener Dyspnoe und Athemnoth befallen. — Die physikalische Untersuchung liefert entweder ein negatives Resultat oder man findet etwas vergrösserte Herzdämpfung; ebenso sind die Herztöne bald normal, öfter dumpf und abgeschwächt oder von einem leichten Blasen begleitet; die Herzcontractionen sind oft schwach und ungleich, dem entsprechend erscheint auch der Puls klein und unregelmässig. — Die allgemeine Decke, insbesondere des Gesichtes und der Extremitäten, ist blass oder cyanotisch, oder sie droht an peripheren Stellen gangranös zu werden (Morgan[1]); es treten Oedeme und Hydropsien hinzu; der Harn führt Eiweiss.

Klappenfehler entstehen bei dieser Affection seltener, sind aber doch auch beobachtet worden. Bei einer 51 Jahre alten Frau, die seit 3 Jahren an Aorteninsufficienz behandelt wurde, traten 2 Wochen vor dem Tode die Erscheinungen einer Insufficienz der Tricuspidalis in den Vordergrund; die Obduction liess Anlöthung der vorderen linken Tricuspidalspitze an eine endocarditische Neubildung constatiren, die Cohnheim[2]) für ein metamorphosirtes Gumma erklärte. Ueber einen Fall von syphilitischer valvulärer Endocarditis an den Aortenklappen berichtete Leared[3]).

Die Diagnose der Herzsyphilis muss ihre Stütze suchen in den anamnestischen Daten und in dem Vorhandensein von deutlich ausgeprägten Syphilissymptomen auch in anderen Organen; doch dürfen wir nicht ausser Acht lassen, dass manchmal solche Anhaltspunkte auch mangeln können, wie in dem Falle von B. Teissier[4]); hier handelte es sich um eine 27 Jahre alte Prostituirte, die unter den Erscheinungen von Dyspnoe und Asphyxie starb; die Autopsie nach Colrat ergab als Todesursache

1) Dubl. Journ., Aug. 1871; — Schmidt's Jahrb. Bd. CLIII, pag. 47.

2) Wilhelm Gräffner, Syph. d. Herzens, Deutsch. Arch. f. klin. Med. Bd. XX, pag. 611.

3) S. Rosenstein, Ziemssen's Handb. d. spec. Pathol. u. Ther. Bd. VI, 2. Aufl., pag. 115.

4) Annales de Dermatol. et de Syphil. 1882, pag. 333.

Endocarditis, sklerosirende Myocarditis und Gummata im Herzfleische; eine leichte Alteration der Nieren ausgenommen, wurde sonst nirgends eine Spur von Syphilis angetroffen.

Der Verlauf der Herzsyphilis ist, in den meisten Fällen ein ungünstiger und die Todesursache, wie bei Myocarditis überhaupt, eine verschiedene. In einem von Oppolzer[1]) beobachteten Falle brach das erweichte Gumma in die Herzhöhle durch und führte zu Embolie der Arteria fossae Sylvii, der Arteria lienalis und hepatica. „Unter dem äusseren Zipfel der Aortenklappen führten zwei kleine, rundliche, rissige Oeffnungen in eine über bohnengrosse Höhle im Herzfleische selbst, welche gerade unter dem Sinus Valsalvae in der äusseren Herzgegend gelegen war. Die Wandungen derselben zu einer braunrothen Masse zerfallend, in der Höhle selbst etwas flüssiges Blut und Trümmer der zerklüfteten Wand, durch die erwähnten Eingangsöffnungen waren zugleich die Klappentaschen nach dem Sinus durchbrochen. Die Aortenklappen sonst von einer weichen, gelb gefärbten Pseudomembran überkleidet. Die übrigen Klappen normal, in den Herzhöhlen lockere Blutgerinnsel.“ Im Leben fand man den Kopf des (4 Jahre früher inficirten) Patienten nach rechts gedreht, die vorgestreckte Zunge nach rechts abweichend, den linken Mundwinkel tiefer stehend, den linken Sulcus nasolabialis weniger deutlich ausgeprägt; auch die übrigen Muskeln der linken Gesichtshälfte wurden beim Sprechen weniger bewegt; die obere und untere Extremität der linken Seite waren gelähmt, die Geistesfunctionen getrübt. „Der Herzstoss an der normalen Stelle nicht besonders kräftig, die Töne am linken Ventrikel normal, jedoch schwach zu hören, über der Aorta kaum zu vernehmen. Der Puls kräftig, voll und gleichmässig, 112 in der Minute.“

Indessen sind auch Fälle mit günstigem Ausgange verzeichnet. Lancereaux[2]) berichtet von einem jungen Manne, der seit mehreren Monaten an Beklemmungen litt und bei dem die Untersuchung neben geringen Oedemen an den Extremitäten und einer bedeutenden Volumszunahme der höckerigen Leber ein vielleicht etwas vergrössertes Herz mit normalen Tönen, aber unregelmässigen Contractionen constatiren liess; obwohl vorausgegangene Affectionen in Abrede gestellt wurden, erhielt Patient in Anbetracht des Leber-

---

[1]) Wiener med. Wochenschr. 1860, pag. 65.
[2]) l. c. pag. 300.

befundes dennoch Jodkalium; *man sah auch unter dieser Behandlung* die Oppression *schwinden, den Herzschlag regelmässig werden,* die Leber sich verkleinern und das Wohlbefinden im Ganzen sich bessern. — In gleicher Weise hat G. Mayer[1]) auf eine antisyphilitische Behandlung guten Erfolg bei einem 50 Jahre alten, mit Syphilis behafteten Stabsoffizier wahrgenommen, der an Herzklopfen und Kurzathmigkeit litt und bei dem die Auscultation anfangs abgeschwächte Herztöne, später ein diastolisches Geräusch an der Spitze wahrnehmen liess. — Wahrscheinlich wird auch hier die Möglichkeit einer Heilung oder Besserung von dem Stadium der Herzsyphilis, in welchem die Therapie eingeleitet wird, abhängen. G. Rosenfeld[2]), der wegen des vornehmlichsten Symptoms der Herzsyphilis die letztere unter Asthma syphiliticum abhandelt, glaubt keine schlechte Prognose stellen zu sollen, wenn die Dauer des Asthma keine lange war, der Urin noch eiweisfrei ist und von Seite des Herzens und des Pulses keine Erscheinungen vorliegen, die auf grössere Schwäche hinweisen. G. A. Sacharjin[3]), welcher die Herzsymptome bei Syphilis (gleich T. Lang[4]), H. Hallopeau[5]) u. A.) meist für Folge der Erkrankung der Herznerven hält, hat zehn Fälle durch energische Cur geheilt, darunter welche mit syphilitischer Myocarditis. Auch Curschmann[6]) verfügt über drei Fälle, bei denen neben Leber- und Milzschwellung und leichtem Ascites cardiales Asthma vorhanden war und die durch eine specifische Therapie geheilt wurden. Mariano Semmola[7]) hat bei Cardiopathie wiederholt von antiluetischer Behandlung Erfolg gesehen. Aehnliche Mittheilungen liegen von Alfred Buchwald[8]) u. A. vor.

---

1) Viertelj. f. Dermatol. u. Syph. 1882, pag. 344.

2) Med. Corresp.-Bl. d. Württemb. ärztl. Ver. 1882, No. 38; Virchow u. Hirsch's Jahresb. 1882, Bd. II, pag. 498.

3) Die Lues des Herzens von der klinischen Seite betrachtet. Deutsches Arch. für klin. Medicin 1890, Bd. 46, pag. 388.

4) Die Syph. d. Herzens, Wien 1889.

5) Sur l'angine de poitrine d'origine syph. Ann. de dermat. et de syphil. 1887, pag. 747.

6) Arbeiten aus der medicinischen Klinik zu Leipzig, 1893.

7) Ueber Herzsyphilis. Internat. klin. Rundschau 1892, No. 41 u. 43.

8) Ueber syphilitische Aortenaneurysmen nebst Bemerkungen über Herzsyphilis. Deutsche med. Wochenschr. 1889, No. 52.

Klinische und anatomische Beobachtungen über syphilitische Erkrankungen der grossen Arterien reichen weit zurück. Giov. Maria Lancisi (1654—1720) und Ippolito Francesco Albertini (1662—1738), ein Verwandter und Schüler Malpighi's, hatten mit den inneren Aneurysmen theils die Syphilis, theils die Quecksilber-Dyskrasie in ätiologische Beziehung gebracht. Lancisi, der sich um die Lehre des Herzens und der grossen Gefässe besonders verdient gemacht hat und das wahre Aneurysma von dem falschen unterscheiden lehrte („Aneurysma legitimum et spurium"), spricht geradezu von einem „Aneurysma gallicum et mercuriale"; er theilt auch klinische Beobachtungen mit, nach denen Mercurbehandlung dauernde Heilung von Aneurysmen, die er für syphilitischer Natur hielt, im Gefolge hatte. Im Art. 13 der Epistola LVIII (die von der Lues venerea handelt) bringt Morgagni[1]) die kurze Krankengeschichte eines Syphilitischen und erwähnt im Obductionsbefund: „Cor laxum. In una ex arteriae Magnae valvulis Arantii corpusculum multo majus, quam aequum esset. Sub eoque in ea facie qua valvula valvulas spectabat, membraneae laminae ex quibus illa fiebat, ad modicum tractum ita sejunctae, ut qua hiabant, specillum immittere inter utramque potuerim. Ipse autem proximus arteriae truncus albidis intus maculis passim distinctus, nec satis laevis, imo nonnihil inaequalis. Mox autem ad curvaturam in aneurysma distentus . . .". An einer anderen Stelle[2]) zieht er den „laudatus" Plancus an (Pseudonym des Giov. Paolo Simone Bianchi [1693—1775]) und lässt ihn im weiteren Verlaufe erzählen: quod saepe observavi in aliis cadaveribus, eorum praesertim, qui syphilide laborarunt, et ad Aneurysma Aortae, vel ad Pectoris Hydropem sunt dispositi."

J. Bapt. Morgagni[3]) sind aber auch Erkrankungen kleinerer Gefässe bei Lues nicht entgangen. „Sed in Tenui meninge arteriarum trunci omnes — heisst es in dem Obductionsbefunde eines Syphilitischen[4]) — omnesque item earum rami, iique praesertim qui plexum Choroidem versus contendunt, multo erant crassiores aequo et duriores; exsiccatique osseam pluribus in locis naturam

1) De sedibus et causis morborum etc., Venetiis 1761, T. II, pag. 369.

2) l. c. T. I, pag. 297, Epist. XXVII, Art. 30.

3) l. c. T. I, Art. 28, pag. 296.

4) Siehe J. K. Proksch: Zur Lehre d. Visceralsyph. im XVIII. Jahrh., Viertelj. f. Dermatol. u. Syph. 1878, pag. 31. — Zur Syph. d. Nervensyst. Ein hist. Beitrag, Wiener med. Blätt. 1884.

ostenderunt. Quin etiam per Duram meningem idem ferme in ejus arteriis, quae crassiusculae ipsae quoque factae erant, conspectum est." Und weiter werden „Pusteln" der Arteria magna beschrieben, die sich auf alle Zweige fortsetzten „et nominatim per Subclavias arterias, et Carotides, et cordis ipsius Coronarias".

In der Kenntniss der syphilitischen Gefässerkrankung ist später ein Rückschritt zu verzeichnen. Volle Würdigung wurde dem Gegenstande erst in den letzten Jahren zugewendet.

Die Aufmerksamkeit lenkte sich wieder der Veränderungen der Gefässe zu, die oft genug neben anderen Zeichen von Lues angetroffen und gar nicht selten mit der Syphilis in directen Zusammenhang gebracht wurden. So fand Dittrich[1]) bei einer syphilitischen Person „Entzündung und Obturation der rechten inneren Carotis und der Arteria fossae Sylvii". Virchow[2]) sah bei einem 18jährigen Mädchen, welches mehrfache Spuren von Syphilis aufwies, „die Aorta in der ausgedehntesten und für dieses Lebensalter auffälligsten Weise mit sklerotischen und atheromatösen Stellen besetzt".

Eingehende Untersuchungen sind von Steenberg[3]) in einer Dissertation niedergelegt (1860), die über syphilitische Hirnaffectionen handelt. Die Ursache des Erweichungsprocesses des Gehirns bei Syphilitischen liegt in dem, nach seinen Beobachtungen so häufigen atheromatösen Process der Arterien. Es hat nämlich die Syphilis „die Tendenz Atherom der Arterien zu bewirken und die Hirngefässe sind dazu vorzüglich disponirt. Bei Atherom der feineren Verzweigungen kommt es zu einem Moment, wo der Durchtritt des Blutes durch die Verdickung der Gefässhäute oder Blutcoagula, welche sich an den afficirten Stellen ablagern, unmöglich wird, es entsteht Congestion und Capillarapoplexie. Sind nur die grösseren Gefässe von Atherom ergriffen, so wird ein ähnlicher Process bedingt, derselbe erreicht aber seine volle Entwickelung nicht, weil ein grosser Theil des Gehirns seiner normalen Ernährung beraubt ist und der Kranke schon vorher erliegt." — Auch Wilks[4]), der bei einer mit Syphilis behafteten Prostituirten ein Aneurysma abdominale fand, bezog krankhafte

1) Der syph. Krankheitsproc. d. Leber, Prager Viertelj. 1849, Bd. XXI, pag. 21.

2) Geschwülste, Bd. II, pag. 444.

3) Canstatt's Jahresb. 1861, Bd. IV. pag. 328.

4) Ueb. syph. Affect. innerer Org., Guy's Hosp. Rep. 3. Ser. Bd. IX, 1863; — Schmidt's Jahrb. 1864, Bd. CXXIII, pag. 180.

Veränderungen der Hirngefässe auf Syphilis. Eine 38jährige, 5 Jahre vorher inficirte Frau erlitt einen Schlaganfall: bei der Obduction lag ein Erweichungsherd im Gehirn vor: die Blutgefässe des Gehirns zeigten Ablagerung von zahlreichen harten, runden Knötchen, die tuberkelähnlich nach innen und aussen vorragten; ähnliche Ablagerungen fanden sich in den Hauptstämmen der Carotis und Vertebrales, namentlich aber in deren kleineren Verästelungen.

Nach C. O. Weber[1]) ergab sich bei einem Mädchen, das an Lungenapoplexie starb und an vielen Stellen charakteristische syphilitische Veränderungen darbot, als Ursache der Blutung eine sehr bedeutende Stenose der Arteria pulmonalis dextra, hervorgerufen durch eine aus Granulationsgewebe bestehende Neubildung; die kleineren Gefässe waren eine weite Strecke in die Lungen hinein verdickt. E. Wagner[2]) schildert ausführlich den Befund von Syphilis der Pulmonalarterie. Lancereaux[3]) berichtet über Obliteration beider Carotiden durch eine Zellenneubildung bei einem jungen Manne von 25 Jahren, der seit 5 Jahren vergebens an Syphilis behandelt worden war.

Es existiren aber auch aus neuerer Zeit klinische Beobachtungen, welche die Annahme von mit Lues zusammenhängenden Aneurysmen rechtfertigen. So hat Lancereaux[4]) ein Aneurysma der Subclavia nach Gebrauch von Jodkalium sich bessern sehen. H. Hertz[5]) bringt an der Aorta descendens einer 34jährigen, 2 Jahre vorher inficirten Frau vorgefundene, sackartige Aneurysmen mit der Syphilis in ätiologische Beziehung. G. W. M. Mc Nalty[6]) beobachtete bei einem 35 Jahre alten Soldaten, der 5 Jahre vorher inficirt worden war, ein Aneurysma der Aorta, das als ein $2^1/_4''$ breiter und $^3/_4''$ hoher Tumor unter der rechten Articulatio sternoclavicularis vorragte und auf Jodkalium sich wesentlich verkleinerte und fester wurde; einige Monate später war ein Geschwür an der äusseren Seite des linken Kniegelenkes und Verschlimmerung des

1) Schmidt's Jahrb. eod. l.

2) Arch. d. Heilk. 1866, pag. 526.

3) l. c. pag 308.

4) l. c. pag. 309.

5) Ein Fall von Aneurysma u. Pneumonia syph., Virchow's Arch. Bd. LVII.

6) Med. Times and Gaz. 1873; — Schmidt's Jahrb. 1875, Bd. CLXVII, pag. 26.

früheren Zustandes zu verzeichnen. Bei der Obduction fanden sich zahlreiche Gummata im Herzen und im Endocardium, die Aortenklappen verdickt, „auf einer derselben eine knochenähnliche Ablagerung, die übrigen Klappen normal. Sowohl die Art. innominata als ein Theil der Port. adscendens des Aortenbogens waren in Aneurysmen verwandelt, welche die Trachea einschnürten und durch Druck nach vorn das Manubrium sterni und die Knorpel der 1. und 2. Rippe zerstört hatten. Der Sack des Aneurysma der Arteria innominata hatte die Grösse einer mittleren Orange und war mit festen Fibrinschichten gefüllt; doch war die Passage durch das Gefäss nach der rechten Carotis und Subclavia hin vollständig frei. Es zeigten sich ferner auf der Innenfläche des Aortenbogens einige gummatöse Erhebungen und einige Erosionen auf den Häuten des Gefässes. Die Aorta descendens, sowohl die thoracica als abdominalis, erschienen gesund". Leber und Milz waren von Gummaknötchen durchsetzt. Der im Aneurysma frei gebliebene Canal erklärt nach dem Verfasser die Thatsache, dass kein Unterschied zwischen beiden Radialpulsen gefunden wurde. Langenbeck[1]) konnte „in einem Fall von Aneurysma der Aorta ascendens, in vier Fällen von Aneurysma des Arcus aortae, etwa in der Hälfte aller von ihm gesehenen Aorta-Aneurysmen nachweisen, *dass die Kranken längere Zeit an Syphilis gelitten hatten*"; *die manchmal auffallend* günstige Wirkung des Jodkalium auf Aneurysmen ist nach ihm vielleicht hierauf zurückzuführen. Jaccoud[2]) berichtet über eine 54jährige Frau, die Zeichen von Syphilis hatte und an einem Aneurysma der Aorta litt; auf wiederholte Behandlung mit Jodkali erfuhr sie jedesmal eine Besserung ihres Leidens. Arteriitis der Bauchaorta, wie ich annehmen muss, syphilitischer Natur, habe ich bei einem 32jährigen Manne beobachtet; der Patient inficirte sich drei Jahre vorher und hatte seitdem an wiederholten Attaquen von Gummen und gummösen Ulcerationen zu leiden; in den letzten Wochen wurde er an heftiger Neuralgie im Unterleibe, die ihn Tag und Nacht quälte, fast erfolglos behandelt. Als er zu mir kam, entdeckte ich neben zahllosen Narben nach Ulcerationen und beiderseitiger syphilitischer Orchitis eine der Lendenwirbelsäule aufliegende, breite Pulsation

1) Arch. f. klin. Chir. Bd. XXVI, pag. 277.

2) Anévrysmes aortiques syph. etc. Leçon recueillie par M. R. Pichevin. Gaz. des hôp. 1888, pag. 1239.

aufweisende Geschwulst von enormer Empfindlichkeit, und es schien, als wenn die Geschwulst sich auch nach links gegen die Arteria renalis hinzöge; es war klar, dass hier Arteriitis (aneurysmatische Erweiterung der Aorta abdominalis) vorlag; College M. Heitler, der den Fall unbeeinflusst von mir untersuchte, constatirte das gleiche Verhalten. Unter Jodkaligebrauch legten sich die Schmerzen, welche bis dahin anderen Mitteln getrotzt hatten, in auffallender Weise. W. C. Maclean[1]) ist überzeugt, dass, bei Soldaten wenigstens, Syphilis sehr häufig das Entstehen von Aneurysmen bedingt. Für den Zusammenhang von Syphilis und Aneurysmen sind auch andere Autoren eingetreten. Francis H. Welch[2]) hat im Jahre 1876 eingehende Untersuchungen bei Soldaten angestellt und gefunden, dass unter 34 Fällen von Aneurysmen 17mal Syphilis mit Sicherheit, 8mal wahrscheinlich vorausgegangen ist. Er fand ferner bei 56 Fällen von tödtlich verlaufender Syphilis in 60% Erkrankungen der Aorta. Vallin[3]) hält die multiplen Aneurysmen der Aorta, die er bei der Section eines Syphilitischen fand, als durch Syphilis veranlasst. Verdié[4]) kam zu ähnlichen Resultaten an der Hand von 32 theils aus der Litteratur theils aus eigener Erfahrung gesammelten Fällen. Karl Malmsten (1888[4]) führt sogar 80% der Aorten-Aneurysmen auf Syphilis zurück. Senator und Ewald[5]) heben gleichfalls die Bedeutung der Syphilis für die Aortenaneurysmen hervor, sowie die günstigen Erfolge der Therapie mit Jodkali.

Ueber Aneurysmen der Hirnarterien, deren Zerreissung öfter Todesursache wird, berichten Paul Spillman[6]), Georges Thibierge[7]) u. A.

---

1) Brit. med. Journ., March 1876; — Schmidt's Jahrb. Bd. CLXXV, pag. 251.

2) Siehe B. Lüttich's Zusammenstellung über Aortenaneurysmen in Schmidt's Jahrb. 1883, Bd. CC, pag. 193.

3) Gaz. de hôp. 1879.

4) Alfred Buchwald, l. c. pag. 1058, 1059.

5) Berl. klin. Woch. 1889, pag. 409.

6) Étude des anévr. d'orig. syph. des artères cerebr. Annales de dermat. etc. 1886, pag. 648.

7) Les lésions art. de la syph. Gaz. des hôp. 1889, No. 11.

Neunundzwanzigste Vorlesung.

Inhalt: Syphilitische Erkrankungen der Circulationsorgane (Fortsetzung). — Arteriitis der Brachialis, der Poplitea; Arteriitis zu Gangraena symmetrica führend — Erkrankungen mittlerer und kleiner Arterien; Anatomische Veränderungen; Mesarteriitis, Periarteriitis, Endarteriitis; Aneurysmenbildung kleinster Arterien; Verkalkungen.

Venenerkrankungen; Verlauf und Ausgange.

Hämorrhagien in Folge von Gefässerkrankungen.

Auch an den der Palpation leicht zugänglichen grösseren Arterien sind auf Syphilis beruhende Erkrankungen constatirt worden. Möglich, dass hierher auch der Fall Mazzoni's[8]) von einem Aneurysma der Femoralis bei einem 24 Jahre alten Manne gehört, der mit syphilitischer Iritis behaftet war. M. Zeissl[9]) hat einen Fall von Arteriitis der linken Brachialis beschrieben. Ein 31 Jahre alter Mann hatte vor 10 Jahren Syphilis acquirirt, die nach 12wöchentlicher Behandlung wich. Seit 2 Jahren hatte sich im Sulcus bicipitalis internus eine Geschwulst ausgebildet, die langsam wuchs und erst in den letzten 2 Monaten schmerzte; der Arm auf der kranken Seite war mager und schwach geworden und schien dem Patienten auch kälter; auf Einreibung einer grauen Salbe schwand der Schmerz. Bei der Untersuchung des schlecht genährten, anämischen Kranken fand man links den Arm mehr abgemagert, weniger kräftig, das stumpfwinkelig gestellte Ellbogengelenk konnte nicht gestreckt werden. Vom Collum chirurgicum bis zur Mitte des Oberarmes war der Sulcus bicipitalis internus von einer 8 cm langen, daumendicken, perlschnurartig sich anfühlenden, schwach pulsirenden Geschwulst eingenommen; der Radialpuls war schwach. Es wurde eine antisyphilitische Behandlung eingeleitet; nach 15 Wochen schwand die Geschwulst bis auf

---

8) Thibierge, l. c. pag. 101.

9) Wiener med. Blätter 1879.

einen Rest, die Arterie obliterirte und es stellte sich ein Collateralkreislauf her; nach 5 Monaten verlor sich auch der Rest der Geschwulst. — Sklerose der Radialarterien bei einem Syphilitischen hat auch M. Lomikowsky[1]) gefunden; leider klärt das mitgetheilte Sectionsprotokoll über die Natur der Gefässerkrankung nicht auf.

Syphilitische Arteriitis der Kniekehlenschlagader habe ich vor mehreren Jahren bei einem 33 Jahre alten Manne gesehen, der mit 19 Jahren inficirt wurde und seit jener Zeit wegen mannigfacher Syphilisattaquen in vielen Spitälern (2¹/₂ Jahre vorher auch auf meiner Klinik) Hilfe suchen musste. Wie seine früheren Erkrankungen, führte er auch die letzten gummösen Processe am Arme, dem Scrotum etc. auf Traumen zurück; auch das linke Kniegelenk soll nach einer vor einem Jahre erlittenen Zerrung angeschwollen und schmerzhaft geworden sein; er bepinselte sich daselbst mit Jodtinctur, worauf die Sache sich für kurze Zeit besserte; die wieder aufgenommene Arbeit konnte jedoch nur mit Unterbrechungen fortgesetzt werden; eine Geschwulst in der Kniekehle, mit mässigem Schmerz gepaart, bemerkte Patient erst in den letzten 6 Wochen. Neben frischen gummösen Geschwüren und zahlreichen über den Körper zerstreuten von Syphilis herrührenden Narben, constatirte man in der linken Kniekehle eine deutliche Vorwölbung; dieselbe war bedingt durch eine der Arteria poplitea entsprechende, derb sich anfühlende elastische, spindelförmige Geschwulst, die in der Mitte 4 cm im Durchmesser hatte und nach oben und unten unter der Musculatur sich verlor. Die Geschwulst wies an allen Stellen der hinteren Fläche wie überall an den Seiten deutliche Pulsation auf. Die Arteriae dorsales pedis und die Tibiales posticae pulsirten synchronisch; nur erschien der Puls der Tibialis postica der linken Seite etwas schwächer. Vielleicht setzte sich der arteriitische Process der Poplitea gegen die Tibialis antica in geringerem Grade als gegen die postica fort. Obwohl das rechte Kniegelenk durch einen geringen Erguss und durch eine frischere Periostitis am inneren Condyl des Femur umfangreicher als im normalen Zustande sein musste, erwies sich die Circumferenz des linken Knies in Folge der Arteriitis doch erheblicher: so betrugen die Maasse oberhalb der Kniescheibe, der Kniescheibe entsprechend und unterhalb derselben 32, 33 und 30 cm auf der rechten, gegenüber 33,

1) Viertelj. f. Dermatol. u. Syph. 1879, pag. 335.

35 und 32 cm auf der linken Seite. Der linke Unterschenkel war pastös, dicker als der rechte; es hatte nämlich der Umfang des ersteren 35, des letzteren 34 cm; dieser an und für sich unbedeutende Unterschied wird aber sofort erheblicher, wenn man berücksichtigt, dass die linke Extremität von Hause aus viel schwächer zu sein pflegt, und dass der linke Oberschenkel unseres Kranken in der That nur einen Umfang von 45 cm aufwies, gegenüber 47 cm auf der rechten Seite. Der Patient fühlte Schwäche im linken Beine und geringe Schmerzen im Unterschenkel. Unterschiede in der Sensibilität waren nicht festzustellen. Schon 6 Tage nach der begonnenen Behandlung (innerlich wurde Jodkalium gereicht, aussen Emplastrum hydrargyri applicirt) war eine wesentliche Verkleinerung der Poplitealgeschwulst und merkliches Schwächerwerden ihrer Pulsation zu beobachten. Patient fühlte in den folgenden Tagen die krankhaften Symptome schwinden. Auch der Erguss im rechten Kniegelenke, das ebenfalls mit Empl. cinereum bedeckt wurde, gelangte zur Resorption und die periostale Schwellung des inneren Condyl zum Schwinden. Nach beiläufig 4 Wochen verliess der Kranke in bedeutend gebessertem Zustande meine Klinik.

Stamer O'Grady[1]) berichtet über das Vorkommen eines Aneurysma der Poplitea bei einem 28jährigen Mann, der früher Syphilis acquirirt hatte; Heiberg, über ein Aneurysma gleichfalls der Poplitea im 11. Jahre der Syphilis in Combination mit Aneurysmen der Aorta und des Truncus anonymus.

Der Arteriitis syphilitica ist aber auch noch nach der Richtung Bedeutung beizulegen, indem durch Verschluss des Lumens die Blutzufuhr in die peripheren Theile abgeschnitten wird; die letzteren werden dann kalt, livid, empfindungslos und verfallen endlich der Gangrän. Mancher Fall, der als Raynaud'sche Krankheit (Gangräna symmetrica) beschrieben ist, dürfte den Grund in einer bis zur Unwegsamkeit gediehenen, syphilitischen Arterienerkrankung haben; d'Ornella[2]), Schuster[3]), Anton Elsenberg[4]) theilen einschlägige Beobachtungen mit.

1) Thibierge l. c. pag. 101.

2) Gangrène spont. des doigts par artérite syph., Annales de dermatol. etc. 1888, pag. 35.

3) Fussgangrän in Folge v. Syph. Arch. f. Dermat. u. Syph. 1889, pag. 779.

4) Die sog. Raynaud'sche Krankh. syph. Urspr. Arch. f. Dermat. u. Syph. 1892, pag. 577.

Von ganz besonderer Bedeutung ist die syphilitische Erkrankung der mittelgrossen und kleinen Arterien, die nach den Untersuchungen der letzten Jahre ziemlich oft im Gehirne, aber auch in anderen Organen angetroffen wird. Als Vorläufer können die oben bereits erwähnten Angaben gelten, wie auch die in fünf Fällen von syphilitischem Abortus gemachten Beobachtungen von Oedmansson[1]) über ausgeprägten atheromatösen Process in den Gefässen des Nabelstranges mit Verdickung der Intima und Thrombose der Hauptäste; diese Veränderungen im Vereine mit einer interstitiellen Entzündung der Placenta wurden von Oedmansson für das Absterben der Fötusse, die sonst keine pathologischen Processe auffinden liessen, beschuldigt. Die umfangreichsten Untersuchungen rühren jedoch diesbetreffend von O. Heubner[2]) her und beziehen sich auf die Gefässe des Gehirns. Die Blutgefässe verlieren allmälig ihre rothe Farbe und werden grauweiss: dabei wandelt sich auch ihre plattcylinderische Gestalt in eine drehrunde um; ihre Consistenz wird fester, knorpelhart. Auf dem Durchschnitte erscheint das Lumen durch Verdickungen verkleinert, die bald nur von einer Seite, bald von der ganzen Peripherie ausgehen; die übrige Lichtung ist entweder von einem Thrombus verlegt, oder die Arterie ist vollständig obliterirt. Nach Heubner nimmt die Neubildung, deren Hauptsitz zwischen der Membrana fenestrata und dem Endothel ist, aus gewucherten Endothelien ihren Anfang; diese bilden ein aus Spindel- und Sternzellen zusammengesetztes festes Bindegewebe, in das erst später Rundzellen aus den Vasa nutritia einwandern. Die Wucherung nimmt dadurch den Charakter eines Gumma (Syphiloms) an und führt im weiteren Verlaufe zu narbenartigen Veränderungen der Gefässhäute; oberhalb der erkrankten Partien sind aneurysmatische Erweiterungen nicht selten. Der Process setzt sich aber auch längs der Blutröhre fort und führt auf diese Weise grosse Gefässterritorien der Verkümmerung entgegen.

Diese Untersuchungen haben in der Folge nicht nur für die Gefässe des Gehirns, sondern auch für manche andere Gebiete Bestätigung erfahren. Birch-Hirschfeld[3]) hat in todtfaulen hereditär-syphilitischen Früchten an den Nabel-Arterien und -Venen

---

1) Virchow u. Hirsch's Jahresb. 1869, Bd. II, pag. 561.
2) Die luet. Erkrank. d. Hirnarterien. Leipzig 1874.
3) Arch. d. Heilk. 1875, pag. 170.

genau dieselben Veränderungen angetroffen und glaubt die Befunde von Oedmannsson und Winckel in gleicher Weise deuten zu sollen; auch der Endarteriitis syphilitica an den Gefässen des Herzens haben wir (pag. 381) gedacht. Zwar haben spätere Forscher dargethan, dass die Lehre Heubner's manche Einschränkung erfahren muss, nichtsdestoweniger bleibt ihm aber das Verdienst ungeschmälert, eine intensivere Aufmerksamkeit der Pathologie der Arteriensyphilis zugelenkt zu haben. Lange vordem haben Jaksch und Lancereaux die Adventitia als die zuerst ergriffene Stelle angesehen. Paul Baumgarten[1]) hat in mehreren Aufzätzen den Nachweis geliefert, dass die zu cylindrischen und knotigen Verdickungen führende Gefässerkrankung von der Adventitia und Media ausgeht und dass die Endothelwucherung erst in zweiter Linie hinzutritt. Die mittlere und äussere Gefässhaut und das umgebende Gewebe sind dann auch die Stellen, wo gummöse Productionen mit dem Ausgange in Verkäsung und narbige Schwiele deutlich nachzuweisen sind (Mesarteriitis, Periarteriitis). Bald darauf zeigte Carl Friedländer[2]), dass die Endothelwucherungen auf Wanderzellen aus der Adventitia her zurückzuführen und dass bei ätiologisch verschiedenen Fällen von Endarteriitis obliterans, ja auch bei der Organisation des Thrombus dieselben Vorgänge zu verzeichnen sind. In gleicher Weise hat auch Köster[3]) gefunden, dass nicht blos für die syphilitische Endarteriitis, sondern für jede Endarteriitis und Arteriitis dem Gefässapparat der Vasa nutritia die Hauptrolle zufällt, die Wucherung also nicht vom Endothel abhängt.

Indessen muss immerhin zugestanden werden, dass die Syphilis zu den beschriebenen Gefässerkrankungen ganz besonders disponirt. In der That haben wir der gleichen Endarteriitis und Endophlebitis schon bei der Initialmanifestation[4]) gedacht (pag. 116). Auch E. Schütz[5]) hat in der Leiche eines von einer syphilitischen Mutter stammenden Kindes, das eine Viertelstunde nach der Geburt gestorben war, in den kleinen Arterien anderer Gebiete krank-

---

1) Arch. d. Heilk. 1875; Virchow's Arch. Bd. LXXIII, pag. 90 u. Bd. LXXVI, pag. 268.

2) Arteriitis obliterans, Centralbl f. d. med. Wissensch. 1876.

3) Berliner klin. Wochenschr. 1876, pag. 454.

4) Siehe Auspitz u. Unna, Viertelj. f. Dermatol. u. Syph. 1877 u. Unna, eod. l. 1878, pag. 552 u. ff.

5) Prager med. Wochenschr. 1878.

hafte Veränderungen angetroffen; die Intima war normal. die Muscularis hypertrophisch, die Adventitia concentrisch verdickt, und in dem die letztere umgebenden Bindegewebe fand sich Zelleninfiltration. Diese Gefässerkrankung und zahlreiche hämorrhagische Herde fanden sich in der Haut, dem subcutanen Gewebe, den Nieren, der Leber und in dem intermusculösen Bindegewebe. Ausserdem bestand Hydrops, adhäsive Peritonitis, Induration des Pankreas und Milztumor; die grösseren Gefässe und die Aorta waren normal. Eine analoge Affection wie in den Hirngefässen vermuthet Heubner[1]) auch in den Arterien der Darmsubmucosa eines Syphilitischen, der mit Darmgeschwüren behaftet war, vor sich gehabt zu haben; dass bei Enteritis hereditär-syphilitischer Kinder die Gefässe und unter diesen vornehmlich die Arterien sich erkrankt zeigen, werden wir noch zu erwähnen haben.

Theodor Rumpf[2]), welcher gleichfalls der Frage nach der syphilitischen Erkrankung der Gefässe nachgegangen und im Ganzen zu ähnlichen Resultaten wie Baumgarten gelangt ist, fand, dass die Membrana fenestrata zwar bis auf das vierfache verdickt erscheint, aber oft in einzelne Bündel durch reichlich dazwischengelagerte Rundzellen auseinandergeworfen ist. Diese Zellen stammen jedoch aus feinsten in der Muscularis oder an der Grenze zwischen Muscularis und Membrana fenestrata verlaufenden Capillaren. Es kann diese Zellinfiltration einerseits die Elastica vollständig zerstören, anderseits so mächtig werden, dass sie zu einer typischen syphilitischen Granulationsgeschwulst (Baumgarten) heranwächst, die nur mit einem Theil der Gefässwand zusammenhängt, und das Lumen des Gefässes verlegt. Daneben bestehen endarteritische Veränderungen der Intima. Häufig geht der Process auch von der Adventitia aus, und hier kann derselbe ebenfalls diffus verlaufen oder zu Granulationsgeschwülsten Veranlassung geben. Rumpf unterscheidet zwei Arten der syphilitischen Erkrankung der grossen Gefässe, die endomusculäre und die perimusculäre. Ist die Muscularis hauptsächlich betheiligt, so kann die Infiltration soweit gehen, dass diese Schichte völlig schwindet. Die Arterie wird dann dem Blutdruck nicht mehr genügend Widerstand leisten können, und es kommt zur Bildung eines Aneurysma. Kromeyer hat auf die Art multiple Aneurysmen-

---

1) l. c. pag. 168.

2) Die syph. Erkr. d. Nervensystems, Wiesbaden, 1887, pag. 57 ff.

bildung in einem Fall von Dementia paralytica beobachtet. Bei der regressiven Metamorphose verfetten und verkalken die Zellinfiltrate. Die Veränderung des Endothels die bei all diesen Processen stattfindet, führt oft zur Thrombose und völligem Verschluss der Gefässe. — Thibierge[1]) schliesst sich im grossen Ganzen den Ausführungen Baumgarten's, Friedländer's und Rumpf's an. Er betont namentlich, dass die Gehirngefässe mit der Zeit so verändert werden, dass ihr Lumen durch Gewebsneubildung gänzlich verschlossen ist und sie als solide Stränge sich präsentiren.

Sehr bemerkenswerth ist die Mittheilung von Karl Huber[2]) über ausgedehnte Erkrankung der Gefässe und über zahlreiche Verkalkungen in denselben. Eine Puella publica wurde nicht ganz 6 Monate nach der Syphiliserkrankung von Oedemen befallen, die an den Beinen beginnend über den ganzen Körper sich ausbreiteten; der Urin war trübe, eiweissreich, bisweilen Cylinder enthaltend; die Herzaction schwach. Bei der Obduction fand man neben Amyloidentartung vieler Organe ausgebreitete Gefässerkrankung. Das obere Drittel der Aorta erschien normal; von da angefangen traten auf der Intima kleine, nicht über linsengrosse, 2—3 mm starke Verdickungen von weisser und gelber Farbe auf, die anfangs nur vereinzelt, später immer dichter angeordnet waren und hauptsächlich an den Abgangsstellen der Gefässe sich befanden. In den oberen Partien der Arteriae crurales wurden die Herde derb, kalkartig; im weiteren Verlaufe flossen die Verdickungen zu Riffen und Kanten zusammen, die gegen das Lumen vorsprangen; die kleinen Muskelarterien, als: Artt. tib., peron., dorsal. ped. zeigten sich geradezu in ein fortlaufendes Kalkrohr verwandelt, mit kleinen theils partiellen, theils totalen Ektasien; dabei war das Lumen an vielen Stellen durch die Veränderungen oder thrombotischen Ablagerungen nahezu undurchgängig geworden. Aehnlich erkrankt waren die Arterien des Beckens, der oberen Extremitäten und des Unterleibes. Hingegen erwiesen sich die Kranzarterien des Herzens und die Gehirnarterien vollkommen intact. Die Venen und Pulmonalarterienäste erschienen, sowohl was die einfachen Verdickungen, als auch die Verkalkung anlangt, nur in geringem Grade ergriffen. Bei der mikroskopischen Untersuchung erwies

---

1) l. c.
2) Virchow's Arch. Bd. LXXIX, pag. 537.

sich die Intima an dem Process am meisten betheiligt. die Media war zumeist nur passiv ausgedehnt, die Adventitia von Zellen nur spärlich infiltrirt. Huber[1]) zeigte übrigens an einem anderen Falle, dass im Verlaufe der Syphilis auch Verkalkungen der Hirnarterien zu Stande kommen können. Auch Chvostek und Weichselbaum[2]) führen ihren Fall von ausgebreiteter Arterienerkrankung auf Syphilis zurück und glauben die von A. Kussmaul und R. Maier[3]) herrührende Beobachtung ebenfalls hierherzählen zu sollen. Neuerdings hat Felix Kauders[4]) Erkrankung zahlreicher Arterien bei einem 35 Jahre alten Manne beschrieben, der früher syphilitisch war.

Syphilitische Erkrankungen der Venen sind gleichfalls einzelne Male angetroffen worden. Langenbeck[5]) exstirpirte eine für Carcinom gehaltene Geschwulst an der rechten Seite des Halses; sowohl die mikroskopische Untersuchung als auch die später zu Tage getretenen Ulcerationsprocesse an der Zunge, der hinteren Rachenwand und an der linken Wange stellten die gummöse Natur der Geschwulst fest, die wahrscheinlich von der äusseren Venenhaut der Jugularis communis ausgegangen war. „Die exstirpirte Geschwulst, durchschnitten, war von gelblich-grauer Färbung, festem aber ziemlich bröckligem Gefüge und sehr arm an Gefässen. Ein Saft liess sich aus derselben nicht ausstreichen. Die Venenhäute sind in der Geschwulst noch deutlich zu erkennen, aber so brüchig geworden, dass sie zerreissen, sobald man die Geschwulst von ihnen abzulösen versucht. Mit der inneren Venenhaut fest verwachsen findet sich ein vollkommen entfärbter, fest adhärenter Thrombus". In dem von Langenbeck mitgetheilten siebenten Falle ging das Gumma, das für eine maligne Geschwulst angesehen und exstirpirt wurde, von der Vena femoralis, bezw. von dem sie umgebenden Bindegewebe aus; auch hier waren die inneren Venenhäute morsch und brüchig und im Lumen befand sich ein fest adhärenter, entfärbter Thrombus, der nur im centralen Theile ein frisches Aussehen hatte. — Phlebitis der oberflächlichen Venen beider Beine,

---

1) l. c. pag. 544.
2) Allg. Wiener med. Zeitung 1877.
3) Deutsch. Arch. f. klin. Med. Bd. I, pag. 484.
4) Ueb. Endarteriitis luetica, Wien. klin. Woch. 1891, No. 42.
5) l. c. pag. 281.

neben Muskelgummata hat Edward Headlam Greenhow[1]) bei einem 33 Jahre alten Kaufmann beobachtet. Die Venen waren zu schmerzhaften Strängen geworden, die Extremität geschwollen und bei Berührung empfindlich, die Inguinaldrüsen vergrössert. Jodkalium brachte nach kurzer Zeit Heilung.

Beiderseitige Phlebitis der Saphena und Periphlebitis auf der rechten Seite habe ich bei einem ambulanten Kranken meiner Klinik, einem 26 Jahre alten Herrn, der 5 Monate früher wegen Sklerose und Flecksyphilid eine Schmiercur durchgemacht hatte, beobachtet. Neben Schleimhautplaques, einem Roseola-Recidiv und einer Psoriasis palmaris, fand man auf beiden Seiten von den inneren Knöcheln angefangen, an der Innenfläche der Unter- und Oberschenkel, einen über federkieldicken, derben, mitunter knotigen Strang, der sich unter der Haut bis zur Fossa ovalis verfolgen liess; am rechten Oberschenkel schwoll derselbe zu einem daumendicken, harten Wulst an, wo das umgebende Zellgewebe überdies infiltrirt und die Haut geröthet und in Form einer länglichen Geschwulst hervorgewölbt war. Die Untersuchung war schmerzhaft; der Process bestand erst seit einigen Tagen. Da kein Oedem bestand, wurden offene Anastomosen mit den tiefliegenden Venen angenommen. Patient nahm innerlich Calomelpillen und erhielt auf die harten Stränge Emplastrum cinereum; nach 3 Monaten war von der Geschwulst nirgends mehr eine Spur zu entdecken. — A. Breda[2]) führt zwei Fälle von Phlebitis syphilitica an; einen, bei welchem die Vena cruralis sinistra und die Vena cephalica, basilica und mediana sinistra, den anderen, bei welchem die Venen des linken Beines befallen waren, und welche auf antisyphilitische Behandlung rasch geheilt wurden. Charvot[3]) schildert ebenfalls zwei Fälle von Erkrankung der Vena saphena, die unter geeigneter Therapie allmälig schwanden.

Die Erscheinungen, welche sich an eine Affection der Gefässe anreihen, sind natürlich sehr verschieden und hängen von der Art und Ausdehnung der Erkrankung, von der Grösse der betroffenen

---

1) Transact. of the clin. Soc VI, 1873; — Schmidt's Jahrb. Bd. CLXIII, pag. 249.

2) Arch. f. Dermatol. u. Syph. 1891, pag. 802.

3) Phlébite syphilitique. Archiv. médic. belg 1891, pag. 122. Referat. Archiv f. Dermat. u. Syph. 1892, pag. 172.

Gefässe, und bei kleineren Gefässen von der Dignität des Organes ab, dessen Circulationsgebiet den Sitz des pathologischen Processes abgibt.

Die gewöhnliche Folge der beschriebenen Veränderungen ist, dass die Blutgefässwandungen zum Theile ihre Elasticität einbüssen, zum Theile aber sich bedeutend verdicken; es resultirt somit bald Erweiterung, bald Verengerung und Obliteration des Gefässrohres. Obwohl nun beide Ausgänge auch nebeneinander anzutreffen sind, so kommt die Erweiterung doch mehr den grossen, die Verengerung des Lumens häufiger den mittleren und kleinen Arterien zu. Demgemäss werden wir im Verlaufe des in den Arterien localisirten Processes hier Ausbildung eines Aneurysma zu gewärtigen haben, dort Erscheinungen zu Tage treten sehen, wie sie sich an eine Gefässobliteration zu reihen pflegen.

Die zu Verengerung und Obliteration führende Arteriitis wird um so weniger auffällig sein, je kleiner das von der Arterie versorgte Gebiet ist und je geringere physiologische Wichtigkeit dem letzteren zukommt; ferner je günstiger die Verhältnisse zur Herstellung eines collateralen Kreislaufes sind, der bei langsamerem Verlaufe der arteriitischen Erkrankung nahezu ungestört sich ausbildet. Waren es aber Endarterien, die der Erkrankung anheimfielen, oder erstreckte sich der Process über eine grössere Anzahl Gefässe, dann sind mangelhafte oder vollkommen aufgehobene Circulation, und damit zusammenhängend, herabgesetzte Ernährung und Nekrobiosen unausbleiblich. Absterben des Fötus in Folge von Erkrankung der Nabel- und Placentargefässe, Erweichungsherde im Gehirn oder dem Herzen, Ulcerationen der Haut und Schleimhäute sind als ganz natürliche Ausgänge nach arteriitischen Processen zu bezeichnen.

Es ist nicht unwahrscheinlich, dass die syphilitische Arteriitis mitunter auch Brüchigkeit der Gefässwandung veranlasst; hämorrhagische Hautsyphilide (pag. 193) dürften hierin ihre Begründung finden; besonders häufig sind hämorrhagische Syphilisformen bei Säuglingen anzutreffen (G. Behrend u. A.); die von Schütz angestellte Untersuchung bietet die anatomische Begründung für diese Annahme. Carl Lechner[1]) glaubt, dass Gefässerkrankungen bei Syphilitischen sehr oft auch zu Gehirnblutungen führen:

---

[1]) Zur Pathogenese d. Gehirnblutungen der luet. Frühformen, Wien 1881, Sep.-Abdr. aus d. Jahrb. f. Psych., Bd. II.

Bradley[1]) wieder brachte eine profuse Metrorrhagie, die eine Woche nach der Geburt bei einer Syphilitischen eingetreten, mit der Allgemeinerkrankung in Zusammenhang, während Bernard[2]) bei einem mit syphilitischen Ulcerationen des Rachens behafteten Manne wegen einer heftigen arteriellen Blutung aus dem Kehlkopfe die Carotis communis unterbinden musste. Zweifellos beruhen manche während syphilitischer Ulcerationen wahrgenommene, oft bedrohliche Hämorrhagien auf Durchbruch eines die Gefässwand occupirenden gummösen Herdes, doch ist es nicht ausgemacht, ob in diesen Fällen die Gummosität von Hause aus dem Gefässrohre angehörte; es liegt auch die Möglichkeit vor, dass die Gummaknoten in der Umgebung eines Gefässes begonnen hatten und erst während der Ausbreitung und des Zerfalles auch auf letztere übergegangen waren (pag. 284). In dem von Virchow[3]) mitgetheilten fünften Falle scheint die Arteriitis der Carotis cerebralis sin. sich erst an ein gummöses Infiltrat, das Virchow zu jener Zeit (1847) freilich noch tuberculös nannte, angereiht zu haben.

Die Symptome der Venenerkrankung hängen gleichfalls von dem Umfange, der Localisation und der Entwickelungsdauer der Krankheit ab. Geringere Phlebitiden einer Gegend, die ihr Blut noch durch gesunde Venen abgeben kann, verlaufen, wie oben mitgetheilt wurde, mit höchst geringen Störungen.

1) Manchester med. and surg. Rep. Oct. 1870; — Schmidt's Jahrb. Bd. CLXV, pag. 219.

2) Schmidt's Jahrb. Bd. CLVI, pag. 200.

3) Entzündung d. Arterien, Virchow's Archiv Bd. I, pag. 324.

Veränderungen des Blutes im Verlaufe der Syphilis.

Dreissigste Vorlesung.

Inhalt: Abnahme der Blutkugeln bei Blutarmuth; syphilitische Anämie; Leukocytose; Leukämie. — Einfluss der Knochenaffectionen auf die Blutbereitung. — Schwankende Zahl der rothen Blutkörperchen bei Syphilitischen.

Blutbefunde bei Leukämie und Leukocytose. — Verhalten des Blutes bei Syphilitischen. — Verhalten des Blutes unter Einwirkung von Quecksilber.

Perniciöse Anämie; Blutbefund. — Perniciöse Anämie bei Syphilitischen; ursächlicher Zusammenhang; zufällige Coincidenz; Steigerung der anämisirenden Schädlichkeit durch Hinzutreten der Syphilis. — Verschlimmerung der perniciösen Anämie nach antiluetischer Therapie.

Nachdem wir die syphilitischen Erkrankungen des Gefässsystems besprochen haben, wollen wir nunmehr auch den krankhaften Veränderungen des in den Gefässen circulirenden Blutes einige Würdigung angedeihen lassen.

Die lange Dauer des syphilitischen Processes, seine bald schnelle, bald allmälige Ausbreitung über die verschiedensten Theile des Körpers führen sehr oft zu tiefen Störungen im Haushalte des erkrankten Organismus. Anämien sind darum bei Lues aller Stadien nicht ungewöhnlich.

Seit Vierordt und Welcker die physiologische Menge der rothen Blutkörperchen in einer Volumeneinheit bestimmt haben, hat man versucht, solche Zählungen auch bei pathologischen Zuständen vorzunehmen. Es hat sich nun herausgestellt, dass in allen mit Blutarmuth einhergehenden Krankheiten die Zahl der Blutkugeln sich in Abnahme befindet; auch für die Syphilis ist ein solches Verhältniss mehrfach constatirt worden. Während in der Norm 4—5 Millionen Blutkörperchen auf ein Cubik-Mm. kommen, hat man dieselben bei Syphilitischen bis auf die Hälfte und darunter sinken sehen.

Schon zu Beginn der Generalisation des Syphiliscontagiums werden manche Individuen hinfällig, ermüden leicht und fallen durch eine länger andauernde Blässe auf. Es liegt nahe, hier an eine Anämie zu denken, welche zum Theile in der, wenn auch nur mässigen Erkrankung zahlreicher Lymphdrüsen begründet ist. Dieser Zustand von syphilitischer Anämie, welche bereits Ricord[1]) im Vereine mit Grassi constatirt hatte, oder, wie man auch sagt, syphilitischer Chlorose bessert sich wohl in den meisten Fällen, doch führen zahlreiche strumöse Lymphadenitiden auch zu Vermehrung der farblosen Blutzellen, zur Leukocytose, zur lymphatischen Anämie. Besteht gleichzeitig auch Milzerkrankung, so wird die Analogie mit Leukämie immer ausgesprochener (Doyen[2]), oder es bildet sich vollkommene Leukämie aus.

Bereits Fr. Mosler[3]) ist in die Lage gekommen, eine exquisite Leukämie auf Syphilis zurückführen zu können; im Verlaufe der constitutionellen Erkrankung ist es zu einer Schwellung der Lymphdrüsen fast am ganzen Körper und zu einer (auf Vermehrung der farblosen Blutkörperchen basirten) Vergrösserung der Milz um das Vierfache gekommen. Die Leukocytose, die bei Syphilis öfter beobachtet wird, hatte sich zur wirklichen Leukämie ausgebildet; Mosler findet den Grund dafür darin, „dass die Drüsenerkrankung eine so grosse Ausdehnung erlangte, und sich im Verlaufe der Syphilis noch eine Entzündung der Milz hinzugesellte". — Eine wahrscheinlich auf Syphilis beruhende Leukämie, die allen Curmethoden trotzte und schliesslich auf Liquor van Swieteni nach monatelangem Gebrauch überraschende Besserung aufwies, hat Ordenstein[4]) bei einem Patienten beobachtet, der von einem syphilitischen Vater stammte. Riess[5]) „sah zwei Obductionen, bei welchen in einigen Organen, besonders in Leber und Milz, leukämische und syphilitische (gummöse) Veränderungen so neben einander bestanden, dass ihre genaue Trennung unmöglich war".

---

1) Bull. de Thér. 1844; Schmidt's Jahrb. Bd. 45, pag. 45.

2) Arch. gén. de méd. 1883, Bd. I, pag. 679; — Viertelj. f. Dermatol. u. Syph. 1883, pag. 663.

3) Leukämie u. Syphilis, Berliner klin. Wochenschr. 1864, pag 26.

4) Centralbl. f. d. med. Wissensch. 1875, pag. 709.

5) Eulenburg's Real-Encyklop., 2. Aufl. 1887. Art. Leukämie.

Bei der hohen Bedeutung, welche nach den Fortschritten der letzten Jahre dem Knochenmark für die Blutbereitung zukommt. wird man gewiss namhafte Veränderungen auch in diesem Gewebe erwarten.

In der That haben die Untersuchungen von M. Litten und J. Orth[1]) ergeben, dass, wie bei schweren Krankheiten überhaupt. die zu Kachexie und Marasmus führen, auch bei Syphilis das Knochenmark eine lymphoide Umwandlung erfährt. Unter drei Fällen von Syphilis fand sich zweimal röthliches Fettmark, einmal rothes lymphoides Mark vor. „Im letzteren Falle war eine sehr schwere Form der Lues (Gehirnaffection) und insbesondere eine gummöse Osteomyelitis in der unteren Epiphyse des untersuchten Oberschenkels vorhanden“[2]). Bei Caries haben die Genannten jedoch auch sonst viel lymphoides Mark angetroffen. In dem Knochenmarke Syphilitischer konnten auch kernhaltige rothe Blutkörperchen, einmal in grosser Menge und blutkörperhaltige Zellen (die manchmal kernhaltige rothe Blutkörper enthielten) nachgewiesen werden.

E. Neumann[3]) erklärt die Thatsache damit, dass jede Anämie, wenn auch nicht ausnahmslos, so doch regulariter zu einer gesteigerten Function des Knochenmarkes führt. In einzelnen Fällen nun kann diese compensatorische Metaplasie des Markes in eine dauernde pathologische Hyperplasie übergehen und unter Umständen Leukämie verursachen. Und wirklich haben vorläufige Experimente von Litten und Orth[4]) dargethan, dass bei Hunden nach künstlich erzeugten Anämien ein Theil der Röhrenknochen rothes Mark enthielt und in den Knochen eine enorme Menge kernhaltiger farbiger Blutkörperchen enthalten war, die vereinzelt auch im Blute sich vorfanden.

Von besonderer Wichtigkeit ist für uns der Umstand, dass, wie bereits erwähnt, auch Knochenaffectionen ähnliche lymphoide Umwandlungen des Markes veranlassen; ja Englisch[5]) will in zwei Fällen sogar myelogene Leukämie nach Knochenerkrankungen wahrgenommen haben. Da E. Neumann nach seinen verdienst-

1) Ueber Veränderungen d. Markes in Röhrenknochen unter versch. pathol. Verhältn., Berliner klin. Wochenschr. 1877.

2) l. c. pag. 745.

3) Ueber myelog. Leuk., Berliner klin. Wochenschr. 1878, pag. 135.

4) l. c. pag. 747

5) Anzeiger d. Ges. d. Aerzte in Wien 1877, No. 13.

vollen Studien dem Knochenmarke die wesentlichste Rolle bei der Leukämie zuschreiben zu müssen glaubt und Erkrankungen des Skeletes während der Syphilis sehr häufig vorkommen, so wird man in Zukunft bei auf Lues basirenden Leukämien nicht allein auf pathologische Veränderungen der Lymphdrüsen und der Milz (ev. der Leber), sondern auch auf solche des Knochenmarkes zu achten haben.

Methodische Blutuntersuchungen bei Syphilitischen haben Wilbouchewitsch (1874) gelehrt, dass vor der Behandlung die Zahl der rothen Blutkörperchen verringert ist und dass die „syphilitische Hypoglobulie" nach Quecksilberbehandlung sich bessert; er fand aber weiters, dass bei fortgesetztem Mercurgebrauche die rothen Blutkörperchen sich wieder vermindern; auch das Thierexperiment hat ihm Abnahme der rothen Blutkörperchen nach Anwendung dieses Metalles ergeben. Er empfiehlt darum das Mittel bei Syphilitischen auszusetzen, sobald Verminderung der rothen Blutkörperchen bemerkt wird.

Genau die gleichen Verhältnisse hat L. v. Hoffer[1]) für das Jodoform eruirt. Bei einem Syphilitischen, der in einem Cubik-Mm. 3,560,700 rothe Blutkörperchen zählen liess, hob sich deren Menge nach achttägiger Anwendung einer Jodoformglycerinemulsion auf 4,126,000, um nach 14 Tagen auf 3,520,000 zu sinken; in einem zweiten Falle betrugen die analogen Zahlen 3,434,000, 3,863,300 und 3,403,400. Auch Kaninchen zeigten alsbald nach Injectionen einer Jodoformölemulsion Abnahme der rothen Blutkörperchen, die wahrscheinlich auf die toxische Wirkung des Präparates zu beziehen ist[2]). A. Schulgowsky[3]) hat bei mit Hautsyphiliden Behafteten gleichfalls eine Verminderung der rothen Blutkörperchen und in einigen Fällen auch eine Verminderung ihrer individuellen Färbungskraft constatirt. J. Caspary[4]) konnte hingegen einen Einfluss der Cur oder des Syphilisverlaufes auf die Zahl der Blutkörperchen nicht regelmässig feststellen.

---

1) Ueber Blutkörperchenzählung u. deren Verwendung zu klin. Zwecken, Wiener med. Wochenschr. 1883, pag. 1090.

2) Ueber d. Verh. d. rothen Blutkörperchen bei subcut. Anwendung von Jodoform, ibid. 1882, pag. 859.

3) Petersburger med. Wochenschr. 1879; — Virchow u. Hirsch's Jahresber. 1879, Bd. II, pag. 530.

4) Ueb. d. Einfl. d. Mercurbeh. bei Syphilit. auf d. Zahl d. roth. Blutkörp. Deutsche med. Wochenschr. 1878.

Genauere Studien über das Verhalten des Blutes bei Leukämie und Leukocytose sind aber erst nach den Untersuchungen P. Ehrlich's und seiner Schüler vorgenommen worden. Im Jahre 1879 hat P. Ehrlich[1]) auf Grund des Verhaltens der Leukocyten Farbstoffen gegenüber, fünf Arten aufgestellt, die charakteristische Körnungen aufweisen. Er nannte diese Granula α—ε-Körnung und vindicirte namentlich den Zellen mit α-Körnung, den eosinophilen Zellen, eine besondere Bedeutung. Eine Vermehrung dieser Zellen weist nach ihm stets auf chronische Veränderungen der blutbereitenden Organe hin. Namentlich bei Leukämie sind die eosinophilen Zellen stets in hochgradigem Maasse vermehrt. Später fand Ehrlich[2]) dass für myelogene Leukämie Zellen mit neutrophiler (ε) Körnung charakteristisch seien, und dass letztere sowie die eosinophilen Zellen ihre Ursprungstätte im Knochenmark hätten.

Durch die Untersuchungen von Hermann Franz Müller und Hermann Rieder[3]) wurde die Bedeutung einer Vermehrung der eosinophilen Zellen zwar herabgesetzt, indem sie in nichtleukämischem Blute bis zu 21 % der weissen Blutkörperchen als eosinophile fanden; dagegen wollen sie morphologische Unterschiede zwischen den normal vorkommenden eosinophilen Zellen und denen. die im leukämischen Blute erscheinen, gefunden haben. Letzere Unterschiede leugnet Jul. Weiss[4]), er bestreitet auch die Vermehrung der eosinophilen Zellen bei verschiedenen Krankheiten, nur bei Milzaffectionen konnte er sie nachweisen.

Jul. Zappert[5]) fand bei gesunden Menschen ein inconstantes percentuelles Verhältniss bis zu 11 %, wie es Ehrlich auch schon angegeben hat; ferner, dass bei Leukämie nur von einer absoluten, nicht aber relativen Vermehrung der eosinophilen Zellen

---

1) Methodologische Beiträge zur Physiologie u. Phathol. der verschiedenen Formen der Leukocyten. Zeitschr. f. klin. Medic. Bd. I, 1879, pag. 553.

2) Ueber d. Bedeutung der neutrophilen Körnung. Charité-Annalen Bd. XII, J. 1887, pag. 288.

3) Ueber Vorkommen und klinische Bedeutung der eosinophilen Zellen (Ehrlich) im circulirenden Blute des Menschen. Deutsches Archiv für klin. Medic. Bd XLVIII, 1891, pag. 96.

4) Das Vorkommen und die Bedeutung der eosinophilen Zellen etc. Wien. med. Presse 1891, pag. 1538 ff.

5) Ueber das Vorkommen d. eosinophilen Zellen im menschlichen Blute. Zeitschr. f. klin. Medic. Bd. XXIII, 1893, pag. 241, 252.

zu sprechen sei und bestätigte die Befunde Edmund Neusser's [1]), dass bei verschiedenen Dermatosen eine oft sehr beträchtliche Vermehrung der eosinophilen Zellen im Blute stattfinde. Da Neusser bei Dermatosen, wie z. B. Pemphigus, Lymphodermia perniciosa die eosinophilen Zellen im Blute stark vermehrt fand, im Knochenmark eines an Pemphigus verstorbenen jedoch nicht, schliesst er, dass die eosinophilen Zellen auch in der Haut gebildet werden. Ebenso seien die Nieren bei Urämie, die Lungen bei Asthma die Bildungsstätte der eosinophilen Zellen. Rille [2]) kam auf Grund seiner Beobachtungen ebenfalls zum Schlusse, dass die Haut eine Bildungsstätte für eosinophile Zellen sei.

Was die Zahl der weissen Blutkörperchen überhaupt anlangt, stimmen die Untersuchungen aus neuester Zeit darin überein, dass eine Vermehrung derselben bei Schwangeren, Chlorotischen, secundären Anämien, bei den verschiedensten entzündlichen Erkrankungen, bei malignen Tumoren und Kachexien, sowie Dermatosen vorhanden ist. (R. v. Limbeck [3]), Zappert, G. Gabritschewsky [4]), Müller und Rieder etc.)

An der Hand dieser Thatsachen wird man die Blutbefunde bei Syphilis nur mit Vorsicht verwerthen dürfen.

Dies im Auge behaltend, wollen wir eine und die andere hierauf bezügliche Arbeit näher berücksichtigen.

Bei seinen zahlreichen Untersuchungen fand August Lezius [5]), dass bei Syphilitischen der Hämoglobingehalt durchgängig in stärkerem Maasse herabgesetzt ist, als die Zahl der rothen Blutkörperchen, welche im Allgemeinen relative Verminderung aufwiesen; die Leukocyten hingegen bewegten sich innerhalb normaler Grenzen, ebenso wie das Verhältniss der einkernigen zu den mehrkernigen Formen. Demgemäss sind die Blutveränderungen bei der syphilitischen Anämie denen bei der essentiellen Chlorose insofern ähnlich, als bei beiden die Abnahme des Hämoglobingehaltes der etwaigen Verminderung der Blutkörperchenzahl nicht parallel geht, sondern dieselbe überwiegt, sodass also das einzelne Blutkörperchen weniger

---

1) Klinisch-haematol. Mittheilungen. Wien. klin. Woch. 1892, No. 3 u. 4.

2) Ueber morpholog. Veränderungen des Blutes bei Syphilis u. einigen Dermatosen. Archiv f. Dermat. u. Syph. 1892, pag. 1028.

3) Grundriss einer klin. Pathol. d. Blutes. Jena 1892.

4) Klin.-haematol. Notizen. Archiv. f. experim. Pathol. 1891, Bd. XXVIII, pag. 83.

5) Blutveränderung bei d. Anämie d. Syphilitischen, Inaug.-Diss. Dorpat, 1889.

Hämoglobin enthält, als in der Norm. Somit ist die Bezeichnung „syphilitische Chlorose" für diese Art der Anämie glücklich gewählt.

Dem gegenüber haben Stoukovenkoff (Jelenew[1]), Wladislaw Bieganski[2]), Vincenzo Fisichella[3]), J. Neumann und A. Konried[4]), sowie Luigi d'Amore[5]) festgestellt, dass unter dem Einflusse des Syphilisgiftes eine rasche Abnahme des Hämoglobingehaltes und der Zahl der rothen Blutkörperchen und hiemit parallel eine Zunahme der weissen Blutelemente, darunter besonders der Lymphocyten stattfinde, und zwar meist schon vor Ausbruch des Exanthems. Wenige Tage nach Beginn der Quecksilbercur nimmt der Hämoglobingehalt und die Zahl der rothen Blutkörperchen zu und erreicht bald die Norm, während die weissen Blutkörperchen stetig an Zahl abnehmen. Dabei kehren die rothen Blutkörperchen leichter zur Norm zurück als der Hämoglobingehalt. Wird zuviel Quecksilber verabreicht, verringert sich wieder der Gehalt des Blutes an Hämoglobin und es vermindern sich die rothen Blutkörperchen.

Auch bei hereditärer Lues vermindert sich der Hämoglobingehalt. Bei höheren Graden der Anämie werden dementsprechend auch die rothen Blutkörperchen an Zahl geringer und zeigen dabei Formen von Megalo- und Mikrocyten, sowie von kernhaltigen Erythrocyten. Die weissen Blutkörperchen sind in allen Formen vermehrt, es finden sich besonders zahlreiche Myeloplaxen (Johann Loos[6]).

Julius Zappert[7]) wieder konnte in seinen (acht) Fällen von Lues (maculöser, papulöser und ulceröser Form) eine Vermehrung der eosinophilen (grossen) Leukocyten nicht constatiren: nur einmal überstiegen sie den gewöhnlichen Befund um ein Geringes.

Bei all diesen Untersuchungen, welche vor, während und nach der Behandlung gepflogen worden, ist aber nicht zu übersehen,

---

1) De la chloro-anémie syph. et mercurielle, Annales de dermatol. etc. 1892, pag. 924.

2) Ueb. d. Veränderungen d. Blutes unter dem Einfluss des Syphilis. Arch. f. Dermat. u. Syph. 1892.

3) Ref. im Arch. f. Dermatol. u. Syph. 1894, Bd. XXVII, pag. 456.

4) Wiener klin. Wochenschr. 1893, No. 19.

5) Internat. klin. Rundschau 1892, pag. 1009.

6) Anämie bei hereditärer Syphilis. Wiener klin. Wochenschrift 1892, No. 20.

7) Ueb. d. Vorkommen d. eosinophil. Zellen im menschl. Blut, Zeitschr. f. klin. Med. XXIII. Bd. 1893, pag. 277.

dass Quecksilberpräparate nicht ohne Einfluss auf den Wassergehalt des Blutes sind. Bekanntlich bezieht Ernst Jendrássik[1]) die diuretische Wirkung des Calomels auf Eindickung des Blutes, und Wladislaw Bieganski[2]) gibt gleichfalls an, dass Mercurgebrauch grössere oder geringere Blutverdickung veranlasst, unabhängig von der Ernährung des Kranken. Hermann Schlesinger[3]), welcher der Frage nach vorübergehender und bleibender Aenderung des Blutes nach Quecksilberwirkung nachgieng, fand, dass subcutane Injectionen mit der gebräuchlichen 5 %igen Sublimatlösung stets primäre Eindickung und consecutive Verdünnung des Blutes im Gefolge hat, wobei die Erhöhung des specifischen Gewichtes mit einer oft sehr bedeutenden relativen Vermehrung der Erythrocyten, jede Herabsetzung mit einer Verminderung der Zahl der rothen Blutkörperchen einhergieng. In zwei Fällen erfolgte die Wirkung des Sublimats in der Weise, dass ohne vorausgegangene Bluteindickung direct eine Herabsetzung des specifischen Gewichtes zu Stande kam, die nach längstens sechs Tagen wieder normalen Verhältnissen Platz machte. Hienach läge es nahe das Sublimat im Sinne E. Kaufmann's[4]) als Blutgift anzusehen, welchem directe Zerstörung rother Blutkörper zukomme. Dem gegenüber hat Hermann Schlesinger nach subcutanen Injectionen von Oleum cinereum während einer Beobachtungsdauer von fünf und acht Wochen keinerlei Blutveränderung wahrgenommen; „da trotzdem die Syphilissymptome schwanden — sagt Schlesinger[5]) — so geht daraus hervor, dass wir nicht in der Lage sind, aus der Blutdichte, bezw. den Veränderungen derselben irgend einen Rückschluss zu ziehen auf die Resorption des Oleum cinereum, wie wir es bei Sublimatinjectionen zu thun versuchten". — Nach Inunctionen konnte Schlesinger[6]) bei acht Kranken, die zu Beginn der Behandlung nicht anämisch waren, während der ganzen vielwöchentlichen Behandlung gleichfalls keine oder aber nur kleine Schwankungen im specifischen Gewichte des Blutes constatiren; während sich bei zwei anämischen Individuen das specifische Ge-

---

1) Das Calomel als Diureticum, Deutsch. Arch. f. klin. Medic. Bd. XXXVIII.

2) l. c.

3) Ueb. d. Beeinflussung d. Blut- u. Serumdichte durch Veränderungen der Haut u. durch ext. Medication, Virchow's Arch. Bd. CXXX, pag. 170.

4) Die Sublimat-Intoxication, Breslau 1888.

5) l. c. pag. 175.

6) l. c pag. 176 u. 177.

wicht des Blutes während der Behandlung langsam, aber stetig erhöhte, und parallel damit eine Erhöhung des Hämoglobingehaltes, aber keine wesentliche Aenderung in der Zahl der Erythrocyten nachweisen liess. Demzufolge ist Schlesinger geneigt, die Sätze von Bieganski dahin zu erweitern, dass bei Schmiercuren die Blutdichte und die Zahl der rothen Blutkörperchen während der ganzen antisyphilitischen Behandlung, die bis zum völligen Schwinden aller syphilitischen Erscheinungen fortgesetzt wurde, keinen wesentlichen Aenderungen unterliegen muss. Bei syphilitischen Anämien kann sich unter Quecksilbergebrauch der Hämoglobingehalt erhöhen, bei nicht anämischen Syphilitischen muss sich derselbe bei Anwendung grosser Quecksilber-Dosen nicht erhöhen.

H. Schlesinger fasst die wichtigsten Resultate seiner Untersuchungsreihen folgendermassen zusammen: Das Quecksilber vermag — als leicht resorbirbares Präparat in grösserer Menge einverleibt — die Blutdichte für kurze Zeit durch Verdünnung und Verdichtung des Blutes zu ändern; ein hierzu geeignetes Präparat ist das Sublimat, nach dessen Einverleibung sich Aenderungen der Blutdichte nahezu gesetzmässig vollziehen. Jedoch kann selbst die Aufnahme grösserer Mengen von Quecksilber in den Körper in Form von anderen Präparaten, wie Oleum cinereum oder Inunctionen mit Unguentum cinereum, die Blutdichte völlig unbeeinflusst lassen.

Aus all dem schöpfen wir somit die Belehrung, dass man bei Prüfung des Blutbefundes Syphilitischer auf manche Nebenumstände zu achten hat, und speciell dass die Antisyphilitica zwar die Blutbeschaffenheit günstig beeinflussen, aber nur bis zu einem gewissen Grade; ja dass auch die Wahl des Präparates und seine Applicationsart für die Zusammensetzung des Blutes nicht gleichgiltig ist.

Bei Berücksichtigung all der angeführten Umstände ist denn doch unzweideutig erwiesen, dass im Laufe der Syphilis die Untersuchung oft genug deutliche Zeichen von Anämie auffinden lässt.

In einzelnen Fällen, speciell bei hiezu disponirten Individuen, scheint die luetische Erkrankung zu solchen schweren Schädigungen in der Blutbereitung zu führen, dass sich geradezu perniciöse Anämie ausbildet. Schon im Jahre 1873 fiel es

Ponfick[1]) auf, dass unter 38 Fällen von anämischer Form des Fettherzes (die mit perniciöser Anämie zum mindesten nahe verwandt ist) bei der Obduction sich viermal Lues vorfand; auch Kjerner[2]) berichtete über progressive perniciöse Anämie, bei einem 72 Jahre alten Frauenzimmer, welches anatomisch Zeichen alter Lues aufwies; und S. Laache[3]) constatirte, wie aus seiner sorgfältigen Arbeit zu entnehmen ist, den gleichen Blutbefund bei einem mit Syphilis behafteten 32 Jahre alten Tischler. In einer interessanten Mittheilung aus C. Gerhardt's Klinik führt Friedrich Mueller[4]) vier Fälle an, bei denen neben zweifellosen Veränderungen luetischer Natur deutlich ausgesprochene perniciöse Anämie vorlag.

Bei dieser schweren Form der Anämie ist die Zahl der rothen Blutkörperchen bedeutend vermindert (meist bis unter eine Million), desgleichen der Hämoglobingehalt des Blutes; wobei bemerkt werden muss, dass es für die perniciöse Anämie geradezu charakteristisch ist, dass der Rückgang des Hämoglobins keineswegs in gleichem Grade erfolgt, wie die Verminderung der Zahl der Blutkörperchen, sondern dass dieser Farbstoff in den einzelnen Blutkörperchen eher erhöht angetroffen wird (S. Laache[5]), Kahler). Ferner fand Ehrlich, dass ungewöhnlich grosse kernhaltige rothe Blutkörperchen (Megaloblasten und Gigantoblasten) nur der perniciösen Anämie zukommen; hingegen erweisen sich die Leukocyten nicht vermehrt. Endlich gehören Fieber und capilläre Blutungen zum Bilde der perniciösen Anämie.

Bei der an Kachexien mannigfacher Art sich anschliessenden secundären Anämie sind die rothen Blutkugeln zwar gleichfalls vermindert, aber hiemit gleichen Schritt haltend, auch das Hämoglobin; dabei besteht absolute Vermehrung der Leukocyten, insbesondere der polynucleären Formen (Ehrlich).

In Mueller's Fällen waren nun die charakteristischen Merkmale der perniciösen Anämie vorhanden, wie Ehrlich selbst, der die Blutuntersuchungen vorgenommen hatte, bekräftigte. Drei Fälle verliefen tödlich, bei einer 28 Jahre alten Kranken hatte

---

1) Berl. klin. Woch. 1873, pag. 18.
2) Schmidt's Jahrb. Bd. CLXXXVI, pag. 26.
3) Die Anämie, Christiania 1883, pag. 170.
4) Zur Aetiol. d. pernic. Anämie, Char.-Annal. Bd. XIV, 1889, pag. 259.
5) l. c. pag. 110.

Jodeisen Besserung erzielt. Mueller[1]) tritt dafür ein, dass die Syphilis wirklich in ursächlicher Beziehung zur Anämie stand; die Heilungserfolge glaubt er denjenigen analog, welche bei perniciöser Anämie in Folge Bothriocephalus und Anchylostomum durch Abtreiben dieser Parasiten erzielt worden sind. Auch hier konnte in leichteren Fällen eine Heilung erreicht werden, während in vorgeschrittenen die Krankheit auch nach Entfernung der Enthelminthen unaufhaltsam fortschritt.

Indessen müssen wir denn doch auch damit rechnen, dass die perniciöse Anämie, wenngleich sie einen Syphilitiker befällt, sehr wohl unabhängig von der Syphilis bestehen kann. S. Laache[2]) neigt sich bezüglich des von ihm mitgetheilten Falles mehr der letzteren Auffassung hin; thatsächlich sanken bei seinen Kranken unter Jodkali und grauer Salbe die rothen Blutkörperchen von ca. 1 Million bis ungefähr 1/2 Million, während ihre Zahl nach Arsenikbehandlung fortlaufend anstieg.

In einem von mir beobachteten Falle von perniciöser Anämie handelte es sich um einen etwa 30 Jahre alten Kaufmann, der sich sechs Jahre vorher inficirt hatte und mit Hydrargyrum oxydulatum tannicum und Jodkalium behandelt worden war. Wegen Accommodationslähmung am linken Auge, capillärer Hyperämien im Augenhintergrunde und stecknadelkopfgrosser Infiltrate an den Handtellern wurde er neuerdings mercuriell behandelt, u. zw. Anfangs mit gutem Erfolge. In der zweiten Woche traten Hämorrhagien in der Haut und in der Mundschleimhaut auf; die Quecksilberbehandlung wurde sistirt. In der dritten Woche stellten sich Blutungen in den uropoetischen Wegen ein, so dass mit dem Harn viel Blut abgieng. Nun erst erfuhr ich auf Befragen, dass der Kranke seit jeher nach den geringfügigsten Verletzungen (Zahnextractionen etc.) viel Blut zu verlieren pflegte und dass er schon als Kind (nach der rituellen Circumcision) eine nur schwer zu stillende Blutung zu erleiden hatte; es wurde Arsenik gereicht. Im weiteren Verlaufe gesellten sich auch Hämorrhagien in den Tonsillen und dem Zahnfleische hinzu, der Kranke verfiel immer mehr, seine Esslust schwand vollkommen und unter Fieber trat lethaler Ausgang ein. — Offenbar bestand bei diesem Manne von

---

1) l. c. pag. 269.
2) l. c. pag. 174—176.

früher schon hämorrhagische Diathese, die, durch die Lues geweckt, sich bis zur perniciösen Anämie steigerte.

Ich stimme darum Arthur Klein[1]), welcher perniciöse Anämie bei Syphilitischen zweimal gesehen hat, vollkommen zu, wenn er hiebei der Lues nur eine provocatorische — freilich eine eminent provocatorische Rolle einräumt. In einigen Fällen (weiblichen Geschlechtes) bestanden nämlich anämisirende Schädlichkeiten schon von früher her, indem die Menstruation bei denselben sich erst im 19., 21. bez. 22. Lebensjahre einstellte; oder es handelte sich um eine congenitale Anomalie, die zu perniciöser Anämie disponirt, wie bei dem zweiten von Klein beobachteten Kranken, der einen Bruder und eine Schwester an perniciöser Anämie verloren hatte. Bei diesem Kranken musste wegen rapiden Verfalls von der eingeleiteten Einreibungscur alsbald Abstand genommen werden; der Patient starb kurze Zeit darauf. Im anderen Falle Klein's trat zwar nach 35 Inunctionen auffallende Besserung ein, dieselbe hielt jedoch nicht lange an; einen Monat nach ihrer Entlassung musste sich die Kranke, eine 22jährige Handarbeiterin, neuerdings ins Krankenhaus aufnehmen lassen, woselbst sie an unaufhaltsam fortschreitender perniciöser Anämie zu Grunde gieng.

Von den im Anschluss an Syphilis beobachteten Fällen von perniciöser Anämie, sind einige antiluetisch behandelt worden. Einmal ist bei Mueller Besserung verzeichnet, wie lange sie anhielt, ist nicht bekannt; in einem andern Falle Mueller's hielt die Besserung mehrere Monate an, worauf die Patientin wieder sehr elend wurde. In den übrigen Fällen hat die antisyphilitische Behandlung entweder schlechten Erfolg gehabt, oder es trat nach vorübergehender Besserung bedeutende Verschlimmerung ein.

---

[1]) Zur Aetiol. d. secund. pernic. Anämie, Wien. klin. Wochenschr. 1891, No. 39 u. 40.

Syphilitische Erkrankungen des Lymphapparates, der Milz, Thymus, Schilddrüse, Nebennieren und der Glandula pinealis.

Einunddreissigste Vorlesung.

INHALT: Lymphdrüsenaffectionen. — Erkrankung derselben durch den Lymphstrom, durch die Blutbahn; Anatomische Veranderungen; Symptome und Verlauf; Intumescenzen; Adenitis gummosa; Diagnose; Bedeutung der Adenopathien. — Lymphgefässerkrankung.

Milzaffectionen; bei frischer, vorgeschrittener Syphilis. — Affectionen der Thymus, Schilddrüse, Nebennieren, Glandula pinealis.

Die indolenten Bubonen, welche sich nach wenigen Tagen der syphilitischen Initialmanifestation anreihen, bilden für die im späteren Verlaufe beobachteten Lymphdrüsenanschwellungen in mancher Hinsicht ein Paradigma. So wie der Bubo auf einen in seiner Peripherie vorliegenden oder abgelaufenen Initialaffect hinweist, ebenso lässt sich aus Lymphdrüsenvergrösserungen, die während der constitutionellen Syphilis zur Ausbildung gelangen, schliessen, dass irgendwo in ihrem Lymphstromgebiete irritative Syphilisprocesse sich abspielen oder bereits abgespielt haben. Lymphadenitiden am Nacken, am Halse und in der Submaxillargegend werden somit auf Syphilide des Kopfes, der Mund- oder Rachenschleimhaut in gleicher Weise hinleiten, wie Anschwellungen der Cubital- und Axillardrüsen auf ähnliche Processe an den Armen zu beziehen sind; kein Zweifel, dass auch Vergrösserungen der Mediastinal-, Abdominal- und Beckendrüsen im innigen Zusammenhange mit irritativen Vorgängen in den Eingeweiden stehen.

Dem gegenüber beobachten wir aber, dass spätere Syphilisproducte, insbesondere gummöse — falls dieselben mit gewöhnlichen Eiterungsprocessen nicht combinirt sind — oder die syphilitische Schwiele, nur ausnahmsweise eine gleiche Mitaffection der benachbarten Lymphdrüsen im Gefolge haben.

Für viele Fälle ist es nun ausgemacht, dass Lymphadenopathien auch ausserhalb der Ansteckungsregion bald nach Generalisation der Syphilis zu beobachten sind, mitunter sogar ohne jede Spur eines Ausschlages in der Peripherie — eine Beobachtung, die mehrfach gemacht worden ist (Puche, Ricord[1]), Lancereaux[2]), W. Boeck[3]) u. A.). Dieser Umstand dürfte Sigmund zu der Auffassung geführt haben, dass die Verallgemeinerung des Syphiliscontagiums zunächst auf und dann erst durch das gesammte Lymphdrüsensystem erfolge. Nun haben wir aber (pag. 166) dargethan, dass das constitutionell gewordene Syphiliscontagium wohl die allgemeine Decke zumeist in erster Reihe ergreift, dass aber ein und das andere Mal Haut und Schleimhäute sehr wenig oder gar nicht, dafür aber tiefer liegende Gewebe bevorzugt erscheinen. Wenn also auch Anschwellungen der Drüsen am Halse, ohne Syphiliseruption am Kopfe oder in der Mundhöhle sich ausbilden, so wird man mit viel grösserer Wahrscheinlichkeit auf irritative Syphilisprocesse in den Muskeln, im Periost oder gar in den Meningen (pag. 167) schliessen, als mit Sigmund die unmittelbare Verbreitung des Contagiums im ganzen Lymphdrüsenapparate annehmen.

Indessen muss immerhin auch die Möglichkeit von syphilitischen Erkrankungen der Lymphdrüsen ohne vorausgegangene Affection in der Peripherie betont werden; Tanturri[4]) spricht dann von einer Syphilis lymphatica oder lymphadenoides. In dem Falle kann das Contagium in die Drüsen sowohl auf dem Wege des Lymphstromes, als auf dem der Blutbahn gelangt sein. Astruc[5]) hat hierüber gewiss eine klare Vorstellung gehabt, wenn er Lymphdrüsenvergrösserungen „gemina de causa, ut de inguinalibus modo dictum est" entstehen liess, was er bei den Leistenbubonen sehr deutlich in nachstehender Weise erläuterte[6]): „Potest autem virus intromissum, cum lympha glandularum inguinalium commisceri duplici via, longiore altera et intricatiore, nimirum circulatione sanguinis;

---

1) Briefe üb. Syphilis, Deutsch von C. Liman. Berlin 1851, pag. 218.

2) l. c. pag 147.

3) Erfahrungen über Syphilis, Stuttgart 1875, pag. 134.

4) Giorn. ital. delle malatt. ven. 1872; — Arch. f. Dermatol. u. Syph. 1872, pag. 560.

5) De morb. ven. libri novem. Edit. altera. Lutetiae Parisiorum 1740, T. I. lib. III, cap. V, pag. 334.

6) l. c. pag. 324.

breviore altera et magis expedita, ope videlicet vasorum lymphaticorum, quae in glandulas inguinales tendunt".

Bezüglich der auf dem Wege des Lymphstromes erkrankten Drüsen ergibt sich, wie gesagt, die bemerkenswerthe Thatsache, dass Affectionen derselben durch das Syphiliscontagium hauptsächlich in der ersten Zeit zu constatiren sind. Die krankhaften Veränderungen der Lymphdrüsen in der Nähe der syphilitischen Initialmanifestation haben wir bereits eines Näheren gewürdigt (pag. 150). Die nach Verallgemeinerung des Syphiliscontagiums auftretenden irritativen Processe veranlassen in den benachbarten Lymphdrüsen, wohl nicht so regelmässig, wie die Initialmanifestation, aber doch oft genug, ähnliche Veränderungen, wie letztere. Flecke, mehr noch Papeln und Pusteln, ziehen, je nach ihrer Localisation, Anschwellungen der Nacken- und Hals-, der Ellbogen-, Achsel- und Subclaviculardrüsen nach sich, und auch Schenkel- und Leistendrüsen werden, wenn sie in Folge extragenitalen Sitzes der Initialmanifestation verschont geblieben sein sollten, durch irritative Syphilisproducte an den unteren Extremitäten, den Genitalien und ihrer Umgebung in gleiche Mitleidenschaft gezogen. Es ist aber auch wahrscheinlich, dass Irritationszustände in tiefer situirten Geweben gleichfalls zu solchen Adenitiden Anlass geben können. — Dabei wird mitunter beobachtet, dass, wenn im Lymphstrome mehrere Reihen von Lymphdrüsen eingeschaltet sind, das eine Mal mehr die peripheren, das andere Mal mehr die centralen Drüsen leiden. Es ist darum auch ganz gut möglich, dass neben einer Initialmanifestation an den Genitalien die indolenten Bubonen in der Leiste ausbleiben, und dafür die Drüsen des Beckenraumes sich vergrössern.

Oben (pag. 92) haben wir der Vermuthung Raum gegeben, dass das Syphiliscontagium seine Propagationsfähigkeit bei Uebertragung auf ein anderes gesundes Individuum, d. h. seine Infectionsfähigkeit, höchstwahrscheinlich nur so lange bewahrt, als es in seinem Wirthe noch Irritationszustände hervorzurufen geeignet ist; in diesem Stadium scheint das Contagium auch eine erhöhte Fähigkeit zu besitzen, die benachbarten Lymphdrüsen in Mitleidenschaft zu ziehen.

Von anatomischem Gesichtspunkte aus bieten die Lymphdrüsen anfangs eine irritative Schwellung mit Hyperämie, stärkerer seröser Durchfeuchtung und Vergrösserung der Lymphzellen dar; die vergrösserten Drüsenfollikel treten als grauweissliche Punkte vor. Im weiteren Verlaufe nimmt die Hyperämie ab und im Stroma entwickelt sich neues Bindegewebe, wodurch „ein mehr gleichmässiges, weissliches, weissgraues, röthlichweisses oder graues Aussehen" resultirt (Virchow[1]). Der in der Regel langsame Verlauf des Processes innerhalb der Drüsen führt zu einer unvollständigen fettigen Metamorphose mit Eindickung, für welche Virchow den Ausdruck käsige Metamorphose eingeführt hat. Das hierbei sich entwickelnde Bild schildert er wie folgt[2]: „Die Inguinaldrüsen theilweise pflaumengross, äusserlich weisslich, fast markig, stellenweise hellröthlich, auf dem Durchschnitte mit zahlreichen, zum Theil kleineren, zum Theil kirschkerngrossen, käsigen Einsprengungen, von denen einzelne weiss und trocken, andere in breiiger Erweichung begriffen sind". — Während also in der ersten Zeit die zellige Hyperplasie zumeist in die Augen fällt, sind die späteren Erkrankungen durch Induration, Cirrhose und Verkäsung ausgezeichnet (Cornil[3]). Die Drüsenkapsel erscheint im Verlaufe der Syphilis wenig oder nur passiv verändert; nur bei strumösen Bubonen der Lues weist das bindegewebige Gerüst hochgradige Verdickung und Sklerose auf (Cornil).

Im Verlaufe des irritativen Syphilisstadiums wachsen die Lymphdrüsen zu mandel- und haselnussgrossen, manchmal auch grösseren, leicht verschieblichen Geschwülstchen an, die sich ziemlich hart anfühlen und nur wenig Empfindlichkeit aufweisen. Nur solche Drüsen, welche, wie die am Processus mastoideus, zwischen straffer Haut und Knochen situirt sind, erscheinen weniger beweglich und sind auf Druck schmerzhafter.

Wie bei der Initialmanifestation, sehen wir manchmal auch hier eine und die andere Drüse die übrigen an Umfang überragen; ziemlich oft participiren jedoch nach Verallgemeinerung des Contagiums die meisten Drüsen der betroffenen Gruppe ziemlich gleichmässig an der Vergrösserung.

In vielen Fällen verkleinern sich die Drüsenschwellungen ziemlich rasch und verlieren sich mitunter schon nach Rückbildung der irritativen Symptome; oft genug jedoch sieht man sie die letzteren um Monate überdauern oder in nahezu unverändertem Zustande persistiren. Dem entsprechend stellen Lymphdrüsenvergrösserungen

---

1) Ueb. d. Natur d. const.-syph. Affect., Berlin 1859. pag. 101.

2) l. c. pag. 102.

3) Journ. de l'anat. et de la phys. 1878; — Viertelj. f. Dermatol. u. Syph. 1879, pag. 638.

gar nicht so selten das einzige, oder doch das am meisten in die Augen springende Zeichen einer stattgehabten Syphilisinfection dar.

Je älter die Syphilis ist, um so seltener sind bei sonst gesunden Individuen frische Mitaffectionen der benachbarten Drüsen nach Recidiven wahrzunehmen, und gummöse Producte scheinen unter den gleichen Verhältnissen zu Lymphdrüsenerkrankungen überhaupt nicht zu führen. „Wenn Sie mit spät auftretenden Symptomen kranke Ganglien finden — schreibt Ricord[1]) in seinen Briefen — so suchen Sie nur, und Sie werden andere Ursachen finden, um sie zu erklären, ihr Totaleindruck wird ein anderer sein oder die Kranken werden Ihnen sagen, diese Anschwellungen hätten die früheren Erscheinungen überdauert."

Die bisher besprochene Art der Lymphdrüsenerkrankung, die wir als diffuse bezeichnen können, erleidet bei kachektischen mit Scrophulose oder Tuberculose behafteten Individuen ähnliche Abweichungen von dem typischen Verlaufe, wie die die Initialmanifestation begleitenden Bubonen (pag 152). Es intumesciren die Drüsen zu wallnussgrossen und noch grösseren strumösen Geschwülsten, welche zu ganz ansehnlichen Paqueten zusammentreten; die Verschieblichkeit wird schon früh aufgehoben durch Verlöthung der Drüsenkapseln mit dem umgebenden Bindegewebe und der Haut; es erfolgen dann eiterige Schmelzungen und Erweichungen im periadenitischen Gewebe und in der Drüse; die Haut wird an einer oder mehreren Stellen durchbrochen, die Drüsen von Eiter umspült, es entstehen weitverzweigte Hohlgänge; die vollständige Vereiterung der Drüse bildet sich in Fällen, die sich selbst überlassen bleiben, in höchst schleppendem Tempo aus.

Bei herabgekommenen, an sonstigen Eiterungen oder anderen Dyskrasien leidenden Individuen werden ähnliche Vorgänge in den Lymphdrüsen auch nach gummösen Processen in der Peripherie wahrgenommen; oder es entwickeln sich Lymphdrüsenentzündungen, zum Theile mit dem Ausgang in Eiterung, nach verwahrlosten Gummageschwüren.

Gummöse Erkrankungen der Lymphdrüsen kommen ab und zu vor; Birch-Hirschfeld[2]) hat bei einem 38jährigen Manne neben gummöser Erkrankung der Leber, der Magen- und Darmschleimhaut weit verbreitete gummöse Veränderung in den Maxillar-,

[1]) l. c.

[2]) Lehrb. d. path. Anat. 4. Aufl., II. Bd., 1. Hälfte, Leipzig 1894, pag. 188.

oberflächlichen Halsdrüsen, den Tracheal- und Bronchialdrüsen, in den Lymphdrüsen am Oesophagus, der kleinen Curvatur des Magens, des Mesenteriums, in den Portal- und Lumbaldrüsen gefunden.

Bei den palpabeln Lymphdrüsen geht die Infiltration in der Regel auch auf das umgebende Gewebe und die Haut über. Mit fortschreitender Zunahme kann das Drüsengumma zu einer bedeutenden Geschwulst anwachsen, die mit ihrer Umgebung und der Haut innig verbunden ist und in welcher benachbarte Gebilde (Gefässe und Nerven) fest eingebettet sind; die Geschwulst ist derb, an einer und der anderen Stelle erweicht und von verschiedener Empfindlichkeit. Die Erweichung nimmt jedoch meist zu, die Haut wird dann in den Zerfall einbezogen, es entsteht ein Geschwür, dessen Grund und Umgebung zu erweichten oder verkästen Drüsenpartien hinleiten. Mitunter gibt der Aufbruch eines Drüsengumma den Anstoss zu gummösen Hautulcerationen, die dann nicht ungerne serpiginösen Charakter annehmen und sich über weitere Strecken ausbreiten. Ich habe solche gummöse Lymphadenopathien (gummöse Lymphome) in der Leiste, am Schenkel, am Halse, in der Praeauricural- und Cubitalgegend wiederholt gesehen, und zwar bestand in den von mir beobachteten Fällen das Drüsengumma der Inguinalgegend für sich allein und hatte sich an eine Scleradenitis angeschlossen, während bei den anderen Kranken die gummöse Lymphadenitis der Praeauricularregion bez. am Ellbogen oder am Halse nach mehrjährigem Bestande der Syphilis zu Gummen in den Muskeln und an anderen Orten hinzugetreten war. Einschlägige Beobachtungen sind von Rollet, Campana, S. Lustgarten[1]), Walter Guttmann[2]) u. A. mitgetheilt worden. Die Adenitis gummosa zeichnet sich durch einen sehr trägen Verlauf aus, wenngleich eine allgemeine antisyphilitische Therapie im Vereine mit einer energischen Localbehandlung hier schnellere Ausheilung erwarten lässt, als bei in Eiterung übergehenden syphilitischen Adenitiden scrophulöser Individuen. Die zurückbleibende Narbe ist an der Unterlage fixirt; manchmal sind Drüsenresiduen in der Tiefe oder in der nächsten Umgebung deutlich zu constatiren.

Von nichtsyphilitischen Erkrankungen, die gleichfalls zu Affectionen der Lymphdrüsen führen, mögen hier nur einige gewürdigt

---

1) Ueb. d. subcut. Drüsenerkrankungen im Spätstadium d. Syph., Wien. med. Presse 1890.

2) Ueb. gumm. Lymphome, Deutsche med. Woch. 1894, pag. 889.

werden. Ekzem und Lupus, noch regelmässiger Carcinom und Prurigo, bedingen Lymphdrüsenvergrösserungen, doch entgeht bei aufmerksamer Berücksichtigung der im Lymphstromgebiete localisirten Erkrankung die Natur des pathologischen Processes in den Drüsen kaum der richtigen Beurtheilung. Die Unterschiede, die zwischen Carcinom und Lupus einerseits und Syphilis anderseits bestehen, sind bereits (pag. 257—260 u. 303—307) erörtert worden. Prurigo verändert die Haut meist an den Streckseiten der oberen und unteren Extremitäten, insbesondere der Unterschenkel und Vorderarme, in höchst auffallender Weise und ist ausserdem durch ein intensives Jucken ausgezeichnet, das in mehr oder minder hohem Grade auch dem Ekzem zukommt. Ist Ausheilung der Krankheiten in der Peripherie erfolgt, so pflegen nach schwereren Formen ziemlich charakteristische Veränderungen (Narben, Pigmentirungen), aus denen das ursprüngliche Leiden zu erkennen ist, zurückzubleiben. In leichteren Fällen können jedoch diese Zeichen fehlen, und man bleibt nur auf die Drüsenerkrankung selbst angewiesen.

Die diffuse syphilitische Adenitis bei sonst gesunden Individuen ist daran leicht zu erkennen, dass die Drüsen nur zu kleineren, Mandel- und Haselnussgrösse selten übersteigenden Geschwülstchen heranwachsen, die nicht schmerzen, leicht verschieblich und hart sind, in diesem Zustand längere Zeit verharren und nur selten in Eiterung übergehen; überdies participiren an der Erkrankung immer mehrere Drüsen einer Region; sehr oft wiederholt sich der gleiche Befund an verschiedenen Lymphdrüsengruppen. Seltener ist die Adenopathie nur auf einer Seite beobachtet worden (Auspitz[1]). Scrophulöse und tuberculöse Lymphdrüsen intumesciren bedeutend und werden an ihrem Orte sehr bald fest eingebettet; Erweichung und theilweise eiterige Schmelzung bleibt selten aus; Durchbruch durch die verdünnte, unterwühlte Haut ist der gewöhnliche Ausgang; nicht immer gelingt der Nachweis von Tuberkelbacillen im Eiter.

Nun kommt es aber auch vor, dass ein scrophulöses oder tuberculöses Individuum eine Syphilisinfection erleidet, oder dass ein mit Syphilis Behafteter in späterem Verlaufe der Scrophulose und Tuberculose verfällt; in dem Falle muss auf alle Nebenumstände aufmerksame Rücksicht genommen werden; meist prävaliren dann Scrophulose und Tuberculose über die Syphilis.

---

1) Die Bubonen d. Leistengegend, Arch. f. Dermatol. u. Syph. 1873, pag. 465.

Gummöse Lymphome, die neben anderen evidenten Zeichen von Syphilis vorkommen, sind leicht zu erkennen; bestehen jedoch Lymphdrüsengummen für sich allein, so hat man an Verwechslung mit Scrophulose (Tuberculose), Lymphom, ja auch mit Aktinomykose und maligner Neubildung zu denken; diesbetreffend wird auf früher Gesagtes verwiesen, dabei aber bemerkt, dass die Schwierigkeit der Differentialdiagnose manchmal doch bedeutend ist; thatsächlich sind solche Bildungen manchmal für bösartige Tumoren gehalten und exstirpirt worden (B. v. Langenbeck[1]), Friedrich v. Esmarch[2]), erst die Heilung nachfolgender Recidiven mit Jodkalium klärten über den Sachverhalt auf. Man verabsäume darum nie, in zweifelhaften Fällen eine antiluetische Behandlung zu versuchen.

Ueber die Bedeutung der Adenopathien für den weiteren Verlauf des Syphilisprocesses sind wir noch nicht so klar orientirt, als es wünschenswerth erscheint. Höchst wahrscheinlich gelangt das Syphiliscontagium schon sehr früh in die Lymphdrüsen hinein; möglich, dass dasselbe hier zum Theile sein Grab findet, zum Theile aber nur einen einstweiligen Aufenthaltsort, von dem es zu gelegener Zeit wieder in den Blutkreislauf übertritt, um an irgend einer Stelle des Körpers als Metastase zu Syphilisrecidiven zu führen (pag. 93).

Bekanntlich werden bei der Tättowirung eingeriebene Pigmentkörner bis in die Lymphdrüsen hinein verschleppt und sind daselbst noch nach vielen Jahren nachweisbar; in gleicher Weise geben die Lungen oft grosse Quantitäten ihres Pigmentes an die Bronchial- und Mediastinaldrüsen ab. Wird hingegen Zinnober in die Blutbahn von Thieren eingeführt, so trifft man dasselbe in den Gewebselementen der Milz und des Knochenmarkes zu jeder Zeit (E. Ponfick[3]), F. A. Hoffmann und P. Langerhans[4]); die Lymphdrüsen scheinen somit zu dem im Blute kreisenden Farb-

1) Ueb. Gummigeschwülste (Granulome), Arch. f. klin. Chir. Bd. XXVI, 1881, pag. 265.

2) Ueb. d. Aetiol. u. d. Diagn. d. bösart. Geschwülste etc. ibid. Bd. XXXIX, 1889, pag. 327.

3) Studien üb. die Schicks. körnig. Farbst. im Organism., Virchow's Arch. Bd. XLVIII, pag. 1.

4) Ueber d. Verbleib des in d. Organism. eingef. Zinnobers, Virchow's Arch. Bd. XLVIII, pag. 304.

stoff keine Beziehungen zu zeigen, wohl aber zu dem, der in ihrem Gebiete ausserhalb der Blutgefässe vorkommt[1]).

Sehr beachtenswerth sind da die Befunde bei Krankheiten, die auf niedere Organismen zurückgeführt werden. So erscheinen die Milzbrandbacillen in der Milz besonders zahlreich. Bei Mycosis intestinalis hat Ludwig Buhl[2]) in den Mesenterial- und Retroperitonealdrüsen zahlreiche Pilzfäden und Waldeyer[3]) in den Gefässen der Milz eine enorme Masse kleiner Zoogloea-Elemente gesehen. Nach Birch-Hirschfeld[4]) werden die Mikrococcen einer injicirten putriden Flüssigkeit in den Pulpazellen der Milz zurückgehalten, wodurch übrigens auch deutliche Schwellung des Organes zu Stande kommt. Auch N. Socoloff[5]) hat bei klinisch beobachteten und experimentell erzeugten Infectionskrankheiten in den ersten Tagen Mikrococcen in der Milz gefunden.

So werthvoll aber diese Untersuchungen an und für sich sind, so wenig können wir dieselben vorläufig in Bezug auf die Schicksale des Syphiliscontagiums in den Lymphdrüsen verwerthen.

Hingegen ist die so häufig beobachtete ausgebreitete Lymphadenitis in anderer Beziehung von grosser Wichtigkeit (pag. 402).

In manchen Fällen machen sich auch mechanische Wirkungen, die aus einer Lymphdrüsenvergrösserung resultiren, geltend; so Stauungen in Lymphwegen oder Venen, oder Neuralgien durch Druck auf Nervenplexusse.

So evident es ist, dass das Syphiliscontagium auf dem Wege zu den Lymphdrüsen die Lymphgefässe passiren muss, so wenig sind wir noch über syphilitische Erkrankungen dieser Lymphbahnen belehrt. Nach den klinischen Erscheinungen sind Lymphangoitiden — die ich ihrer Form halber Lymphstrangsklerosen nenne — zwischen der Initialmanifestation und den ihr zukommenden Bubonen oft genug wahrzunehmen, doch haben sich auch Stimmen erhoben (pag. 152, Note), welche die sklerosirten knotigen Stränge als rückläufige Fortsetzung der Sklerose gegen die Arterien hin (in der die nur wenig betheiligten Lymphgefässe zwar eingeschlossen sind) auffassen.

---

1) eod. l. pag. 308.
2) Zeitschr. f. Biol. Bd. VI.
3) Mycosis intestinalis, Virchow's Archiv. Bd. LII, pag. 541.
4) Der acute Milztumor, Arch. d. Heilk. 1872, pag. 404.
5) Zur Pathol. d. acut. Milztumors, Virchow's Arch. Bd. LXVI, pag. 178 u. 182.

Viel seltener sind Lymphgefässerkrankungen im weiteren Verlaufe der Syphilis. Bei der Obduction eines 39jährigen anämischen Frauenzimmers (dessen wir auch auf pag. 316 gedachten), hat Cornil[1]) neben Lebergummen und anderen Zeichen von Syphilis gesehen, wie die Oberfläche der Lunge von zu knotigen Strängen angeschwollenen Lymphgefässen in Lobuli abgegrenzt war; die Lymphgefässe waren mit käsigem Eiter gefüllt. Diese Lymphangoitis bestand „nur an der vorderen Fläche des unteren und mittleren und an der hinteren Fläche des unteren Lungenlappens rechts, bei der linken Lunge an der unteren Fläche des oberen und an der oberen und hinteren Fläche des unteren Lappens. Der Inhalt der Gefässe hatte die Consistenz und das Ansehen käsigen Eiters. An den entsprechenden Lungentheilen zeigte sich nach Einschneiden dieselbe Veränderung der Lymphgefässe auch in der Tiefe".

Klinisch konnte ich bei constitutioneller Syphilis derbe knotige, nur wenig empfindliche Stränge einige Male, insbesondere während der irritativen Periode, als erkrankte Lymphgefässe diagnosticiren, weil sie sich bis zu einer derben vergrösserten Lymphdrüse verfolgen liessen; ich beobachtete dieselben am Halse, am Nacken, am Bauche, am Schenkel; Heinrich Köbner[2]) sah einen solchen Strang am Oberarm. Diese Lymphangoitiden persistiren sehr lange; die Involution kann Monate in Anspruch nehmen; Ausgang in Schmelzung habe ich nicht constatirt.

Was bezüglich der Affectionen der Lymphdrüsen im Verlaufe der Syphilis ausgesagt wurde, ist zum grossen Theile auch auf die Mandeln, Zungenfollikel, die Rachentonsille u. s. w. anwendbar, die nach Bau und Function jenen analog sind; nur dass an diesen Partien der Ausgang in Ulceration häufiger wahrgenommen wird.

* * *

Erkrankungen der den Lymphdrüsen am nächsten stehenden Milz im Verlaufe der Syphilis sind sehr häufig. Abgesehen von den durch Amyloiddegeneration entstandenen Milztumoren, sind die durch hyperplastische Vorgänge hervorgerufenen oft constatirt worden. Virchow unterscheidet da zwei Formen, eine schlaffe oder weiche und eine indurirte; die letztere sieht zuweilen

1) L'Union 1873; — Viertelj. f. Dermatol. u. Syph. 1875, pag. 372.
2) Ueb. syph. Lymphgef.-Erkr. Abh. d. Schles. Ges. f. vaterl. Cultur 1862.

der amyloiden ähnlich. „Sie besteht in einer Zunahme der Bindegewebselemente und kann auf interstitielle Splenitis zurückgeführt werden, welche zuweilen so erheblich ist, dass die Follikel kleiner und die Pulpe im engeren Sinne spärlicher werden. Die weiche Form dagegen . . . . geht aus einer Vermehrung des zelligen Inhaltes, besonders der Pulpe hervor, und entspricht daher wahrscheinlich einem geringeren Grade der Reizung. Beide Formen haben eher Anämie des Parenchyms, zuweilen wirkliche Blässe desselben in ihrem Gefolge, und namentlich die indurirte ist sehr constant mit Verdickungen, halbknorpeligen Anschwellungen, Synechien der Kapsel, den Folgen der partiellen oder diffusen Perisplenitis vergesellschaftet.“ „Da, wo der Process mehr herdweise auftritt, kommt später eine Verschrumpfung, eine narbige Verdichtung oder Einziehung, wie wir sie an der Leber, den Hoden, der Iris kennen. In manchen Fällen finden sich auch gelbe, härtere Stellen darin, die bei der mikroskopischen Untersuchung wenig Pigment, dagegen viel Fett erkennen lassen und die sich daher auch mehr den gummösen, als den hämorrhagischen Knoten anreihen. Hier dürften also wirklich specifische, charakteristische Localerkrankungen vorliegen.“ Ausgesprochene Gummata der Milz sind seltener; doch haben Rokitansky und Virchow solche gesehen. Wagner[1]) hat mehrere Fälle beschrieben; einzelne Befunde rühren von Pihan-Dufeillay[2]), Förster, Wilks und L. Rees[3]) und L. Gold[4]) her. — Sehr interessant sind in der Richtung die Ergebnisse, welche A. Haslund[5]) aus dem Sectionsmateriale des Kopenhagener Commune-Hospitals gewonnen hat. Unter 44 Erwachsenen, die an acquirirter Syphilis gestorben waren, boten 27 Hyperplasie und 3 amyloide Degeneration der Milz dar; gummöse Erkrankung der Milz war nicht vertreten.

Nach neueren Beobachtungen ist Erkrankung der Milz im Verlaufe der Syphilis manchmal schon sehr früh festzustellen. Biermer hat 8 Monate nach der Infection, neben Icterus und Schwellung

---

1) Arch. d. Heilk. Bd. IV, pag. 430.

2) L'Union 1862; — Schmidt's Jahrb. Bd. CXVIII, pag. 42

3) Med. Times and Gaz. 1862; Schmidt's Jahrb. ibid. pag. 40. S. auch ibid. Bd. CXXIII, pag. 177.

4) Milzsyphilis (aus Chiari's Prosectur), Viertelj. f. Dermatol. u. Syph. 1880, pag. 463.

5) Hosp. Tid. Bd. IX, 1882; — Viertelj. f. Dermatol. u. Syph 1882, pag. 346.

der kleinhöckerigen Leber, Milztumor constatirt. A. Weil[1]) hat Milztumor (21 und 24 Tage) vor Auftreten der Roseola beobachtet und gefunden, dass derselbe einmal noch 4 Wochen nach Ausbruch des Exanthems nachweisbar war; charakteristisch für die syphilitische Milzschwellung sei die Rückkehr zur Norm, die einmal nach 5 und einmal nach 10 Wochen erreicht wurde. Wewer[2]) hat in 7,5% der an constitutioneller Syphilis Leidenden Milztumor nachgewiesen, welcher gleich den anderen Symptomen einer antisyphilitischen Behandlung wich. In zwei Fällen fand sich mehrere Monate nach der Infection Milzvergrösserung bei Recidivausbrüchen vor; Inunctionen führten auch hier zur Verkleinerung der Milz. A. Haslund hat einige Male Milzvergrösserung gefunden, sie verlor sich aber schnell wieder nach dem Schwinden des Fiebers und der Einleitung der Cur.

Methodische Untersuchungen, die bezüglich der Milz auf meiner Klinik unternommen wurden, haben folgendes ergeben: Unter dreissig mit frischer Syphilis Behafteten fand sich die Milz 8 Mal vergrössert vor; in vier Fällen war Malaria vorausgegangen, in einem derselben konnten wir jedoch Verkleinerung des Organes gleichzeitig mit Rückbildung der übrigen Syphilissymptome constatiren; in drei Fällen hatte sich die Milzvergrösserung unter unseren Augen ausgebildet[3]). Zu ähnlichen Resultaten führten weitere an meiner Klinik ausgeführte Untersuchungen Franz Schuchter's[4]), der unter 22 Patienten, die theils mit syphilitischer Initialsklerose, theils mit Formen frischer Syphilis behaftet waren, 6 Mal Milztumoren ohne jede andere Ursache fand. In *einem Falle war es möglich*, das Wachsthum des Milztumors zu *beobachten. In drei Fällen* konnte die Rückbildung des Tumors *unter der antisyphilitischen Behandlung* deutlich nachgewiesen werden.

Bei vorgeschrittener Syphilis ist die Mitaffection der Milz oft genug festzustellen; neben Lebersyphilis ist dieselbe sehr gewöhnlich, nach Oppolzer, Frerichs und Lancereaux contant vorhanden.

---

1) Ueber d. Vorkommen d. Milztumors bei frischer Syphilis etc., Deutsches Arch. f. klin. Med. 1874, Bd. XIII, pag. 317.

2) Ueber denselb. Gegenst. ibid. Bd. XVII, pag. 459.

3) Siehe v. Avanzini's Mittheilung „über das Verhalten der Milz bei beginnender Syphilis", Viertelj f. Dermatol. u. Syph. 1884.

4) Ueber das Verhalten der Milz und Niere bei frischer Syphilis. Wiener med. Blätter 1887, No. 41 u. 42.

— Ducrey[1]) konnte in einem Falle durch die mikroskopische Untersuchung feststellen, dass die neben luetischer Pharynxstenose bestandene Atrophie der Leber und der Milz sich auf Endarteriitis syphilitica zurückführen liess.

Anhangsweise möge hier auch die syphilitische Erkrankung einiger Organe, deren physiologische Function zum guten Theile noch der Aufklärung harrt, kurze Erwähnung finden.

Wie J. K. Proksch aufmerksam macht, hat schon Matth. Tiling (1634—1685) auf krankhafte Veränderungen der Thymus in Cadavern von Syphilitischen hingewiesen; Lieutaud[2]) hat bei einem 18jährigen Jüngling die Thymus faulig zerstört gefunden; später haben Veron (1825) und Cruveilhier Thymusabscesse an Leichen syphilitischer Kinder entdeckt. Im Jahre 1850 machte Paul Dubois[3]) auf die eiterige Infiltration dieses Organes bei hereditärer Syphilis aufmerksam. Elsässer und Lebert bezweifelten Dubois' Befund; Friedleben hielt ihn für wahrscheinlich, Virchow für unsicher. — Weisflog stellte nun in seiner Inaugural-Dissertation[4]) fünf wohlconstatirte Fälle zusammen, denen er eine eigene Beobachtung anfügte. Hermann Widerhofer[5]) theilte ebenfalls einen einschlägigen Fall mit, den er 1858 in der Wiener Findelanstalt zu beobachten Gelegenheit fand.

In der Schilddrüse habe ich mehrere derbe, deutlich circumscripte, bis kastaniengrosse und ziemlich empfindliche Infiltrate bei einem 40 Jahre alten, schlecht genährten Manne beobachtet, der ungefähr 1/2 Jahr früher die syphilitische Initialmanifestation bekam und 4 Monate später von Allgemeinsymptomen befallen wurde; bei der klinischen Untersuchung konnte man ein papulo-pustulöses Syphilid am Stamme und am Kopfe, Papeln an den Ohrmuscheln

1) Rivista clinic. dell. univers. di Napoli 1886, No. 12. Refer. in Arch. f. Dermatol. u. Syphil. 1887, pag. 616.

2) Hist. anat. medic. Ed. Schlegel. Gothae et Amstelod. 1796; — Virchow, Ueber d. Nat. d. constit.-syph. Affect. pag. 97.

3) Du diagnostic de la syph. comme une des causes probables de la mort du foetus, Gaz. méd. de Paris.

4) Ein Beitr. zur Kenntniss d. Dubois'schen Thymusabscesse bei angeb. Syph. Zürich, 1860.

5) Ueber Thymusabsc. bei hered. Syph., Jahrb. f. Kinderheilk. 1861, pag. 234.

und in einem Meatus auditorius externus constatiren; ebenso befanden sich Papeln an den Augenlidern und papulöse Infiltrate in der Conjunctiva zu beiden Seiten der rechten und nach innen von der linken Cornea; die Tonsillen waren von exulcerirten Papeln dicht besetzt; überdies klagte Patient über intensive Schmerzen im Kopfe, die leiseste Percussion der Schädelknochen war für ihn schon sehr empfindlich.

Gummata der Schilddrüse sind neben Gummen in anderen Organen, insbesondere bei Neugeborenen, angetroffen worden (Demme[1]), Birch-Hirschfeld[2]). Eugen Fränkel hat, wie pag. 365 berichtet worden, Gumma des rechten Schilddrüsenlappens gesehen, das mit der Trachea verlöthet war.

Auch in den Nebennieren hat man Gumma (Birch-Hirschfeld[3]) oder gummaähnliche Entartungen (C. A. Gordon[4]) bei Patienten gesehen, die unter Erscheinungen der Addison'schen Krankheit gestorben waren. Ebenso finden sich gummöse Ablagerungen in der Glandula pinealis verzeichnet (Carl Weigert[5]), Barbacci, F. V. Birch-Hirschfeld[6]).

1) Krankheiten d. Schilddrüse, Bern 1879.

2) l. c., pag. 472.

3) l. c. pag. 374.

4) Med. Times and Gaz., March. 1870; — Schmidt's Jahrb. Bd. CLIV, pag. 166.

5) Gummiknoten d. Hipophys. cerebri, Virchow's Arch. Bd. LXV, pag. 223.

6) l. c. pag. 281.

Syphilitische Erkrankung der Urogenitalorgane.

Zweiunddreissigste Vorlesung.

INHALT: Erkrankungen der Niere. — Entwickelung ihrer Kenntniss. — Formen der Nierenaffection; Nephritis in frühen Stadien; infectiöse, syphilitische Nephritis; mercurielle Nephritis; gummöse Nephritis; Verlauf und Ausgang.

Diabetes mellitus und insipidus. — Periodische Hämoglobinurie.

Erkrankungen der Urethra und der Blase. — Irritative Schwellungen, Papeln, Erosionen in der Harnröhre; Narben und Geschwüre in Blase und Urethra; Gummen der Harnröhre.

Nierenkrankheiten sind bei Syphilitischen schon von Antonio Maria Valsalva (1666—1723) gefunden worden. „Ventre autem aperto, renes naturali modo minores conspecti sunt, et quadam insolita figura praediti, pluresque exterius hic illic protuberantias habentes. Hae dissectae saniosum ostenderunt humorem, cui aperta erat in pelvim via" (Morgagni[1]). Im 15. Artikel der 44. Epistel schildert Morgagni[2]) die Nieren eines alten Mannes, dessen Zunge, Uvula, Kehldeckel u. s. w. unzweideutige Zeichen von Syphilis aufgewiesen; im 58. Briefe finden sich ebenfalls manche hierauf bezügliche Stellen. — Diese Befunde sind aber unbeachtet geblieben; erst Wells, Blackall u. A. machten auf Nierenerkrankungen bei Lues aufmerksam, die sie aber gleichzeitig den Wirkungen des Mercur in die Schuhe schoben. Rayer (1840) war der erste, der klar und deutlich angab, dass er mit Eiweissausscheidung einhergehende Nierenaffectionen unter dem Einflusse der constitutionellen Syphilis oder doch der syphilitischen Kachexie beobachtet habe. Seit jener Zeit haben die hierauf bezüglichen Kenntnisse durch

---

1) l. c. T. II, Epist. XLII, Art. 2.

2) l. c.

Virchow, Arnold Beer, Lancereaux, Cornil, E. Wagner u. A. bedeutende Bereicherung erfahren.

Wir sehen die Niere durch Syphilis in mehrfacher Weise erkranken: in Form von acutem, subacutem oder chronischem Morbus Brightii, der granulirten Niere, der gummösen Infiltration und der Amyloiddegeneration, wobei auch einzelne Formen nebeneinander in Combination auftreten. — In den von James Israel[1]) operirten Fällen bestand neben interstitieller und gummöser Nephritis ausgedehnte Peri- und Paranephritis.

Das Zahlenverhältniss der verschiedenen Nierenerkrankungen bei Syphilitischen entnimmt man aus einer Zusammenstellung Spiess'[2]), der aus den Sectionsprotocollen der Charité 220 Fälle ausgezogen. In 147 Fällen fand sich Nierenaffection vor, darunter 42 Mal Amyloidniere, 7 Mal Nephritis gummosa; auf congenitale Syphilis kamen 34 Fälle, von denen 10 Nierenerkrankungen und zwar 3 Mal Amyloiddegeneration darboten; Gummata waren bei hereditärer Lues kein einziges Mal verzeichnet. — E. Wagner[3]) hat, abgesehen von den nicht verstorbenen Kranken, seine Untersuchungen auf 63 Fälle basiren können: das Gumma fand sich 3 Mal, Amyloidentartung 35 Mal vor; die übrigen Fälle vertheilten sich auf acuten (8), auf chronischen (4) Morbus Brightii, auf die granulirte Niere (7) und auf einseitige Nierenatrophie (6). — H. v. Bamberger[4]), welcher die Beziehungen des Morbus Brightii zu anderen Krankheiten aus 1623 Obductionsbefunden zu erforschen trachtete, konnte in 49 Fällen Syphilis als Ursache annehmen; die gummöse Infiltration scheint hier nicht in Betracht gezogen worden zu sein.

Für die Lues charakteristische Veränderungen kommen nur dem Gumma zu, mitunter nimmt dasselbe in der Niere auch grössere Dimensionen an. Die als Morbus Brightii erscheinenden Nephritiden und manche Ausgänge derselben (Schrumpfnieren), welche sehr oft mit anderen Syphiliserscheinungen vorkommen, bieten für sich allein nichts für Syphilis Eigenthümliches dar; es ist darum auch schwer im speciellen Falle zu entscheiden, ob die Erkrankung nur neben Lues einhergeht oder in directem Zusammen-

1) Die Beziehungen d. Syph. zur Nierenchirurgie, Deutsche med. Woch. 1892, No. 1.

2) Ueber d. verschied. Nierenaff. bei Syph., Berlin 1877.

3) Die constit. Syph. u. die davon abhäng. Nierenkrankh. D. Arch. f. klin. Med. Bd. XXVIII, pag. 94.

4) Volkmann's Samml. klin. Vortr. No. 173, pag. 6 u. 10.

hange mit der Seuche steht. Auch die Amyloidniere nach Syphilisprocessen ist oft genug durch keine besonderen Merkmale ausgezeichnet; die ganz gleiche Degeneration kommt ebenso nach Tuberculose, langwierigen Knochenkrankheiten und anderen zu Kachexie führenden Störungen zu Stande. — Indessen betont Siegmund Rosenstein[1]) das Vorkommen der amyloiden Degeneration bei Syphilis auch ohne Kachexie und die besonders häufige Combination der Amyloidniere, wie verschiedene Beobachter glauben, mit Schrumpfniere, was für die Syphilis eigenthümlich ist. Diese Art von Schrumpfnieren pflegen gross, derb und schwer zu sein, und sind die einzelnen Granulationen an der Oberfläche im Gegensatz zur genuinen Schrumpfniere ungleich. Es fehlt bei der syphilitischen Schrumpfniere auch die Hypertrophie des Herzens.

Die klinischen Symptome der Nierensyphilis bieten meist nichts besonderes dar. Man ist da hauptsächlich auf den Nachweis von Zeichen abgelaufener oder noch bestehender Syphilis in anderen Organen, eventuell auf die Anamnese — wenn sie verlässlich ist — angewiesen.

Man hatte vorher die Auffassung, dass die Niere gewöhnlich erst mehrere Jahre nach der Infection erkranke; doch ist dem nicht so. Schon P. H. N. Descoust[2]), Perroud, Lancereaux[3]) beobachteten, dass die Niere in sehr frühen Syphilisstadien in Mitleidenschaft geräth, und E. Wagner[4]) beschreibt einen Morbus Brightii, der 6 Wochen nach dem Coitus neben anderen Syphilissymptomen entstand und mit diesen nach einer antisyphilitischen Behandlung gleichzeitig verschwand.

Abgesehen davon, dass Albuminurie, selbst Cylindrurie in geringem Grade auch transitorisch vorkommen kann, habe ich, seitdem ich dem Gegenstande Aufmerksamkeit zugewendet, wiederholt constatirt[5]) dass diese Symptome von Nierenaffection im Beginne der Allgemeinerkrankung und auch später durch längere Zeit anhalten können. Für Nierenaffectionen dieser Art ist, falls andere

---

1) Die Pathologie u. Therapie der Nierenkrankheiten. Berlin 1894, pag. 391.

2) De l'albuminurie survenant dans le cours des accid. sec. de la syph. Paris 1878; — Virchow u. Hirsch's Jahresber. 1878, Bd. II, pag. 543.

3) l. c. pag. 153.

4) l. c. pag. 96.

5) Zur Ther. d. Syph. mit Mercurialien nebst Bemerkungen über Nephrit. bei Luetikern, Centralbl. f. d. ges. Ther. 1892, pag. 1.

ätiologische Momente sich ausschliessen lassen, entweder die directe Einwirkung des Syphiliscontagiums auf die Nierensubstanz zu beschuldigen, oder es beruht die Affection auf Excretion des vom Syphiliscontagium gelieferten Stoffwechselproductes. Im ersteren Falle wäre die Nephritis eine infectiöse, im letzteren eine rein toxische, und zwar eine syphilotoxische. Solche Nierenaffectionen erfordern geradezu eine antisyphilitische, oft genug eine mercurielle Therapie. Aber auch in der Spätperiode der Syphilis habe ich, im Ganzen viel seltener, Fälle gesehen, in denen der Eiweissgehalt des Harnes während und nach einer antiluetischen Cur sich auffallend verringerte.

Bezüglich der Diagnose ist zu bemerken, dass es gewiss nicht leicht ist, bei einer Nierenaffection, selbst wenn diese einen manifest Syphilitischen betrifft, die luetische Ursache mit Sicherheit anzunehmen oder auszuschliessen. Man wird im Allgemeinen nicht fehlgehen, wenn ein zuvor gesund befundenes und auch von Seite der Nieren nichts Pathologisches zeigendes Individuum Syphilis acquirirt und im Laufe der Entwickelung der constitutionellen Krankheit, bei Ausschluss jeder andern Schädlichkeit, Zeichen von Nephritis hinzutreten, die letzteren als Theilerscheinung der Gesammterkrankung aufzufassen. Anders, wenn Nephritis früher oder später im Verlaufe der Lues gefunden wird; da hat man mit der Möglichkeit zu rechnen, dass die Nierenaffection unabhängig von der Lues ist, vielleicht schon vor der Infection bestand. Schwankungen im Eiweissgehalt des Harns, der periodisch Blutcylinder, Blut und Zelldetritus führt, mag auf Gumma der Niere hinweisen. — Neben amyloider Niere wird Albuminurie fast regelmässig angetroffen. In dem Falle ist die Degeneration, gleichviel ob von Syphilis oder von einer andern Krankheit abhängig, oft genug auch in andern Organen, mitunter besonders auffallend in Milz und Leber, nachweisbar.

Wir dürfen jedoch nicht übersehen, dass eine bei Syphilitischen zu Tage tretende Nierenaffection auch durch Quecksilber hervorgerufen, also eine mercuriell-toxische sein kann; dieselbe gelangt im Verlaufe einer antiluetischen Quecksilbertherapie gewiss öfter zur Entwickelung, als gemeinhin angenommen wird. Es ist Fürbringers[1]) Verdienst, durch genaue Beobachtung dargethan zu haben, dass gewöhnliche mercurielle Therapie in der That

[1]) Verhandl. d. 4. Congr. f. innere Med. 1885

Eiweissausscheidung veranlassen kann. Meine dem Gegenstande zugewendete Aufmerksamkeit verschaffte mir die Ueberzeugung, dass Albuminurie gar nicht selten, auch während einer milden Quecksilberbehandlung, aufzutreten pflegt, dass somit Eiweissbefund im Harne ein ebenso wichtiges Intoxicationssymptom darstellt, als Mund- oder Darmaffectionen. Auf dem 10. internationalen medicinischen Congresse in Berlin habe ich diesem Umstande in deutlicher Weise Ausdruck verliehen[1]). Sehr lehrreich sind in der Richtung die Beobachtungen Edvard Welander's[2]), der nachgewiesen hat, dass im Verlaufe der Mercurtherapie nicht nur Albuminurie sondern mitunter auch gar nicht unerhebliche Ausscheidung von Cylindern stattfindet. Wie begreiflich, werden Albuminurie oder Cylindrurie oder beide Symptome häufiger während energischer Quecksilbercuren angetroffen; bemerkenswerth ist jedoch, dass diese nephritischen Erscheinungen, auch Cylindrurie, selbst nach milden internen Mercurtherapien aufzutreten pflegen[3]). Beobachtet man somit Albuminurie oder Cylindrurie bei einem Kranken, der mercuriell behandelt wird, oder noch unter der Einwirkung einer vorausgegangenen Quecksilbertherapie steht, so erscheint die Annahme einer mercuriell-toxischen Nephritis naheliegend; die Wahrscheinlichkeit wird noch grösser, wenn sich diese Symptome erst im Verlaufe einer Mercurtherapie entwickelt haben; in solchen Fällen wird auch der Nachweis von Quecksilber im Harne gelingen. Mit Sistirung der Quecksilberzufuhr treten die Erscheinungen von Nephritis zurück und schwinden endlich vollkommen und dauernd. — Nach grossen (toxischen) Quecksilberdosen kommt es geradezu zu Verkalkung der gewundenen Harnkanälchen (J. L. Prevost, Saikowsky[4]).

Gummöse Nephritis lässt, entsprechend den verschiedenen Stadien, die anormalen Harnbestandtheile in sehr schwankender Weise auftauchen; ist die Erkrankung einseitig, so kann bei Verlegung des Nierenbeckens durch das wachsende Gumma die Excretion auf

---

1) Die spec. Indicationen d. versch. Applicationsweisen d. Quecksilbers bei d. Syphilisbeh. Wien 1891.

2) Ueb. Albuminurie u. Cylindrurie durch Syph. u. Quecksilber, Nord. med. Ark. Bd. XXIII, No. 29.

3) Bekanntlich finden sich ab und zu Cylinder auch bei normaler Niere vor; wenn also hier von Cylindrurie gesprochen wird, so ist darunter stets pathologische (vermehrte) Cylinderausscheidung verstanden.

4) S. die Note pag. 479.

der kranken Seite geradezu stille stehen, während die gesunde Niere normalen Harn liefert; Seiler[1]) hat dies in einem Falle, der später zur Obduction kam, durch 6 Jahre beobachten können. Bei einer Kranken von James Israel[2]) waren Schmerzen im rechten Hypochondrium namentlich beim Athmen vorhanden; in der letzten Zeit hatte die Patientin auch die Empfindung einer Geschwulst daselbst. Bei der Untersuchung konnte man an Stelle der rechten Niere einen sehr grossen, harten, unebenen Tumor wahrnehmen, der nicht druckempfindlich war. Die Urinsecretion war vermehrt, bis auf 2800 ccm pro die, der Harn blass, wenig sedimentirend, enthielt Eiweiss in Spuren; das Sediment bestand aus Eiterkörperchen, Plattenepithelien und Nierenepithelien. Nach stärkerem Druck auf den Tumor, konnte man aus der Blase etwas trüben Urin entleeren, welcher die oben angeführten Elemente in reichlichem Maasse enthielt. Doch können da auch Täuschungen unterlaufen. So habe ich bei einem Patienten, der frische Gummata neben zahlreichen Syphilisresiduen aus früherer Zeit darbot, aus dem schwankenden Eiweiss- und Cylindergehalte des Harns und aus einer Empfindlichkeit in einer Nierengegend gummöse Nephritis dieser Seite angenommen, als im weiteren Verlaufe der Abgang von Ecchinococcusblasen mit dem Harn eine Combination dieser Würmer mit Lues darthat.

Die im Beginne der Syphilis geschilderte Nierenaffection verläuft meist günstig; sonst ist der Ausgang sehr oft ungünstig. Doch ist auch in schweren Fällen, wo die richtige Diagnose schon frühzeitig gestellt wird, von antisyphilitischer Behandlung eine günstige Wendung zu erwarten, selbst wenn es sich um — freilich noch nicht weit vorgeschrittene — amyloide Degeneration handelt. Es werden gewiss jedem Kliniker Fälle von Albuminurie zur Beobachtung gekommen sein, die im Verlaufe der Behandlung mit den übrigen Syphilisprocessen sich ebenfalls gebessert haben oder vollends geschwunden sind. Eine verhältnissmässig gute Prognose gestatten die Gummata, weil neben ihnen oft functionsfähiges Nierenparenchym erhalten bleibt; dieselbe gestaltet sich noch besser, wenn die gummöse Infiltration oder die Erkrankung überhaupt einseitig ist; wird da auch ein grosser Theil der Niere oder selbst das ganze Organ atrophisch, so ist die Deckung des Functions-

---

1) Deutsches Arch. f. klin. Med. Bd. XXIX, pag. 606.

2) l. c.

ausfalles noch immer durch compensatorische Vergrösserung der anderen Niere[1]) möglich — für den Fall als diese nicht nachträglich amyloid degenerirt.

* * *

Gleichsam in Parenthese möge hier die Bemerkung Platz finden, dass quantitative und qualitative Alterationen des Harns auch durch Ursachen, die ausserhalb der Nieren liegen, zu Stande kommen können; ich meine hier zunächst den Diabetes mellitus und insipidus.

Wenngleich die Aetiologie der Zuckerruhr noch sehr im Dunkeln liegt, so weiss man doch so viel, dass der Diabetes theils auf Erkrankung des Nervensystems, theils des Verdauungstractes (Pankreas) und der Leber zurückzuführen — also ein „neurogener" oder „gastroentero- und hepatogener" — ist. Es scheint nun, dass im Verlaufe des Syphilisprocesses die betreffenden Organe gleichfalls in der Weise erkranken können, dass Zuckerruhr zu Stande kommt: Julius Scheinmann[2]) hat die meisten Fälle aus der Literatur zusammengestellt, von denen einzelne zweifellos auf syphilitischen Erkrankungen des centralen Nervensystems beruhten. Werthvolle Mittheilungen bringt auch W. Schulte[3]). — Nach Fr. Th. v. Frerichs[4]) steht unter den constitutionellen Krankheiten, welche Diabetes im Gefolge haben können, die Syphilis obenan, wenn luetische Veränderungen des Gehirns und seiner Häute sich entwickeln. Frerichs führt drei hiehergehörige Beobachtungen an; einmal konnte die Obduction gemacht werden, wobei Gehirn und Meningen krankhafte Laesionen mehrfach aufwiesen (darunter eine erweichte Stelle in der Oblongata). — In den Fällen von Leudet[5]) und Cyon[6]) sind gleichfalls durch die Obduction syphilitische Veränderungen des Gehirns festgestellt worden. Feinberg[7]) beobachtete viermal Diabetes mellitus bei Syphilitikern, die verschiedene Erscheinungen von Seite des Centralnervensystemes

1) E. Wagner, l. c. pag. 106.
2) Deutsche med. Wochenschr. 1884, pag. 644 u. 662.
3) Ueb Coincid. v. Diabetes mell. u. Syph. Inaug.-Diss. Jena 1887.
4) Ueb. d. Diabetes, Berlin, 1884, pag. 229.
5) Monit. des sciences méd. 1860.
6) Inaug.-Diss. Berlin 1864.
7) Vier Fälle von syphilit. Diabetes. Wratsch 1889 (russisch). Referat Arch. f. Dermatol. u. Syphil. 1889, pag. 603.

darboten; der Diabetes wurde durch specifische Cur auffallend beeinflusst. — Lemonnier[1]) berichtet über einen Fall von Diabetes mellitus bei einem 49jährigen Alkoholiker, der vergebens behandelt wurde; nach mehreren Monaten zeigte sich ein Gumma an der hinteren Rachenwand; eine nun eingeleitete antisyphilitische Cur brachte nicht nur das Gumma, sondern auch den Diabetes rasch und dauernd zur Heilung. C. Decker[2]) fand schon ein halbes Jahr nach der Infection zugleich mit einem Hautsyphilid und Chorioretinitis Zucker im Urin; nach Einleitung einer Schmiercur schwand der Zucker, obwohl der Patient die gewöhnliche Kost nahm. (Decker vermuthet als Ursache des Diabetes eine Gefässerkrankung am Boden des vierten Ventrikels.)

Aber auch Diabetes insipidus mag in seltenen Fällen mit Syphilis zusammenhängen; so hat Moritz Mandl[3]) in einem Falle Diabetes insipidus 2 Jahre nach der Infection beobachtet; da nebenbei Knochenerkrankungen und geringe Cerebralsymptome bestanden, wurde als Ursache des Diabetes eine syphilitische Neubildung im Gehirn, bezw. Druck auf dasselbe durch Osteophyten angenommen. Auf eine antisyphilitische Behandlung besserten sich alle Symptome. — Skurouktchi[4]) hat bei einem Manne sieben Monate nach der Infection Polyurie gesehen. Im Urin war weder Zucker noch Eiweiss nachweisbar. Die gewöhnlichen therapeutischen Massregeln hatten keinen Erfolg. Als nach einiger Zeit Plaques im Munde auftraten, wurden Einreibungen und Jodkali verordnet und nach einem Monate war die Polyurie vollständig geheilt. — Hierher ist auch eine Beobachtung R. Demme's[5]) zu zählen. Ein 6 Jahre alter Knabe litt neben heftigem Hinterhauptschmerz an reichlicher Harnabsonderung (8—15 Liter im Tag) und quälendem Durste; Jodkalium blieb ebenso wie die anderweitige Behandlung ohne Erfolg; erst eine ausgiebige Inunctionscur führte Heilung herbei (die tägliche Harnmenge verringerte sich bis auf 2 Liter). Demme vermuthete, dass hier ein Gumma der Rauten-

---

1) Diabète syphilit. Annal. de dermatol. et de syphil. 1888, pag. 398.

2) Zur Casuistik des Diabetes mellitus syphiliticus. Deutsche medic. Wochenschrift 1889, No. 46.

3) Gyógyászat 1883; — Wiener allg. med. Zeitg. 1883, pag. 217.

4) Diabète insipide syphilitique. Referirt in Arch. f. Dermat. u. Syph. 1893, pag. 1001.

5) Sechszehnter Jahresber. d. Jenner'schen Kinderspit. in Bern; — Virchow u. Hirsch's Jahresber. 1878, Bd. II, pag. 537.

grube vorlag. — Die gleiche Auffassung vertrat Lewin[1]) bei einer Kranken mit Gummen und Diabetes insipidus[2]).

Thatsächliche Beobachtungen, wie die hier aufgeführten, sind für mich und Andere (Dickinson, Lecorché, Jullien, Leyden, v. Frerichs) beweisend genug für das Vorkommen eines syphilitischen Diabetes; doch nehmen manche Kliniker, darunter auch Cantani, den Standpunkt ein, dass es sich in solchen Fällen nur um zufälliges Zusammentreffen von Syphilis und Diabetes handelt. Immerhin kann ich nicht unterlassen darauf aufmerksam zu machen, dass man in der Deutung hieher gehöriger Beobachtungen sehr vorsichtig sein muss, da Melliturie und Polyurie noch durch manch' andere Anlässe hervorgerufen werden können, wie aus der Monographie v. Frerichs[3]) über Diabetes zu entnehmen ist. Insbesondere ist nicht zu übersehen, dass Quecksilberzufuhr zum Organismus sehr häufig gesteigerte Appetenz und damit im Zusammenhange auch vermehrten Durst erzeugt; hiemit geht Hand in Hand auch vermehrte Harnausscheidung einher[4]). Diese Erscheinungen sind mir und anderen Klinikern öfter aufgefallen. Unter gewissen Verhältnissen werden ja Quecksilberpräparate als Diuretica angewendet.

---

1) Verhandl. d. Berliner dermatol Vereinigung, 10. Jan. 1893.

2) Bei einem 45jährigen Patienten A. Pospelow's (Monatshefte für prakt. Dermatol. 1894, pag. 125) hatte sich neben einer gummösen Infiltration des linken Hodens ausgesprochene Diabetes insipidus eingestellt; zugleich trat über dem Schildknorpel eine wallnussgrosse Geschwulst auf. Auf antisyphilitische Therapie verlor sich die Polyurie, der Hoden wurde normal und die Geschwulst über dem Schildknorpel verlor sich. Nun traten aber Zeichen von Myxoedem auf, und Pospelow nimmt an, dass der erwähnte Knoten eine hyperplastische, später gummös erkrankte sogen. complementäre Schilddrüse gewesen sei, welche für die durch interstitielle Thyreoiditis syphilitica atrophisch gewordene Schilddrüse functionirt hätte. Als sich dieser complementäre, gummös erkrankte Knoten in Folge der specifischen Therapie rückbildete, traten die Zeichen der Functionsstörung der Thyreoidea — bekanntlich Myxoedem — zu Tage. Später stellte sich abermals Diabetes insipidus ein, der nach Sublimatinjectionen rasch schwand; das Myxoedem wurde besser, als der Knoten über dem Schildknorpel (die complementäre Schilddrüse) sich wieder vergrösserte.

3) l. c.

4) E. Lang, Behandl. d. Syph. mit subcut. Inj. v. grauem Oele, Wien. med. Woch. 1889, No. 48—50.

W. Bieganski, Ueb. d. diuret. Wirkung d. Quecksilberpräparate, Deutsch. Arch. f. klin. Med. Bd. XLIII.

Man wird somit bei Beurtheilung solcher Fälle andere Ursachen auszuschliessen und speciell festzustellen haben, ob die Kranken nicht unter der Einwirkung von Mercur stehen. Ferner müssen wir erinnern, dass starke Mercurialisirung Melliturie hervorrufen kann; Saikowsky[1]) hat bei seinen Experimenten unter 12 Kaninchen, die Quecksilberchlorid erhalten hatten, 8 mal mehr oder weniger bedeutende Mengen Zucker gefunden; hier handelt es sich freilich um hohe Quecksilberdosen, nach welchen auch v. Mering[2]) Zucker im Harn gefunden hat, und um eine Melliturie, die nur zeitweilig auftritt. Indessen wäre es möglich, dass auch eine Mercurtherapie etwas Aehnliches hervorrufen könnte; umsomehr als Chevallier[3]) thatsächlich angibt Diabetes mellitus in Folge Mercurbehandlung beobachtet zu haben; obwohl ich dies ebensowenig wahrgenommen habe wie Andere (Kussmaul, Lewin).

Ferner haben wir die Hämoglobinurie zu erwähnen; dieselbe ist mitunter bei Luetischen beobachtet worden. Es ist immerhin denkbar, dass Stoffwechselproducte des Syphiliscontagiums gleich manchen Giften gesteigerten Zerfall der Erythrocyten veranlassen und Hämoglobinurie hervorrufen. — Ueber die Entstehung der periodischen (paroxysmalen) Hämoglobinurie ist uns noch weniger bekannt; es ist darum nicht leicht sich darüber zu äussern, ob die von A. Murri und Schumacher II. in Aachen[4]) mit der antisyphilitischen Cur erzielten Resultate bei diesem Leiden die Annahme eines Zusammenhanges beider Krankheiten gestatten. — Nach einigen Beobachtern trat auch die periodische Hämoglobinurie (Ponfick[5]) gerade nach einer Mercurbehandlung ein.

* * *

Auch in den übrigen Theilen der Harnwege fand Morgagni krankhafte Veränderungen neben sonstigen Zeichen von Lues. Im Ganzen weist aber die Literatur bis in die jüngste Zeit hinein nur ein spärliches Beobachtungsmaterial auf.

---

1) Ueb. einige Veränderungen, welche d. Quecksilber im thier. Organismus hervorruft, Virchow's Arch. Bd. XXXVII, 1866, pag. 349.

2) Wirkung d Quecksilbers, Strassburg 1879.

3) Schmidt's Jahrb Bd. CLXV, pag. 208.

4) Beitr. z. Zusammenh. v. paroxysm. Hämoglobinurie u. Syph. Sep.-Abdr. aus d. Verhandl. d. 3. Congr. f. innere Med., Wiesbaden 1884.

5) Berliner klin. Wochenschr. 1883, pag. 306.

Mit Ausnahme der syphilitischen Initialmanifestation in der Urethra (pag. 125) finden sich Frühsymptome in den Harnwegen höchst selten. Ich habe solche ein- und das anderemal gesehen. So bei einem Manne, der mit nässenden Papeln um den Anus und exulcerirten Plaques im Rectum, aber mit ganz gesunder Urethra zur Aufnahme gelangte; als ich ihn, der vor 2 Jahren eine Urethritis durchgemacht hatte, zufällig bei einem endoskopischen Curse benutzte, fand ich im bulbösen Theil der Harnröhre die Schleimhaut bald ringförmig, bald nur an einer und der anderen Seite infiltrirt, gewulstet, roth und mehr als die anderen Partien secernirend; nach 14 Tagen waren die normalen Verhältnisse zurückgekehrt. Bei einem anderen Kranken, der mit einem sehr hartnäckigen kleinpapulösen Syphilide behaftet war, aber nie an Urethritis gelitten hatte, stellte sich während des Spitalaufenthaltes Secretion aus der Harnröhre ein; bei näherer Untersuchung tastete man einige bis erbsengrosse harte Infiltrate im Verlaufe der unteren Urethralwand der Pars pendula, denen entsprechend das Endoskop gewulstete und geröthete Schleimhaut erkennen liess; die Infiltrate bildeten sich erst nach einigen Wochen zurück. Manchesmal führen solche Papelchen zu circumscripten Erosionen. Im Allgemein besteht neben solchen Affectionen der Urethralschleimhaut keine erhebliche Absonderung; nur wenn die papulöse Infiltration ausgedehnt ist, beobachtet man auch hier reichlichere Secretbildung. So verhielt es sich bei einem 21 Jahre alten Mädchen, das auf meiner Abtheilung wegen papulösen Syphilids und hartnäckiger, ungemein schmerzhafter Urethritis in Behandlung stand; als die wiederholte Untersuchung des Urethralsecretes auf Gonococcen negativ ausfiel und der Zustand trotz Anwendung sonst wirksamer Injectionen sich nicht besserte, so wurde die endoskopische Exploration vorgenommen (was bei mir in chronisch gewordenen Fällen stets üblich ist); diese ergab nun Schwellung der hinteren Fläche der Urethralschleimhaut fast in ihrer ganzen Länge und ausserdem einzelne distincte Plaques; hierauf angewendete Einspritzungen von 20 %igem Oleum cinereum in die Harnröhre machten in wenigen Wochen dem lästigen Zustande ein Ende. — Nach B. Tarnowsky[1]) sollen während der ersten Syphiliseruption und auch bei Recidivausbrüchen Herpes ähnliche Ulcerationen in der Fossa navicularis, manchmal auch im spongiösen Theile der Harnröhre, vor-

[1]) l. c. pag. 198.

kommen, die leichtes Jucken und Brennen beim Uriniren und mässige Secretion veranlassen; ja er will sogar bei einigen Individuen nur auf diese Stellen beschränkte, mehrmalige Recidiven gesehen haben. In den letzteren Fällen ist es, glaube ich, selbst mit Zuhilfenahme der Anamnese schwer, die Herpes ähnlichen Ulcerationen vom Herpes der Urethra, der ja auch häufig recidivirt, zu unterscheiden

Bei den von Follin[1]) demonstrirten Plaques in der Blase ist die gummöse Natur der Knötchen keineswegs ausgeschlossen.

Syphilitische Spätformen sind in diesen Partien etwas häufiger beobachtet, kommen aber im Ganzen auch nur selten vor. Die syphilitischen Ulcerationen der Blase hat Proksch[2]) in ausführlicher Weise zusammengestellt. Am wenigsten anzuzweifeln ist der Befund Virchow's[3]) bei einem 84 Jahre alten Weibe, das neben anderen Syphiliszeichen schwieliges Narbengewebe in der Urethra und Blase aufwies, und die folgende Beobachtung Tarnowsky's[4]). Nach derselben handelte es sich um ein 4jähriges Kind, welches von seiner Wärterin per os inficirt worden war; nässende Papeln und Ekthymapusteln bedeckten den ganzen Körper, in der Mund- und Rachenhöhle sassen exulcerirte Papeln und Rhagaden, im weiteren Verlaufe empfand das elend aussehende Kind Schmerzen beim Harnen und bei Druck auf die hart sich anfühlende Urethra; bei der Obduction fand man in der Blase und Urethra oberflächliche syphilitische Geschwüre, die Leber syphilitisch, die Lunge hepatisirt.

Gummöse Erkrankungen der Urethra habe ich einige Male gesehen. Darunter sei angeführt ein über haselnussgrosses Gumma in der Fossa navicularis, welches durch Zerfall zu einer ulcerösen Höhle führte, worin zurückgebliebene Harnreste faulige Zersetzung eingingen; wegen Mangels positiver Anhaltspunkte dachte man bei dem alten Manne (von über 60 Jahren) an maligne Neubildung; Darreichung von Jodkalium brachte vollständige Heilung. — Voillemier[5]) sah gummöse Geschwüre der Urethra 5 cm

1) Lancereaux, l. c. pag. 233.
2) Zur Gesch. u. Pathol. d. syph. Ulcer. d. Harnblase, Viertelj. f. Dermatol. u. Syph 1879, pag. 555
3) Würzburger Verhandl. d. phys.-med. Ges. 1852, Bd. III, pag. 367.
4) l. c. pag. 199.
5) Tarnowsky, l. c pag. 205.

vom Orificium externum entfernt; desgleichen konnte Jos. Grünfeld[1]) bei einem Mann mit Gummen an den Unterschenkeln zwei charakteristische syphilitische Geschwüre an der Schleimhaut der Urethra wahrnehmen. Mittelst des Endoskopes sind solche Geschwüre sehr leicht aufzufinden[2]). Sehr selten sind erbsen- bis nussgrosse Gummata der Urethra, die dann das Lumen verengern. Häufiger kommen Verschwärungen der Harnröhre von Gummen aus zu Stande, die in den Schwellkörpern (s. diese) sitzen. In einem meiner Fälle führte ein gummöses Infiltrat des Corpus cavernosum Urethrae, das fast die ganze Pars pendula in einen fingerdicken, knolligen Wulst umgewandelt hatte, zu Perforation nach aussen und in die Harnöhre, also zu einer Fistel; gegen die Mündung hin veranlasste das Infiltrat Verengerung, hinter welcher sich die kranke Urethra bei der Harnentleerung aufblähte; sowohl zum Orificium, als zur Fistel liess sich krümmlicher Eiter hervorpressen; der Harn war in jeder Probe von gleich aussehenden Massen getrübt; während der Erection krümmte sich das Glied nach abwärts. Bei der nach allmäliger Dilatation des vorderen Urethralabschnittes möglich gewordenen endoskopischen Untersuchung sah man im Bereiche der erkrankten Partie die Urethralschleimhaut an circumscripten Stellen theils weiss, eingezogen, narbig verändert, theils von höckerigen, in den Tubus hereinragenden Infiltrationsherden besetzt, die das Lumen der Harnröhre mannigfach verzogen; die Fistelöffnung war mit Hilfe der eingeführten Sonde im Endoskop leicht sichtbar zu machen. Während der specifischen Behandlung liess sich die Rückbildung der Infiltrate vermittelst meines Beleuchtungstrichters in überzeugendster Weise verfolgen.

Am Urethralwulst des Weibes habe ich Gummen ein- und das anderemal gesehen. Gummata zwischen der Urethral- und Vaginalschleimhaut hat Bergh[3]) zweimal — 7 und 8 Jahre nach der Infection —, S. Ehrmann[4]) einmal beobachtet.

---

1) Der syph. Tripper, Internat. klin. Rundschau 1891, No. 52.

2) Betreffs Anwendung meines Beleuchtungstrichters verweise ich auf meine Vorles. üb. d. ven. Katarrh, Wiesbaden 1893, pag. 52, und Wien. med. Woch. 1894, pag. 1161.

3) Virchow u. Hirsch's Jahresber. 1867, Bd. II, pag. 566.

4) Zur Kenntniss spätsyph. Erkr. etc. Allg. Wien. med. Zeitung, 1885, No. 36.

Ausser den, sei es durch das Getast, sei es durch Beleuchtung nachweisbaren Veränderungen, besteht auch noch mehr oder weniger erhebliche Secretion aus der Urethra; der Ausfluss ist entweder rein eitrig oder serös, molkig, mitunter mit Gewebspartikeln untermischt, ja er kann auch jauchig, stinkend sein. Die Schmerzesempfindung wird sehr unterschiedlich angegeben. Manchmal tritt die Erscheinung einer Raumbeengung der Harnwege in den Vordergrund. Sitzt das Gumma im Schwellkörper der Harnröhre und hat dasselbe eine grössere Ausdehnung inne, so stellt sich Krümmung des erigirten Gliedes nach abwärts ein.

Dreiunddreissigste Vorlesung.

INHALT: Syphilitische Erkrankung der Urogenitalorgane (Fortsetzung). — Gumma des Gliedes; Diagnose und Differentialdiagnose. — Erkrankung des Testikels; anatomische Befunde; frühe Erkrankungsform; Gumma; gewöhnlicher Verlauf der Orchitis syphilitica; Verlauf des Fungus syphiliticus; disponirende Momente; begleitende Erscheinungen; Diagnose der Hodensyphilis und Differentialdiagnose von traumatischen, gonorrhoischen, epidemischen, tuberculösen und carcinomatösen Hodengeschwülsten. — Erkrankung des Vas deferens, der Samenbläschen, der Prostata. — Alienation des Sperma; Infectionsfähigkeit desselben; Aspermie.

Weibliche Genitalien. — Initialmanifestation; irritative Processe; gummöse Vorgänge. — Ovarialkrankheiten. — Dystokie durch Syphilisproducte bedingt.

Die äusseren Genitalien sind selbstverständlich für die erste Syphilisinfection von ganz besonderer Wichtigkeit; aber auch die constitutionell gewordene Krankheit setzt mit besonderer Vorliebe ihre ersten Producte an diesen Theilen ab. — Bei Besprechung der Initialmanifestation, der Roseola syphilitica und des papulösen Syphilides haben wir dieser Verhältnisse ausführlich gedacht.

Weniger häufig finden sich hier gummöse Productionen. Sie erscheinen als linsen- bis bohnengrosse oder noch grössere Infiltrate in der Glans oder in den cavernösen Körpern, die gewöhnlich nicht schmerzen und dem Patienten oder dem Arzte nur beim zufälligen Betasten als harte Knötchen auffallen. Nach meinen Erfahrungen, die mit den Beobachtungen Anderer (Fournier, Edvard Welander[1]) übereinstimmen, localisirt sich das Gumma sehr gerne an der Stelle der Initialmanifestation; einige Male habe ich schon sehr früh Umwandlung von Sklerosenresiduen am Genitale (Glans etc.) in serpiginöse gummöse Ulcerationen gesehen (pag. 123).

Die Gummata der Glans und des Präputiums zerfallen wegen ihres oberflächlichen Sitzes im weiteren Verlaufe ganz gewöhnlich

---

[1]) Hygieia Bd. XLV, 1883; — Schmidt's Jahrb. Bd. CXCVIII, pag. 251.

und geben verschieden grosse, scharf begrenzte, oft gegen Follikel zu sich vertiefende Geschwüre ab, denen mitunter der serpiginöse Charakter aufgedrückt ist.

In den Schwellkörpern beobachtet man öfter Resorption und Umwandlung in Schwiele; indessen wird Erweichung und Ulceration hier auch wahrgenommen, wobei grosse und tiefe Geschwürshöhlen entstehen, die gegen die Harnröhre durchbrechen können. Sind grössere Partien des Schwellgewebes in dem Gumma oder in der Schwiele untergegangen, so wird nach Ausheilung schon unter gewöhnlichen Verhältnissen, noch auffallender aber während der Erection. Knickung oder Krümmung (Chorda) des Penis nach der kranken Seite hin erfolgen; Ricord hat in einem solchen Falle das Glied einen vollständigen Ring beschreiben sehen. Bei einem alten Herrn, den ich wegen gummös-ulceröser Zerstörung fast der ganzen Glans und beider Schwellkörper zu behandeln hatte, heilte der Penis zu einem hakenförmig gekrümmten Wülstchen aus.

Die Localisation bringt es mit sich, dass man bei Infiltraten am Genitale, eher an syphilitische Initialmanifestation als an Gummen denkt, umsomehr als beide sehr oft auch exulceriren. Es wird darum auf die in den betreffenden Abschnitten geschilderten Characteristica verwiesen und insbesondere in Erinnerung gebracht, dass die Initialmanifestation Mitaffection der benachbarten Lymphdrüsen fast nie vermissen lässt. — Sehr erschwert wird die Beurtheilung, wenn das Gumma sich am Sitze einer vorausgegangenen Initialmanifestation entwickelt hat oder gar direct aus einem Initialaffect hervorgegangen ist, weil in solchen Fällen noch deutliche Bubonenresiduen zu bestehen pflegen.

Kleine, oberflächlich sitzende, gummöse Knoten am Gliede könnten wieder, ebenso wie solche an andere Hautpartien, sehr leicht für Papeln gehalten werden; die Möglichkeit der Verwechslung ist auch dann gegeben, wenn die Gummen exulcerirt sind, da Papeln, insbesondere dieser Region, gleichfalls zu erodiren oder exulceriren pflegen. Man achte darum auf das früher (pag. 251) Gesagte.

Insoferne bei der syphilitischen Pustel die Ulceration der Pustelbildung nachfolgt und letztere oft lange überdauert, ist es gewiss nicht immer leicht zu entscheiden, ob ein syphilitisches Geschwür am Genitale aus einer Pustel oder einem Gumma hervorgegangen ist. Massgebend ist da die verschiedene Entwickelung beider Syphilisproducte; überdies treten syphilitische Pusteln am

Genitale allein höchst selten auf, man wird darum gleichzeitig Pustelbildung auch sonst am Körper treffen.

Anderseits wieder besteht die Gefahr zerfallene Gummaknötchen der Glans, wie überhaupt am Genitale, für venerische Geschwüre zu halten. Auf pag. 40 meiner „Vorlesungen über d. vener. Geschwür“ wurde diesem Umstande gebührend Rechnung getragen.

Gummata des Gliedes könnten aber auch für Carcinom angesehen werden und umgekehrt. Um unnöthige Wiederholungen zu vermeiden, wird auf die allgemeinen Auseinandersetzungen von früher (pag. 258) verwiesen und hier nur kurz recapitulirt, dass Gummata Vergrösserung der Lymphdrüsen selten veranlassen, während Drüsenentartungen das Carcinom gewöhnlich compliciren.

Gummöse Cavernitis ist mit einer gonorrhoischen wohl nicht zu verwechseln; hingegen muss man darauf bedacht sein, dass manchmal schwielige Knoten, Leisten oder Platten im Corpus cavernosum vorkommen, die nicht auf Syphilis zu beziehen sind; ich habe Aehnliches mehr als einmal beobachtet, konnte aber Näheres über die Aetiologie nicht eruiren; speciell war ich nicht in der Lage festzustellen, ob die Veränderung etwa als Narbe aufzufassen sei, die nach einer durch eine sehr intensive Erection veranlasste Ruptur sich ausgebildet hätte, wie Demarquay und Parmentier[1]) dies für manche Fälle gelten lassen.

Viel häufiger als das Glied sieht man im weiteren Verlaufe der Syphilis den Testikel erkranken.

Bei der für die Beobachtung und Untersuchung so leicht zugänglichen Lage desselben konnten die Affectionen dieses Organes früheren Syphilidologen nicht entgehen; indem aber nach der damals vorherrschenden Identitätslehre dem Tripper gleichfalls luetische Folgeerscheinungen zugeschrieben wurden, blieb die Confusion der blennorrhoischen mit der syphilitischen Erkrankung des Hodens unvermeidlich. Es war nur natürlich, dass B. Bell, der, gleich Tode, Duncan u. A., mit logischer Schärfe den Tripper von der Syphilis zu trennen verstand (pag. 33), auch die Unterschiede erkennen musste, welche bei den Erkrankungen der männlichen Genitaldrüse nach Tripper einer- und nach Syphilis andererseits obwalten. Und in der That sind die Schilderungen der wesentlichen klinischen Diffe-

---

1) Moniteur des sciences 1861; — Tarnowsky, l. c. pag. 274.

renzen zwischen der Hodengeschwulst nach Syphilis und der nach Tripper in der Abhandlung des Edinburgher Wundarztes so treffend, dass sie mit nur geringen Modificationen noch heute als mustergiltig gelten dürfen [1]). In sehr bezeichnender Weise entschuldigt Bell die Weitschweifigkeit seiner Auseinandersetzungen mit dem Hinweise auf die gegentheilige Auffassung Hunter's.

Die von Bell mit so viel Klarheit hervorgehobenen Unterschiede zwischen diesen beiden Arten von Hodengeschwülsten finden sich jedoch in der Folge selbst bei gediegenen Klinikern nur in vollkommen verwischter Form wieder; so führt Dupuytren [2]) die syphilitischen Hodengeschwülste in gleicher Weise auf Tripper, Bubonen und Schanker zurück. Erst Ricord hat auch hier der wahren Erkenntniss Bahn zu brechen verstanden; wenngleich die Hodenaffectionen im Allgemeinen schon bei Astley Cooper [3]) richtig gewürdigt worden sind.

In anatomischer Beziehung datiren unsere Kenntnisse der Hodensyphilis — der Sarcocele syphilitica — von Virchow her, der dieselbe in treffendster Weise mit der Lebersyphilis analogisirte.

Man kennt eine einfache syphilitische Orchitis und eine gummöse.

Bei der Orchitis simplex geht von der Albuginea, häufiger von den Septis und dem zwischen den Samencanälchen hinziehenden Bindegewebe, eine chronisch verlaufende, sklerosirende Wucherung aus, die kleinere oder grössere Partien des Hodens erfasst und zuerst Vergrösserung, später aber Schrumpfung des Organes bedingt. Die Oberfläche ist bei gleichmässiger Vertheilung des Processes glatt; am gewöhnlichsten ist der krankhafte Vorgang jedoch nur auf einzelne Partien beschränkt, die dann als harte Knollen hervorragen, um nach der Schrumpfung ebensovielen Einziehungen platzzumachen. Je nachdem der Hode selbst oder die Albuginea den Hauptsitz der Krankheit abgibt, spricht man von einer Orchitis oder Periorchitis syphilitica (Ricord's Albuginitis syphilitica). — Geringe Exsudation in den Raum der Tunica vaginalis und Verdickung der Scheidenhaut pflegen selten zu fehlen.

---

1) Abhandlung üb d. bösart. Tripper etc. Aus d. Engl. übers., Leipzig 1794, Bd. II, pag. 103—108.

2) Dessen klin.-chir. Vortr., Leipzig 1834, Bd. I, pag. 54.

3) Observat. on the stuct. and dis. of the testis, London 1830.

Der gummöse Process combinirt sich gewöhnlich mit der einfachen syphilitischen Orchitis derart, dass in der Bindegewebswucherung kleinere oder grössere Gummaknoten deponirt erscheinen, die bald zur Resorption gelangen, bald wieder verkäsen und verkreiden.

Die Untersuchungen von L. Malassez und P. Reclus[1]) führten zu anderen Resultaten. Nach ihnen entwickeln sich immer zuerst kleinere Knoten, die in der Umgebung Sklerosen und Atrophien bedingen — Virchow's Orchitis syphilitica simplex: Virchow's Orchitis gummosa beziehen die Autoren auf Nekrosen nicht nur gummöser Herde, sondern auch der sklerosirten Partien.

Die genannten Affectionen entwickeln sich zumeist im Hoden oder nehmen von hier den Anfang; der Nebenhoden erkrankt für sich allein zwar seltener, wird aber immerhin hier und da ebenfalls ergriffen.

Vom klinischen Gesichtspunkte haben wir zunächst hervorzuheben, dass die männliche Geschlechtsdrüse schon früh, oft aber auch erst nach längerem Bestande der Syphilis, selbst viele Jahre nach der Infection, erkranken kann. Kommt man in die Lage, dieses Organ während der ersten Syphilissymptome leiden zu sehen, so reducirt sich die Krankheit auf eine höckerige und schmerzlose Anschwellung der Nebenhoden, die im Mittel 3½ Monate nach der Ansteckung auf beiden Seiten gleichzeitig sich entwickelt und wegen der Schmerzlosigkeit vom Patienten oft gar nicht wahrgenommen wird (Hüter, Dron[2]).

Auch ich kann Beispiele für sehr frühe Hodensyphilis beibringen. Einmal handelte es sich um eine nur wenig empfindliche, etwa kastaniengrosse Infiltration erst im Kopfe des einen und bald darauf des anderen Nebenhodens, die 4 Monate nach dem Erscheinen der Initialmanifestation auftrat und auf Emplastrum hydrargyri in wenigen Wochen sich besserte. — Manchmal beschränkt sich die Erkrankung weder auf den Nebenhoden, noch verläuft sie schmerzlos, wie folgende Beobachtung darthut. Ein 30 Jahre alter

---

1) Sur les lés. histol. de la syph. testicul. Arch. de phys. norm. et path. No. 6, 1881; — Virchow u. Hirsch's Jahresber. 1881, Bd. II, pag. 509; u. De la syph. du testicule, Paris 1882.

2) De l'epidid. syph. Arch. de méd. T. II, 1863, pag. 513 et 724; — Lancereaux, l. c. pag. 153.

Zimmermann, der vordem nie an den Genitalien krank war, wurde auf meiner Klinik wegen frischer Sklerose und nachfolgendem maculösen Syphilide mit Inunctionen behandelt und geheilt entlassen. Nach wenigen Tagen schon — ungefähr 16 Wochen nach erfolgter Infection und 14 Wochen nach dem Erscheinen der Initialmanifestation — musste er wegen Schmerzen in beiden Hoden wieder um Aufnahme ins Spital ansuchen. Man fand an der äusseren Fläche des linken Testikels nach oben eine haselnussgrosse, glatte, in scharfer Weise prominirende Geschwulst, die bei Berührung sehr schmerzhaft war, und diffuse über Hoden und Nebenhoden gleichmässig vertheilte Schwellung geringen Grades; an der Haut fanden sich bereits erbsen- bis bohnengrosse Gummaknoten zerstreut; der Kranke bot eine auffallend deprimirte Gemüthsstimmung dar und klagte überdies über Schwindel. Unter einer energischen antisyphilitischen Behandlung bildeten sich zwar sämmtliche Erscheinungen, auch die Hodengeschwulst, zurück, dafür schossen aber an zahlreichen anderen Stellen frische Gummata auf, sowie oberhalb des kleiner gewordenen Infiltrates am Hoden ein neues, in der Grösse einer Erbse, sich zeigte, das ebenso schmerzhaft wie das erste war; bis zur vollständigen Heilung verstrichen dieses Mal $4^1/_2$ Monate. Patient hatte sich kaum 8 Wochen des wieder erlangten Wohlbefindens erfreut, als er in beiden Hoden heftige, gegen die Lenden ausstrahlende Schmerzen bekam, die constant vorhanden waren und in jeder Lage des Körpers gleich qualvoll blieben. Der Zustand besserte sich durch 14 Tage nicht und der Kranke sah sich genöthigt, neuerdings Spitalshilfe in Anspruch zu nehmen. Ausser Plaques im Rachen und zerfallenden Hautknoten fand man den linken Hoden in der Richtung der Längsachse vergrössert, uneben höckerig, derb, sehr empfindlich; ebenso war der Nebenhoden an seinem oberen Ende knollig und hart, aber auch am unteren Pole geschwollen; der rechte Hode, ebenfalls vergrössert und uneben, liess an seinem inneren oberen hinteren Antheile ein pfenniggross vorspringendes, sehr schmerzhaftes Infiltrat deutlich nachweisen; die Epididymis war im unteren Antheile geschwollen. Da die früher gereichten Quecksilber- und Jodpräparate von so wenig nachhaltiger Wirkung waren, wurde zur Sassaparilla gegriffen und die schmerzhaften Genitaldrüsen mit Emplastrum hydrargyri bedeckt, später mit 10%iger Jodoformlösung bepinselt. Nach 17 Tagen bemerkte man zwar ein neues rundliches, derbes, haselnussgrosses Infiltrat im Schwanze der rechten Epididymis, doch hatte die hohe Empfindlichkeit in etwas abgenommen. Als aber nach weiteren 10 Tagen unter Fieber und heftigen Schmerzen auch der rechte Testikel umfangreicher zu werden anfing, wurden in dessen Parenchym drei Tropfen einer Jod-Jodkaliumlosung injicirt, wegen der enormen Schmerzhaftigkeit eine Morphiumeinspritzung nachgeschickt und die Sassaparilla mit Jodoform, später mit Jodkalilösung vertauscht. Der Erfolg war ein eclatanter: das Fieber nahm ab, der Hode wurde bald kleiner und die Empfindlichkeit geringer — was zu einer weiteren parenchymatösen Injection, die diesmal viel weniger Schmerzen veranlasste, und nach einem Monate zu einer dritten solchen Einspritzung ermunterte. Nach weiteren 3 Wochen erschienen die Hodengummata vollkommen geschwunden, die Hoden normal, auch eine Periostose am Condylus externus des Humerus bildete sich zurück; nur ein gegen Ende des Spitalsaufenthaltes zur Entwickelung gelangtes Infiltrat der linken Brustdrüse (es handelt sich hier um denselben Patienten, dessen bereits auf pag. 269 gedacht wurde) war beim Verlassen der Klinik vorhanden.

So schmerzhaft wie in dem eben geschilderten Falle sind jedoch in der Regel die syphilitischen Hodenerkrankungen nicht, noch erscheinen sie so frühzeitig. Für gewöhnlich entwickeln sich dieselben, wie gesagt, nach längerem Bestande der Syphilis. Unter sehr geringen Schmerzen oder einem Gefühle von Dumpfheit und Schwere im Hoden vergrössert sich das Organ nur sehr langsam, wird an einer oder der anderen Stelle prominent, hart, oder der grösste Theil der Oberfläche zeichnet sich durch derbe Unebenheiten aus; manchmal ist auch mässige Ausscheidung in den Raum der Tunica vaginalis propria nachweisbar. Die Krankheit geht meist vom Hoden selbst oder seinen Hüllen aus; bei zunehmender Infiltration oder beim Sitze des Infiltrates in der Nähe des Nebenhodens wird dieser gewöhnlich mitergriffen. Vereiterung der Hodengummata ist selten, in den allermeisten Fällen tritt zum Theile Resorption, zum Theile Schrumpfung des Krankheitsproductes ein. Verödung der Samen bereitenden Partien bleibt selten aus, hiermit geht, je nach der Ausdehnung der Affection, einerseits Verminderung der Spermaproduction, ja vollständige Aspermie einher, andererseits Abnahme der Geschlechtslust und Impotenz.

Nach Ablauf von vielen Monaten findet man den Hoden verkleinert, wobei die Form bei glatter Oberfläche erhalten ist, oder es wechseln Einziehungen mit Erhöhungen ab; mitunter ist das Organ auf ein unförmliches, knolliges Rudiment reducirt. Entsprechend der selteneren und mehr untergeordneten Affection der Epididymis erscheint dieselbe von normaler Configuration und bietet nur stellenweise derbe Verdickungen oder narbenartige Schrumpfungen dar.

Diese Hodenerkrankung alterirt das Befinden des Individuums weiter nicht, insbesondere wenn sie ohne Schmerzen einhergeht; es sei denn, dass eine Verstimmung des Gemüthes darüber platzgreifen würde, dass die Krankheit ein Generationsorgan betroffen. Doch habe ich Fälle gesehen, in welchen grosse, gegen das gleichseitige Bein ausstrahlende Schmerzen bestanden, so dass zeitweise Gehen und Stehen erschwert waren.

Manchmal wächst das gummöse Infiltrat geschwulstartig an und es bilden sich in demselben Erweichungsherde aus; meist erfolgt dann Mitaffection sämmtlicher Hüllen; werden diese durchbrochen — was jedoch nur selten beobachtet wird — so wuchert das Gumma als weiche, stellenweise nekrosirende Granulationsmasse pilzartig nach aussen — Fungus testiculi syphiliticus. Der Fungus pflegt in seiner ersten Entwickelung von Schmerzen begleitet zu sein, die im weiteren Verlaufe abnehmen und oft vollkommen verschwinden; er stellt eine kastanien-, ei- bis faustgrosse, fleischähnliche, nekrotische Partikel und viel Eiter liefernde Geschwulst dar, die gegen die Basis hin sich etwas verschmälert und mit der (kranken) Hodensubstanz zusammenhängt. Die umgebende Haut ist gewöhnlich geröthet oder wie cyanotisch, infiltrirt und mit den anderen Hüllen an den Hoden fixirt; seltener umringt sie den Hals des Fungus in Form eines dünnen, scharf zugeschnittenen, bis zu einem gewissen Grade abhebbaren Randes.

Nach längerem Bestande verkleinert sich der Fungus theils durch Resorption, zum grössten Theile aber durch partielle Nekrosirung und Abstossung der nach aussen gewucherten Massen; es dauert das jedoch meist Wochen und Monate, so dass die Eiterung und das mitunter einhergehende Fieber die Kranken herunterbringen und die schliessliche Vernarbung sehr hinausschieben, wenn zweckmässiges Einschreiten unterlassen wird. Selbstverständlich haben wir auch hier partielle und totale Verödung der Genitaldrüse zu erwarten.

Die syphilitischen Hodenerkrankungen entwickeln sich gar nicht selten auf beiden Seiten und sind mitunter durch ein Trauma hervorgerufen; in zwei von James F. West[1]) mitgetheilten Fällen von Fungus testiculi syphiliticus ist letzteres der Fall gewesen. Vorangegangene Epididymitis nach Tripper scheint zur Ablagerung von Syphilisproducten nicht besonders zu disponiren, sonst müssten Gummata im Nebenhoden häufiger beobachtet werden, oder doch früher auftauchen als im Hoden; in der Regel ist aber das gerade Gegentheil der Fall.

Anderseits muss der falschen Auffassung, als erkranke die Epididymis für sich allein nicht oder nur höchst ausnahmsweise in Folge von Lues auf's entschiedenste entgegengetreten werden. Isolirte knotige Infiltrate in einzelnen Theilen des Nebenhoden — am häufigsten im Kopfe — bei Individuen, die mit Syphilis behaftet waren, habe ich öfter beobachtet und unter specifischer Behandlung ganz oder grossentheils schwinden sehen; darunter befanden sich auch Kranke, die früher keine Urethritis durchgemacht hatten, wo also dem Gedanken an eine nach einer vorausgegangenen Erkrankung etwa zurückgebliebenen Disposition nicht Raum gegeben werden konnte.

Da die Hodensyphilis am allerhäufigsten in den späteren Stadien der Seuche zur Wahrnehmung gelangt, so erscheint sie gewöhnlich von älteren gummösen Processen in anderen Regionen (der Haut, dem subcutanen Gewebe, der Nasen-, Mund- oder Rachenhöhle, dem Periost und Knochen, in inneren Organen, visceralen Gebilden, dem Nervensystem) begleitet, oder es bestehen gleichzeitig Zeichen vorausgegangener Lues in Form von Defecten, Perforationen, narbigen Verziehungen u. s. w. Universelle Lymphdrüsenschwellungen sind gleichfalls oft genug vorhanden, manchmal erscheinen die der Leiste in erhöhte Mitleidenschaft gezogen.

Es gibt aber auch Fälle, in denen die begleitenden Syphilissymptome sehr untergeordnet sind oder vollends fehlen; dann ist man bei Beurtheilung der Krankheit nur auf die Erscheinungen von Seiten des kranken Organes angewiesen. Es ist daher am Platze anderer Hoden- und Nebenhodenerkrankungen, die mit syphilitischen verwechselt werden könnten, wenn auch nur kurz zu gedenken.

Eine traumatische Orchitis oder Epididymitis leitet durch die Anamnese und eventuelle Suffusionen auf die vorausgegangene

1) Dublin quart. Journ. of Med. Science 1859; — F. J. Behrend's Syphilidol. Neue Reihe, Bd. II, Erlangen 1860, pag. 544.

Verletzung hin, entwickelt sich in acuter Weise, unter Schmerzen, Fieber und entzündlich gerötheter Haut zu einer grossen Geschwulst und führt mitunter zu Abscedirung.

Auch im Verlaufe der venerischen Urethritis kommt es zu einer acut sich ausbildenden, sehr schmerzhaften, bis faustgrossen Geschwulst, die aber hauptsächlich vom Nebenhoden ausgeht und höchstens in der Scheidenhaut des Hodens Exsudation aufweist; Vereiterung ist bei dieser Epididymitis sehr selten. Das Scrotum ist oft entzündlich infiltrirt, der Samenstrang derselben Seite nahezu immer empfindlich und geschwollen, die Secretion aus der Urethra nicht selten fortbestehend oder für einige Zeit versiegt.

Die Orchitis epidemica stellt gleichfalls eine acute Hodenentzündung dar, die nicht nur im Jünglingsalter, sondern auch später vorkommt (doch habe ich sie jenseits der Dreissig nicht beobachtet). Die Erkrankung geht mit Schmerzen und manchmal mit hohem Fieber einher, verschont die Epididymis und endigt in wenigen Tagen, indem der Hode zur Norm zurückkehrt, mit Genesung. Sehr oft besteht nebenher Parotisschwellung (einseitig oder doppelseitig), wenn sie nicht vorausgegangen war; oder es entwickelt sich Parotitis (epidemica) nach Rückbildung der Orchitis.

Bei der Tuberculose ist die Epididymis meist zuerst erkrankt; es entwickeln sich mehrere bis nussgrosse, von einander unabhängige Infiltrationsherde, die sich anfangs hart anfühlen, nach Wochen aber erweichen; die Haut wird bläulichroth, wölbt sich an erbsen- bis bohnengrossen Stellen vor, an welchen sie von einem, bald mehr reinen, bald mehr flockigen Eiter durchbrochen wird. Der oft gewundene Weg der Eiterfisteln ist durch einen derben Strang vom ursprünglichen Infiltrationsherde bis an die Oberfläche der Haut bezeichnet. Die Mündung bleibt durch Wochen offen und lässt geringe Quantitäten eines dünnen Eiters abrinnen, welcher manchmal Tuberkelbacillen enthält; der Nachweis der letzteren gelingt jedoch nicht immer. Von Zeit zu Zeit überhäutet sich die Fistelöffnung, um in kleineren oder grösseren Intervallen durch den inzwischen aufgestauten Eiter neuerdings durchrissen zu werden. Der ganze Vorgang pflegt erhebliche Schmerzen nicht zu veranlassen, hingegen durch das am Abend nur selten ausbleibende Fieber und die lange Eiterung die Kräfte des Patienten zu consumiren. — Noch schlimmer wird die Sache, wenn der tuberculöse Process auf den Hoden selbst übergeht; in diesem Falle sind die einzelnen tuberculösen Herde nicht so leicht, wie im Nebenhoden nachzuweisen, es wird zunächst nur Vergrösserung des Organes augenfällig; erst wenn der Process sich auch auf die Hüllen ausgedehnt hat und eiterig geschmolzene Partien die Haut perforiren, tritt die Mitaffection des Hodens in ihrer vollen Bedeutung vor's Auge. Die Scrotalhaut ist über dem vergrösserten Hoden gespannt, von mehr oder weniger grossen Geschwüren mit verdünnten und unterminirten Rändern besetzt; der Grund der Geschwüre weist theils rothe Granulationen, theils nekrotische Gewebsfetzen auf; der Testikel selbst ist nicht besonders empfindlich und lässt härtere und weichere Partien unterscheiden, wobei die letzteren den nach aussen durchbrochenen Herden entsprechen (Fig. 77). Während Tuberculose des Nebenhodens ab und zu noch spontan auszuheilen pflegt, wird dieser Ausgang bei Tuberculose des Hodens höchst selten wahrgenommen; hingegen ist es nicht ungewöhnlich, ein Fortschreiten der tuberculösen Erkrankung gegen das Vas deferens, die Vesicula seminalis und die Prostata zu beobachten, dabei wird sehr oft der Nachweis von Tuberculose in anderen Organen, insbesondere den Lungen, gelingen.

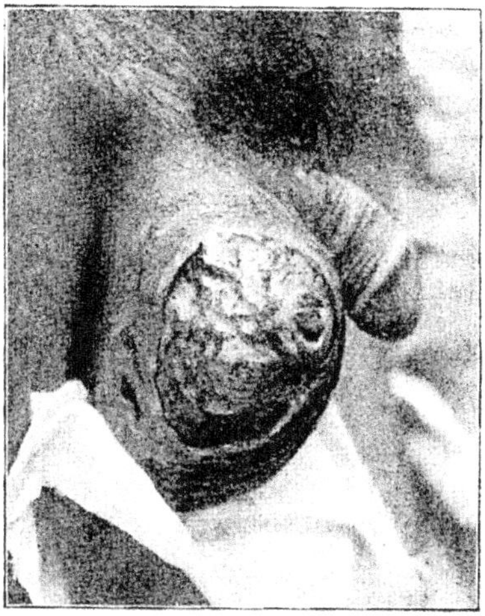

Fig. 77.
Tuberculose des Testikels mit Zerstörung der Scrotalhaut.

Das Carcinom nimmt im Hoden seinen Ausgangspunkt und documentirt sich anfangs als harte, später da und dort weicher werdende Geschwulstmasse, die keine Schrumpfung eingeht. Wuchert die Neubildung nach aussen, so ulcerirt dieselbe alsbald und es bildet sich ein ganz charakteristisches, kraterähnliches Krebsgeschwür — Fungus testiculi malignus. — Die Schmerzen sind gewöhnlich intensiv, die Leisten- und Bauchdrüsen oft carcinomatös entartet.

Die syphilitische Hodenerkrankung unterscheidet sich somit von der traumatischen durch den langsameren, nicht acut entzündlichen Verlauf; von der blennorrhoischen überdies hauptsächlich durch den Sitz im Hoden und den häufigeren Mangel einer Schwellung des Vas deferens; liegt syphilitische Erkrankung des Nebenhodens allein vor, so entwickelt sich das Infiltrat meist im Kopfe und nur allmälig, dasselbe ist nicht sehr empfindlich und erreicht nie den Umfang der blennorrhoischen Epididymitis. — Die epidemische Orchitis ist durch den mit Fieber und acut einsetzenden Charakter und durch ihren kurzen Verlauf gekennzeichnet. — Mit der tuberculösen Erkrankung hat die syphilitische zwar den chronischen Verlauf gemeinschaftlich, doch ist die vornehmliche Localisation im Nebenhoden, eiterige Schmelzung, Nachweis von Tuberkelbacillen und häufigere Mitaffection des Vas deferens, der Samenbläschen und der Prostata für Tuberculose ausschlaggebend. — Syphilis und Krebs haben wieder sehr oft den gleichen Ausgangspunkt vom Hoden gemeinsam, dafür unterscheiden sie sich einerseits durch die in steter Zunahme begriffene Entartung der Lymphdrüsen, die dem Carcinom zukommt, und andererseits durch die oft nachfolgende Schrumpfung des Hodens, die der Lues eigenthümlich zu sein pflegt. — Dabei muss ich aber wiederholt darauf aufmerksam machen, dass einzelne Symptome für sich allein nie den Ausschlag geben dürfen; man stelle daher die Diagnose erst nach Berücksichtigung sämmtlicher vorliegenden Erscheinungen.

Das Vas deferens erkrankt im Verlaufe der Syphilis höchst selten; wenigstens sind die hierauf bezüglichen Beobachtungen nur sehr spärliche. Verödung des Vas deferens neben Sarcocele syphilitica hat Rokitansky[1]) beschrieben; G. Lewin[2]) fand einmal eine gegen das Samenbläschen zunehmende Verdickung desselben. Lancereaux[3]) constatirte daumenstarke bis kastaniengrosse Verdickungen am Samenstrange eines Syphilitischen; gleichzeitig bestand Hodensyphilis; eine antisyphilitische Behandlung hatte den besten Erfolg. Knotige, nur wenig empfindliche Verdickung des Samenstranges habe ich neben Sarcocele syphilitica der gleichen

1) Lehrb. d. Path. Anat. Bd. III, Wien 1861, pag. 392.
2) Studien üb. Hoden, Deutsche Klinik 1861, pag. 306.
3) l. c. pag. 222.

Seite und einem gummösen Geschwüre an der Glans gesehen. In Eiterung übergehende Infiltration um das Vas deferens bei einem mit Papeln behafteten Patienten hat M. Zeissl[1]) beobachtet. Bert[2]) sah an beiden Samensträngen je zwei Knoten; auf der einen Seite erfolgte unter specifischer Behandlung Resorption, während die Knoten der anderen Seite aufbrachen und gummöse Massen entleerten.

Noch weniger ist über syphilitische Erkrankung der Samenbläschen bekannt geworden. G. Lewin[3]) hat einmal die Wände der Samenbläschen verdickt angetroffen; ein anderes Mal bestand knorpelartige Verdickung der Wandung in so hohem Grade, dass das Innere kaum einen Stecknadelkopf fassen konnte.

Beobachtungen über Erkrankung der Prostata sind ebenso vereinzelt (Lancereaux[4]).

Es kann keinem Zweifel unterliegen, dass auch das Sperma unter der Syphilisinfection leiden muss; die Beobachtungen von Uebertragung der Krankheit auf die Frucht durch den Samen sprechen dafür zu deutlich. Bislang besitzen wir aber über den Vorgang selbst keine nähere Orientirung; die meiste Wahrscheinlichkeit hat die Vorstellung für sich, nach welcher irritative Syphilisvorgänge in den Genitalorganen, insbesondere in der Generationsdrüse, das Contagium der Samenflüssigkeit, speciell dem Spermatozoid, zuführen und dieses für die Frucht, vielleicht auch für die Frau (pag. 113) infectionsfähig machen. — Es ist jedoch auch denkbar, dass das Syphiliscontagium, durch die Generationswege blos zur Ausscheidung gelangt, ohne in letzteren krankhafte Producte zu setzen; in dem Falle käme die paterne Vererbung dadurch zu Stande, dass das Contagium dem Sperma nur mechanisch beigemengt wäre (pag. 97).

Wir werden später noch zu erörtern haben, dass die Zeitdauer, während welcher die Uebertragbarkeit der Syphilis auf die Frucht anhält, viel grösser ist, als wir dies für die extrauterine Infection zu constatiren pflegen. Es muss also dem Samen die Eignung zu-

---

1) Wiener med. Blätter 1883, No. 12.

2) Annal. de la Policlin. de Bordeaux 1890, I. — Ref. in Archiv f. Dermatol. u. Syphil. 1891, pag. 807.

3) l. c. pag. 306, Fall 30 u. 32.

4) l. c. pag. 228.

kommen, das Contagium lange infectionsfähig zu erhalten; oder es übergeht nach längerem Bestande der Syphilis ein derart umwandeltes Contagium auf die Frucht, welches in dieser nur Gumma-Ablagerungen anzuregen, aber andere Individuen anzustecken nicht mehr im Stande ist (pag. 92 ff.). Bekanntlich sind auch hereditär-syphilitische Kinder mit irritativen Producten gefährlicher für ihre gesunde Umgebung (Ammen, Kindsmädchen u. s. w), als solche mit gummösen Ablagerungen.

Nach Allem, was wir früher sagten, handelt es sich da um Vorgänge, die in die Oekonomie der Generationsorgane nicht besonders störend eingreifen; wir werden darum gerade in denjenigen Fällen, in welchen alle Anzeichen den Vater für die syphilitische Erkrankung des Kindes verantwortlich machen, an den Samen bereitenden Theilen erheblichere Veränderungen kaum constatiren können. Die nothwendig vorliegenden krankhaften Alterationen sind somit nur geringe.

Ist aber die Mitaffection der Hoden eine schwerere, so hat man auch grössere Störungen für die physiologische Function zu erwarten; die Spermaproduction verringert sich, ja sie versiegt gänzlich. Da aber Verödungen dieses Organes durch Syphilis erst spät wahrgenommen werden, so fällt Abnahme der Samenbereitung und complete Aspermie (sowie hiermit zusammenhängende Impotenz) in eine vorgerücktere Periode der Lues. Und in der That haben die vergleichenden Untersuchungen G. Lewin's[1]) ergeben, dass in den Genitalorganen Syphilitischer Samenfäden am seltensten anzutreffen sind — wohl nur als Folge syphilitischer Erkrankungen des Hodens.

Die anatomisch-physiologischen Verhältnisse bringen es mit sich, dass die weiblichen Genitalien ein ziemlich ausgedehntes Terrain für die syphilitische Infection darbieten. So finden wir denn auch die Initialmanifestation von den äusseren Genitalien bis zum Muttermund hinauf, wobei die grossen und kleinen Labien, die Hymenalfalten, das Präputium clitoridis, die Clitoris selbst und der Introitus am allerhäufigsten den Sitz der ersten Ansteckung abgeben; etwas weniger oft, aber doch nicht selten, sind Infectionen an der Vaginalportion, insbesondere an der hinteren Muttermundslippe. Am seltensten sind Initialaffectionen

1) l. c. pag. 306 u. 319

in der Scheide anzutreffen. Insofern aber eine Infection der Frau durch das Sperma virile zugegeben wird (pag. 113), muss auch mit der Möglichkeit des Vorkommens einer Initialmanifestation in cavo uteri oder in den Tuben gerechnet werden.

Die äusseren Genitalien des Weibes sind aber auch ausgesuchte Lieblingsorte von irritativen Syphilisproducten, insbesondere nässenden Papeln (pag. 197 ff.). Im Vaginalrohre kamen mir Papeln nur selten vor; etwas häufiger kann man ihnen an den Muttermundslippen begegnen. R. Virchow[1]) hat „papulöse Anschwellungen“ „nicht selten an der Uterinschleimhaut von Syphilitischen“ gesehen; auch war es ihm höchst wahrscheinlich eine Endometritis papulosa et tuberosa, die er bei Untersuchung eines von einer syphilitischen Person stammenden Uterus gefunden, für eine syphilitische zu halten.

Wenn wir von einigen nicht sicher zu stellenden Mittheilungen früherer Autoren — die übrigens manche Folgezustände auf Mercurgebrauch schoben — absehen (Petrus Maynardus[2]), Antonius Benivenius[3]), Astruc[4]), so müssen wir gummöse Erkrankungen der weiblichen Geschlechtsorgane als seltenere Befunde bezeichnen. Am häufigsten wurden sie an den äusseren Genitalien wahrgenommen. Innerhalb der Scheide kommen sie selten vor; ein apfelgrosses Gumma der Vagina, das sich durch besondere Hartnäckigkeit ausgezeichnet hatte, habe ich schliesslich exstirpirt und Naht angelegt, es erfolgte Heilung per primam intentionem. Eher trifft man Gummen an der Vaginalportion. Ferner ist nicht zu übersehen, dass die Vagina auch von Rectalgummen her gefährdet werden kann; selbst Fistelbildung ist hiedurch zu Stande gekommen (S. Ehrmann[5]). Ueber Gummata im Körper des Uterus liegen unanfechtbare Mittheilungen nicht vor; in den Tuben fanden Bouchard und Lépine[6]) je drei haselnussgrosse Gummaknoten bei einer Frau mit Gummen in der Leber und im Gehirn.

---

1) Ueber eine eigenth., viell. syph Veränderung d. Decidua, dessen Archiv Bd. XXI, pag. 118.
2) De morbo Gall. tract. prim., cap. 4.
3) Gruner's Aphrodisiacus T. III, pag. 85.
4) l. c. T. I, pag. 518.
5) l. c.
6) Gaz. méd. de Paris 1866, pag. 756; — Lancereaux, l. c. pag. 230.

Ovarialerkrankungen sind bei Syphilitischen öfters constatirt worden. Von Richet[1]) scheint die erste verlässliche Beobachtung herzurühren; er hat unter der syphilitischen Diathese die Ovarien ähnlich erkranken sehen, wie die Testikel und auch die Brust. Eine Oophoritis syphilitica mit fibröser Induration und ihren Folgezuständen existiren für Virchow[2]) unzweifelhaft. Lancereaux nimmt eine diffuse und eine gummöse Oophoritis an. Die erstere wird in ihren Ausgängen häufiger angetroffen; Weiber, die das Climacterium noch nicht erreicht haben, weisen Ovarien von normaler Grösse oder verkleinert auf, die durch und durch fibrös sind, narbig und ohne Graaf'sche Follikel. Bei einer Kranken von 43 Jahren mit Dolores osteocopi fand Lancereaux in der Gegend der Ovarien zwei (freilich nach einem Falle auf das Abdomen entstandene) Tumoren, die nach 20tägiger Behandlung mit Jodkalium sich auch verkleinerten; der linksseitige erschien kaum nachweisbar.

Dass Erkrankungen der Ovarien und des Uterus nicht ohne Einfluss auf die Entwickelung der Frucht bleiben, ist selbstverständlich und wird im Weiteren noch erörtert werden. Syphilitische Erkrankungen des Uterus, die eine narbenartige oder schwielige Veränderung nach sich ziehen, sind aber auch noch nach der Richtung gefährlich, dass solche Verödungen des Uteringewebes die Ursache einer Dystokie werden können. Sowohl Initialmanifestationen als Spätproducte der Syphilis am Collum uteri und an der Vaginalportion überhaupt haben zu mehr oder weniger ernsten Geburtshindernissen geführt (Putegnat[3]), Martinelli[4]). J. A. Doléris[5]) hat diesen Verhältnissen eine ausführliche Darstellung gewidmet.

---

1) Traité d'anat. chirurg., Paris 1857, pag. 513; — Lancereaux, l. c. pag. 290.

2) Geschwülste II, pag. 437.

3) Journ. de Brux., Juillet 1868; — Schmidt's Jahrb. Bd. CXLI, pag. 193.

4) Annali di ostetr. etc., Jan. 1884; — Centralbl. f. Gyn. 1884, pag. 688.

5) Étude sur la rigid. du col. d'orig. syph., Gaz. méd. de Paris 1884 u. 1885.

Syphilitische Erkrankung der Knochen.

Vierunddreissigste Vorlesung.

INHALT: Bedeutung der syphilitischen Knochenkrankheiten. — Knochensyphilis oder Hydrargyrose?

Arten der Knochenerkrankung: Periostitis simplex; Ossification; Resorption; Caries und Nekrose. — Periostitis gummosa; Resorption; Caries sicca; Verflüssigung; Caries und Nekrose. — Ostitis simplex; Ostitis gummosa; Resorption; Verkäsung; Nekrose. — Mitleidenschaft des Knochens bei Weichtheilgeschwüren. — Osteopsatyrosis; Knochenatrophie in Folge syphilitischer Kachexie, in Folge syphilitischer Erkrankung des Nervensystems.

Die syphilitischen Erkrankungen des Knochens und seines Periostes sind in mehrfacher Beziehung von besonderer Bedeutung. Abgesehen davon, dass das der Syphilis eigenthümliche und für sie geradezu charakteristische pathologische Product, das Gumma, zuerst am Knochen, bezw. an der Beinhaut erkannt und studirt worden ist, finden wir das Knochensystem diesem mitunter durch das ganze Menschenleben sich hinziehenden Krankheitsprocesse so erheblich unterworfen, dass hierdurch allein schon verhängnissvolle Alterationen im Organismus gesetzt werden können.

Bekanntlich ist nächst der Tuberculose die Syphilis jene Allgemeinkrankheit, die am häufigsten zu amyloiden Degenerationen in wichtigen Organen führt; es gelten aber chronische Eiterungen an den Knochen für sich allein schon als hervorragende ätiologische Momente für die genannte Entartung. Ueberdies erwähnten wir auf pag. 403, dass die Syphilis, wie jede zu Anämie führende Krankheit, eine lymphoide Umwandlung des Knochenmarkes veranlasst, und das um so wahrscheinlicher, wenn Knochenaffectionen vorliegen.

Die Lehre von den syphilitischen Knochenkrankheiten hat endlich auch eine Wichtigkeit erlangt durch die in den letzten Decennien erfolgte Erkenntniss von der Erkrankung der Epiphysenknorpel, welcher wir bei der hereditären Syphilis ausführlich gedenken werden.

Bevor wir jedoch in die Besprechung der syphilitischen Erkrankungen des Knochensystems eingehen, wollen wir nicht unerwähnt lassen, dass von mancher Seite das Vorhandensein so gearteter Erkrankungen in Abrede gestellt worden ist.

Wie ein rother Faden zieht sich nämlich seit ihrem Beginne durch die Syphilislehre der Vorwurf vieler Antimercurialisten, die schweren Formen der Lues, insbesondere die Knochenkrankheiten, seien durch Mercurgebrauch verschuldet; hierbei stützte man sich auf Funde von Quecksilber in den Geweben, speciell in den Knochen. Vom XVI. Jahrhundert bis in unsere Tage liegen hierauf bezügliche Mittheilungen vor; einige von ihnen entstammen so hohen Autoritäten, dass es nur schwer fällt in dieselben Zweifel zu setzen. Unter den ältesten Gewährsmännern wollen wir nur Falloppio anführen: „Ego reperi homines inunctos per triennium ante, et venientibus gummatibus in tibiis detecto osse vidi collectum ibi argentum vivum“, sagt er[1]) ganz unzweideutig; und an einer anderen Stelle[2]): „Haec igitur est occasio non levis, quia cum inungantur partes illae, imbecilles redduntur, et morbus petit loca illa, unde accidit, ut cum aperimus ossa illa corrupta, hydrargyrum inclusum reperiamus“. Aus unserer Zeit seien die Mittheilungen Josef Hyrtl's[3]) erwähnt, der in drei Fällen Quecksilberkügelchen, einmal eine grosse Menge, aus verschiedenen Skelettheilen ausklopfen konnte. — Robert Overbeck[4]) hat in einer grösseren Arbeit die meisten in der Literatur niedergelegten Angaben über Funde von regulinischem Quecksilber in Knochen gesammelt und ihren Werth kritisch beleuchtet.

Es ist hier nicht der Ort für eine genauere Behandlung der Streitfrage; wir behalten uns vor, die durch Mercur bedingten Störungen im weiteren Verlaufe nur insoferne zu berühren, als sie mit unserem Gegenstande zusammenhängen; doch sei erwähnt, dass die Identificirung der Hydrargyrose mit schweren Syphilisformen schon Ulrich von Hutten[5]) zurückgewiesen hat. „Verum ibi

---

1) De morbo Gall. cap. 76; — Al. Luisinus, T. II, pag. 809.
2) l. c. pag. 95; Luisinus, T. II, pag. 826.
3) Oesterr. Zeitschr. f. prakt. Heilk., Jahrg. VII, 1861, pag. 662.
4) Mercur u. Syphilis, Berlin 1861, pag. 155—165 u. pag. 320—330.
5) De morbi Gallici curatione per administr. Ligni Guaj. Lib. unus. cap. 3.

falsum hoc est, quod videtur quibusdam tubera, collectiones, sinus et nodos non esse hujus morbi propria, aut necessario eum consequi, sed provenire his, qui peruncti sint, ex argenti vivi malitia. Quanquam in hac opinione magna per Germaniam medicorum pars, in hunc usque diem pertinacissime haeret . . . . Nam contigisse haec, quos nulla unquam tetigerit perunctio, ipse vidi multis, et in his Ulricho de Hutten patri meo.“ In unserer Zeit ist dieser dem Mercur nachgesagte Vorwurf von Virchow[1]) und in eingehenden Arbeiten von Overbeck und Adolf Kussmaul[2]) gründlich behoben worden.

Wenn wir auch vorläufig die Möglichkeit nicht vollends von der Hand weisen wollen, dass der Mercurgebrauch von einigem Einflusse auf die Oekonomie der Knochen sei, so müssen wir andererseits denn doch festhalten, dass die Syphilis für sich allein den Knochen sehr wohl afficiren könne.

Am allerhäufigsten werden die vom Periost ausgehenden Erkrankungen beobachtet; dabei lässt sich eine einfache Periostitis von einer mit gummösen Productionen einhergehenden unterscheiden.

Die einfache Periostitis kann verschiedene Ausgänge nehmen. Das Periost verdickt sich an einer oder mehreren circumscripten Stellen, seltener über grösseren Ausbreitungen, durch eine unter dasselbe gesetzte Neubildung, die anfänglich an der Beinhaut innig haftet und dem Knochen nur lose aufliegt, die aber öfter der Verknöcherung zugeführt wird und dann dem Knochen als Osteophytbildung oder als halbkugeliger, semiovaler Buckel innig aufgeschmolzen erscheint. Ist in letzterem Falle die Auflagerung mit dem Knochen eins geworden, so leitet nur noch die an der Basis vorhandene Einschnürung darauf hin, dass die neugebildete Knochenmasse nicht dem Knochen entquollen, sondern von Seite des Periostes gebildet und der Basis durch Knochensubstanz aufgelöthet wurde. Die Neubildung zeichnet sich manchmal durch eine besondere Dichtigkeit aus, und stimmt in ihrem Gefüge oft mit dem Knochen überein, dem sie aufsitzt. — Das sind jene syphilitischen Producte, die unter dem Namen Tophi schon lange bekannt sind. „. . . . tophacei (scil. tumores) sunt constantes ex materia penitus lapidosa, et videntur veluti tophi ossei,

---

1) Ueb. d. Natur d. const.-syph. Affect., dessen Archiv Bd. XV u. Sep.-Abdr.

2) Untersuch. üb. d. const, Mercurialismus etc., Würzburg 1861.

vel materia illa, qua ligantur ossa fracta" (Falloppio[1]). In anderen Fällen ist die ossificirende Periostitis syphilitica über grosse Flächen ausgebreitet, wobei bedeutende Verdickungen des Knochens zu entstehen pflegen.

Alle diese periostalen Auflagerungen sind bis zu einem gewissen Grade, insbesondere nach zweckmässig eingeleiteten Therapien, einer Rückbildung fähig.

Noch vollkommener ist Resorption des periostitischen Productes zu erwarten, bevor dasselbe eine Ossification eingegangen, in welchem Falle auch vollständige Resolution möglich ist.

Andererseits wieder wird an schlecht ernährten scrophulösen (tuberculösen) Individuen, beim Hinzutreten anderer Schädlichkeiten (Trauma etc.) eiteriger Zerfall der periostalen Neubildung eingeleitet und damit der Anlass zu Caries und Nekrose der oberflächlichen Schichten gegeben.

Ausser den eben geschilderten Periosterkrankungen, die sich auch auf nicht syphilitischer Grundlage ausbilden können, beobachtet man sehr häufig jene der Syphilis ausschliesslich eigenthümlichen, elastisch weichen periostealen Anschwellungen — die Gummata. Da es sich auch in diesen Fällen um entzündliche Reizungszustände des Periostes handelt, nur mit dem Unterschiede, dass das Entzündungsproduct die Charaktere des auch in anderen Geweben vorkommenden Gumma annimmt, so können wir ganz wohl von einer gummösen Periostitis sprechen. Hierbei kommt es zu circumscripten halbkugeligen oder flachen Anschwellungen, die bald mehr fest, bald mehr schleimig und elastisch-weich sind und das Gefühl von Fluctuation vortäuschen. Bemerkenswerth ist, dass das gummöse Product hauptsächlich von der inneren Fläche der Beinhaut ausgeht, dabei aber den Knochen in einer ganz eigenthümlichen Weise in Mitleidenschaft zieht. Der gummösen Anschwellung correspondirt nämlich eine grubige Vertiefung an dem Knochen, in welchen sich ausserdem, den Haversischen Canälchen entsprechend, gummöse Zapfen einpflanzen. Es ist möglich, dass Fernelius' Beobachtung sich bereits hierauf erstreckte, als er schrieb[2]): „in ossium vero substantiam per tenues quasi tubos sese inferens, illa diffundit dilatatque in tumorem, quem tandem carie consumpta

1) l c. cap. 95; Luisinus, T. II, pag. 826.

2) De luis venereae curatione, cap. 4, Therapeut. univ. seu medendi rat. libri septem, Hanoviae 1610, pag. 251, 252.

putrescunt“. Das periostale Gumma erscheint somit zum Theile auch in den Knochen gebettet, dadurch, dass das gummöse Product gleichsam zu Usurirung des Knochens führte. Neben diesem Knochenschwunde ist aber in den angrenzenden Theilen, am Grunde sowohl, wie auch in der Peripherie, Sklerosirung und Hyperostose oft bis zu einem erheblichen Grade vorhanden.

Gelangt das periostale Gumma zur Resorption, was sehr häufig vorkommt und gewöhnlich durch Vermittelung einer fettigen Degeneration geschieht, so wird wohl, wenn in den gummösen Process die darüberliegende Haut miteinbezogen war, schon durch Verdünnung der letzteren die Partie eingesunken erscheinen; aber auch wenn die Haut intact blieb, wird die Einsenkung nicht fehlen, da sie ja durch den Schwund im darunterliegenden Knochen unausbleiblich ist. Für eine solche nach einem periostalen Gumma zurückgebliebene Depression wird der aus der peripheren Knochenanbildung hervorgegangene Wall noch lange charakteristisch bleiben. Mit der Zeit wird aber auch diese Knochenanbildung der Resorption zugeführt; es erscheint dann der Wall erniedrigt, die Knochengrube seichter. Flache oder schalige Knochen können auf diese Weise leicht eine Perforation erleiden, wenn periostale Gummata an correspondirenden Stellen beider Flächen des Skelettheiles sich befinden. Da solche grubige Vertiefungen und Durchlöcherungen ohne Eiterbildung, gleichsam auf trockenem Wege, zu Stande kommen, wird dieser Vorgang auch als Caries sicca (Virchow) bezeichnet.

In manchen Fällen verflüssigt aber auch das Gummaproduct des Periostes und führt einerseits zu oberflächlicher Caries und Nekrose, andererseits zu Schmelzung der darüberliegenden Weichtheile, die oft gleichfalls gummös erkrankt waren; es entsteht eine geschwürige Oeffnung, durch die man zu cariösen oder nekrotischen Knochen gelangt. Bei Beschränkung des Processes kommt es zur Abstossung der oberflächlichen Knochenschichten und zu einer Knochennarbe, gegen welche die vernarbenden Weichtheile straff hingezogen sind.

Dass das periostale Gumma auch verknöcherte, also die gummöse Periostitis auch eine ossificirende sein könne, ist nicht wahrscheinlich. Die das Gumma constituirenden Elementarorganismen sind durch ihre Hinfälligkeit so ausgezeichnet, dass Stadien höherer Organisation bei ihnen wohl auszuschliessen sind. Das Gumma kann wohl Bindegewebsneubildung, die zur Schwiele wird (wie in der Leber, Lunge u. s. w.), oder Knochenneubildung anregen, aber wohl kaum selbst zu Bindegewebe oder Knochen werden. Aus diesem Grunde nehmen wir bei der gummösen Periostitis nur die Ausgänge in Resorption oder in Ulceration an.

Wie bei den Erkrankungen des Periostes unterscheiden wir auch bei der in Folge von Syphilis auftretenden Erkrankung des Knochen- und Markgewebes eine Ostitis oder Osteomyelitis (syphilitica) simplex, die dem vulgären Processe analog ist, und eine Ostitis, resp. Osteomyelitis gummosa, bei welcher die entzündliche Neubildung die Eigenschaft des für Syphilis charakteristischen Gumma annimmt.

Die gewöhnliche Ostitis bedingt durch ihren langsamen Verlauf in den meisten Fällen Verdichtungen des Knochens; doch pflegen diese Verdichtungen nicht immer zu persistiren, man beobachtet vielmehr, dass zumeist nach Ablauf des ostitischen Processes Resorption sich einstellt und dass die hierdurch eingeleitete Abfuhr von festem Knochengewebe auf die ostitischen Ablagerungen allein nicht beschränkt bleibt, sondern auch Gesundes ergreift, so dass schliesslich der Knochen sogar osteoporotisch wird. Die Ostitis und speciell die Osteomyelitis kann aber, so wie sonst, auch den Ausgang in Caries oder Nekrose nehmen.

Für die Syphilis specifisch ist, wie gesagt, die Erkrankung, bei der es innerhalb des Knochens oder seiner Markhöhlen zu Zellenablagerungen kommt, die in ihrer Gesammtheit die Charaktere der Gummabildungen aufweisen. Seit Dittrich[1]) und Ricord sind zwar nur spärliche Funde von centralem Knochengumma in der Literatur verzeichnet; doch lehren die Untersuchungen Hanns Chiari's[2]), dass Lancereaux[3]) ganz richtig vermuthete, wenn er die Erklärung dafür in der Seltenheit einer hierauf gerichteten anatomischen Exploration suchte. Die gummöse Ablagerung erscheint innerhalb des Knochens gewöhnlich in kleineren, stecknadelkopf-, erbsen- bis nussgrossen Herden, die bald rund, bald mit Fortsätzen versehen sind. Die Ausbreitung des Einzelherdes geht immer mit Rareficirung und Einschmelzung des Knochengewebes

---

1) Prager Viertelj. 1849, Bd. I, pag. 20.

2) Zur Kenntniss d. gumm. Osteomyel. in den lang. Röhrenkn., Viertelj. f. Dermatol. u. Syph. 1882, pag. 389.

3) l. c. pag. 194.

einher, während die Umgebung des Gumma durch Verdichtung sich auszeichnet.

Unter günstigen Bedingungen, d. i. bei Ablagerung von nicht umfangreichen, wenn auch zahlreichen Gummaherden, ist vollkommene Resorption das Gewöhnliche; die ursprünglich erkrankten Partien sind dann osteoporotisch, und da an die gummöse Nachbarschaft Sklerose sich anreiht, so werden nach abgelaufenem Processe verdichtete Stellen im Knochen mit atrophischen abwechseln.

Ist jedoch die Resorption keine vollständige, so bleibt ein Theil des Gumma als verkäste Masse zurück. Es trifft dies um so eher zu, je umfangreicher der gummöse Herd ist, weil hiebei ein Missverhältniss zwischen der resorbirenden Grenzfläche und der zu resorbirenden Masse gegeben ist. Gerade im Knochen wird die Resorptionsfähigkeit überdies auch noch dadurch eine verminderte, dass die Gummosität in ihrer Umgebung sklerosirende Knochenneubildung anregt.

Ziemlich häufig durchsetzen die gummösen Infiltrate das Knochengewebe in solcher Weise, dass sie ein Stück des Knochens inselförmig umschliessen. Eine solche Knocheninsel wird durch die gummöse Zwischenlage von der Ernährung ausgeschaltet und verfällt der Nekrose. Kleinere Sequester und manchmal selbst etwas grössere gelangen, wie es scheint, durch Destruction und Usurirung von Seite der Gummositäten zum Verschwinden; grosse Sequester müssen entfernt werden. — Die nach einer gummösen Ostitis nekrotisch gewordenen Knochenstücke zeichnen sich auffällig dadurch aus, dass sie von Canälchen und Lücken vielfach durchsetzt sind, wie von Würmern angestochen und angebohrt erscheinen. Es rührt dies daher, dass die die Nekrose bedingenden Gummositäten in Form von gewundenen Zapfen auch in den der Nekrose verfallenen Theil eindringen, der nach erfolgter Ausstossung die oben beschriebenen Zeichen stattgehabter Erkrankung an sich trägt. Nekrotische Stücke nach Ostitis non-syphilitica (traumatica, scrophulosa etc.) bieten meist eine glatte Oberfläche dar und lassen erhebliche Veränderungen nicht erkennen. Aber auch die Knochenlade ist bei gummöser Ostitis ganz charakteristisch, indem die Wandungen der Höhle auffallende Verdichtung aufweisen und die freie Umrandung (resp. Mündung) durch einen Knochenwall ausgezeichnet ist. Nach Ausstossung des Sequesters wird die Höhle nur höchst unvollkommen ausgefüllt; der Defect bleibt hierdurch deutlich kenntlich und markirt sich durch den ihn umrandenden Knochenwall nur noch deutlicher.

Eine Ossificirung des gummösen Infiltrates anzunehmen, haben wir ebenso wenig Grund, wie bei der gummösen Periostitis.

Endlich müssen wir noch Knochenerkrankungen gedenken, bei denen der Ausgangspunkt in den sie deckenden Weichtheilen liegt.

Chronisch verlaufende Processe, die der Hauptsache nach in der Haut sitzen, können schon auf den unterliegenden Knochen rückwirken; ich brauche ja nur an die Dermatomykosis favosa zu erinnern. Der anruhende Knochen wird durch die Hautkrankheit entweder zu Wucherungen angeregt, oder er atrophirt an den betreffenden Stellen. Viel handgreiflicher wird aber die Mitleidenschaft des Knochens, wenn es in den darüberliegenden Weichtheilen zu Geschwürsbildung kommt, der Zerfall im Weiterschreiten den Knochen blosslegt und, wenn auch nur oberflächliche Nekrose oder Caries bedingt. Von unserem Gesichtspunkte aus müssen hier die cutanen und subcutanen, sowie die mucösen und submucösen Gummata in's Auge gefasst werden, namentlich dann, wenn sie nicht weit vom Knochen entfernt sind. Ulceriren solche Gummata, so liegt es nahe, dass hierdurch Entblössung und Absterben des Knochens droht. Am meisten gefährdet sind die inneren Knochen der Nasenhöhle; auf pag. 343 haben wir bereits erörtert, dass auf diese Weise ganze Knochen verloren gehen können.

Ausser den bisher geschilderten Erkrankungsformen haben wir noch eine dem ganzen Knochensystem oder nur einzelnen Knochen zukommende Atrophie zu berühren, die wohl nicht direct mit dem Syphilisprocesse zusammenhängt, aber doch insoferne unser Interesse verdient, als sie in letzter Linie doch nur in einer vorausgegangenen oder noch bestehenden Lues ihre Begründung findet.

Bei lange dauernder, die Ernährung des gesammten Organismus heruntersetzender syphilitischer Durchseuchung kommt es nämlich, geradeso wie bei anders gearteten chronischen Krankheiten, zu einer Kachexie, in deren Verlauf sich eine constitutionelle Depravation ausbildet, die sich mitunter auch auf die Knochen erstrekt. Dieselben büssen ihre Festigkeit und Elasticität ein, der unscheinbarste Kraftaufwand reicht aus, sie zu brechen; kurz sie sind der Osteopsatyrose, der Knochenbrüchigkeit, anheimgefallen. Diese Osteopsatyrosis wird an einer grossen Anzahl (meist langer) Knochen angetroffen. Nach den Untersuchungen

M. Charpy's[1]), der bei anscheinend gesunden Knochen Syphilitischer eine Verminderung des Widerstandes gegen Biegen bis auf 50 % fand, wäre die Knochenbrüchigkeit auf eine bedeutende Abnahme von Fluorcalcium zurückzuführen. — Ferner erwähnt Carl Rokitansky[2]) einer eigenthümlichen, hier und da zu Perforation führenden Verdünnung, die als (symmetrische) Atrophie beider Scheitelbeine und manchmal auch der Hinterhauptschuppe wahrscheinlich nach Syphilis entsteht.

Auch wissen wir seit längerer Zeit, dass Glieder, die durch Ankylosen oder in Folge von Lähmungen ausser Gebrauch gesetzt sind, eine erhöhte Fragilität erlangen. Ebenso ist es seit Weir Mitchell[3]) und Charcot[4]) bekannt, dass bei Tabeskranken manchmal Spontanfracturen zu Stande kommen; Spontanfracturen sind aber seit Davey[5]) bei Geisteskranken gleichfalls beobachtet worden. Paul Bruns[6]) hat 30, bezw. 60 solcher Fälle gesammelt und gleichzeitig die betreffende Literatur zusammengestellt. Endlich hat Charcot (1868) bei Tabeskranken auch auf Arthropathien aufmerksam gemacht, die der Arthritis deformans (A. sicca) ähnlich sind. — Alle diese pathologischen Zustände sind auf eine excentrische Atrophie in den Knochen zurückzuführen. Die Knochen Tabetischer weisen nach den Untersuchungen R. Blanchard's[7]) Rarefaction des Knochengewebes in der Umgebung der Haversischen Canälchen auf, die je näher der Markhöhle um so ausgeprägter ist; überwiegt der Process in den Diaphysen, so resultiren Spontanfracturen; während bei vorwiegender Destruction an den Gelenksenden die Bewegungen vornehmlich behindert werden. — Vom chemischen Gesichtspunkte ist eine Erklärung für die Brüchigkeit solcher Knochen durch M. P. Regnard[8]) versucht worden, der eine Einbusse an phosphorsaurem

1) De la fragilité des os chez les syphilitiques. Annal. de dermatol. et de syphiligr. 1885, pag. 269.

2) Pathol. Anat., 3. Aufl., Bd. II, Wien 1856, pag. 146.

3) Amer. journ. of med. 1873.

4) Arch. de physiol. 1874.

5) Med. Times 1842.

6) Spontanfr. bei Tabes, Berliner klin. Wochenschr. 1882, pag. 164.

7) Nouvelles rech. sur les raref. des os dans l'ataxie locom. Gaz. des hôp. 1881, No. 54; sur les lésions des os etc. Compt. rend. T. XCII, No. 12, pag. 734; — Virchow u. Hirsch's Jahresber. 1881, I, pag. 266 u. II, pag. 102.

8) Note sur la comp. chim. des os dans l'arthropathie des ataxies. Gaz. méd. de Paris 1880, pag. 73.

Kalk und eine Zunahme an Fetten feststellte. Bei Hemiplegischen hat Debove[1]) die Knochen der kranken Seite gleichfalls etwas fettreicher, weniger compact und ihre Markhöhle erweitert gefunden; unter dem Mikroskope erwiesen sich die Havers'schen Röhrchen je näher zur Markhöhle um so weiter.

Insoferne nun die Syphilis dauernde Lähmungen, Gehirn- und Rückenmarkserkrankungen veranlassen kann, haben wir bei den letzteren dieselben atrophischen Zustände am Skelete zu besorgen, wie sie sich bei peripheren und centralen Erkrankungen des Nervensystems auf nicht syphilitischer Grundlage ausbilden.

1) L'Union 1880; Schmidt's Jahrb. Bd. CXCIV, pag. 129.

Fünfunddreissigste Vorlesung.

INHALT: Klinischer Theil der Knochenkrankheiten: Periostitis simplex; Resorption; Ossification; Suppuration. — Periostitis gummosa; Resorption; Zerfall. — Ostitis und Osteomyelitis; Sklerose dos Knochens; Knochengummata; Spina ventosa; Resorption; Nekrose.

Zeit der Erkrankung. — Erkrankungshäufigkeit einzelner Knochen. — Disposition nach Traumen, nach Quecksilbergebrauch. — Dauer der Erkrankung. — Syphilitische Knochenschmerzen.

Indem wir auf den klinischen Theil unseres Themas eingehen, müssen wir sofort bemerken, dass die von uns aufgestellten Gruppen nicht immer zur gesonderten Beobachtung gelangen, und dass wir die Erkrankungen des Periostes und Knochens nicht immer in präciser Abgrenzung diagnosticiren können. Unsere Bemühungen bei Besprechung der die syphilitischen Knochenkrankheiten begleitenden Erscheinungen wollen somit unter dem Eindrucke dieses Geständnisses beurtheilt werden.

Bei der gewöhnlichen (rein irritativen) Periostitis kommt es zu einer schmerzhaften platten Geschwulst, welche, wenn der Knochen oberflächlich genug liegt, als eine diffuse, über grössere Strecken verbreitete oder auf circumscripte Stellen sich beschränkende erkannt wird. Das Allgemeinbefinden wird aber selbst bei ausgedehnten Periostitiden nicht in dem Grade in Mitleidenschaft gezogen, als es sonst bei Beinhautentzündungen der Fall zu sein pflegt; und darum sehen wir auch zumeist die Kranken in ihrem Berufe nur wenig gestört. Es ist oft merkwürdig, wie die Patienten mit ausgedehnter Periostitis der Tibia, trotz der Schmerzhaftigkeit viel herumgehen können, oder trotz der ziemlich schmerzhaften periostealen Verdickungen an den Schädelknochen ihre Beschäftigung nur selten zu unterbrechen gezwungen sind.

Wie oben erwähnt, ist der Sitz der Entzündung immer an der Innenfläche des Periostes angetroffen worden. Es ist aber immerhin auch möglich, dass unter Umständen die oberflächliche äussere Schichte hauptsächlich erkrankt; Théophile Le Bachelier[1]) spricht dann von einer externen Periostitis, die sich sehr schnell entwickelt, kurze Zeit (4—10 Tage) dauert und viel öfter bald nach der Infection auftritt, als angenommen wird. — Es ist jedoch schwer von vornherein über die Natur und den Ausgang dieser Erkrankungen des Periostes zu urtheilen.

Im Allgemeinen kann man sagen, dass eine Periostitis, die nach kürzerem Bestande keine Zunahme der Geschwulst, sondern vielmehr Abnahme der Schmerzen aufweist, bei zweckmässigem Verhalten höchst wahrscheinlich den Ausgang in Resorption nehmen werde.

Tritt Abnahme der Schmerzen ein, ohne gleichzeitige Abnahme der Geschwulst, oder wird bei Verringerung der Schmerzen gar eine Zunahme der periostalen Geschwulst bemerkbar, so weist dies auf einen Ausgang in Ossification schon zu einer Zeit hin, in welcher durch die klinische Untersuchung der Nachweis von Verknöcherung des periostalen Productes noch nicht gelingt. Nach einigen Wochen oder Monaten erst wird man dann an zugänglichen Knochenflächen, je nach der Ausbreitung des periostitischen Processes, entweder grosse zusammenhängende knochenharte Auflagerungen — also geradezu gleichmässige Verdickungen —, oder multiple kleinere Hervorragungen, die bald mehr abgerundet, bald mehr zugespitzt sich anfühlen; oder vereinzelte grössere halbkugelige, oder halbovale Knochenbuckel antreffen. Es werden hierdurch Störungen gesetzt, die theils durch die Gewichtszunahme der Knochen, theils durch den Druck des Krankheitproductes auf die benachbarten Gefässe, Nerven u. s. w. bedingt sind.

Bezeichnend ist, dass diese verschiedenen Ossificationsformen des Periostes bis zu einem gewissen Grade noch immer resorptionsfähig sind. Die Knochenverdickung verliert immer mehr an Umfang und wird poröser, die Knochenspitzen und -Höcker runden sich ab und werden flacher; demgemäss verliert sich allmälig das Gefühl der Schwere und auch andere durch Druck veranlasste Symptome kommen zum Schwinden.

Sehr merkwürdig sind jene Fälle, in denen die ossificirende Entzündung des Periostes gegen Muskelansätze hinzieht und die Ossification sich auch weiter auf die Muskelsubstanz erstreckt, so

---

1) Contribut. à l'étude de la periostite syph. Thèse, Paris 1881.

dass einzelne Male ganze Muskeln verknöchert erscheinen. Diese unter dem Namen Myositis ossificans bekannte Affection, die mitunter nach grösseren Anstrengungen (andere Male wieder — Myositis ossificans progressiva — in Folge einer Centralerkrankung) zu Tage tritt, scheint öfter auch in Syphilis begründet zu sein. Es spielen hier jedoch noch manche uns nicht näher bekannte Momente mit; so berichtet C. Hawkins[1]) von einem zu solchen Ossificationen ganz eminent disponirten Individuum, bei dem schon der Fingerdruck genügte, Verknöcherungen der Muskeln zu veranlassen, die aber auf Jodkali wieder schwanden, um nach denselben Schädlichkeiten abermals zu erscheinen und auf dieselbe Therapie wieder zu heilen.

Geht Periostitis in Suppuration über, so ist der Schmerz nur bei acutem Verlaufe bedeutend. Die periostale Entzündungsgeschwulst ist dann sehr empfindlich, der Schmerz wird bei angebrachtem Drucke bedeutend vermehrt; durch collaterales Oedem schwillt auch die Haut an, die später an der Entzündung Theil nimmt, sich in grösserem Umfange röthet, an der höchsten Wölbung sich bläulich verfärbt und verdünnt; hat der Eiter einmal das Periost durchgebrochen, so nimmt der Schmerz mit einem Male, aber nur für kurze Zeit, ab; vollends schwindet der Schmerz, wenn auch die Haut an einer oder mehreren verdünnten Stellen schmilzt und der Eiter sodann nach aussen gelangen kann. Führt man nun die Sonde durch eine der Hautöffnungen, die der Periostöffnung einigermassen correspondirt, so gelangt man leicht auf die rauhe Oberfläche des Knochens, die bei zweckmässiger Krümmung der Sonde in der ganzen Ausdehnung, soweit die Beinhaut durch den subperiostalen Eiter abgehoben wurde, abgetastet werden kann. Konnte der Eiter durch selbstgebahnte oder künstlich angelegte Oeffnungen gut abfliessen, so legen sich die erhaltenen Beinhautreste an den Knochen wieder an und es ist gar nicht zu zweifeln, dass das früher abgehobene Periost zum guten Theile sich mit dem Knochen organisch (durch Granulationsbildung) wieder verlöthet. In denjenigen Theilen aber, wo das Periost zu Grunde gegangen ist oder im weiteren Verlaufe noch vereitert, schiessen Granulationen, manchmal nach vorausgegangener Exfoliation von einem oder mehreren Knochenblättchen, aus dem Knochen hervor und

[1]) Med. Gaz. London 1843; — v. Pitha, Krankh. d. Extremit., pag. 47 in Pitha-Billroth's Chir.

geben das Material für eine Narbe ab, mit welcher nach erfolgter Ausheilung auch die in den Weichtheilen und der Haut gebildete Narbe innig, d. i. bis zur Fixation, verwächst oder nur durch einen mehr oder weniger kurzen Narbenstrang verbunden wird.

Doch gestaltet sich auch bei der suppurativen Periostitis der Verlauf häufiger zu einem schleppenden. In dem Falle ist die Reaction gering, der Schmerz unbedeutend; der Eiter senkt sich nicht ungerne nach tiefer liegenden Partien und führt zu einem kalten Abscess bezw. Senkungsabscess. Die syphilitischen Senkungsabscesse brechen nicht immer nach aussen durch und wird ihr Inhalt bei zweckmässiger Behandlung öfter als dies bei scrophulösen (tuberculösen) der Fall ist, resorbirt.

Handelt es sich um eine gummöse Periostitis, so bilden sich unter oft erheblichen Schmerzen ein oder mehrere circumscripte Infiltrate bis zur Grösse einer Kastanie und darüber; dieselben sind im Anfange hart, nach einigem Bestande jedoch, wenn Erweichung und Verflüssigung des Infiltrates erfolgt, herrscht das Gefühl von Pseudofluctuation vor. Die Haut wird von dem periostalen Gumma, wenn es oberflächlich genug sitzt, hervorgewölbt, behält aber ihre ursprüngliche normale Farbe lange bei. Gelangt das Gumma zur Resorption, was wohl in den meisten Fällen zu erwarten ist, so verfärbt sich die Haut nur wenig. Zerfällt aber das gummöse Infiltrat, so verfällt auch die Haut einer bedeutenden Decoloration und Verdünnung, sie schmilzt schliesslich an der am meisten vorgewölbten Stelle und es entleert sich eine schleimige, zähflüssige, von Eiter und Blut mehr oder weniger getrübte Flüssigkeit, in der ausserdem noch spärliche Reste abgestorbener Gewebspartikel anzutreffen sind. Bei dem Umstande, als die Verflüssigung und der Zerfall des Gumma von seinem Centrum ausgeht, kann es sehr gut geschehen, dass nach erfolgtem Durchbruche die Geschwulst trotzdem nicht zusammenfällt, weil der Rindenantheil des gummösen Infiltrates sich noch nicht verflüssigt hat. Man wird auch so lange eine fortschreitend zunehmende Vertiefung und Vergrösserung der Geschwürshöhle wahrnehmen, als gummöses Infiltrat noch vorhanden ist, das dem Zerfalle entgegengeht. Erst wenn das Gumma auch in seinen Randpartien geschmolzen ist, fallen die Wandungen der buchtigen Geschwürshöhle zusammen; die letztere verkleinert sich dann in so auffallend rascher Weise, dass nur wenige Granulationen zu ihrer Ausfüllung und bleibenden Vernarbung ausreichen.

Eine nahezu in allen Fällen von periostealem Gumma zu Tage tretende Eigenschaft ist die, dass der unterliegende Knochen an den der Beinhaut correspondirenden Stellen zum Theile auch gummös erkrankt und sowohl durch die Resorption als auch durch den Zerfall des Gumma zu leiden hat. Man wird darum auch nahezu ausnahmslos — gleichviel ob das Krankheitsproduct durch Resorption oder durch Ulceration geschwunden – den Knochen an der entsprechenden Stelle grubig, vertieft finden. Andererseits aber hat die gummöse Erkrankung in ihrer nächsten Umgebung eine sklerosirende Ostitis mit Knochenbildung geweckt; die nach ausgeheilter Periostitis zurückgebliebenen Vertiefungen erscheinen darum auch meist von einem mehr oder weniger breiten Knochenwalle eingefasst.

Ist es für den Kliniker schon bei den periostalen Erkrankungen nicht immer leicht zu bestimmen, ob gegebenen Falls eine irritative Periostitis oder eine gummöse vorliegt, so wird eine genaue Differenzirung nach dieser Richtung, wenn es sich um eine Erkrankung des Knochens oder seines Markes handelt, geradezu unmöglich. Wir wollen also nur im Allgemeinen von Ostitiden und Osteomyelitiden reden und hinzufügen, dass es sich wohl hierbei viel häufiger um gummöse Vorgänge als um rein entzündliche Formen, etwa mit dem Ausgange in Knochenabscesse, handelt.

Das Erkennen der beginnenden Ostitis und Osteomyelitis ist mit Schwierigkeiten verknüpft. Der gewöhnlich langsame Verlauf des Krankheitsprocesses bedingt nur einen dumpfen Schmerz in der Tiefe, der freilich im weiteren Verlaufe erheblich zunimmt und allabendlich bedeutend exacerbirt. Nur selten steigert sich der Schmerz zu einer solchen Intensität, dass functionelle Störungen des erkrankten Knochens sich einstellen. Der Patient fühlt sich meist von der Erkrankung nicht sehr angegriffen. Fieber ist nur in geringem Grade oder gar nicht vorhanden. Auch fehlen objective Veränderungen, selbst bei oberflächlicher Lage des Knochens, sowohl an den Skelet- als an den Weichtheilen noch durch lange Zeit. Gerade aber der Fortbestand, ja die Steigerung des Schmerzes in der Tiefe des Knochens, sowie der Mangel eines nachweisbar krankhaften Vorganges im Periost und den Weichtheilen lässt über den Sitz der Krankheit nicht mehr in Zweifel. Die ferneren Erscheinungen sind je nach den Ausgängen verschiedene. Führt die Ostitis zu einer Sklerosirung des Knochens, so tritt zu den ursprünglichen Symptomen mit ihrem unbestimmten Charakter noch das Gefühl der Schwere in den erkrankten Knochen hinzu; und nur insoferne die Verdichtung auch zu einer Verengerung von Löchern, Canälen oder gar Höhlen, und somit zur Compression sie ausfüllender Gebilde führt, complicirt sich die sonst so einfache Symptomengruppe indem auch Erscheinungen von Seiten der in ihrem Raume beengten Gebilde zu Tage treten.

Betrifft die Sklerosirung einen Extremitätenknochen und ist die Verdichtung in hohem Maasse ausgeprägt, so kann es nicht fehlen, dass die entsprechende Extremität dem betroffenen Kranken schwerer erscheint und mitunter auch eine Behinderung im Gebrauche verursacht. Aber selbst bei einer hochgradigen Sklerosirung verlieren sich die lästigen Erscheinungen fur den Kranken nach längerer Zeit, nicht allein darum, weil er sich an sie gewöhnt, sondern weil die erkrankten Knochen wirklich auch leichter und die Foramina weiter werden, indem die neu angesetzte Knochenmasse zum Theil wieder resorbirt wird. In selteneren Fällen pflegt jedoch, wie oben bereits erwähnt wurde, die Resorption über das Maass des neugebildeten Knochenproductes hinaus zu gehen, wodurch Osteoporose und bei einem höheren Grade der Resorption leichtere Zerbrechbarkeit des Knochens entsteht.

Der Ausgang der Ostitis simplex in einen Knochenabscess ist, wie gesagt, selten.

Die gummöse Ostitis und Osteomyelitis mag mitunter wohl mit grösseren Schmerzen einhergehen, doch ist es zweifellos, dass sie auch ganz symptomlos verlaufen kann; in den von Hanns Chiari[1]) untersuchten Fällen konnten Dolores osteocopi nur 1 Mal mit Sicherheit festgestellt werden. Es ist darum nicht unwahrscheinlich, dass syphilitische Ostitiden, insbesondere wenn sie den Ausgang in Resorption genommen, während ihres ganzen Verlaufes zu so geringen Störungen führten, dass man während des Lebens auf dieselben gar nicht aufmerksam wurde.

Nicht so selten bin ich durch die von A. Lücke[2]) empfohlene Percussion in die Lage gekommen, den Krankheitsherd im Knochen genauer zu bestimmen und empfindliche Stellen in der Tibia, an der Calvaria oder in anderen Skelettheilen auch dann zu entdecken, wenn vorher von den Patienten eine Klage über diese Partien nicht laut geworden ist; es liess sich somit vermuthen, dass hier ostitische Vorgänge vorlagen.

---

1) l. c. pag. 401.

2) Ueber Percuss. d. Knoch., Arch. f. klin. Chir. Bd. XXI, pag. 838.

Indessen werden gummöse Ostitiden oft genug durch einen auf bestimmte Stellen localisirten, nach Anstrengungen oder des Nachts exacerbirenden Schmerz eingeleitet; bei Mitbetheiligung des Periostes und der umgebenden Weichtheile fliessen diese Partien in eine resistente Geschwulst zusammen. Das gummöse Infiltrat veranlasst manchmal bei centralem Sitze Verdünnung der peripherischen Partien bis auf eine Knochenschale, welche durch Druck des in Zunahme begriffenen, eingeschlossenen Productes aufgebläht wird und unter Crepitation sich leicht eindrücken lässt (Spina ventosa); oder es entwickelt sich Osteoporose, so dass ein solcher Knochen schon einer geringen Gewalt nachgiebt. Es liegt auf der Hand, dass manche „Spontanfractur" in einer Ostitis gummosa begründet sein mag.

Sehr wahrscheinlich zählt hierher folgende Mittheilung Nedopil's[1]). Ein 32 Jahre alter, wohlgenährter Mann, der 1868 eine Infection erlitten und Spuren eines abgelaufenen Exanthems an der Stirne darbot, verspürte im Jahre 1876 ziehende dumpfe Schmerzen am linken Oberschenkel, die meist Abends nach längerem Gehen oder Stehen auftraten; 6—8 Wochen später stürzte er auf ebener Erde zusammen in Folge eines unter der Mitte des linken Oberschenkels erlittenen Bruches; die Heilung erfolgte nach zehn Wochen. Im Jahre 1877 empfand Patient dieselben Schmerzen im rechten Oberschenkel, worauf Jodkalium und Bäder verordnet wurden; einige Wochen später führte ein Fehltritt zu einem Bruche auch dieses Knochens, der in gleicher Weise wie der linke heilte. Jedes Mal nach der Fractur hörte der Schmerz im betreffenden Knochen auf. Noch im Jahre 1878 hatte der Patient die Empfindung, als wenn der rechte Oberschenkel bei Belastung durch das Körpergewicht nach aussen nachgäbe; die objective Untersuchung konnte jedoch nur dicke Auftreibung an der Bruchstelle nachweisen.

Zweifellos trug in Celso Pellizzari's[2]) Fall Knochenlues die Schuld an der „Spontanfractur". Eine 50 Jahre alte Frau, die vornehmlich syphilitische Erkrankungen des Knochensystemes aufwies, zog sich beim Umrühren von Polenta eine Fractur des linken

---

1) Symmetr. Spontanfr. d. Oberschenkel, Wiener med. Wochenschr. 1878, pag. 788.

2) Comunicazioni etc., Estr. dal Bollettino della Soc. tra i cultori delle Scienze med. in Siena. — Anno II, 1884, pag. 31.

Oberarmes zu; nach einigen Wochen bildete sich ein dicker Callus; hierauf lehnte sie sich, während des Ausgleitens auf einer Stiege, auf den gleichen Arm und erlitt neuerdings einen Bruch an derselben Stelle. — Einschlägige Beobachtungen theilt auch Molfese[1]) mit.

Erfolgt Resorption des gummösen Infiltrates, so schwinden allmälig etwa vorhanden gewesene krankhafte Symptome. Man vergesse aber nicht, dass eine Rareficirung zurückbleibt, welche mit verdichteten Partien in der Umgebung der ursprünglich kranken Herde abwechselt. Ist die Rareficirung ausgedehnt, so behält der Knochen selbst nach Ausheilung des Gumma eine gewisse Fragilität zurück; es sind somit sogenannte Spontanfracturen auch noch in diesem Stadium zu besorgen.

Die durch das gummöse Infiltrat eingeleitete Consumtion des Knochens kann sich jedoch auch dahin geltend machen, dass der betreffende Skelettheil, wie dies bei den Phalangen zu beobachten ist, verkürzt, ja vollständig zum Schwunde gebracht wird — also eine Art Mutilation zu Stande kommt[2]).

Führt die gummöse Ostitis zu Nekrose, so wird die mit der demarkirenden Entzündung einhergehende Eiterung, je nach Intensität der Spannung, Schmerzen veranlassen. Der behinderte Abfluss des Eiters kann aber auch zu Erysipeln und Entzündungen tiefer liegender Gebilde disponiren und dadurch mannigfache Stör-

---

1) Progresso med. 1889; — Arch. f. Dermat. u. Syph. 1890, pag. 699.

2) O. Petersen (Petersb. med. Wochenschr. 1880, No. 47; — Virchow und Hirsch's Jahresber. 1880, pag. 522) geht sogar so weit, den Mangel des linken Radius bei einem 31 Jahre alten Manne, der in seiner Kindheit Syphilis acquirirt hatte, als einen erworbenen hinzustellen. Da ich den Aufsatz nicht im Original kenne, so weiss ich nicht, welche wichtigen Befunde ihn zu dieser Auffassung drängten; nach dem Referate war für Petersen das Vorhandensein einer wohlgebildeten Hand bestimmend. Dabei bezieht er sich auf eine Mittheilung von Wenzel Gruber (Ueber congen. Radiusmangel, Virchow's Arch. Bd. XXXII, pag. 20), welcher Radiusmangel neben der normalen Anzahl wohlgebildeter Finger bei einem Kinde vorfand, das gleichfalls mit Syphilis behaftet gewesen ist. Da nun bei Radiusdefect gewöhnlich auch ein oder mehrere Finger fehlen (meist der Daumen), so meint Petersen, den Mangel des Radius in seinem und Gruber's Falle auf Syphilis zurückbeziehen zu dürfen. Diese Anschauung kann jedoch vorläufig keinen Anspruch auf Allgemeinheit erheben, und das um so weniger, als Wolfgang Herschel (Beitr. zur Cas. u. Theor. d. cong. Radiusdef. Inaug.-Dissert., Kiel 1878, pag. 23) die von Schnelle (1875) berührte Ansicht dahin ausführte, dass es sich in diesen Fällen auch um eine Coalescenz von Radius und Ulna handeln könne.

ungen bedingen. Ist für den Eiter freier Abfluss gegeben, was manchmal durch gummöse Verschwärung der Weichtheile eingeleitet wird, so schwinden auch gewöhnlich die schwereren Erscheinungen und nur die Eiterung hält in reichem Maasse an und bleibt überdies mit üblem Geruche gepaart, bis der Knochen ganz sequestrirt ist und nach aussen gelangt. Jetzt erst ist Heilung, meist mit Anlöthung der Weichtheile an den Knochen, zu erwarten. Dabei ist zu bemerken, dass kleinere Knochenstückchen consumirt, durch die benachbarten Granulationszellen usurirt, gleichsam aufgelöst werden, während grössere Sequester das bereits beschriebene wurmstichige Aussehen aufweisen (p. 463). — Flache Knochen werden durch diesen Vorgang verdünnt oder gar perforirt; während Röhrenknochen ihre Festigkeit einbüssen und mitunter auf geringe Gewalteinwirkung hin brechen. Richard Volkmann[1]) hat eine auf diese Weise entstandene Radiusfractur gesehen und kam in die Lage, die gummöse Zerstörung des Knochens anatomisch festzustellen. Verneuil[2]) beobachtete bei einem 43jährigen Manne Fractur im mittleren Drittel des rechten Humerus nach Auswinden eines Tuches; gleichzeitig bestand Rupia, Syphilis war vorausgegangen. Gelangt der vorhandene Sequester nicht zur vollkommenen Elimination, so gibt er ein Hinderniss für das Zusammenwachsen der Bruchenden, es entsteht eine Pseudarthrose. In einem von I. Neumann beschriebenen und von Kundrat obducirten Falle[3]) war eine Fractur des rechten Oberarmes beim Umwenden im Bette in Folge einer gummösen Ostitis entstanden, die zu Nekrose geführt hatte; zu einer knöchernen Vereinigung war es nicht gekommen.

Die besprochenen Erkrankungen des Knochens und seines Periostes haben durch einige Zeit als die sichersten Merkmale für das Eintreten der Syphilis in ihre „tertiäre" Periode gegolten. Wir machten aber schon zu wiederholten Malen darauf aufmerksam und heben es neuerdings hervor, dass scharf gezogene Grenzen zwischen den einzelnen Perioden der Syphilis thatsächlich nicht bestehen. Auch bezüglich des Knochensystems hat die Erfahrung mehrfach dargethan, dass Erkrankungen desselben nicht immer auf

1) Pitha-Billroth's Chir., Knochenkrankh. pag. 360.

2) Bull. de Thér. Bd. LXXXI, pag. 186, 1871; — Schmidt's Jahrb. Bd. CLIII, pag. 189.

3) Wiener med. Wochenschr. 1882, pag. 1566 u. 1574.

eine lang bestehende Lues hinweisen, indem Affectionen des Knochens und Periostes oft genug nach ganz kurzem Bestande der Seuche zu Tage treten. In einer lesenswerthen Arbeit führt Suchanek[1]) Knochenerkrankungen unter den ersten Symptomen der Allgemeinerkrankung auf; und zwar bestand während des Verlaufes der Initialmanifestation bei Haut-, Schleimhaut- und Knochensyphilis ein Verhältniss von 18 : 12 : 7. Es wird eben hier, wie auch sonst bei der Syphilis, beobachtet, dass in der ersten Zeit der Verallgemeinerung der Seuche zumeist leichtere, im späteren Verlaufe schwerere Formen zu Tage treten. Aber auch nach dieser Richtung kann von einer Allgemeingültigkeit keine Rede sein, indem selbst gummöse Ostitiden schon in den ersten Monaten nach der Infection sich entwickeln können; so habe ich Tophi des Stirnbeins und der Tibia unter den ersten Zeichen der constitutionellen Syphilis entstehen sehen; in einem von E. Soloweitschik[2]) erwähnten Falle lag weit verbreitete Affection der Schädelknochen 3 Monate nach der Infection vor.

Doch auch bezüglich der Reihenfolge der Gewebserkrankungen lässt sich die ursprüngliche Auffassung nicht aufrecht erhalten. Wenn auch meistentheils an Haut- und Schleimhäuten Zeichen einer Allgemeinerkrankung zuerst wahrgenommen werden, so lehrt doch die unbefangene klinische Erfahrung, dass syphilitische Knochenleiden mitunter die constitutionellen Krankheitserscheinungen einleiten.

Man wird somit den Knochen zu verschiedenen Zeiten des Syphilisverlaufes erkranken sehen und mancherlei andere Symptome der Krankheit nebenbei antreffen. Noch viel häufiger mag es sich aber ereignen, dass Knochensyphilis ohne frische Zeichen von Lues in anderen Organen vorliegt, und gerade bei den Skelettheilen dürfte die alleinige Erkrankung sogar noch öfter als an der Haut beobachtet werden.

Ziehen wir die einzelnen Knochen in Betracht, so ergibt sich, dass keiner derselben eine ausgesprochene Immunität gegen den Syphilisprocess aufweist; selbst am Zungenbein ist von Dittrich[3]) Caries und Nekrose bei einer 31jährigen Taglöhnerin, die auch andere Zeichen von Syphilis dargeboten, gefunden worden. In-

[1]) Prager Vierteljahrsschr. 1854, Bd. I, pag. 49.
[2]) Beitrag zur Lehre v. d. syph. Schädelaff., Virchow's Arch. Bd. XLVIII.
[3]) Prager Vierteljahrsschr. 1849 Bd. I, pag. 23.

dessen muss nichtsdestoweniger hervorgehoben werden, dass einzelne Skelettheile gegenüber von anderen besonders bevorzugt erscheinen.

Die Knochen des Schädels erkranken im Verlaufe der Syphilis ziemlich häufig und unter ihnen insbesondere die Schuppe des Stirnbeins, die Seitenwandbeine, die Knochen des Nasengerüstes und der harte Gaumen. Dem gegenüber sind Erkrankungen des Hinterhaupt- und Schläfenbeins seltener.

Ebenfalls häufig werden Affectionen der langen Röhrenknochen beobachtet, wobei wieder die der Unterschenkel und Vorderarme häufiger alterirt erscheinen, als der Oberschenkel- und Oberarmknochen. Das Schlüsselbein und in zweiter Linie die Rippen betheiligen sich am Syphilisprocess sehr gerne, während die Wirbel, sowie die kurzen Knochen überhaupt, etwas seltener afficirt werden.

Von den Röhrenknochen wieder ist bemerkenswerth, dass ihre Diaphysen im Verlaufe der Syphilis häufiger erkranken, als die Epiphysen; einzelne Male geben aber auch die Gelenksenden den Sitz für gummöse Herde ab, wodurch schliesslich Mitaffection der Gelenke droht. In einem von Volkmann (O. Risel[1]) untersuchten Falle hatten gummöse Processe in den Epiphysen zu Schwund und Zerstörung der Knorpel im Kniegelenke Anlass gegeben.

Die Erkrankung ist nur selten über einen ganzen Knochen ausgebreitet, meist localisirt sich der Process auf einzelne Herde, deren freilich oft mehrere gleichzeitig oder successiv in einem oder mehreren Skeletabschnitten zur Entwickelung gelangen.

Worin die Bevorzugung begründet ist, lässt sich mit Sicherheit nicht angeben; die allgemeine Annahme, welcher übrigens nach analogen Beobachtungen an der allgemeinen Decke und den Schleimhäuten eine gewisse Berechtigung nicht abzusprechen ist, geht dahin, dass diejenigen Knochentheile, welche äusseren Schädlichkeiten mehr ausgesetzt sind, zu syphilitischen Erkrankungen auch mehr disponirt erscheinen, und in der That erkranken auch im Verlaufe der Syphilis die oberflächlich liegenden Knochen (Stirnbein, Tibia, Clavicula etc.) weit gewöhnlicher als andere. Bei der Anamnese hört man wohl von den Patienten sehr oft die Erkran-

[1]) Zur Casuistik d. syph. Finger- u. Gelenkaff., Berliner klin. Wochenschr. 1870, pag. 80.

kung auf ein Trauma zurückleiten, die Angaben sind jedoch meist so unverlässlich, dass mit denselben nicht gut gerechnet werden kann. Immerhin mögen Knochenauftreibungen auf solche Weise zu Stande kommen; so sah Emmert[1]) bei einem syphilitischen Individuum, das an den Extremitäten Exostosen dargeboten, ebensolche durch den Druck einer starken Kopfbedeckung an der Stirne und am Hinterhaupt entstehen.

Sichere Anhaltspunkte lassen sich diesbezüglich gewinnen, wenn offenkundige Schädlichkeiten auf die Knochen Syphilitischer eingewirkt und zu Fracturen geführt haben. Aber auch in diesen Fällen sind die Erfahrungen nicht gleich ausgefallen. Früher war die Ansicht ziemlich allgemein, dass Knochenbrüche (ebenso wie Weichtheilwunden) bei Syphilitischen einen äusserst trägen Heiltrieb aufweisen; jetzt wird diese Besorgniss von den Meisten als eine übertriebene angesehen. Nun, die Wahrheit liegt auch hier zwischen den beiden Extremen. So wie wir Weichtheilverletzungen oft genug selbst neben florider Syphilis einmal tadellos heilen, das andere Mal aber den Boden für ein Syphilisproduct abgeben sehen, ebenso haben wir, trotz der oft normalen Callusbildung an den Knochen von Syphiliskranken, einzelne Male auch Verzögerung der Heilung — wohl durch frisch angeregte Gummaablagerung an der Bruchstelle — zu besorgen. Thatsächlich liegen manche Beobachtungen vor, nach denen correct behandelte Knochenbrüche bei Syphilitischen nur mangelhafte Callusbildung aufwiesen, und definitive knöcherne Vereinigung erst nach antiluetischer Cur zu erzielen war.

Wie schon oft erwähnt, ist zu allen Zeiten der Quecksilbergebrauch für die Erkrankung der Knochen im Verlaufe des Syphilisprocesses verantwortlich gemacht worden. In dem Umfange ist der Vorwurf gewiss nicht gerechtfertigt; denn von Ulrich v. Hutten bis auf unsere Tage stehen wohlconstatirte Erfahrungen zu Gebote, welche lehren, dass Knochenaffectionen auch bei Kranken, die nie Mercur gebraucht haben, entstanden und mitunter einen äusserst hartnäckigen Verlauf darboten. Die Gemässigteren unter den Antimercurialisten schränken denn auch ihre Beschuldigung dahin ein, dass die Anwendung der Quecksilberpräparate das Zustandekommen von syphilitischen Knochenkrankheiten blos begünstige.

---

[1]) Chir. Bd. I, pag. 494.

Durch die Einverleibung des Quecksilbers entstehen allerdings, wie wir später noch näher erörtern werden, Alterationen im Knochensystem; diese stellen sich aber entweder als Brüchigkeit in Folge einer etwaigen Quecksilberdyskrasie[1]) oder als Kiefernekrose nach schwerer Stomatitis mercurialis dar; Knochenkrankheiten jedoch, die den syphilitischen Periostitiden und Ostitiden gleichzusetzen wären, sind bei reiner Hydrargyrose nicht beobachtet worden. Immerhin wäre es möglich, dass durch Darreichung des Quecksilbers in übermässigen Gaben die Knochen zu syphilitischen Processen eine höhere Disposition erlangten.

Die syphilitischen Beinhaut- und Knochenerkrankungen sind nur in seltenen Fällen von kurzer Dauer; am ehesten noch wird dies bei Periostitiden in der ersten Zeit nach der Infection wahrgenommen. Wiederholt habe ich Rückbildung von periostealen Anschwellungen, die neben anderen Zeichen von Syphilis zum Vorschein gekommen waren, schon nach wenigen Tagen beobachtet, und zwar einzelne Male ohne jede antisyphilitische Behandlung. Das Gewöhnliche ist jedoch, dass diese Processe, insbesondere wenn sie im Knochen localisirt sind, viele Wochen und Monate, ja selbst durch Jahre sich hinschleppen; Erkrankungen, die zu Verdickungen und Verdichtungen des Knochens, oder solche, die zu Caries und Nekrose führen, zeichnen sich vornehmlich durch einen äusserst langsamen Verlauf aus; dabei ist nicht zu übersehen, dass die Knochenkrankheiten durch das Auftauchen immer neuer Herde sich ganz besonders in die Länge ziehen.

Bezeichnend für die syphilitischen Knochen- und Beinhauterkrankungen ist, dass dieselben nicht immer zu erheblichen Schmerzen führen und dass in Folge dessen ernstere Functions-

---

[1]) J. L. Prevost (Revue méd. de la Suisse Rom. Bd. II, pag. 553, 605 und Bd. III, pag. 1; — Schmidt's Jahrb. Bd. CXCVIII, pag. 191) hat unter der Mitarbeiterschaft von A. Eternod und G. Frutiger in Folge eines Vergiftungsfalles beim Menschen die Wirkung subcutan beigebrachter Quecksilbersalze an Thieren studirt. Eines der ersten Symptome war intestinale Hyperämie (Entzündung, Ecchymosen) des Darmtractes; sehr bald kam es auch zu Albuminurie und Verkalkung der gewundenen Harncanälchen; mit der Zunahme der Verkalkung in den Nieren ging Abnahme des Harnes, der aber immer eiweisshaltig war, Hand in Hand; wie die Wägung lehrte, stammte der Kalk in den Nieren aus den Knochen; die Entkalkung der letzteren kann sogar zu Epiphysenablösung führen. — Saikowsky (Virchow's Archiv Bd. XXXVII) hat ausser den gleichen Veränderungen im Darmtract und in den Nieren Diabetes gefunden (pag. 436).

störungen der befallenen Theile nur selten zu Stande kommen. Wenn man sich auch vorstellen muss, dass die Schmerzhaftigkeit von der Grösse der Exsudation abhängt, so kann man doch wahrnehmen, dass nachweisbare Anschwellungen nicht jedesmal mit Schmerz einhergehen, ebenso wie ganz enorme Empfindlichkeit oft an Knochen zu Tage tritt, die nicht die Spur einer Geschwulst aufweisen. Ueber diese Verhältnisse besitzen wir von Suchanek[1]) eine lehrreiche Zusammenstellung; unter 115 Kranken der Waller'schen Abtheilung kamen bei 25 blos subjective, bei 24 subjective und objective, bei 66 blos objective Symptome zur Beobachtung.

Auch die Qualität des Schmerzes hat nichts Charakteristisches für Syphilis: derselbe wird bald als bohrend, klopfend oder sägend, bald als reissend, ziehend oder eine andere Empfindung nachahmend angegeben. Sehr eingebürgert hat sich unter den Aerzten die Vorstellung von dem nocturnen Charakter der syphilitischen Knochenschmerzen; in der That steigert sich der Schmerz während der Nachtzeit ganz bedeutend, doch muss betont werden, dass etwas Aehnliches auch sonst bei chronischen Exsudationsvorgängen zu beobachten ist.

Andere Erscheinungsreihen der syphilitischen Processe im Periost und Knochen sind von der Localität influenzirt, weshalb wir in dieser Beziehung noch einzelne Regionen besonders berücksichtigen wollen.

---

[1]) l. c.

Sechsunddreissigste Vorlesung.

INHALT: Klinischer Theil der Knochenkrankheiten (Fortsetzung). — Krankheiten der Schädelknochen; Periostosen; Nekrosen; Schädeldefecte; Hirnerscheinungen. — Erkrankung der Orbitalknochen. — Erkrankung des Schläfebeins.

Spondylitis syphilitica; Erkrankungen der Halswirbel; der Brust- und Lendenwirbel.

Dactylitis syphilitica. — Malum perforans pedis.

Diagnose und Differentialdiagnose. — Erkrankung der Knochen durch Einwirkung von Phosphor; Quecksilber; Perlmutterstaub; Necrosis disseminata (Blasius). — Scrophulöse und syphilitische Knochenkrankheiten. — Diagnose ex juvantibus.

Wie bereits hervorgehoben, erkranken die Schädelknochen sehr häufig im Verlaufe der Syphilis; so lange aber der Krankheitsprocess auf die Knochen allein beschränkt bleibt, sind schwere Schädigungen nur selten zu erwarten. Indessen hängt dies auch hier theils von der Art und Ausdehnung, theils von der speciellen Localisation des Processes ab. Der Aussenfläche des Knochens zukommende Periostosen veranlassen meist nur locale Störungen, wenn jedoch der Tophus an der Innenfläche vorkommt, so kann derselbe verhängnissvoll werden. So war es auch in dem Falle von Boys de Loury[1]), in welchem eine grosse Knochengeschwulst der Kopfknochen auch nach innen gewachsen war und das Gehirn comprimirt hatte; anfangs litt die mit Syphilis behaftete Patientin an Schmerzen in den Armen und Beinen, dann an Kopfschmerzen; in der letzten Zeit ihres Lebens herrschte das Gefühl vor, als wenn eine schwere Last den Kopf zusammendrückte. — Doch ist die Hoffnung in ähnlichen Fällen nicht immer aufzugeben, wie manche Erfahrung lehrt: Bei Syphilitischen, die an Cerebralsymptomen litten, bedingt durch Exostosen an den Schädel-

[1]) Gaz. hebd. 1860; — Schmidt's Jahrb. Bd. CXII, pag. 183.

knochen, brachte eine Quecksilberbehandlung oft genug die Hirnerscheinungen und die sie veranlassenden Exostosen zum Schwinden.

Als die schwersten Processe müssen gummöse Ostitiden mit dem Ausgange in Nekrose gelten.

Merkwürdigerweise verlaufen dieselben manchmal auch am Schädel latent. E. Soloweitschik[1]) hat ausgebreitete Erkrankung der Schädeknochen, die im Leben nicht zu erkennen war, vorgefunden; und erwähnt auch[2]) eines Falles der Bamberger'schen Klinik, wo ein Zerstörungsherd der Glabella vorlag, der im Leben nicht erkannt wurde. Selbst sehr ausgedehnte Erkrankungen des Schädeldaches können der klinischen Beobachtung entgehen; so demonstrirte N. Moore[3]) in der pathol. Soc. of London einen Schädel, dessen ganze Calvaria wie von Würmern angefressen aussah; im frischen Zustande waren die Grübchen mit Gummamassen erfüllt; der Knochen stammte von einem exquisit syphilitischen Individuum, das an der Kopfhaut nur zwei ekzemähnliche Stellen aufwies, aber keinerlei Zeichen der Knochenerkrankung darbot. In einem von O. Petersen[4]) beobachteten Falle kam es zu Hautemphysem der Stirnhaut; an zwei Stellen des Stirnbeins liessen sich Defecte nachweisen.

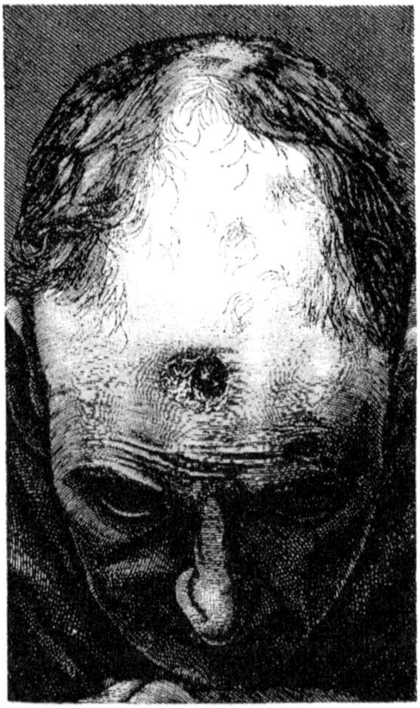

Fig. 78.
Syphilitische Nekrose des Stirnbeins. (S. Fig. 79.)

Meistens jedoch werden die Weichtheile in bald grösserer, bald geringerer Ausdehnung zerstört und der Knochen als geschwärzte

1) l. c. pag. 69 u. 195.
2) l. c pag. 199.
3) The Lancet 1881, Bd. I, pag. 418.
4) St. Petersburger med. Woch. 1887, No. 31.

Masse blossgelegt (Fig. 78). Der Verlauf ist ein äusserst langwieriger. Betrifft die Nekrose die ganze Dicke der Knochenschale, so entstehen im Schädel oft grosse Lücken. Es ist ein ganz ernstes Schauspiel, nach Entfernung des nekrotischen Schalenstückes die breite, nur von den Meningen bedeckte pulsirende Hirnfläche vor sich zu sehen. Aber selbst grosse Defecte hat man in Heilung übergehen sehen; es bildet sich nämlich ein festes theils mit den Meningen, theils mit den Knochen- und Weichtheilrändern innig verwachsenes Narbengewebe aus, dem sich die Hirnpulsationen noch immer, wenn auch in geringerem Grade, mittheilen. Mit zunehmendem Alter macht sich auch an der Narbe die Constriction bemerkbar, so dass der Schädel an dieser Stelle mit der Zeit immer flacher wird[1]) (Fig. 79).

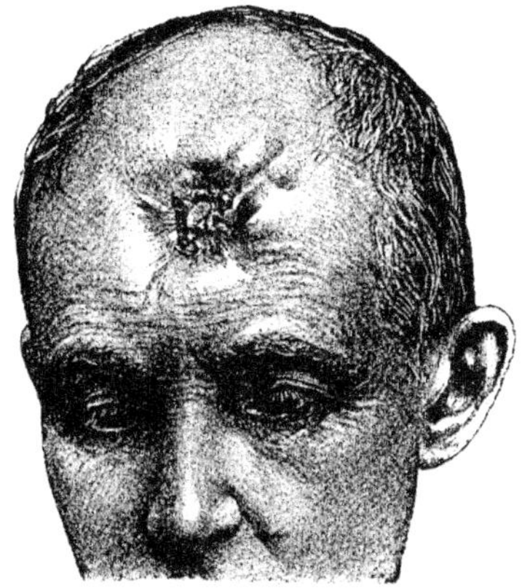

Fig. 79.
Abgeflachte Narbe mehrere Monate nach Extraction des in Fig. 78 dargestellten nekrotischen Stückes des Stirnbeins.

Trotz ihrer Langwierigkeit nehmen solche syphilitische Nekrosen gar nicht selten einen guten Ausgang, so dass man in den meisten

1) Prolabirung des Gehirns durch eine Knochenlücke scheint nicht zu erfolgen; wahrscheinlich darum, weil durch die Sequestrirung des nekrotischen Stückes die Meningen einem entzündlichen Reize ausgesetzt sind, der in ganz beträchtlicher Weise zu ihrer Verdickung und Resistenz beiträgt. In einem von F. Rizet (Rec. de mém. de méd. etc. 1868; — Schmidt's Jahrbücher Bd. CLXII, pag. 290) beschriebenen Falle wurde Vorfall des Gehirns durch eine Hernie der Nasenschleimhaut vorgetäuscht. Bei einem Kranken, der an Syphilis gelitten hatte, befand sich 3 cm über dem linken Augenbrauenbogen und 5 mm von der Medianlinie entfernt eine Einsenkung am Stirnbein mit zahlreichen rauhen Stellen an den Rändern, im Grunde pulsirte eine kleine Arterie und fast bei jeder Respiration erschien eine leicht reponirbare Anschwellung, welche von narbenartig veränderter Haut bedeckt war; beim Schneuzen wurde die Geschwulst grösser; Caries des Stirnbeins war vorausgegangen, die Injectionsflüssigkeit in die Nase gerathen. Rizet hielt die Hernie der Nasenschleimhaut durch eine Pelote zurück, später wurde noch ein Knochenstück ausgeschneuzt, worauf Heilung erfolgte.

Fällen, wenn gefahrdrohende Erscheinungen ausbleiben, am besten thut, gar nicht einzugreifen und die Abstossung des Sequesters sich selbst zu überlassen. Ich erinnere mich eines Kranken, der, jeder ärztlichen Consultation ausweichend, Jahre lang mit seiner syphilitischen Stirnbeinnekrose herumging, ohne Schaden zu leiden. Eine andere Patientin hatte wegen Nekrose desselben Knochens zwar mehrere Spitäler aufgesucht, da man aber nirgends einen grösseren Eingriff für angezeigt hielt, sondern die Abstossung sich selbst überliess, begab sie sich schliesslich in die Heimath, wo nahezu die Hälfte des Stirnbeins sich abstiess; mit dem Knochen in der Tasche kam die Patientin auf meine Klinik, behufs Heilung der die Meningen in grosser Ausdehnung blosslegenden Ulcerationen.

Solche Defecte in den Schädelknochen werden höchst selten mit Knochenmasse ausgefüllt. Victor Bruns[1]) theilt einen solchen Fall von Holscher[2]) mit: Bei einer syphilitischen Caries von Thalergrösse am linken Scheitelbeine stiessen sich nach einer Mercurialcur unter einer starken übelriechenden Eiterung eine Menge Knochenstückchen ab, so dass die Hirnpulsationen sehr deutlich sichtbar wurden. Allmälig hörten aber die Pulsationen auf, die äusseren Knochenränder rundeten sich ab und verheilten unter Zusammenziehung der umgebenden Haut und Auskleidung der entstandenen Grube mit Narbenmasse. Nach 1¹/₄ Jahr erfolgte der Tod an tuberculöser Lungenphthisis. Bei der Section fand sich an der Stelle des Scheitelbeins, welche den Substanzverlust erlitten hatte, ein plattes, etwa 2''' dickes Knochenblatt angelegt und in seiner etwa 1¹/₂'' betragenden Peripherie ganz sauber angeheftet, so dass das Gehirn von aussen keinen Schaden nehmen konnte. — Bei grösseren Defecten kann es unter Umständen zur Anlage einiger Knocheninseln kommen; A. F. Norton[3]) hat in einem Falle, nachdem einzelne Gesichtsknochen (und nach Erblindung des linken Auges auch der linke Keilbeinflügel durch die Nase) extrahirt worden waren, nahezu das ganze nekrotische Stirnbein entfernt; nach einem Jahre hatte sich daselbst etwas Knochensubstanz gebildet. — Bei Beurtheilung solcher Präparate ist jedoch im Auge zu be-

---

1) l. c. pag. 466.

2) Hannover'sche Annalen 1837, Bd. II, pag. 23.

3) Transact. of the clin. Soc. 1880, Bd. XIII, pag. 48; — Schmidt's Jahrb. Bd. CLXXXIX. pag. 259.

halten, dass solche Knochenplättchen auch Residuen sein könnten, die von der Destruction des gummösen Processes verschont geblieben sind (W. Heineke[1]).

Sehr ernst sind Nekrosen der Schädelknochen zu nehmen, bei denen der entzündliche Process sich gegen die Meningen fortsetzt und schwere Hirnsymptome bedingt. Ebenso gefahrdrohend erweisen sich syphilitische Geschwülste des Schädels, die auf das Hirn drücken. Lethaler Ausgang ist dann nicht selten; oder es bleiben nach Ausheilung verschiedene Lähmungen, Epilepsie, ja selbst Geistesstörung zurück.

In solchen Fällen ist die rechtzeitige Entfernung des nekrotischen Stückes oft von den heilsamsten Folgen, wie eine Beobachtung Hutchinson's[2]) lehrt, nach der es im Verlaufe von syphilitischer Nekrose an der rechten Stirne zu Convulsionen der linken Körperhälfte und zu Schmerzen im Hinterkopfe links gekommen war; nach Beseitigung des Sequesters entleerte sich viel Eiter und allmälig trat Besserung ein.

Manchmal wird eine günstige Wendung nur durch einen erheblicheren Eingriff herbeigeführt. So erzielte Crampton[3]) nach Trepanation eines syphilitischen Tumor des Scheitelbeines schon nach 6 Wochen Heilung von epileptischen Zufällen, von Lähmung des Armes und der Sprache. — Ein ähnliches Resultat theilt William Pepper[4]) mit. Bei einem Manne entwickelte sich eine Knochenauftreibung über der rechten Augenbraue, die zu Lähmungserscheinungen und dann zu einem hoffnungslosen Zustande führte; nach Trepanation durch die ganze Dicke des Knochens, der an der Innenfläche Spuren einer chronischen Entzündung aufwies, stellte sich wohl ein Krampfanfall ein, aber allmälig hörten die Symptome des Hirndruckes auf; es stiessen sich später noch zwei nekrotische Knochenringe ab; nach einem Jahre war die Heilung eine vollkommene. — Theilweise günstig erwies sich der gleiche Eingriff in dem Falle von J. A. Vedrènes[5]): Ein Soldat bot schon 2 Monate nach dem Auftreten der Initialmanifestation neben anderen Zeichen allgemeiner Syphilis Nekrose des Stirnbeins dar;

1) Pitha-Billroth's Chir., Krankh. d. Kopfes, pag. 60.
2) The Lancet Bd. II, 1872; — Schmidt's Jahrb. Bd. CLVI, pag. 170.
3) Dubl. Hosp. Rep. Vol. I, pag. 342; — Schmidt's Jahrb. Bd. CLIV, pag. 43.
4) Amer. Journ 1871; — Schmidt's Jahrb Bd. CLIV, pag. 42.
5) Rec. de mém. de méd. 1868; — Schmidt's Jahrb. Bd. CXLIV, pag. 162.

schwere Hirnerscheinungen, die nach 14 Monaten sich einstellten, forderten zur Trepanation auf, dieselbe führte wohl zur Besserung, doch blieb Hemiplegie und Aphasie zurück. Bryant[1]) wieder hat epileptische Krämpfe und Lähmungserscheinungen nach Trepanation einer syphilitischen Nekrose des Scheitelbeins schwinden sehen, doch erfolgte der Tod durch Pyämie und Hemiplegie. — Dem gegenüber verzeichnet Henry Lee[2]) nach der gleichen Operation zweimal dauernde Heilung der vorhandenen Hirnsymptome und einmal tödtlichen Ausgang.

Zum Glücke betreffen die syphilitischen Processe am häufigsten das Schädeldach, eine Localisation, die für den spontanen Verlauf sowohl als auch für therapeutische Massnahmen ziemlich günstig ist.

Syphilitische Ostitis und Periostitis der Orbitalknochen kommen zwar nicht oft vor, verdienen aber wegen der Mannigfaltigkeit der Erscheinungen, welche sie im Gefolge haben können, Beachtung. Am Orbitalrande ist die Affection sehr leicht nachweisbar; mitunter schliesst sich an diese Periostitis gummöse Infiltration des Zellgewebes, welches zum Lide hinzieht, und letzteres unbeweglich macht. — Tiefer in der Orbita sitzende Knochen- und Beinhautgummata lassen sich gleichfalls mit dem zwischen Bulbus und Augenhöhlenwand eingedrückten Finger betasten; bei grösserer Ausdehnung des Infiltrates bleibt überdies entsprechende Verschiebung des Augapfels nicht aus. Je weiter nach rückwärts das Gumma localisirt ist, um so schwerer wird der directe Nachweis, dasselbe kann dann nur aus Erscheinungen der Raumbeengung — Protrusion und starre Unbeweglichkeit des Augapfels — erschlossen werden. — Unabhängig von dem Sitze, sind die Schmerzen manchmal excessiv und ahmen selbst schwere Neuralgien nach (J. Weinlechner[3]). In einzelnen Fällen kam es zur Miterkrankung der Augenmuskeln, des Opticus, ja selbst des Auges, oder durch Zerfall zu tödtlicher Meningitis (Ferdinand Schott[4]), Soloweitschik[5]), wenn nicht, wie in dem Falle R. Campana's Durchbruch nach vorne erfolgt. — Rechtzeitig erkannte und zweckent-

---

1) Med. Times and Gaz. 1860; — Schmidt's Jahrb. Bd. CLIV, pag. 43.

2) Ibidem.

3) Bericht d. Krankenanstalt „Rudolf-Stiftung" pro 1870, pag. 173.

4) Periostit. syph. mit gummös. Wucher. in beiden Augenhöhlen, Arch. f. Augen- u. Ohrenheilk. Bd. VII, pag. 94.

5) l. c. pag. 80.

sprechend behandelte Fälle verlaufen meist günstig, wenngleich einzelne Male sehr schleppend (d'Angelo[1]), Franz Mraček[2]).

Syphilitische Erkrankungen der Schädelbasis, die sich manchmal auch als von der Nasen- oder Rachenhöhle fortgeleitete Processe darstellen, sind ebenfalls nicht häufig. Der Verlauf ist wegen der erschwerten Zugänglichkeit öfter ungünstig, obwohl auch hier nekrotische Stücke durch Nase und Rachen zur spontanen Ausstossung gelangten.

Am seltensten sind syphilitische Erkrankungen des Schläfebeins beobachtet worden. Gustave Lagneau[3]) hat bei der Obduction neben Gummen am Penis, an den Schulterblättern etc. eine Tonsille, den vorderen Gaumenbogen, die Insertion der Gaumenmuskulatur und die seitliche Rachenwand sowie den Processus pterygoideus und das Felsenbein durch ein zerfallendes Gumma zerstört gefunden. Ein anderes Gumma war im retropharyngealen Bindegewebe bis zur Articulatio atlanto-epistrophea vorgedrungen und hatte den Knochen daselbst vom Periost entblösst. — Samuel Wilks[4]) erwähnt eines mit syphilitischen Halsgeschwüren und Verlust des weichen Gaumens behafteten Soldaten, der einen mit Schmerzen einhergehenden Ausfluss aus dem Ohre bekam; die Section ergab Caries des Schläfebeins, Entzündung des Sinus lateralis und der Jugularvene und kleine Abscesse in den Lungen. — Eine hierhergehörige Beobachtung theilt Josef Pollak[5]) mit: Ein 39 Jahre alter Mann, der vor 10 Jahren inficirt worden war, litt seit 10 Tagen aus unbekanntem Anlasse an Schmerzen im Ohr und an copiösem Ohrenausflusse; die rechte Ohrmuschel war geschwollen, am Warzenfortsatze dieser Seite fand man eine nahezu hühnereigrosse, festsitzende, teigige, von normaler Haut bedeckte Geschwulst, die am unteren Ende erweicht war; ausserdem wurde Otitis media purulenta mit Perforation des Trommelfells constatirt und Schwellung der Lymphdrüsen am Halse angetroffen. Während sich diese

1) Jahresb. über die Leist. und Fortschritte im Gebiete d. Ophthalmol. XII. Jahrg. für 1881, pag. 449.

2) Zur Syph. d. Orbita, Wien. Klinik 1886.

3) Maladies syphilit. du système nerveux. 1860. Cit. bei R. Jasinsk (s. Note 2, pag. 492).

4) Guy's Hosp. Rep. 3. Ser. 1863 Bd. IX, pag. 1; — Schmidt's Jahrb. Bd. CXXIII, pag. 182.

5) Grosse Gummigeschwulst am Warzenfortsatz u. in d. Schläfegeg. etc., Allg. Wiener med. Zeitung 1881, pag. 209.

Geschwulst zurückbildete, entwickelte sich nach einigen Wochen über dem Jochbogen eine ähnliche faustgrosse Anschwellung, die vom Knochen auszugehen schien und mikroskopisch als Gumma erkannt wurde; auch hier trat Heilung ein. Nach 3 Monaten erschien ein Geschwür am oberen Rande des Helix und zwei andere an der hinteren Fläche der Muschel.

Von den Gesichtsknochen sind die der Nasenhöhle und der Oberkiefer der syphilitischen Erkrankung ziemlich häufig unterworfen. Erkrankungen des Jochbogens habe ich öfter gesehen. Einmal beobachtete ich gummöse Ostitis des Processus frontalis des Oberkiefers, die bei ihrem Beginne Thränenträufeln, also Compression des Thränencanals, verursacht hatte; in einem andern Falle war es zu Nekrose des Canalis lacrymalis gekommen. Im Uebrigen wurde der Nasenknochen, des Oberkiefers sowie auch des Unterkiefers bei Besprechung der Mund- und Nasenhöhle gedacht (pag. 286, 343 ff.).

Syphilitische Erkrankung der Wirbelsäule hat schon John Howard[1]) angenommen; eine Weibsperson mit syphilitischen Antecedentien starb plötzlich; bei der Obduction fand man den „Zahnfortsatz an dem zweiten Halswirbelbeine durch die Zernagung eines venerischen Beinfrasses abgebrochen". — Auch Portal[2]) führt einen Fall an, wo Zerstörung des 5., 6., 7. und 8. Wirbelkörpers durch Caries und Verengerung des Wirbelkanals neben anderen Zeichen von Syphilis vorlag. Im Ganzen sind Erkrankungen des Rückgrats wohl nicht häufig, aber doch genügend oft constatirt worden. Der Verlauf und Ausgang wird sich selbstverständlich je nach der Schwere und Ausdehnung des Processes und je nach der Mitleidenschaft des Rückenmarks verschieden gestalten. Affectionen leichteren Grades sind mir öfter und nicht lange nach der Ansteckung vorgekommen.

Am häufigsten scheinen Erkrankungen der Halswirbelsäule zu sein. Bei einem Kinde, das Syphilis acquirirt hatte, habe ich nach einiger Zeit Empfindlichkeit der Halswirbel und steife Haltung des Kopfes beobachtet; auf Darreichung von Jodkalium wurde nach wenigen Wochen der Zustand behoben. — Kyphose nach abge-

---

1) Dessen prakt. Bemerkungen üb. d. Lustseuche. Deutsch von Dr. Christian Friedrich Michaelis, Leipzig 1790, Bd. I, pag 101.

2) Observ. sur la nature et le traitement des rhachitides, Paris 1797; — E. Leyden, Klinik d. Rückenmarkskr., Berlin 1874, Bd. I, pag. 268.

laufener Spondylitis der Halswirbelsäule habe ich bei einer über 40 Jahre alten, mit Narben am Genitale behafteten Frau gesehen. Der Kopf gegen die rechte Schulter geneigt, konnte nur geringe Nickbewegungen ausführen; der Mund, dessen Zahnfächer und Zähne nach vorne gerichtet waren, liess sich nur wenig öffnen, so dass es nicht möglich war in den Rachen zu sehen; in der Nase, dessen Septum defect war, befanden sich gummöse Infiltrate, die Sonde wies überdies Nekrose und Perforation des harten Gaumens nach; links zwischen Processus spinosi und transversi der oberen Halswirbel ragte ein die letzteren zusammenkittender Knochenbuckel vor (Fig. 80). — Bei einem von A. Lücke[1]) behandelten, 54 Jahre alten Kranken, der mit Dactylitis syphilitica behaftet war, bestanden Schmerzen im Nacken, die besonders gegen den Hinterkopf ausstrahlten; Druck auf den 4. Halswirbel und die Bewegungen des Kopfes waren schmerzhaft, Patient konnte das Haupt ohne Unterstützung der Hände nur schwer aufrecht tragen; am Nacken applicirte Schröpfköpfe führten bedeutende Besserung herbei; Jodkalium machte sämmtliche Erscheinungen schwinden. — Georg Lewin[2]) hat bei einem 28jährigen Manne, der ein Jahr vorher inficirt worden war und mehrere Syphilisattaquen durch-

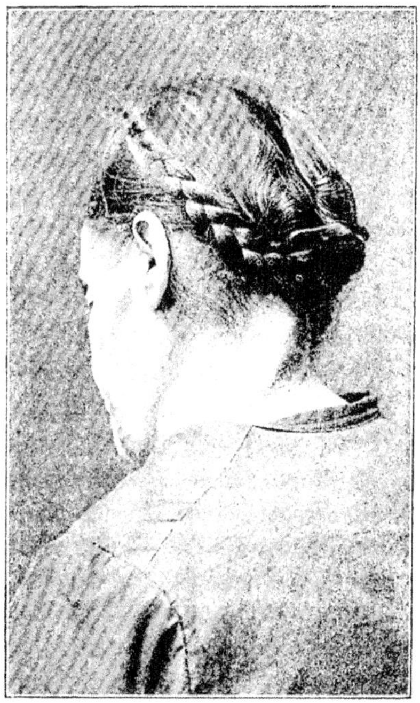

Fig. 80.
Kyphosis der Halswirbelsäule nach abgelaufener Spondylitis.

---

1) Die syph. Dactylitis, Berliner klin. Wochenschr. 1867, pag. 525.
2) Die syph. Affect. d. Phalangen etc., Charité-Annalen, 4. Jahrgang.

gemacht hatte, die Processus spinosi des 3. und 4. Halswirbels etwas geschwollen und auf Druck empfindlich gefunden; der Kopf wurde nach vorne gebeugt gehalten, ein Versuch ihn aufzurichten, verursachte Schmerzen im Nacken; in den Fingern beider Hände, namentlich rechts, bestand das Gefühl von Formication. — Sehr gut verlief eine von J. Wilson[1]) mitgetheilte Spondylitis. „Ein 28jähriger, kräftig gebauter Mann bekam im Januar 1853 heftige tiefsitzende Schmerzen in der linken Augenhöhle, Taubheit auf dem linken Ohr, Lähmung des linken Levator supercilii und Rectus internus, erweiterte Pupillen, Heiserkeit, Schlingbeschwerden. Hand und Arm der rechten Seite gekrümmt und ebenso wie der rechte Fuss gelähmt. Die Halswirbel wie die Schulter sind schmerzhaft. Der Kopf konnte nicht vom Kissen erhoben werden, der Schlaf durch grosse Schmerzhaftigkeit gestört. Früher bestand Syphilis, am Fuss bestehen Narben, am Schienbein schmerzlose Auftreibungen. Einige Wirbel am Halse sind angeschwollen, an mehreren anderen finden sich Knochenauflagerungen. Inunctionen mit Unguentum hydrargyri, Haarseil in den Nacken. Später Decoctum Sassaparillae. Am 4. Tage fing Patient an zu speicheln, am 10. konnte er schlingen, schlief gut, hatte fast keine Schmerzen mehr. Patient wurde bis auf kleine Reste geheilt." — In einem von Leopold Glück[2]) mitgetheilten Falle traten bei einer mit recenter Haut- und Schleimhautsyphilis behafteten Dirne fünf Monate nach der Aufnahme in's Krankenhaus Schmerzen in der Gegend des linken Processus mastoideus auf, die sich bei der geringsten Kopfbewegung steigerten. Nach 2½ Monaten erst gelang es die unterste Gegend des Hinterhauptes und den verdickten Processus spinosus des 2. Halswirbels als fixe Schmerzpunkte zu constatiren und aus der steifen Haltung des Kopfes im Genicke und den Schmerzen in diesen Theilen die Diagnose auf Spondylitis zu stellen. Eine antisyphilitische Behandlung hatte den elenden Zustand der Patientin bedeutend gebessert, als die Kranke nach weiteren 2 Monaten, während sie sich im Bette erhob, ein Krachen im Nacken verspürte und sofort Athemnoth, Würgen und wüthende Schmerzen, insbesondere beim Schlucken, empfand. Die Kranke hatte unter Druckerscheinungen von Seite der Medulla oblongata

---

1) Transact. of a Soc. of improment of Med. and Chir. Vol. III, pag. 115; — E. Leyden, l. c. pag. 269.

2) Syph. Wirbelcaries, Allg. Wiener med. Zeitung 1879, No. 47 u. 48.

und an Decubitus zu leiden, bis sie in einem Anfalle von Dyspnoe sich im Bette aufrichtete und todt zurückfiel. Bei der Obduction fand man oberflächliche Nekrose an der inneren Fläche der Schädelbasis; der vordere Bogen des Atlas war angefressen, seine Substanz rareficirt und erweicht, der Bandapparat des Processus odontoideus zerstört und das Rückenmark platt gedrückt und gequetscht; ausserdem lag noch Periostitis und Ostitis gummosa der rechten Tibia vor.

In einem Fall, den Louis Fischer[1]) berichtet, traten 7 Jahre nach der Infection Schlingbeschwerden, Husten, erschwerte Sprache, Regurgitiren der Speisen und Getränke und Nackensteife auf, die Beweglichkeit des Kopfes war beschränkt. Da an der hinteren Rachenwand ein grosses Geschwür vorhanden war, wurde eine antiluetische Behandlung eingeleitet, sowie das Geschwür local mit Argentum nitricum behandelt. Das Aussehen des Geschwüres besserte sich, die anderen Beschwerden blieben aufrecht. Einige Zeit später fühlte man einen rauhen Knochen an der hinteren Wand des Nasenrachenraumes und der Patient brachte bald darauf ein 2,5 cm langes gebogenes Knochenstück, das sich als der vordere Bogen des Atlas mit der Gelenksfläche für den Zahnfortsatz des Epistropheus erwies. Hierauf erfolgte rasche Heilung. Die Beweglichkeit des Kopfes wurde normal. R. Wade[2]) hat 1849 einen analogen Fall publicirt.

Bei einer 32jährigen, 12 Jahre vorher inficirten Frau, die an häufigen Recidiven litt, trat ein Tumor im Nacken auf, später Parese der Arme. Die Frau starb plötzlich. Bei der Section constatirte Darier[3]) neben Cirrhose und Gummen der Leber einen nekrotischen Herd am Stirnbein; das Gaumensegel war an der hinteren Rachenwand adhärent, darunter bestand eine weite Oeffnung, durch welche man mit dem Finger in einen nekrotischen Herd eindringen konnte, worin der vom Körper des Epistropheus getrennte Processus odontoides lag. Auch der dritte und vierte Halswirbel waren erkrankt; die Dura spinalis daselbst auf 6—7 mm verdickt; durch diese nur an der Aussenseite vorhandene Meningitis wurden die Nervenwurzeln comprimirt.

---

1) Syphilitische Nekrose des Atlas. Deutsche Zeitschr. f. Chirurgie 1885. Bd. XXII, pag. 420.

2) Med. chir. Transactions. 1849; — Schmidt's Jahrb. Bd. LXVI, pag. 203.

3) Le Mercredi médical 1893; Ref. im Arch. f. Derm. u. Syph. 1893, pag. 900.

Jürgens[1]) fand bei der Section einer Frau, die nach einer brüsken Handbewegung plötzlich von einer Paraplegie bis zur Mitte der Brust mit vollständigem Verlust der Motilität und Sensibilität und Lähmung der Sphincteren befallen wurde, eine Spontanfractur des dritten Halswirbels, die Bruchstücke theils sklerotisch, theils mit frischen Gummositäten durchsetzt. Daneben war ein dichter, fibröser Callus der Intervertebralscheiben und des Periostes.

Eine Reihe hierhergehöriger Krankheitsfälle finden sich auch in einer Publication R. Jasinski's[2]).

Vorausgegangene Scrophulose mag manchmal die Disposition zu syphilitischer Wirbelerkrankung erhöhen, wie in dem Falle von B. L. F. Bang[3]): Bei einem 46 Jahre alten Manne, der in früherer Zeit auch an Scrophulose gelitten hatte, traten in den letzten 2 Jahren heftige Schmerzen im Nacken, Halse und in verschiedenen Theilen des Körpers auf, der Kranke konnte sich nur schwer im Bette umdrehen und musste beim Heben und Legen seinen Kopf stützen; allmälig concentrirte sich der Schmerz auf den Nacken, es kam zu Schlingbeschwerden, Erbrechen, Dyspnoe und vorübergehend zu Parese des rechten Armes. Der Kopf wurde etwas schief nach rechts gehalten, die Beweglichkeit desselben und des Halses war eingeschränkt; Gaumen und Rachen waren der Sitz von Syphilisproducten; die Processus transversi der Halswirbel erwiesen sich sehr empfindlich. Die Section lies Caries und Nekrose des Occiput, an den Wirbelkörpern theils ausgedehnte Zerstörungen mit Eröffnung des Wirbelcanals, theils Verwachsungen und Nekrose, ferner Syphilis der Leber constatiren.

Beobachtungen über syphilitische Erkrankungen der Brust- und Lendenwirbelsäule sind seltener; M. Lomikowsky[4]) theilt einen Fall aus der Klinik des Prof. Laschkiewitsch mit; bei einem 35 Jahre alten Manne mit Spuren vorausgegangener Syphilis waren die Dornfortsätze des 11. und 12. Brustwirbels und des 1. und 2. Kreuzwirbels verdickt, sklerosirt und bei Druck empfindlich, ebenso wie die Weichtheile daselbst (insbesondere aber die der linken Seite); Paralyse der Extremitäten bestand nicht; Leber

---

1) Deutsche med. Woch. 1888, pag. 508.

2) Ueb. syph Erkr. d. Wirbelsäule, Arch. f. Dermat. u. Syph. 1891, pag. 409.

3) Hosp. Tidende 1879; — Schmidt's Jahrb. Bd CLXXI, pag. 180.

4) Erkrankungen der Wirbelsäule an Syph., Viertelj. f. Dermatol. u. Syph. 1879, pag. 335.

und Milz waren vergrössert. Bei der Obduction fand man den letzten Brustwirbel vom Periost entblösst, die untere Fläche, hauptsächlich links, zerstört, das Ligamentum intervertebrale destruirt; ähnliche Zerstörungen bot der 1. Lendenwirbel dar; der 11. Brust- und 2. Kreuzwirbel waren blossgelegt, das Rückenmark nicht verändert (Verf. scheint Kreuz- und Lendenwirbel mit einander verwechselt zu haben). — In dem von Alfred Fournier[1]) publicirten Falle wurde die Spondylitis erst durch die Obduction festgestellt; der athletisch gebaute, aber durch sein Leiden gebrochene Mann klagte über Schmerzen in der Nierengegend, die gegen die unteren Extremitäten ausstrahlten; in Folge der zahlreichen gummösen Infiltrate und Geschwüre, die man vorfand, wurde eine antisyphilitische Behandlung eingeleitet; die Localprocesse besserten sich wohl, doch verschlimmerte sich der Gesammtzustand des Patienten; es traten Oedeme an den Beinen, hepatische Schmerzen, Meteorismus, Ascites und Erguss in die Pleuraräume auf; der Kranke verfiel immer mehr und starb nach ungefähr $3^1/_2$ Monaten. Die Obduction stellte neben zahlreichen Syphilisherden und gummöser Entartung des 4. Lumbarnerven der linken Seite bedeutende Veränderungen am 3., 4. und 5. Lendenwirbel fest; das Periost und der Bandapparat waren stellenweise verdichtet, stellenweise zerstört, die Knochen wiesen theils condensirende Osteitis, theils käsige Infiltrate auf, ein Intervertebralknorpel war nahezu völlig destruirt; überdies lagen beiderseits Psoasabscesse vor.

Einen Fall von syphilitischer Erkrankung der Brust- und Lendenwirbel, der in Heilung ausging, beschreibt E. Leyden[2]). Ein Mann, der vor 12 Jahren ein Geschwür acquirirt hatte, angeblich ohne Folgeerscheinungen, erkrankte vor zwei Jahren mit Ziehen und Spannen im unteren Theil der Wirbelsäule; später konnte der Kranke nicht gerade gehen und liess den Kopf nach vorne, den Körper nach rechts fallen; bei der geringsten Anstrengung war er in Schweiss gebadet. Einige Monate später trat auch Parese des rechten Armes auf. Bei der Untersuchung fand Leyden eine hochgradige Schwäche der unteren Extremitäten; das linke Bein bis auf geringe Grade von Beweglichkeit hochgradig para-

---

1) Un cas de mal de Pott d'origine syph., Annales de Dermatol. et de syphiligr. 1881, pag. 19.

2) Ueb. einen Fall von syphil. Wirbelerkrankung. Berlin. klin. Wochenschr. 1889, pag. 461.

lytisch und ziemlich steif, das rechte Bein in geringerem Grade befallen; Patient war unfähig zu stehen. Der rechte Arm weniger beträchtlich gestört, war sehr schmerzhaft. Im untersten Brust- und obersten Lendentheil der Wirbelsäule befand sich eine stumpfwinklige Vorbuchtung, welche mehrere Wirbel zu umfassen schien und durch grosse Empfindlichkeit sich auszeichnete; an den obersten Brustwirbeln eine ausserordentliche Empfindlichkeit, aber keine deutliche Difformität. Nach Quecksilberbehandlung trat vollständige Heilung ein: der Patient konnte gehen und springen, die Difformität an der Wirbelsäule war bedeutend geringer geworden.

Von den übrigen Skelettheilen des Thorax und der Extremitäten gilt das, was bereits im Allgemeinen von den syphilitischen Knochenkrankheiten vorgebracht wurde; eine besondere Erwähnung verdienen nur noch manche Affectionen an den Händen und den Füssen.

Erkrankungen dieser Theile sind gewiss schon vor langer Zeit zur Beobachtung gekommen, nur hatte man keinen Anlass, sie durch specielle Nomenclaturen als etwas Eigenartiges hinzustellen; man ersieht dies unter Anderem aus den Vorlesungen, die Dr. Robert Williams[1]) im Jahre 1834 über zwei einschlägige Fälle im College of Physicians gehalten hat. So wie man aber Erkrankungen an den Fingern ohne Rücksicht auf den anatomischen Sitz als Panaritien bezeichnet, hat sich Nélaton[2]) bewogen gefunden, eine durch Lues bedingte Affection dieser Theile „syphilitisches Panaritium“ zu nennen; A. Lücke[3]) hat die gleiche Erkrankung als „Dactylitis syphilitica“ eingeführt. Seit jener Zeit sind von O. Risel, R. Bergh, Heyfelder, Bulkley, mir[4]) u. A. einschlägige Beobachtungen publicirt worden und von G. Lewin[5]) eine auf zahlreiche Fälle sich erstreckende Arbeit erschienen.

Die Dactylitis syphilitica beginnt oft genug mit einer Erkrankung in den Weichtheilen (Fascie, Sehnen, Sehnenscheiden), um später auch auf die Knochen überzugehen. Demnach hat Karl

---

1) Friedr. J. Behrend's Syphilidologie 1840, Bd. II, pag. 324 u. 325.

2) Gaz. des hôp. 1860.

3) l. c.

4) Viertelj. f. Dermatol. u. Syph. 1878. pag. 536. Bei der Correctur der a. cit. O. beigegebenen Illustration habe ich leider übersehen, dass die Verkürzung des kranken Fingers nicht zum Ausdrucke gelangt war.

5) l. c.

Koch[1]) gewiss vollkommen recht, wenn er neben der allgemeinen Bezeichnung „Dactylitis syphilitica" auch noch die nähere Unterscheidung „cutanea (subcutanea)", „periostalis", „ossea" „articularis" empfiehlt, wozu ich noch „tendovaginalis" ergänzend beifügen möchte.

Beginnt die Affection in den Phalangealknochen, so scheint sie schon sehr früh nicht nur das Periost, sondern auch sämmtliche Weichtheile der Finger in Mitleidenschaft zu ziehen. Man findet demgemäss eine oder die andere Phalanx, oder auch mehrere Fingerglieder verdickt, bis zum doppelten Umfang und darüber aufgetrieben, mit einer glänzenden, glatten, bläulich-weissen Haut bedeckt, die über der Unterlage nicht verschieblich erscheint. Wenngleich der Knochen nicht ganz deutlich durchzutasten ist, so kann man eine Dickenzunahme desselben doch leicht feststellen; sie ist durch Periostosen oder centrale Ostitiden mit Aufblähung der Knochenrinde bedingt. Bei stärker angebrachtem Drucke zeigt es sich, das sin letzterem Falle der Knochen nur aus einer sehr verdünnten, leicht eindrückbaren Schale besteht. Andere Male wieder ist die Haut durch eine oder mehrere erbsengrosse, granulirende Lücken unterbrochen, durch welche schwarzer, nekrotischer Knochen hervorsieht (Fig. 81). Im weiteren Verlaufe geht ein Theil der Phalanx oder der ganze Knochen durch Nekrose verloren, oder es wird der kranke Knochen durch die Granulationsmassen consumirt; der Finger schwillt allmälig ab, und nach vollständiger Ausheilung bleibt eine der Consumption des Knochens entsprechende Verdünnung und Verkürzung der Phalanx zurück (Fig. 82). In seltenen Fällen hat man jedoch auch erheblichere Knochenanbildung und als Folge hiervon geradzu Verlängerung

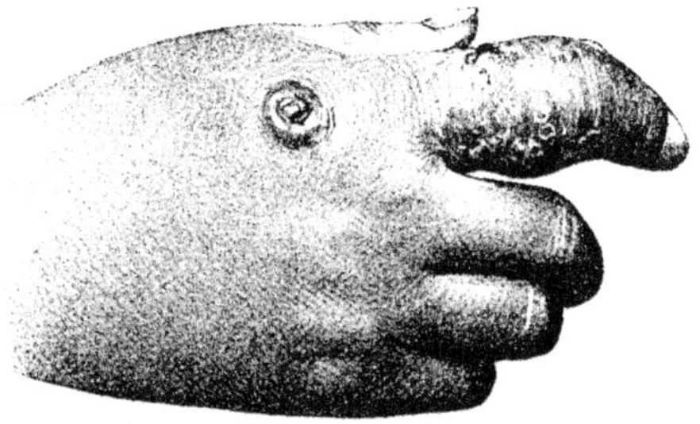

Fig. 81.
Syphilitische Ostitis des Metacarpus und der ersten Phalangen des Zeigefingers mit Nekrose der Grundphalange und des Mittelhandknotens.

---

[1]) Die syphilitischen Finger und Zehenentzündungen. Volkmann's Sammlung klinischer Vorträge, 1890, No. 359.

des Fingers entstehen sehen. — Bei Erkrankung der Endphalangen pflegen dieselben trommelschlägelförmig anzuschwellen (wie bei Herz- und Lungenkranken).

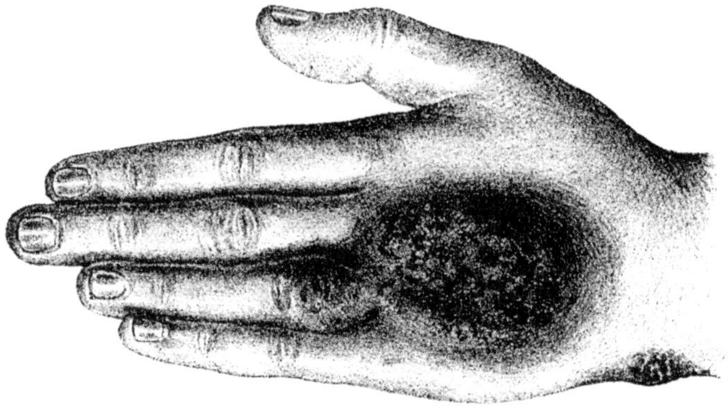

Fig. 82.
Syphilitische Erkrankung des Metacarpus und der ersten Phalanx des Ringfingers; die erste Phalanx in der unteren Hälfte verdickt, am Metacarpalende verdünnt und consumirt und dadurch der ganze Finger verkürzt.

Bei Mitaffectionen eines nahen Fingergelenkes kann Verödung des Bandapparates und Schlottern des Gliedes, oder durch Verwachsungen und Schrumpfungen Ankylose desselben zu Stande kommen.

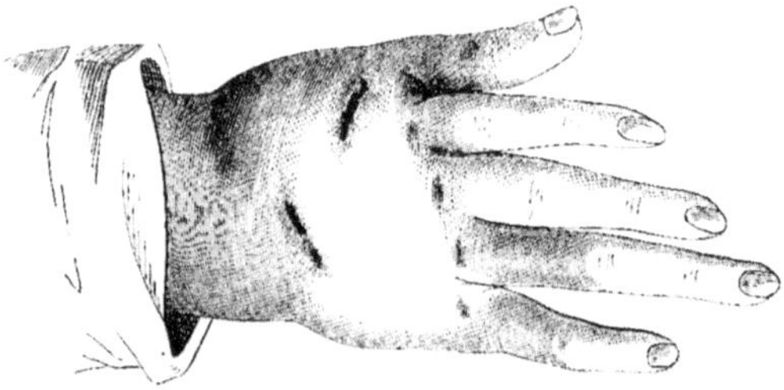

Fig. 83.
Bedeutende Verkürzung des Zeige- und Mittelfingers, zurückgeblieben nach syphilitischer Erkrankung der entsprechenden Mittelhandknochen.

Der ganze Verlauf der Krankheit ist äusserst schleppend, nur wenig schmerzhaft und entwickelt sich dieselbe meist erst längere Zeit nach der Infection, während sie bei hereditärer Lues schon in den ersten Jahren zu erscheinen pflegt.

An den Fingerphalangen ist die Erkrankung im Ganzen häufiger zu beobachten, als an den Zehen. Am Metacarpus und Metatarsus kann die gleiche Krankheitsform zu Stande kommen (Fig. 83).

Aehnlich dem „Mal perforant du pied" (C. E. Leplat) [Affection singulière des os du pied (Nélaton), Mal plantaire perforant (Vesigné)] kann sich auch in Folge von Syphilis an der Planta pedis ein mit einer Epidermisschwiele umrandetes Geschwür ausbilden, das durch fortschreitende Entzündung Schleimbeutel, Sehnen und Gelenke ergreift und im weiteren Verlaufe durch Periostitis und Ostitis zur Nekrose der Knochen führt. Ganz charakteristische Anfänge dieser Affection habe ich auf pag. 196 geschildert. Hieher gehörige, ähnliche und verwandte Fälle haben Heinrich Schüssler[1]), Sonnenburg[2]), Pitha[3]) u. A. beobachtet.

Es ist nicht leicht die für die Diagnose der Knochensyphilis verwerthbaren Erscheinungen in Kürze zusammenzufassen; es sei darum auf das über diese Affection bisher Gesagte verwiesen.

Wir wollen nur erinnern, dass man bei singulärem Sitze der Erkrankung zu eruiren trachten muss, ob keine auf den Knochen direct oder indirect einwirkende Schädlichkeiten irgend welcher Art vorausgegangen sind.

Arbeiter, die Phosphordämpfen ausgesetzt sind, pflegen von Nekrose der Kiefer befallen zu werden. Wohl kann die Phosphornekrose sich auch auf das Stirn- und Jochbein ausdehnen; aber dann waren es gleichfalls die Kieferknochen, von denen die Krankheit ihren Ausgang genommen.

Nach Einwirkung von Quecksilberpräparaten kann Schleimhautulceration und weiter Blosslegung der Knochen und Nekrose erfolgen; es zeichnet sich jedoch diese Knochenerkrankung durch vollständige Aplasie aus. Dieser Mangel an Productionskraft kommt auch der chronischen Hydrargyrose zu, bei welcher Knochenatrophien und ihre Folgen neben Atrophien überhaupt und allgemeinem Marasmus vorliegen.

---

1) Ueber „Mal perf. du pied", Inaug.-Diss., Kiel 1874.

2) Malum perf. ped., D. Zeitschr. f. Chir. Bd. VI, pag. 266.

3) Pitha-Billroth's Chir., Krankh. d. Extrem., pag. 379.

Im Gegensatze zu diesen zeichnet sich die Ostitis, welche im Pubertätsalter stehende Perlmutterdrechsler zu befallen pflegt, durch bedeutende Productionskraft aus; die Verdickung betrifft meist Röhrenknochen und beginnt an einem Diaphysenende, gegen die Mitte hin sich ausbreitend und gegen die Epiphyse plötzlich abfallend (Englisch, C. Gussenbauer, Otto Weiss[1]); Resolution ist gewöhnlich, der Ausgang in Nekrose kommt fast nicht vor.

Multiplicität der Knochenerkrankung wird bei Syphilis wohl oft wahrgenommen und erscheinen hierdurch allein traumatische Ursachen ausgeschlossen. Indessen kann auch nach Erschütterungen eine Necrosis disseminata (Blasius[2]) zu Stande kommen. Da aber für gewöhnlich nur Dyskrasien (Scrophulose, Syphilis) die gleiche Erscheinung aufweisen, so wollen wir diesbetreffend die markanteren Differenzen zwischen Syphilis und Scrophulose (Tuberculose) deutlicher hervorheben.

Die Erfahrung lehrt, dass die durch Scrophulose (Tuberculose) bedingten Knochenaffectionen viel häufiger zu Caries führen und dass in vielen Fällen die Localisationen von denen bei Syphilis abweichen. Von den Schädelknochen beispielsweise erkranken Stirn- und Seitenwandbein bei Syphilitischen häufig, bei Scrophulösen höchst selten; Caries des Schläfebeins wieder ist bei Scrophulose ein häufigeres Vorkommniss, während dieser Knochen durch Syphilis nur selten ergriffen wird. Die Hinterhauptschuppe, welche im Verlaufe von Scrophulose gewiss nicht so oft afficirt wird, als im Verlaufe von Lues, pflegt nichtsdestoweniger auch bei Scrophulösen cariös zu werden, wenn die Krankheit von den Wirbeln fortgeleitet wurde; Spondylitis ist aber ein häufiges Begleitsymptom gerade der Scrophulose. Ueberhaupt werden bei dieser Krankheit Caries der kurzen und spongiösen Knochen häufiger als bei Syphilis angetroffen. An den langen Röhrenknochen tritt diese Erscheinung gleichfalls in den Vordergrund, indem sich an den compacten Diaphysen häufiger die Syphilis und an den spongiösen Gelenksenden häufiger die Scrophulose localisirt. — Eine richtige Orientirung gewährt der Nachweis von Tuberkelbacillen im pathologischen Secrete oder das Vorhandensein von zweifelloser Tuberculose in anderen

---

1) Beitr. zur Kenntniss der Perlmutterdrechsler-Ostitis, Wiener med. Wochenschr. 1885.

2) Pitha-Billroth's Chir., Knochenkr., bearb. v. R. Volkmann, pag. 291

Organen. Doch übersehe man nicht, dass Scrophulose (Tuberculose) und Syphilis auch nebeneinander bestehen können.

Für alle Fälle untersuche man den ganzen Körper genau und berücksichtige alle Nebenumstände, die für oder gegen Syphilis sprechen. Beim Fehlen sicherer Anhaltspunkte pflegt der Erfolg einer antisyphilitischen Therapie für die Auffassung des Krankheitsprocesses ausschlaggebend zu sein; d. h. es wird die Diagnose, wie man sagt, ex juvantibus gestellt. Für manche Fälle ist dieser Vorgang gewiss sehr zweckmässig, nur darf man nicht glauben, dass jedes auf eine Quecksilber- oder Jodbehandlung sich rückbildende pathologische Product auch syphilitisch sein müsse.

Syphilitische Erkrankung der Gelenke, Muskeln, Sehnen, Schleimbeutel und Fascien.

Siebenunddreissigste Vorlesung.

INHALT: Syphilitische Atropathien; Synovitis pannosa; Arthralgien; subacute und chronische Synovitis; Arthritis gummosa; Erkrankung der Gelenkknorpel; Ausgänge; Diagnose.

Muskelsyphilis; irritative Myositis; Muskelgummata; Geschwüre; Narben; Myositis interstitialis; bindegewebige Entartung; Schwielengumma. — Muskelatrophie. — Zeit der Erkrankung; Anzahl der Krankheitsherde. — Verwechslung von Muskelgummen mit Neubildungen, mit Aktinomykose.

Syphilitische Affectionen der Sehnenscheiden, Schleimbeutel, Fascien und Ligamenta intermuscularia.

Mit den Arthropathien im Verlaufe der Syphilis hatte es die gleiche Bewandtniss, wie mit manchen anderen Organerkrankungen. Bald nach dem allgemeinen Bekanntwerden der Seuche und auch später noch, wurden syphilitische Gelenkleiden von mehreren Autoren erwähnt. — Hunter konnte sich nicht bestimmt finden, Gelenksaffectionen für syphilitisch anzusehen, selbst wenn sie durch Mercurpräparate geheilt wurden; während sein Commentator Babington sehr deutlich acute und chronische Gelenksentzündungen bei Syphilis unterschied. Ricord gab bei Syphilitischen zwar Gelenkskrankheiten zu, hielt sie jedoch nur für Complicationen. Andere französische Autoren, insbesondere Richet, traten aber für die syphilitische Natur dieses Leidens ein, und im Jahre 1863 ist es Lancereaux[1]) gelungen, dieser Annahme durch den anatomischen Befund festen Boden zu verschaffen; er fand nämlich im subsynovialen und fibrösen Gewebe der Kniegelenkskapsel deutlich entwickelte Gummabildungen.

---

[1]) l. c. pag. 203.

Die hierauf folgenden, wenn auch spärlichen anatomischen Mittheilungen haben die Berechtigung einer Gelenksyphilis immer mehr sichergestellt. So hat Oedmansson[1]) Synovitis des rechten Kniegelenkes bei einem mit alter Syphilis behafteten Officier beschrieben. — Das Bild einer Synovitis pannosa ergab sich aus einer eingehenden anatomischen Untersuchung von Th. Gies[2]). Beide Kniegelenke einer Puerpera, die zahlreiche syphilitische Narben darbot, wiesen Knorpeldefecte auf, die mit festem, schwieligem Gewebe bedeckt waren; an einer Stelle war der Knorpel in ein Geschwür umgewandelt; die Synovialis war verdickt und ebenso wie der Rand der Cartilago falciformis, mit Zotten und Fransen besetzt. Bei der mikroskopischen Untersuchung sah man die Knorpelzellen plattgedrückt und dadurch den Bindegewebszellen ähnlich, ferner Auffaserung parallel der Gelenksoberfläche und schichtweise Lockerung; oder es war die Knorpelgrundsubstanz durch Bindegewebe substituirt. Wenngleich der ganze Befund an Synovitis pannosa erinnerte, so war doch nirgends junges Bindegewebe vorhanden. Die Zotten hatten Endothelbekleidung und bestanden aus dichtem, zellenarmen Bindegewebe, aus elastischen Fasern und Gefässschlingen. — Ebenfalls an dem Kniegelenke eines syphilitischen Individuums hat Schüller[3]) die Synovialis mit Papillen besetzt gefunden, die Knorpel theils höckerig, theils defect und mit vertieften, strahligen, weissglänzenden Narben versehen; ein haselnussgrosser Knorpeldefect führte zu einer Vertiefung, die mit einem bis in die Spongiosa der Tibia reichenden gummösen Gewebe ausgefüllt war. Solche Knorpeldefecte scheinen für Syphilis ziemlich charakteristisch zu sein und sind auch von Andern (O. Risel[4]) ohne gröbere Veränderungen an der Synovialis gesehen worden. — Carl Rasch[5]) hat bei syphilitischen Gelenkaffectionen gleichfalls theils circumscripte Ulceration und Zerfaserung des Knorpels mit Bildung villöser Excrescenzen, theils strahlige, deprimirte, weisse Narben im Knorpel, theils diffuse Verdickung der Gelenkmembran und reichliche Villi gefunden.

---

1) Nord. med. Ark. Bd. I, 4; — Virchow u. Hirsch's Jahresber. 1869, Bd. II, pag. 561.

2) D. Zeitschr. f. Chir. Bd. XV, pag. 589.

3) Centralbl. f. Chir. 1882, Beilage zu No. 29, pag. 32.

4) l. c. pag. 79.

5) Syph. Gelenkkrankheiten, Arch. f. Dermatol. u. Syph. 1891, pag. 91.

Der klinische Nachweis von syphilitischen Gelenkserkrankungen gelingt häufig und es ist nur zu verwundern, dass sie selbst namhaften Syphilidologen so selten aufgefallen sind, und anderseits zu begreifen, dass hierauf bezügliche Beobachtungen in der letzten Zeit immer häufiger werden (Max Schüller[1]), R. Falkson[2]), A. Landerer[3]), Ernst Finger[4]) u. A.). Man hat die meisten Gelenke, auch das Unterkiefergelenk afficirt gefunden (Jules Voisin[5]); am häufigsten werden jedoch die Knie- und Ellbogengelenke ergriffen.

Arthralgien in den verschiedensten Gelenken sind häufig als erste Zeichen der Allgemeinerkrankung zu beobachten; sie erscheinen manchmal wenige Tage vor dem Hautsyphilid oder gleichzeitig mit demselben und dauern nur kurze Zeit, selten länger als eine Woche. Auch habe ich gleich W. Boeck[6]) schon mit den ersten Syphiliseruptionen oder während ihrer Rückbildung Gelenksentzündungen constatiren können. Selbst Erkrankungen des Hüftgelenkes bei bestehendem frischen Exantheme habe ich beobachtet; auf graue Pillen, bezw. Injectionen von Oleum cinereum und entsprechenden Verbänden erfolgte rasche Heilung[7]). In seltenen Fällen setzen diese Gelenksaffectionen unter dem Bilde eines polyarticulären Rheumatismus ein, wobei im weiteren Verlaufe sprungweise, bald dieses, bald jenes Gelenk von intensiven Schmerzen erfasst wird; endlich localisirt sich die Erkrankung in einem Gelenke oder in mehreren (gleichzeitig oder nacheinander). Gewöhnlicher ist eine von vornherein mehr oder weniger deutlich ausgesprochene Mono- oder Polyarthritis. — Die Patienten bemerken da, dass die betroffenen Gelenke innerhalb gewisser Grenzen zwar frei beweglich sind, aber sofort zu schmerzen beginnen, wenn vollständige Beugung oder vollständige Streckung versucht wird. Die objective Untersuchung lässt manches Mal etwas Röthung der Haut

---

1) Ueber syph. Gelenkleiden, Arch. f. klin. Chir. Bd. XXVIII, pag. 473.

2) Zur Lehre v. d. syph. Gelenkl., Berl. klin. Wochenschr. 1883, pag. 375.

3) Einige Fälle v. syph. Gelenkaffect., Arch. f. klin. Chir. Bd. XXX.

4) Zur Kenntn. d. syph. Gel.- Sehn.-, Sehnenscheid.- und Schleimbeutelerkr., Wiener med. Wochenschr. 1884.

5) Contrib. à l'étude des Arthrop. syph., Paris 1875; — Schmidt's Jahrb. Bd. CLXXIX, pag. 35.

6) Erfahr. üb. Syph., Stuttgart 1875, pag. 165.

7) S die Mittheilung meines früheren Secundararztes J. Trost: Beiträge zu den Erkrankungen der Gelenke und Schleimbeutel im Verlaufe der Syphilis. Wiener med. Wochenschr. 1889, No. 15, 16.

und erhöhte Temperatur, zumeist aber eine leichte Anschwellung oder doch ein Verstrichensein normaler Vertiefungen, z. B. seitlich vom Olecranon oder der Patella, constatiren; mitunter lässt genauere Palpation auch noch einen oder mehrere empfindliche Punkte an den Knochengelenksenden auffinden. Einzelne Male geht die Gelenkserkrankung mit höherem Fieber (meist mit Morgenremissionen) und grösserer Schmerzhaftigkeit einher. Nach 1 bis 2 Wochen pflegt bei dieser Synovitis, denn als solche dürfen wir wohl den Process auffassen, Rückbildung und Ausheilung mit Wiederkehr der normalen Function zu erfolgen.

Ausnahmsweise jedoch verharrt die Synovitis in einem chronischen, wohl nur wenig schmerzhaften Zustande; oder es entwickelt sich die chronische Synovitis erst einige Jahre nach stattgehabter Infection. Diese Formen gehen mit geringeren Schmerzen und nur selten mit Fieber einher; die Schwellung ist meist erheblicher, von einem Erguss in das Gelenk herrührend, und die Function nicht bedeutend behindert; kurz man hat den Zustand eines chronischen Hydarthros vor sich. Die Krankheit zieht sich längere Zeit hin und geht bei zweckmässig eingeleitetem Regimen in Besserung, oft auch in Heilung über.

Acuter auftretende Erkrankungen eines oder mehrerer Gelenke mit verhältnissmässig gutem Ausgange werden mitunter auch im späteren Verlaufe der Syphilis wahrgenommen. Im Allgemeinen sind aber die nach längerem Bestande der Syphilis erscheinenden Gelenkserkrankungen hartnäckiger, weil ausser den bisher berührten Symptomen (Schwellung, behinderte Bewegung) auch noch Verdickung der Kapsel besteht, wobei die Bewegung nur unter Knarren und Reiben möglich wird; es handelt sich hier wahrscheinlich um zottige Hyperplasien der Synovialis mit oder ohne Defecte im Knorpel. Die Schmerzhaftigkeit ist zwar nicht bedeutend, dafür aber die Aussicht auf complete Heilung eine geringere; ja es kann durch schwielige Retraction der verdickten Kapsel die Bewegung bedeutend eingeschränkt, selbst der Ausgang in Ankylose unvermeidlich werden.

Findet man die Geschwulst nur auf einzelne Theile der Kapsel oder des Bandapparates beschränkt, so wird man mit Wahrscheinlichkeit einen gummösen Charakter der Arthritis annehmen dürfen. Der Gelenkserguss ist mitunter nur gering; die Schmerzen sind nicht immer intensiv, die Bewegungen wenig behindert. Der Verlauf pflegt, selbst wenn durch Zerfall des Gumma Eröffnung des Gelenkes nach aussen erfolgt, wie ich einmal beobachtete, selten stürmisch zu werden[1]).

Erkrankungen des Gelenkknorpels für sich allein sind ebenfalls beobachtet worden; meist geht aber die Knorpelaffection mit einer Synovialerkrankung einher, oder sie ist die Folge eines ostitischen Processes. In letzterem Falle destruiren gummöse Herde in den Epiphysen bei ihrem Wachsthum gegen das Gelenk schliesslich auch den Knorpel (pag. 477). An den Phalangen kommt dieser Vorgang öfter vor, er wird aber mitunter auch an grossen Knochen beobachtet. — Diese ebenfalls meist chronisch verlaufende Gelenkserkrankung kommt gewöhnlich erst längere Zeit nach der Infection zu Stande. Ich habe jedoch ein Ueberwandern der Entzündung von der Beinhaut auf das benachbarte Gelenk schon sehr früh beobachtet. Eine 30 Jahre alte Fabrikarbeiterin gelangte mit Sklerose beider Labien und einem Flecksyphilide auf meine Abtheilung. Die Sklerose war noch nicht vollständig zurückgebildet, als in der 5. Woche der Behandlung am unteren Ende der rechten Ulna eine schmerzhafte Geschwulst sich zeigte. Nach wenigen Tagen schon hatte der Schmerz sich bis in die Gelenkslinie hinein erstreckt und auch die Geschwulst erschien nun hauptsächlich auf das Gelenk concentrirt, so dass das Handwurzelgelenk immobilisirt werden musste. Als nach ungefähr 1 Monate der Verband abgenommen wurde, war die Schwellung von der Ulnarseite des Gelenkes geschwunden und gegen die Radialseite hingezogen; das Radio-carpalgelenk erwies sich bei der Untersuchung gelockert und die Knorpel waren — wie das knarrende Geräusch verrieth — ihrer glatten Oberfläche beraubt. Obwohl die Untersuchung von keiner besonderen Schmerzhaftigkeit begleitet war, so wurde das Gelenk doch noch gestützt und der Verband erst nach weiteren 18 Tagen entfernt, als Lockerung nicht mehr nachzuweisen war. Handbäder und passive Bewegungen sind noch durch viele Wochen nothwendig gewesen.

Wir sehen somit, dass Gelenkserkrankungen zu allen Zeiten des Bestandes der Syphilis erscheinen und dass die früher auftretenden gewöhnlich günstiger verlaufen. Einen ausgesprochen

---

1) Coulson (The Lancet Bd. I, 12, March 1858; — Schmidt's Jahrb. Bd CIII, pag. 321) berichtet, freilich aus dem Jahre 1858 (einer Zeit, welche die Antiseptik noch nicht kannte), über eine Amputation, die nach Durchbruch einer syphilitischen Geschwulst der Kniekehle in das Gelenk nöthig geworden; der Patient starb an Pleuritis und Peritonitis.

ungünstigen Ausgang nehmen zwar auch die Arthritiden der späteren Perioden nicht; doch ist ihnen ein schleppender Verlauf eigenthümlich und vollständige Herstellung der Norm seltener zu beobachten. Die Verdickungen und zottigen Auswüchse der Kapsel gelangen einerseits nicht zu völliger Resorption und bedingen anderseits neben den Unebenheiten, Defecten und Narben im Knorpel Crepitation bei Gelenksbewegungen. Es besteht aber auch die Gefahr, dass die verdickte Kapsel eine schwielige Retraction erfährt und dadurch Ankylose erzeugt oder doch die Bewegung bedeutend einschränkt — ein Ausgang, der auch nach Ausheilung von gummösen Herden im Bandapparat zu besorgen ist. Vollständige Verödung des Gelenkes durch theilweise oder völlige Zerstörung des Knorpels, der Kapsel und der Bänder pflegen jene Arthropathien aufzuweisen, welche von Ostitis oder Periostitis der Gelenksenden ausgegangen sind; die aneinandergefügten Glieder schlottern und werden ganz unbrauchbar, wie man das im Gefolge der Phalangitis syphilitica häufig beobachtet. Der Ausgang in knöcherne Ankylose ist selten.

Die Diagnose der Gelenksyphilis wird gerechtfertigt sein, wenn auch sonst Zeichen von Syphilis erkennbar sind. Liegt blos die Gelenksaffection vor, so wird eine Multiplicität derselben für sich allein schon den Verdacht auf eine Dyskrasie nahelegen und die Erforschung der Antecedentien empfehlen. Ferner möge noch in Betracht gezogen werden, dass die syphilitische Polyarthritis Complicationen von Seite des Herzens nur selten aufzuweisen pflegt[1]). Man fasse aber auch die Eigenthümlichkeiten der Gelenksaffection in's Auge, die auch bei monarticulärer Erkrankung orientirend sein müssen und die darin bestehen, dass zwar intensiveres Fieber und bedeutende Schmerzhaftigkeit auch bei Gelenksyphilis wahrgenommen werden, dass aber im Ganzen die subjectiven Störungen weit hinter den objectiven Zeichen von schweren Erkrankungen, selbst grosser Gelenke, zurückbleiben.

Bei wohlgenährten Personen, die eine hartnäckig verlaufende, wenn auch durch ein Trauma provocirte Gelenkskrankheit acquirirt

---

[1]) Ein solcher Fall mit schmerzhaften Anschwellungen in mehreren Gelenken, der durch wenige Tage ein schwaches Geräusch am Herzen darbot, ist in dem von Chr. Bäumler, Alfred B. Duffin und Berkeley Hill erstatteten Berichte (Transact. of the Chir. Soc. 1870, Bd. III, pag. 170; — Schmidt's Jahrb. Bd. CL, pag. 292) angeführt.

haben, denke man um so eher an Syphilis, je unbedeutender die einwirkende Gewalt war.

Auch der Erfolg der Medication wird bei der Beurtheilung einigen Ausschlag geben. Salicylpräparate wirken bei acutem Gelenksrheumatismus sehr prompt, während bei Gelenksyphilis eine antisyphilitische Behandlung sich meist in wohlthätiger Weise geltend macht; nur vergesse man nicht, dass auch eine antiluetische Therapie gegen irreparable Zerstörungen und Verödungen im Gelenke, welche durch Syphilis veranlasst worden sind, nichts ausrichten wird.

* * *

Es ist nicht unwahrscheinlich, dass ein Theil jener rheumaartigen Erscheinungen, die so oft als erste Zeichen der constitutionellen Syphilis einer manifesten Eruption vorausgehen oder dieselbe begleiten, bereits in einer leichten irritativen Myositis beruhen. — Indessen habe ich einigemal deutlich ausgebildete Myositis während der Frühperiode der Syphilis beobachtet. Der Kranke klagt dann über Schmerzen, die er Anfangs nicht immer genau localisirt; da die Bewegungen gehemmt und empfindlich zu sein pflegen, so wird der Schmerz nicht selten ins Gelenk verlegt. Bei genauerer Untersuchung findet man aber, Knochen und Gelenke, falls dieselben den Sitz der Krankheit nicht abgeben, gegen Druck, Percussion etc. unempfindlich, während die Betastung des Muskels sehr empfindlich ist; die Empfindlichkeit betrifft bald mehr das Muskelfleisch, bald mehr den sehnigen Antheil. Dabei fühlt sich der Muskel hart, massig, wie contrahirt an; in der That prävalirt auch die Contractionsstellung, welche nur unter Schmerzen (passiv oder activ) zu überwinden ist. Am Biceps brachii lässt sich die Affection, welche hier mit Beugung und behinderter Bewegung des Ellbogengelenkes einhergeht, am instructivsten demonstriren. In manchen Fällen vergingen Wochen bis unter allmäliger Abnahme der Erkrankungen Rückbildung erfolgte; dieselbe ist nach meiner Erfahrung immer eine vollständige.

Am deutlichsten prägt sich die Krankheitslocalisation im Muskel durch das Gumma aus. Man beobachtet dann, dass, zumeist unter Schmerzen, ein hartes Infiltrat entsteht, welches sich innerhalb der Contouren des Muskels befindet und die Bewegungen desselben mitmacht. Der Krankheitsherd ist meist in der Nähe der Sehne, doch oft genug auch im Muskelbauche selbst. Das Gumma vergrössert sich nur sehr langsam und wird allmälig weicher; dabei ist der Muskel starr, ja im Zustande einer Contraction. Die Folge sind dann verschiedene Winkelstellungen der Gelenke; J. Guyot[1]) hat durch eine solche Contractur des Temporalis und Masseter Kieferklemme und vor ihm haben Boyer und Bouilly zweimal Contractur des Masseter in Folge von Myositis syphilitica gesehen.

Im günstigsten Falle tritt Resorption ein; selbstverständlich sind dann die betroffenen Muskelfasern verödet oder durch Bindegewebe substituirt; käsige Herde bleiben nur selten zurück. Gewöhnlich breitet sich jedoch das Infiltrat auf die Umgebung aus, Fascien und subcutanes Gewebe werden in den gummösen Process einbezogen; die Geschwulst wölbt sich deutlicher hervor und ist weniger verschieblich; in dem Maasse, als im weiteren Verlaufe die Haut miterkrankt, wird dieselbe bläulichroth und verlöthet sich mit der Gesammtgeschwulst. Sind die Erweichung und der Zerfall bis an die Oberfläche vorgedrungen, so liegt ein grosses, tiefreichendes, oft sinuöses gummöses Geschwür vor, aus welchem nekrotische Massen (meist den Muskelfascien angehörend) hervorsehen. Der Verlauf eines exulcerirten Muskelgumma ist immer ein sehr langwieriger, auf viele Wochen und Monate sich erstreckender. Nach erfolgter Ausheilung kommt eine Narbe zu Stande, welche den Muskel oder die

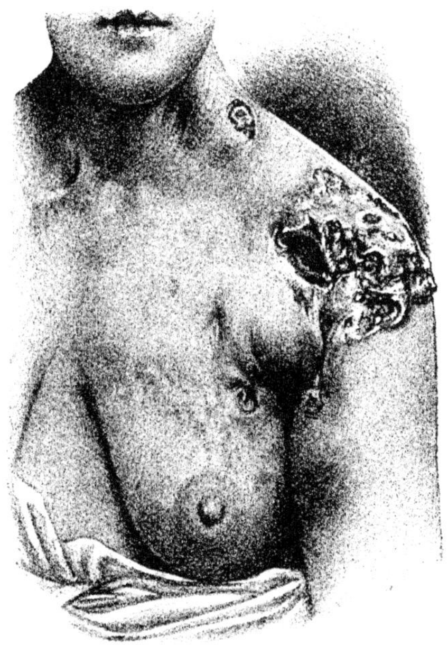

Fig. 84.
Gegen die Haut vorgedrungene serpiginös-ulceröse Gummata des Cucullaris, Deltoides und Pectoralis sowie der Mamma.

1) L'Union 1873; — Schmidt's Jahrb. Bd. CLXIII, pag 141.

Sehne in geringerer oder grösserer Ausdehnung an die Haut anheftet, die dann bei Bewegungen deutliche Verziehung erfährt. Ich habe ein solches Verwachsen der Muskel-, bezw. der Sehnenmit der Hautnarbe in der Mitte des Sternocleidomastoideus und am vorderen Rande des Deltoideus, am Quadriceps, am Semitendinosus und am Fingerbeuger unterhalb der Mitte des Vorderarmes beobachtet. In Fällen, wo grosse Muskelmassen ulcerös zerstört wurden, kann sich eine Narbe bilden, welche direct an das Periost angelöthet wird. Das kommt gewöhnlich dann zu Stande, wenn die Muskelgummata an einer Stelle ausheilen und nach einer andern Richtung weiterschreiten; waren überdies Fascien, subcutanes Gewebe und Haut in den gummösen Process einbezogen, so gelangt der serpiginöse Process auch äusserlich zum Ausdrucke (Fig. 84). Man findet nicht selten auf diese Weise einen grossen Theil des Deltoideus, Pectoralis major und Cucullaris zu Grunde gegangen; die sehr dünne Narbe über die correspondirenden Theile des Oberarmknochens, der Scapula, des Schlüsselbeins und der Rippen straff gespannt und ein bedeutendes Bewegungshinderniss für das Schultergelenk abgeben. In vernachlässigten Fällen können auf die Art fast sämmtliche Muskeln einer Extremität zu Grunde gehen.

Ausser der rein gummösen Muskelerkrankung kommt es auch zur Bildung eines weitverbreiteten interstitiellen Infiltrates; diese Myositis setzt mit Schmerz und Schwellung im Muskel ein, oder sie beginnt mit den Symptomen eines leichten Muskelrheuma und führt allmälig zu einer bindegewebigen Entartung des Muskels. Anatomisch lässt sich nachweisen, dass vorwiegend die Blutgefässe des Perimysiums von Granulationszellen umgeben sind. Die Gefässe selbst sind erweitert und geschlängelt. Ferner sieht man eine Proliferation des Perimysiums. Die Kerne des Sarcolemms sind dicht gedrängt, reihenförmig in Gruppen von 5—12 aneinander gelagert. Die contractile Substanz ist anfangs nicht wesentlich in ihrer Structur verändert. Später füllt sich das interstitielle Bindegewebe immer mehr mit Zellen, die Muskelfasern werden schmäler, und wenn der Process abgelaufen ist, sind sie ganz durch Bindegewebe ersetzt (I. Neumann[1]). G. Lewin[2]) bestätigt diese Be-

[1]) Beitrag zur Kenntniss d. Myosit. syph. Arch. f. Dermatol. u. Syph. 1888, pag. 25.

[2]) Myosit. syph. diff. Charité-Annal. Bd. XVI, 1891, pag. 753.

funde und betont, dass an den Muskelfasern selbst verschiedene Arten der Degeneration wahrnehmbar sind.

Gewöhnlicher combinirt sich diese Form mit der gummösen Myositis derart, dass Muskelgummata mit dem interstitiellen Infiltrate abwechseln oder kleinere Gummaherde in dem letzteren eingestreut liegen (Schwielengumma der Muskeln). Der Muskel wird dann an manchen Stellen uneben, höckerig, verkürzt, während an anderen Stellen die zum Aufbruche gelangenden Gummata wegen der starren Umgebung oft eine lange Eiterung unterhalten. Nach dieser Myositis bleiben zwar keine so erheblichen Zerstörungen und Narben zurück wie nach der gummösen, dafür sind aber die Verödungen der contractilen Substanz um so ausgedehntere; so habe ich bei einer Patientin am Gaumensegel das Muskelspiel ausfallen gesehen und in einem grossen Theile des Sternocleidomastoideus durch die Elektricität keine Contractionen mehr auslösen können.

Dass in seltenen Fällen Myositis ossificans sich ausbilden kann, die auf Syphilis beruht, wurde bereits erwähnt (pag. 469).

Im Verlaufe der Syphilis sind auch Atrophien einzelner Muskeln, z. B. des Triceps und der Flexoren des Vorderarmes (F. E. Anstie[1]) oder ganzer Muskelgruppen an der oberen und unteren Extremität (Rodet[2]), beobachtet worden; dieselben scheinen aber keine selbstständige, sondern eine von syphilitischer Affection der Nerven abhängige Muskelerkrankung darzustellen. J. Déjérine[3]) hat dies in seinem Falle, in welchem Abmagerung der Gesammtmusculatur der unteren Extremitäten und Paraplegie in Folge von Syphilis bestand, anatomisch festgestellt.

Deutlich entwickelte Muskelerkrankungen sind in der ersten Zeit der Syphilisinfection nur selten beobachtet worden (Zeissl, Lewin, Cornil, Mauriac, I. Neumann[4]), ich); am ehesten noch in von vornherein schwer einsetzenden Formen der Lues. Zumeist wird Muskelsyphilis nach längerem Bestande der Seuche wahrgenommen. Man wird somit die in Rede stehende Affection

---

1) Transact. of the clin. Soc. 1873; Bd. VI, pag. 15; — Schmidt's Jahrb. Bd. CLXII, pag. 34.

2) L'Union 1859; — Schmidt's Jahrb. Bd. CII, pag, 185.

3) Arch. de phys. norm. et path. 1876, No. 4; — Virchow u. Hirsch's Jahresb. 1876, Bd. II, pag. 538.

4) Ueber syph. Erkr. d. Musk., Wiener med. Blätter 1884.

sehr oft neben Zeichen frischer oder abgelaufener Syphilisprocesse anderer Regionen antreffen.

Die Erkrankung pflegt auch in mehreren Herden desselben Muskels, noch häufiger in verschiedenen Muskeln zugleich aufzutreten. So habe ich bei einer der oben erwähnten Kranken mit ausgedehnten Muskelzerstörungen ausserdem noch Mitaffection des linken Scalenus anticus und gänzlichen Verlust des Schlüsselbeinkopfes des rechten Kopfnickers gefunden und bei einer anderen Kranken den rechten Sternocleidomastoideus, den Buccinator, den Masseter und die Muskeln des weichen Gaumens in Bindegewebe umgewandelt gesehen. Wieder in einem Falle, der gleichfalls eine Frau betraf, fand ich in grösserer und geringerer Ausdehnung den Musculus frontalis, zygomaticus, masseter, deltoideus, triceps, supinator longus, ulnaris externus, rectus cruris und vastus externus, gastrocnemius und tibialis anticus theils von frischen Gummen durchsetzt, theils defect und narbig verändert.

Liegt ein singuläres Muskelgumma von grösserem Umfange vor, so ist beim Uebersehen anderer Syphilissymptome oder beim Fehlen solcher Erscheinungen Verwechselung mit einer Neubildung möglich[1]). Aufsteigende Zweifel nach der Richtung werden durch eine probeweise eingeleitete antisyphilitische Behandlung noch am ehesten geklärt. Nichtsdestoweniger finden sich bis in die jüngste Zeit Fälle verzeichnet, in denen Gummen für Sarcom oder ein anderes Neoplasma gehalten und exstirpirt wurden. Auch die anatomische Untersuchung ergiebt nicht immer den gewünschten Aufschluss.

Anderseits wieder kann man verleitet werden multiple Krankheitsherde in Muskeln fälschlich für Gummen anzusehen. In der Richtung ist eine Mittheilung R. Köhler's[2]) bemerkenswerth. Bei einer 44jährigen Frau bestanden neben Narben am weichen Gaumen und dem rechten Unterschenkel und Geschwüren an den Malleolen und anderen Hautstellen eine ganze Reihe grosser für Gummaknoten imponirender Geschwülste in den Muskeln, bis es nach wiederholten Untersuchungen gelungen ist in dem Eiter aus einem Glutäal-Tumor Aktinomyces, wenn auch sehr spärlich, nachzuweisen. Mit Schmerzen im Hypochondrium stellte sich Milzvergrösserung ein; unter remittirendem, zum Theil hohen Fieber colla-

1) Siehe: Hugo Senftleben, Ueber Fibroide, Sarc in chir.-path. Beziehg., Arch. f. klin. Chir. Bd. I, pag. 108 u. 109.

2) Muskelsyphilis u. Aktinomykose, Charité-Annalen XIII, pag. 609.

birte die Kranke und starb. Bei der Obduction fand O. Israel[1]) den gleichen Strahlenpilz, in Milz, Herz und Lunge, und Narben in der Leber.

* * *

Deutlich markirte, dem Verlaufe der Sehnen entsprechende Anschwellungen der Sehnenscheiden hat Hermann Hölder[2]) beschrieben. An den Sehnenscheiden der Finger hat Verneuil[3]) acute, wenig schmerzhafte Hygrome schon mit dem ersten Ausbruche der Syphilis gesehen; die Haut war unverändert; die Heilung erfolgte leicht. Alfred Fournier[4]) will ähnliche Hygrome und Affectionen fast an allen Sehnenscheiden gesehen haben und unterscheidet ausser den Hydropsien auch eine Synovitis mässigen Grades, die manchmal schon spontan, bei willkürlichen Bewegungen aber immer schmerzt. Eine wallnussgrosse gummöse Höhle, in deren Grund die erkrankte Sehne des Flexor digitorum communis blosslag, habe ich bei einem jungen Mädchen, das die Syphilis vor nicht langer Zeit acquirirt hatte, beobachtet.

Auch Schleimbeutelerkrankungen hat man im Verlaufe der Syphilis wahrgenommen. Bei einem 56 Jahre alten mit Initialsklerose und Roseola behafteten Patienten meiner Klinik bildete sich ein Hygrom der Bursa mucosa semimembranosa dextra aus in Form einer mehr als daumendicken, deutlich abgegrenzten, fluctuirenden und mässig empfindlichen Geschwulst; nach einer Behandlungsdauer von 4 Wochen blieb von derselben kaum eine Spur zurück. Neben frischer Syphilis sah ich ähnliche Bursitis semitendinosa[5]) noch zweimal, und einmal beiderseitige Bursitis olecrani; auch hier erfolgte nach antiluetischer Behandlung rasche Heilung. — Fournier erwähnt eines Hygroms der Bursa praepatellaris, Verneuil einer schmerzlosen, fluctuirenden Geschwulst der Bursa olecrani bei einem mit Roseola behafteten Manne; derselbe Autor

1) Deutsche med. Woch. 1888, pag. 35.

2) Lehrb. d. ven. Krankh., Stuttgart 1851, pag. 421.

3) De l'hydropisie des gaînes tendin. des extendeurs des doigts dans la syph., Gaz hebd. 1868; — Virchow u. Hirsch's Jahrb. 1868, Bd. II, pag. 396.

4) Note sur les lés. des gaînes tendin. dans la syph., Gaz. hebd. 1868; Virchow u Hirsch's Jahresb. 1868, Bd. II, pag. 397 u. Schmidt's Jahrb. Bd. CXLIV, pag. 163.

5) Sartorius, Semitendinosus und Semimembranosus inseriren sich am medialen Condyl der Tibia so nahe aneinander, dass der Kliniker nur schwer entscheiden kann, welcher der betreffenden Schleimbeutel erkrankt ist.

führt Schleimbeutelaffectionen auch an anderen Orten an. Couteaud[1]) sah ein Hygrom der Bursa mucosa des Ileopsoas sechs Jahre nach der Infection, das auf antiluetische Behandlung heilte. — Gummöse Bursitis trochanterica beobachtete ich zweimal. Das eine Mal lag unter der Haut eine über semmelgrosse, dem Schleimbeutel des linken Trochanters entsprechende Geschwulst vor, in welcher derbe Stellen mit fluctuirenden abwechselten; beim Gehen sowohl, wie bei der Untersuchung bestand nur mässige Empfindlichkeit; aus den an zwei distalen Punkten angelegten Incisionsöffnungen entleerte sich eine Menge trüber, klebriger mit Bröckeln gemischter Flüssigkeit; nach Drainirung des Hohlraumes, Eingiessen von Jodoformemulsion und allgemeiner Behandlung schloss sich die Höhle bald und schwanden auch die anderen Zeichen von Lues. Bei dem anderen Kranken hatte sich die Bursitis gleichfalls am linken Trochanter, u. zw. nach einem Trauma, eingestellt; wegen grosser Beschwerden ist Eröffnung und Ausräumung der Höhle (die mit Reiskörpern erfüllt war) nöthig geworden; trotz langer chirurgischer Nachbehandlung kam der Process nicht zum Stillstande, bis ein in der Nähe aufgetauchtes Infiltrat den Verdacht auf Lues lenkte, welchen der Patient durch das Geständniss einer vor Jahren erlittenen Infection bekräftigte; Jodkali und Decoctum Sassaparillae inspissatum, sowie Einflössung von Jodoformemulsion haben schliesslich Heilung gebracht. — E. L. Keyes[2]) hat 5mal gummöse Entartungen der Bursa praepatellaris gesehen; die Geschwulst der Bursa fühlte sich bald holzhart, bald fluctuirend an; die Entwickelung war langsam und schmerzlos; sich selbst überlassen, bildeten sich Fisteln oder Geschwüre aus.

Infiltrate in den Fascien habe ich in Form von harten, wenig empfindlichen Knoten schon in der ersten Zeit der Syphiliserkrankung beobachtet. Auch in den Ligamenta intermuscularia kommen solche selbstständig vor; ich habe einmal ein faustgrosses Gumma im Ligamentum intermusculare externum des Oberarms gesehen, das weder den Biceps noch den Triceps ergriffen hatte; meistens jedoch gehen solche Gummata auf die Nachbargewebe über.

1) Arch. f. Dermatol. u. Syph. 1893, pag. 224.
2) Amer. Journ. 1876; — Schmidt's Jahrb. Bd. CLXXII, pag. 248.

Druck der Kgl. Universitätsdruckerei von H. Stürtz in Würzburg.

Printed in Dunstable, United Kingdom

91220848R00306